胰腺癌临床实践

——争论与共识

名誉主编　罗荣城

主　　编　谢德荣　马　冬　林显敢

廣東省出版集團

广东科技出版社

·广　州·

图书在版编目（CIP）数据

胰腺癌临床实践：争论与共识/谢德荣，马冬，林显敢主编．—广州：广东科技出版社，2009.7
ISBN 978-7-5359-5093-2

Ⅰ．胰… Ⅱ．①谢…②马…③林… Ⅲ．胰腺肿瘤—诊疗—研究 Ⅳ．R735.9

中国版本图书馆CIP数据核字（2009）第092708号

责任编辑：熊晓慧
封面设计：陈维德
责任校对：杨峻松　陈杰锋　陈　静
责任印制：LHZH
出版发行：广东科技出版社
（广州市环市东路水荫路11号　邮码：510075）
E-mail：gdkjzbb@21cn.com
http://www.gdstp.com.cn
经　销：广东新华发行集团股份有限公司
排　版：广东科电有限公司
印　刷：广州伟龙印刷制版有限公司
（广州市沙太路银利工业大厦1栋　邮码：510507）
规　格：889 mm×1 194 mm　1/16　印张27.25　字数700千
版　次：2009年7月第1版
2009年7月第1次印刷
定　价：180.00元

本 书 承

广东省科学技术厅资助出版

广东省优秀科技专著出版基金会推荐

广东省优秀科技专著出版基金会

广东省优秀科技专著出版基金会

内容简介

胰腺癌是常见的消化系统肿瘤之一，目前尚缺乏有效的系统治疗手段，预后极差。其发病率有逐年上升趋势，已成为严重威胁人们健康的常见恶性肿瘤。

本书共分十八章，以临床常见问题为线索，收集现有的证据，从循证医学的角度出发，围绕胰腺癌的病因、诊断、治疗以及随访等存在的争议问题进行了深入系统的讨论，并探讨了如何提高胰腺癌诊疗水平的一些具体措施。同时介绍了现阶段正在进行的胰腺癌临床试验以及最新版本NCCN胰腺癌临床指引的解读。

本书内容丰富，条理清晰，写作的思路接近临床思维习惯，具有较强的可读性和临床实用价值，可作为肿瘤内科、消化科、胰腺外科等专业参考书籍，也可作为其他专业的医学参考用书。

《胰腺癌临床实践——争论与共识》

编 委 会

主　　编　谢德荣　马　冬　林显敢

副 主 编　陈汝福　梁汉霖　王　羽　陈邓林

秘　　书　毕卓菲

编　　委　（按章节为序）

梁汉霖　中山大学附属中山医院

谢德荣　中山大学附属第二医院

彭杰文　中山大学附属中山医院

王　羽　中山大学附属江门医院

杨　琼　中山大学附属第二医院

陈汝福　中山大学附属第二医院

周泉波　中山大学附属第二医院

李志花　中山大学附属第二医院

陈邓林　中山大学附属第二医院

江志敏　中山大学附属第二医院

毕卓菲　中山大学附属第二医院

郭双双　河南科技大学附属第一医院

马　雯　中山大学附属第二医院

邱幸生　中山大学附属第二医院

邹雨荷　中山大学附属江门医院

汪森明　南方医科大学附属珠江医院

林显敢　中山大学附属第二医院

刘天浩　中山大学附属第二医院

张媛冬　中山大学附属第二医院

王树堂　广州中医药大学附属第一医院

林丽珠　广州中医药大学附属第一医院

温宗秋　广东药学院附属第一医院

刘魁凤　广东药学院附属第一医院

罗　铭　中山大学附属第二医院
刘宜敏　中山大学附属第二医院
石俊田　中山大学附属第二医院
杨炼红　中山大学附属第二医院
陈超刚　中山大学附属第二医院
罗荣城　南方医科大学附属南方医院
谢雪霞　中山大学附属第二医院
陈岱佳　中山大学附属第二医院
李　玲　中山大学附属第二医院
林大任　中山大学附属江门医院
马　冬　广东省人民医院
林英城　汕头大学附属肿瘤医院
叶　升　中山大学附属第一医院
林　忠　中山大学附属第五医院

序

胰腺癌是一种临床上常见的高度恶性的消化系统恶性肿瘤。近年来，在全球范围内胰腺癌发病率和死亡率均呈上升趋势，分别居于恶性肿瘤的第8位和第6位。

由于解剖部位特殊，胰腺癌起病隐匿，初期症状不典型，容易误诊误治；其进展快，转移早，治疗棘手，预后极差，因此病程短，致死性高。胰腺癌的综合治疗包括外科手术、化疗、放疗、生物靶向治疗及中医药疗法等，其中手术是早期胰腺癌的首选疗法，但确诊时大多数患者已达晚期，手术切除率低，术后复发转移率高。近年来，一些新药和新技术的问世为胰腺癌的治疗带来了一线曙光，但是胰腺癌总体疗效仍然很差，是全球性难题，人们往往谈之色变。同时，在胰腺癌的大量临床实践中也存在着许多这样或那样的问题，或悬而未决，或颇有争议，常使医师感到迷茫困惑，无所适从，影响临床决策和治疗实施。

众所周知，当前临床医学已经进入了循证医学的新时代，即积极地寻求和应用最新、最佳的科学证据来指导临床决策和规范临床实践。作为现代医学的重要组成部分，对于恶性肿瘤的治疗无疑也需要在循证医学原则的指导之下不断地发展和提高。如何根据循证医学的基本原则，积极地学习和应用符合循证医学的高级别的证据来指导胰腺癌的诊断治疗和研究，同时结合医师的个人专业技能和临床经验，充分考虑患者的价值和愿望，制订出最佳的医疗措施，使患者获得最大的临床受益，是摆在我们面前的一个特别需要关注和迫切需要解决的问题。

如今，谢德荣、马冬和林显敢3位教授情有独钟，敢担重任，花费了大量的精力和时间，联手组织撰写了《胰腺癌临床实践——争论与共识》一书，并获得2009年广东省优秀科技专著出版基金会的推荐及资助出版。作者聪慧睿智，倾心关注，以临床实际问题为线索，系统地收集了现有的优良证据，从循证医学的角度出发，并结合自己多年的实践经验和深入思考，针对胰腺癌的病因、诊断、治疗以及随访方面存在争议的一系列重要问题，进行了全面的探讨和客观的评价，力求为临床医师的诊疗决策提供有益的借鉴。

书中问题迭出，讲述释疑中既力求言之有据，又不希望墨守成规；撰写方式新颖，表达思路符合科学思维和临床习惯；内容丰富，文笔流畅，资料翔实，具有较强的可读性和重要的参考价值。从事消化系统肿瘤工作多年，我相信：这本新作恰好地应时、应运而生，将会成为国内与胰腺癌诊疗和研究有关的医务人员的案头书卷，带来许多的启迪；也必将能够积极推动循证肿瘤学的蓬勃发展。

本人先睹为快，学习许多，受益匪浅。有鉴于此，特志数语，乐而为序，并且积极地推荐给广大同道，分享共赏。

中国临床肿瘤学会（CSCO）秘书长
解放军南京八一医院全军肿瘤中心主任

2009年6月

前　言

胰腺癌是常见的消化系统肿瘤之一，近三十年来其发病率在全球范围内呈上升趋势。在西方国家，胰腺癌发病率增长了2~4倍；在我国，胰腺癌的发病率也逐年明显上升，死亡率几乎等于发病率，并跃居第6至第7位的癌症死亡原因。胰腺癌已经成为严重威胁人类健康的常见恶性肿瘤。

由于胰腺癌早期症状隐匿、缺乏特异性表现，早期诊断非常困难，90%的患者诊断时已是晚期，手术切除率低，化疗、放疗效果并不理想，总体的5年生存率还不到5%。如何更好地提高疗效、改善预后仍是有待攻克的难题。虽然，多学科综合治疗已成为胰腺癌治疗的共识，越来越多的手段被应用于胰腺癌的诊治，而且近几年众多新药的出现，也为胰腺癌的治疗带来了希望。但是如何做到有计划地、合理地应用各种有效的诊治手段，以期提高胰腺癌整体的诊疗水平，目前仍存在不少分歧和争论。为此，我们组织编写了本书。

参与本书编写的人员均是长期工作在临床一线的中青年肿瘤专家、学者，他们深谙循证医学对现代医学的意义。在编写过程中，他们查阅总结了最新发表的大量国内外文献资料，以此作为写作依据，从循证医学的角度出发，并结合自己的临床经验，以临床问题为线索，围绕胰腺癌的病因、诊断、治疗以及随访等存在的争议问题进行探讨，通过对现有的证据进行批判性评估，力图对争议问题做出一个比较客观的评价。同时介绍了现阶段正在进行的胰腺癌临床试验以及最新版本NCCN胰腺癌指引的解读，目的在于帮助临床医生了解胰腺癌的研究趋势及规范化处理程序，从而有助于临床医生在诊疗过程中做出比较合理的决策。

本书写作的思路尽可能接近临床思维习惯，以方便读者的阅读。

由于编著者水平有限，时间仓促，书中不足之处在所难免，敬请读者批评指正。

谢德荣　马　冬　林显敢

2009年3月于广州

目　录

第一章　文献的系统评估 ……1
第一节　概述 ……1
第二节　证据来源及级别 ……3
一、原始证据 ……3
二、系统评价 ……9
三、临床指南 ……11
第三节　文献的系统评估在胰腺癌临床实践中的应用 ……17
一、临床问题的提出 ……17
二、检索策略的制订 ……18
三、纳入标准的制订 ……20
四、文献质量的评价 ……21
五、系统评估 ……23
六、对结论的解释 ……26
参考文献 ……29

第二章　流行病学与病因学 ……32
第一节　流行病学概述 ……32
第二节　病因学 ……34
一、生活方式和环境因素 ……34
二、疾病因素 ……37
第三节　胰腺癌的预防和高危人群筛查 ……40
参考文献 ……43

第三章　诊断 ……51
第一节　症状体征 ……51
第二节　影像诊断 ……51
一、超声检查 ……52
二、CT检查 ……52
三、MRI检查 ……53
四、数字减影血管成像（DSA） ……54
五、正电子发射断层扫描术（PET） ……54
六、逆行胰胆管造影（ERCP） ……55
七、内镜超声及内镜超声引导下细针穿刺活检 ……55
八、腹腔镜和腹腔镜超声 ……56
九、分子影像学 ……56
十、小结 ……56

第三节　肿瘤标记物 …… 57
一、蛋白类标记物 …… 57
二、基因标记物 …… 59
三、microRNAs表达的变化 …… 60
四、蛋白组学 …… 60
第四节　病理诊断 …… 61
一、大体形态 …… 61
二、组织学分类 …… 61
三、扩散途径 …… 62
四、各种组织类型胰腺肿瘤的病理学特点 …… 62
五、病理标本的获取 …… 67
第五节　临床分期 …… 68
参考文献 …… 69

第四章　手术治疗 …… 76
第一节　胰腺癌的外科治疗简史 …… 76
第二节　根治性手术切除 …… 77
一、术前可切除性评估 …… 78
二、手术适应证 …… 79
三、术前准备 …… 79
四、术式的选择 …… 79
五、术后处理 …… 85
第三节　姑息性手术 …… 89
一、适应证 …… 90
二、姑息性手术方法 …… 90
第四节　腹腔镜在胰腺癌外科治疗中的应用 …… 91
一、在胰腺癌分期和手术可切除性判断的价值 …… 91
二、腹腔镜胰腺癌切除术 …… 92
三、腹腔镜胰腺癌姑息性手术 …… 93
第五节　胰腺癌外科治疗亟待解决的问题及展望 …… 94
一、有关肿瘤术前可切除性评估的问题 …… 94
二、在胰十二指肠切除前证明肿瘤恶性度的问题 …… 94
三、胰腺癌扩大根治术的切除范围的问题 …… 94
四、胰腺残端处理的问题 …… 95
五、姑息手术时是否要加胃肠吻合的问题 …… 95
参考文献 …… 95

第五章　化学治疗 …… 98
第一节　可手术胰腺癌的辅助治疗 …… 98

一、辅助化放疗 …… 98
二、辅助化疗 …… 100
三、辅助化放疗与单纯辅助化疗比较 …… 102
四、术后辅助化疗的适应证、时机及疗程 …… 103
五、新辅助治疗 …… 104
第二节　局部晚期胰腺癌的姑息性治疗 …… 104
一、化放联合治疗 …… 105
二、单纯化疗 …… 106
三、姑息性热化疗 …… 107
第三节　转移性胰腺癌的姑息治疗 …… 108
一、姑息化疗的地位和价值 …… 108
二、5FU单药化疗 …… 110
三、吉西他滨单药化疗为标准的一线治疗 …… 110
四、吉西他滨联合化疗 …… 111
五、吉西他滨联合靶向药物 …… 115
六、改变用药方法 …… 117
七、二线化疗 …… 121
第四节　常用化疗方案及证据评价 …… 121
一、术前新辅助化放疗 …… 121
二、可手术胰腺癌患者术后辅助治疗 …… 122
三、局部晚期不能手术或转移性胰腺癌的一线化疗方案 …… 123
四、局部晚期不能手术或转移性胰腺癌的二线化疗方案 …… 125
参考文献 …… 126

第六章　放射治疗 …… 137
第一节　概述 …… 137
第二节　放射治疗技术 …… 137
一、适形放疗技术概况 …… 137
二、质子、中子及重离子治疗 …… 139
三、胰腺癌放疗方法 …… 141
第三节　可切除胰腺癌放射治疗 …… 146
一、单纯化放疗 …… 146
二、术后辅助放疗 …… 147
三、术前新辅助放疗 …… 149
第四节　不能手术的局部晚期胰腺癌放射治疗 …… 152
一、同步化放疗与支持治疗比较 …… 152
二、同步化放疗与单纯放射治疗比较 …… 152
三、同步化放疗与化疗比较 …… 153
四、以5FU为基础的同步化放疗与以其他药物为基础的同步化放疗比较 …… 154

五、同步化放疗后是否维持化疗比较 ……154
六、常规分割与低分割治疗比较 ……155
七、是否照射淋巴引流区比较 ……155
八、化放疗与靶向治疗配合 ……155
第五节　展望 ……155
第六节　常见化放疗方案 ……156
一、新辅助化放疗 ……156
二、术后辅助化放疗 ……157
三、局部晚期/转移性胰腺癌化放疗 ……158
参考文献 ……161

第七章　分子靶向药物治疗 ……167
第一节　概述 ……167
第二节　靶向作用表皮生长因子受体 ……167
一、小分子酪氨酸激酶抑制剂 ……167
二、单克隆抗体 ……169
第三节　靶向作用血管内皮生长因子 ……171
一、贝伐单抗（bevacizumab） ……171
二、Axitinib ……172
第四节　基质金属蛋白酶抑制剂和法呢基转移酶抑制剂 ……173
一、基质金属蛋白酶抑制剂 ……173
二、法呢基转移酶抑制剂 ……173
第五节　多靶点作用药物和其他 ……174
一、索拉非尼 ……174
二、舒尼替尼 ……175
三、其他药物 ……175
参考文献 ……176

第八章　热治疗 ……181
第一节　概述 ……181
一、肿瘤热疗的分类 ……181
二、肿瘤治疗潜在的问题 ……182
三、肿瘤热疗基础理论研究进展 ……183
第二节　热疗在胰腺癌治疗中的价值 ……186
第三节　热疗在胰腺癌治疗中的争议 ……188
一、全身热疗与局部热比较 ……188
二、单一热疗与热疗联合全身化疗比较 ……188
三、腹腔热灌注化疗 ……189
四、热化疗同步与序贯比较 ……190

五、热疗的温度对化疗疗效的影响……193
六、热疗的时间问题……193
七、热耐受问题……194
八、疗效评价……195
第四节 问题与展望……195
一、存在问题……195
二、展望……196
参考文献……196

第九章 介入治疗……201
第一节 疼痛的介入治疗……201
一、概述……201
二、腹腔神经丛阻滞术……201
三、腹腔神经丛切除术……203
四、高能聚焦超声热疗……203
第二节 黄疸的介入治疗……203
一、概述……203
二、可手术胰腺癌术前胆管引流……203
三、晚期胰腺癌梗阻性黄疸的介入治疗……204
第三节 经血管介入治疗……205
一、经动脉灌注化疗……205
二、经动脉栓塞治疗……206
第四节 化学消融……207
一、无水乙醇瘤内注射……207
二、间质化疗……207
第五节 光动力治疗……207
一、概述……207
二、作用机制……208
三、在胰腺癌中的实验研究及临床应用……209
参考文献……210

第十章 中医中药治疗……215
第一节 概述……215
第二节 中医中药在肿瘤防治中的地位和作用……216
一、中医肿瘤学防癌思想与治癌原则……216
二、中医中药在肿瘤治疗中的地位和作用……217
三、中医中药治癌存在的问题……218
第三节 中医中药治疗胰腺癌……219
一、中医病名的研究……220

二、中医病因病机的研究 ……220
三、辨证论治与辨病论治的研究 ……222
四、中医药治疗胰腺癌的疗效 ……225
五、中西医结合治疗胰腺癌的疗效 ……226
参考文献 ……228

第十一章　对症治疗 ……229
第一节　疼痛的药物治疗 ……229
一、胰腺癌腹痛的机理及临床特征 ……229
二、疼痛的评估 ……230
三、疼痛的治疗 ……232
四、疼痛治疗不良反应的处理 ……240
五、耐药性及生理依赖性问题 ……242
六、疼痛治疗需注意的几个问题 ……243
七、疼痛治疗的进展 ……244
第二节　糖尿病的治疗 ……244
一、概述 ……244
二、糖尿病的诊断 ……245
三、糖尿病的治疗 ……246
第三节　腹水的治疗 ……247
一、概述 ……247
二、腹水发病机理 ……249
三、腹水的诊断 ……249
四、腹水的治疗 ……252
五、腹膜腔热灌注化疗 ……253
第四节　心理干预治疗 ……259
一、概述 ……259
二、胰腺癌患者的心理表现及生活质量评估 ……260
三、处理 ……269
参考文献 ……273

第十二章　营养支持治疗 ……277
第一节　营养状态 ……277
一、癌症患者营养不良产生的原因 ……277
二、胰腺癌患者营养不良及代谢改变 ……278
三、营养不良对肿瘤治疗的影响 ……279
第二节　营养状况评价 ……280
一、传统营养评价法 ……281
二、主观全面营养评价法 ……284

三、简易营养评价法 ……284
四、营养不良风险筛查方法 ……288
第三节 营养支持 ……289
一、肠内营养支持 ……289
二、肠外营养支持 ……290
三、营养支持循证医学证据 ……292
第四节 胰腺癌围手术期营养支持 ……293
一、肠内营养支持的循证医学证据 ……293
二、肠外营养支持的循证医学证据 ……295
三、围手术期营养支持评价 ……297
四、围手术期营养支持实施 ……298
第五节 化疗、放疗期间营养支持 ……298
一、肠内营养支持 ……299
二、肠外营养支持 ……300
第六节 特殊营养物质 ……301
一、精氨酸 ……301
二、谷氨酰胺 ……301
三、氨基酸失衡液 ……302
参考文献 ……303

第十三章 多学科综合治疗策略 ……307
第一节 可手术切除胰腺癌多学科综合治疗策略 ……307
一、单纯放化治疗的价值 ……307
二、医疗中心选择 ……307
三、术前病理诊断 ……308
四、术前胆道引流术 ……308
五、标准的胰十二指肠切除术 ……309
六、扩大淋巴结清扫 ……309
七、保留幽门的胰十二指肠切除术 ……309
八、门静脉切除 ……310
九、新辅助治疗 ……310
十、辅助治疗 ……311
十一、症状性糖尿病的治疗 ……312
第二节 局部晚期胰腺癌多学科综合治疗策略 ……312
一、同期化放疗 ……312
二、化放序贯治疗 ……313
三、单纯化疗 ……313
四、术中放疗 ……314
五、热治疗 ……315

第三节　转移性胰腺癌多学科综合治疗策略 ······315
一、吉西他滨姑息化疗 ······315
二、联合化疗 ······315
三、吉西他滨联合靶向药物 ······316
四、吉西他滨固定剂量率输注 ······317
五、二线治疗 ······317
六、介入治疗 ······317
参考文献 ······318

第十四章　预后及随访 ······328
第一节　预后因素 ······328
一、临床因素 ······328
二、治疗方式 ······331
三、分子生物学特征 ······332
第三节　胰腺癌的随访 ······334
一、可切除胰腺癌的随访 ······334
二、局部晚期胰腺癌的随访 ······334
三、晚期胰腺癌的随访 ······334
参考文献 ······335

第十五章　胰腺癌护理 ······342
第一节　围诊断期护理 ······342
一、症状护理 ······342
二、各种检查的护理 ······343
三、心理护理 ······344
第二节　围手术期护理 ······345
一、手术前护理 ······345
二、术前准备 ······346
三、手术后护理 ······347
四、健康宣教 ······350
第三节　化学治疗护理 ······350
一、常规护理 ······350
二、化疗不良反应的护理 ······351
第四节　放射治疗护理 ······353
一、放疗前护理 ······353
二、放疗期间护理 ······354
三、出院指导 ······354
第五节　疼痛护理 ······355
一、疼痛的分类 ······355

二、癌症疼痛的评估 ……355
三、癌症疼痛护理 ……357
参考文献 ……359

第十六章　正在进行的胰腺癌临床试验 ……361
第一节　可手术切除胰腺癌的新辅助和辅助治疗 ……361
第二节　局部晚期胰腺癌的姑息治疗 ……362
一、联合5FU的化疗与放疗联合 ……362
二、非5FU的化疗药物与放疗联合 ……362
三、靶向药物与放疗联合 ……363
四、化放疗＋手术 ……363
五、姑息化疗与放疗的Ⅲ期临床对照试验 ……364
第三节　转移性胰腺癌的姑息化疗 ……364
一、改变吉西他滨用药方法的临床试验 ……364
二、吉西他滨联合其他药物的临床试验 ……364
参考文献 ……369

第十七章　NCCN诊疗指引解读 ……371
第一节　诊断和分期原则 ……371
一、诊断和分期原则 ……371
二、诊断和分期原则更新 ……371
二、诊断和分期原则解读 ……371
第二节　外科治疗原则 ……373
一、外科治疗原则 ……373
二、外科治疗原则更新 ……374
三、外科治疗原则解读 ……374
第三节　放射治疗原则 ……376
一、放射治疗原则 ……376
二、放射治疗原则解读 ……377
第四节　化学治疗原则 ……378
一、化学治疗原则 ……378
二、化学治疗原则更新 ……379
二、化学治疗原则解读 ……379
第五节　姑息和支持治疗原则 ……382
一、姑息和支持治疗原则 ……382
二、姑息和支持治疗原则解读 ……382
参考文献 ……383

第十八章　提高胰腺癌诊疗水平的思考 ……391

第一节　重视早期诊断 ……391
一、早期诊断的重要性 ……391
二、重视胰腺癌早期诊断的具体措施 ……391
第二节　落实规范化治疗 ……393
一、循证医学与胰腺癌多学科综合治疗 ……393
二、循证医学与个体化治疗 ……394
三、生存率与生命质量并重 ……395
第三节　重视专科队伍的建设 ……395
一、建立专科医师准入制度 ……395
二、加强专科医师继续教育 ……396
第四节　加强胰腺癌的转化性研究 ……397
参考文献 ……398

附录一　胰腺癌临床研究重大事件 ……400
附录二　胰腺癌疗效评价标准 ……404
附录三　胰腺癌研究常用网址 ……406
附录四　国际著名多中心协作组织 ……408

第一章 文献的系统评估

第一节 概 述

随着医学研究的发展，面对海量且研究结果不甚一致的医学文献信息，临床医生和医学研究者不可能对所有的医学文献逐一进行阅读和评价。因此，文献综述是临床医生获得某一领域最新的一系列证据的重要工具之一。只有通过阅读文献综述，才能使某个专业的临床医生跟上该领域的进展，获取最新的临床证据，并从中找出目前证据不足的地方，从而开展相关的临床研究。然而，Mulrow[1]，Oxman和Guyatt[2]发现传统的文献综述因为方法学上的局限，往往不能提供真正科学、准确可靠的医学信息。近年来，人们研究的焦点逐渐转向科学的系统评价的方法，对文献进行系统查寻和严格评价，并在合适的情况下将资料进行整合，从而获得比较客观的结论，用于指导临床循证医学实践和科研工作。目前，胰腺癌临床实践中存在很多有争议的问题，通过文献的系统评价，可以寻找有关争议问题的高级别证据，从而有助于对争议问题达成共识。

单一的临床研究存在很大的局限性。一个临床研究往往无法证实或排除两种治疗手段之间的差别。当某种治疗手段确实存在优势的时候，单一临床研究也许由于例数过少而无法得出统计学差异，这就产生了假阴性的结果。假阴性的结果是非常常见的，多数情况下主要是由于临床研究的样本量过小而引起的。例如，收集了精神分裂症相关治疗的1 941个临床试验，其中仅有58（3%）个临床试验具有足够大的样本量以证实统计学上的治疗差异[3]。一个研究的样本量通常是不足的，这种现象近几十年都是无法改变的[4]。在很多情况下，需要的样本数量实际上是无法满足的。比如说，要验证一种能减低心肌梗塞10%死亡风险的药物，要达到90%的准确性就必须要＞10 000例的病例数[5]，很显然这样会花费巨大的人力物力，临床实际很难完成。

传统文献综述有很多缺点，因此需要系统评价来克服这些缺点。首先，传统文献综述是主观的，因此具有较大的偏倚和错误[6]。Mulrow等发现，20世纪80年代中期在权威医学杂志发表的50篇综述中，有49篇没有规定资料的来源，而且在方法学的质量评价上没有用标准的方法。由于没有采用正式的方法，文献没有统一的纳入标准，而且纳入文献的质量差别很大，因此综述的结果可信度较差，且容易引起很大的争论。在传统综述中，作者有意无意地引用更多符合自己观点的文献，而且纳入文献的时候往往忽略了样本量大小、效应值大小和研究设计方案等诸多因素。因此，在这种无统一标准的传统文献综述的时代，不同的研究者综述同一个题目时往往会得到不太一致甚至是截然相反的结论。

系统评价是一种严格的评价文献的方法，它针对某一个具体的临床问题，采用临床流行病学减少偏倚和随机误差的原则和方法，系统、全面地收集全世界所有已发表或未发表的临床研究结果，筛选出符合质量标准的文献，进行定性分析或定量合成，获得较为可靠的结论。我们在阅读国外文献的时候要注意的是，系统评价的这一名词往往有很多种不同的表达方式，如systematic review，Meta-analysis，research synthesis，overview和pooling等等。

广义上人们常常将Meta分析也称为系统评价，有的书籍并不区分这两个名词，而本文则把Meta分析和系统评价区别开来。实际上，两者是有区别的。Meta分析着重的是统计学方面的技巧，而系统评价并不意味着一定要把相关研究的结果进行定量合成，它可以是定性的系统评价，也可以是定量系统评价即包含Meta分析。因此，Meta分析必须是系统评价，而系统评价不仅仅是Meta分析。有些研究的设计区别很大，或者研究的终点并不相同，在这种情况下简单地进行定量合成显然是不合适的，甚至会导致错误的结果。Meta分析在未经系统分析就简单地进行定量合成时，往往有严重的偏倚，获得的结果不一定真实、可靠。因此，Meta分析必须采用系统分析的方法，通过筛选，选出可合并的文献，才能减少偏倚，获得相对可靠的结论。

临床医生对大量文献进行收集并评价的历史可以追溯到18世纪，最早在莱比锡和爱丁堡出版的两本书籍里面有对当时重要医学新书的严格评价，其中1773年的《医学与哲学评论》就有相关的评价。1785年William Withering的医学杂志《毛地黄的评价》就相当于现代循证医学杂志中的《ACP杂志社》和《循证医学》。

最早的Meta分析可以追溯到17世纪，当时天文学和测地学的专家提出把多个研究的数据整合会比单个研究要好。1904年著名的统计学家Karl Pearson首次用正规的统计学方法对不同研究的数据进行较为科学的整合，该研究是关于血清接种的预防伤寒作用的评价，该研究所使用的统计学整合方法的原理对现在我们理解Meta分析仍起着非常重要的作用[7]。然而这种统计方法在很长一段时间里没有被医学界广泛采用，反而是社会科学、部分心理学和教育学对这种方法产生了浓厚的兴趣。比如，在20世纪30年代发表了一篇包含80个试验的关于“道德教育在影响行为的效能”的一个系统评价[8]。直到1976年，心理学家Glass正式提出了“Meta分析”这一个术语，当时文章命名为《研究的原始、二次和Meta分析》[9]。3年后，英国内科医师和流行病学家Archie Cochrane发现很多人想获得高级别的医学健康信息，但是他们还没有获得可靠高级别证据的门路，于是号召大家把医学领域的所有相关的随机对照研究收集起来进行系统评价[10]。20世纪80年代Meta分析开始风靡医学界，尤其在心血管疾病[11, 12]、肿瘤学[13]和围产医学[14]等方面。随机对照试验的数据通过Meta分析的整合，得出的结果被广泛认可。

1993年成立的Cochrane协作网是目前专门进行系统评价的最大的国际性合作组织，由提供健康服务的专业人员、执业医师、医学科研人员和临床用户组成。它的目标是对所有医疗卫生领域中的干预措施进行系统评价，根据新的研究结果及时更新，并促进系统评价在世界范围内的传播，为指导临床医学实践和制定医疗卫生政策提供高质量的科学依据。

Cochrane协作网的主要工作是由50个协作评价组完成的，它们遍布世界各地，在12个区域性Cochrane中心的支持和协调下工作，分别负责某一领域内的系统评价。Cochrane协作网的主要产品是Cochrane系统评价数据库（Cochrane database of systematic reviews），截至2008年6月，它收录的系统评价全文为5 407篇，该数据库以每年上百篇的速度在增长，同时每年还有几百篇的系统评价得到更新。Cochrane系统评价数据库和疗效评价文献数据库（database of abstracts of reviews of effects）、Cochrane对照试验核心注册数据库（Cochrane central register of controlled trials）、Cochrane方法学注册数据库（Cochrane methodology register）以及一些其他资料共同构成Cochrane图书馆，通过CD光盘和因特网向全世界的读者提供高质量的最新信息，促进循证医学的发展。

系统评价通过系统、严格地检索，评价、合成相关的原始研究，为临床实践和制定卫生政策法规提供了比较客观的证据。但是，因为系统评价往往是对原始数据进行回顾性分析，所以它也有其自身问题和局限性，其结论并非绝对真实、可靠。因此，读者在应用系统评价的结论指导临床实践之前，必须对它们的方法进行严格的评价，确定系统评价的结论是否真实、可靠。评价的基本原则包括：①系统评价的结果是否真实；②系统评价的结果是否重要；③系统评价的结论是否真正适用于患者。

第二节 证据来源及级别

证据是循证医学的基础。最佳的临床研究证据是对临床研究的文献，应用临床流行病学的原则和方法以及有关质量评价标准，经过认真分析与评价，获得最新、最真实可靠且有临床重要应用价值的研究成果。证据来源可分为原始证据、系统评价、Meta分析和临床指引。不同的证据可信程度不同。通常肿瘤化疗方面的证据可以分为以下的类型和级别，一般认为A级可信度最高，而D级可信度最低，见表1-1。

表1-1 证据的类型和分级

层次		级别	
Ⅰ	对严格设计和实施的多项前瞻性RCT综合分析结果（如Meta分析），或得到明确结论的大样本、高质量的RCT结果	A	Ⅰ类证据或得到相同结论的多项Ⅱ，Ⅲ或Ⅳ类研究的证据
Ⅱ	对严格设计和实施的前瞻性RCT（样本量小）的分析结果或严格设计的实验研究结果	B	Ⅱ，Ⅲ，Ⅳ类证据且结论基本相同
Ⅲ	设计良好的前瞻性研究如非随机的、单组对照的前后队列或时间序列	C	Ⅱ，Ⅲ或Ⅳ类证据但结论不一致
Ⅳ	设计良好的研究（非前瞻性、非随机性）如比较和相关描述的病例研究结果	D	缺乏系统性研究的经验性证据（Ⅴ类证据）
Ⅴ	个案报告和临床总结		

与肿瘤化疗相关的临床原始证据可根据其研究的方法分为下面几个类别[3]。

一、原始证据

（一）描述性研究

1. 个案报道

个案报道是对罕见病例进行临床研究的报告，可信度差，容易产生偏倚，但对某些罕见的临床病例有一定的参考价值。

2. 病例系列分析

数十例以上的研究，可信度不高。

（二）病例对照研究

病例对照研究是治疗性回顾研究产生证据的重要方法之一，颇具临床实用价值。由于它是回顾性研究，很多因素不能预先控制，故两组患者间的可比性差，因而其论证强度不高。

（三）历史性对照研究

历史性对照研究，就是将现在研究的化疗方案的一组病例结果与既往接受其他化疗方案的相同疾病者的结果进行对比的一种研究方法。这种研究方法的缺点是不能保证历史对照组的病情和接受治疗与研究组有可比性，容易产生偏倚。

（四）非随机对照研究

非随机对照研究，就是患者不是随机分配到各组的，其他与随机对照研究类似。此法方便、简单，依从性高，但是不能保证两组间的均衡性，可能导致一定的偏倚。

（五）自身前后对照研究

自身前后对照研究，就是同一组患者先后接受两种不同的治疗方案，比较两种方案结果的差别。由于同一组病例都有机会接受新的疗法，个体间的差异没有了，研究例数可节省一半。但前后分两个阶段，前阶段用药的效果和毒副反应可能影响后阶段的治疗。

（六）交叉对照研究

交叉对照研究为同时期随机对照和自身前后对照结合的特殊形式，兼有两者的优点和缺点。

（七）随机对照研究（randomized controlled trial，RCT）

随机对照研究，即受试者被随机分配到试验组和对照组，以排除分组中的偏性，均衡组间影响预后的因素。当然，只有在相当例数的情况下，随机才有意义。RCT通过随机的方法，使已知的和未知的可能影响研究结论的因素在各组间的分布大致相等，而且试验的时间、条件和环境都保持一致，排除了干扰因素。因此，RCT的结果具有很高的可靠程度。但是RCT的实施具有一定的难度。一项高质量的RCT应该具备下面几个特点：

1）前瞻性严格设计的试验方案，包括明确的研究目的、受试对象的纳入和排除标准，处理因素的标准化，客观、灵敏、精确的试验效应和评价指标。

2）受试者的随机分组。随机分组必须有科学的方法，随机常用的方法有随机数字表法、计算机产生随机数字和抽签等，保证任何受试者均有可能分在试验组和对照组。

3）盲法。按其可靠程度从低到高依次为单盲、双盲、三盲。单盲试验是仅研究者知道每个病人用药的具体内容，而病人不知道。单盲试验虽可以避免来自病人主观因素的偏倚，但仍未能防止来自研究者方面的影响。双盲试验是研究者和病人都不知道每个病人分在哪一组，也不知道何组接受了试验治疗，此法的优点是可以避免来自受试者与研究者的偏倚。三盲试验，即在双盲的基础上，数据分析人员也不知道分组的情况，全部资料统计分析结束后再揭晓。

4）采用同一方式进行数据收集、随访，数据的统计方法必须具有科学性，最好有第三方验证数据的真实性。

5）多中心的RCT可使样本量大大增加，也可减少单中心研究造成的选择偏倚。

6）良好的质量控制和质量保证。

RCT是循证医学的核心，很多实质性的临床问题必须通过高质量的RCT才能解答。RCT在国外开展较为广泛，而在我国则极少。其原因是多方面的，但随着医学的进步，我国的RCT开展也会日益增多。因此，我们必须了解RCT开展涉及的各个环节，下面简单介绍一下RCT的一些知识。

RCT是一种特殊的研究，需要人类参加，有时是一些健康的志愿者，但大多数时候都是一些同意参加试验的患者，他们愿意接受一些试验性的治疗或医学服务。因此，临床试验必须对患者负责，要保证他们的福利和使其充分了解试验的各种情况。在临床试验的过程中，我们必须切记临床试验是为了最大限度地造福患者而设计和实施，而不是单纯地为了试验而试验。临床试验离不开患者的参与，一个成功的临床试验必须使研究者、临床医生和患者之间保持良好的合作关系。过去，患者很少参与到治疗方式的决策过程中来，但现在这种情况迅速发生改变。尽管多数患者仍然希望全程由他们的医生来作出治疗的决定，但越来越多的患者要求被告知更多更详细的病情，而且参与到个体化治疗的决策过程中来。随着因特网的发展，患者很容易得到有关他们疾病和治疗选择的详细资料。因此，患者经常可以从下载的信息中得到所谓“最新”的治疗措施，并作为选择治疗手段的一种参考。然而，患者必须要由临床医生指导，才能正确评价他们所搜索的信息。很明显，因特网所提供的卫生信息是包罗万象且良莠不齐的，其中包括医学研究机构信息、民间组织的信息、商业广告和完全歪曲事实的信息，因此必须要有专业临床医师指导，才能使患者加以区分有用的信息和无用的信息（甚至是骗人的信息）。

新的临床试验纳入的患者文化程度很高，且越来越见多识广。在过去，研究者和临床医生是临床试验主导者，公众的观点常常被忽略。然而，现在的情况在急剧变化，临床试验必须兼顾各个层面的意见。临床试验必须建立相关的规程，以保证试验设计的合理性和结果能被恰当地报道，并接纳各方的意见，协调患者、社区和公众等多方面的关系。公众来自多个阶层，他们对临床试验信息的需求是不同的。患者、医生和护士是参加临床试验的核心。广泛的旁听者是那些可能参加临床试验的患者、一些提供健康服务的人、立法者和大众（包括政府官员和媒体）。实质上，在我们一生的历程中，每一个人都是潜在的参加临床试验的受试者，因此我们都需要关注临床试验各方面的信息。

一个临床试验如果想成功和达到真正提高公众健康的目的，就必须具有实用性和恰当性。该临床试验必须有足够高的获益，以保证在环境和实施情况改变时仍然保持高的效率，临床试验的结果必须广为传播且要保证落实和贯彻。RCT的方方面面都需要公众的支持，而且临床试验各方的协调和沟通是非常重要的。我们必须对RCT的设计、实施和分析具有一定的了解，才能更好地判断和运用RCT的结果。

尽管很多患者符合肿瘤治疗临床试验的条件，但实际上其参加率却非常低。临床试验通常是依靠少数对该临床试验产生兴趣的临床医师来完成的，并由这些医师纳入研究所需要的大部分患者。尽管有非常忠诚的医生，但他们在能力所及的地方，其参加率仍然很低。例如，美国东部肿瘤协作组（ECOG）对其成员作了一个调查，发现医生们往往高估了进入临床试验的患者数量。成员中仅提供了$<10\%$的合适患者给ECOG参加临床试验，而且

62%的成员在12个月内未提供过1例患者参加临床试验[15]。在对英国肿瘤学家的调查问卷中，发现3/4的答卷者指出他们仅提供小于一半的合适的患者给临床试验[16]。美国癌症中心关于临床试验纳入的研究表明，即使经常教育医生，并提醒他们临床试验的重要性和纳入标准，结果纳入研究的患者的比例仍然相当低。在276人合适的患者中，仅有171人被医生认为可以参加临床试验，而只有91人被提供了纳入标准。最后只有76人被医生认为符合纳入标准，其中39人表示愿意参加试验，36人则不同意，1人没有表态。必须注意的是，大部分患者在临床医生考察RCT规则的有效性和纳入标准前，就已经流失了。同样地，ECOG的调查显示，医生往往根据自己额外的标准来决定哪些患者应该参加临床试验。那些病情较差或不值得信任的患者将不被考虑进入临床试验，甚至在那些临床医生认为该试验能使患者有更高生活质量的时候情况也是如此。很多人觉得随机是一个非常难解释的概念，且是一个非常大的障碍，这就限制了这些人参与临床试验的愿望。在英国的调查中，很多人表示缺乏时间或资源是造成试验招募的障碍，另外一些人认为征得同意是一个值得注意的问题。理解能力是影响患者参加试验的一个重要因素。大多数医生认为较聪明的患者容易接受试验，而只有少数人认为理解力差的患者容易接受试验。高年资的参加过沟通技巧培训的肿瘤医生认为，提供复杂的临床试验的资讯和获得患者同意是沟通中最为困难的环节[17]。总之，很多医生的观点是悲观，他们认为相当一部分患者对参加临床试验的反应是冷淡的。然而，调查发现，公众对临床试验的态度是积极和支持的。大部分人认为，在理论上大部分患者都愿意参加临床试验，应该远远高于现有的实际的参加率。例如，20世纪80年代英国专业的调查发现约2/3患者愿意参加临床试验。在一些非常难选择的情况下调查结果也是类似的，如乳腺癌的肿物切除术与乳房全切术对比，骨肉瘤的截肢术与保肢术对比[18]。但是，年轻患者和受教育程度高的患者非常想参与到治疗选择的决策过程中来，这种情况就很可能使他们不参加临床试验。但也有人批评，尽管调查显示愿意参加临床试验的患者比例很高，但理论和实际是有差别的，很多人觉得自己应该参加临床试验，但他们一旦真正要去参加临床试验的时候就会退缩。然而，大部分人都认为大多数患者还是支持临床试验的。例如，在英国对7个肿瘤中心的调查显示，42%的患者愿意参加临床试验，10%的患者不愿意，48%的患者表示不确定，这些表示不愿意或不确定的患者认为他们主要是因为要靠医生作出决定，或是害怕接受新的治疗方式[19]。英国另外一个调查显示，约90%患者认为参加临床试验是很必要的，但是只有3/4的患者准备参加临床试验，当发现临床试验是用随机的方法时就剩下少于一半的患者愿意参加了。令人惊喜的是，如果在给予更详细的信息和对随机的方法作出进一步解释的时候，超过一半当初拒绝或不肯定的患者会改变注意[20]。

因此，通过教育医生和患者，使他们更充分地认识临床试验的信息，就能使参加临床试验患者的比例提高。事实上，时间和资源是限制临床试验的重要因素，临床医生与患者谈论临床试验的时间很少，特别是谈到随机分组时，很多人会避而不谈。因此，我们需要更多的培训，使临床医生具有更好的沟通技巧，特别是关于临床试验和随机分组的话题上。临床试验的团体或倡导者，应该提供更多和更广泛的教育课程，除了很好的书面资料外，还应该有各种影像宣传，使各个不同的临床试验的信息得到广为传播，以吸引一些潜在的受试者。患者自愿参加临床试验是非常重要的，虽然无法知道患者参加临床试验的真正动机，但是大多数研究表明是个人利益驱动他们参加临床试验，而不是利他主义[21]。临床试验的开展无疑是对社会产生很大的益处，而且可造福后世。但患者参加临床试验的真正动机往往是来自对新疗法的期望，并希望从中获益。很多研究表明，大多数患者会从参加临床试验中获得满足感。而且系统回顾的资料显示，临床试验的参加者往往比非参加者能获得更好的医疗服务，而且有着更好的结果[22, 23]。如果给予恰当的解释，大部分患者对临床试验表示热心或不确定，只有少数人不愿意参加临床试验。因此，我们只要给予恰当的信息和支持，公众就会非常支持临床试验。同时我们需要医生更加积极地参与临床试验。

《赫尔辛基宣言》强调，对于所有清醒的患者，自愿地签署知情同意书是参加临床试验的前提。临床试验所涉及很多伦理和法律的问题，因此一份详细且缜密的知情同意书是非常重要的。有些人认为某种治疗措施除了用在临床试验外，很多非临床试验的患者也在使用该种治疗方式，因此签署知情同意书就不能那么严格[24]。其实这是非常错误的，理论上所有治疗措施都应该严格地取得知情同意，更何况是RCT[25]。实际性上，很多签署了知情同意书的患者并不真正知情，很多医生仅仅把签署知情书当成是一种仪式。正规的RCT都有很多临床辅助人员来完成对患者的解释工作，我国的绝大多数RCT还没有达到这样的水平。既往有报道，有些患者因为未能完全理解临床试验的内容，结果这些患者非常愤怒，并在社会上引起了轩然大波。其实临床试验包含的治疗手段可能会使患者苦恼，并可能对患者产生各种伤害，因此很多时候临床试验的信息未被完成公开。如果完全公开了相关的信息，临床试验的费用将剧增，特别是用于患者的赔偿费用。医生和患者公开讨论，以及临床试验的公众化教育，将有助于创造更好的环境，让更多患者参与临床试验，并可达到完全意义上的知情同意。

知情权对患者很重要，从伦理的角度出发应该告知患者所有的信息，但有人认为患者知道得太多会使其焦虑，适得其反。很多信息都是通过医生口头告诉患者的，信息公开的程度往往是由医生把握的。澳大利亚的RCT比较了两种告知方式，一种是根据医生的判断来个体化的告知方式，另一种是完全告知的方式，结果发现那些被完全告知的患者愿意参加临床试验的比例减少，而且会显著地焦虑[26]。

一般来说，患者应该被告知临床试验足够的信息包括其目的和设计，但是对于肿瘤患者往往有例外。研究表明，患者有强烈的欲望想知道他们参加过的临床试验的结果[27-29]。由于临床试验的结果可能是复杂的、令人担忧和令人痛苦的，所以在告诉患者及其家属时必须慎重。事实上，在真正的RCT中，当患者知道他们接受了非优势的治疗时，他们会感觉到错失了更好的治疗措施和处于危险当中。部分调查显示，尽管试验结果可能使人痛苦，患者的父母仍然想知道试验的真实结果[30]。把试验结果告知那些癌症患者其实是一件很困难的事情，不少是因为大部分晚期癌症患者在试验结束前已经死亡了。不同的肿瘤以及不同的临床试验是有差别的，对于一些生存期长的患者，往往通过书面的形式把试验结果的详细资料告诉患者。尽管这种形式在晚期肿瘤患者中很少采用，但也可以作为临床试验设计时的一个参考。这种方式比患者从媒体中得知更为可靠和安慰。往往在临床试验结果的发表和演讲会上有患者来电索取研究结果[31]。有时参加试验的患者从电视新闻或报纸上了解到临床试验的结果是有争议的，这会使他们非常烦恼。其实，要在结果发表前通知所有参加者是非常困难的事，所以在有初步结果时让医生和患者讨论一下相关的情况，这是比较好的一种方式。研究者必须对参加者负责，除了招募患者和制订治疗外，其他所有可能的环节都必须做好，以使参加者得到尽可能好的服务。

建立正规的临床试验组织和监督机构非常重要，这既可保证患者的权利，同时也可保障研究的质量。这样的一个独立的机构可负责教育公众，同时把患者的意见收集并反馈给研究者，使其研究的设计方案更加完善和更加人性化。如英国的临床试验协作中心，把各个研究者组织起来，通过集体的智慧来完成一些临床试验的研究和设计，这样就可避免单个研究中心的设计方案的欠缺。临床试验的开展就是为了寻求更好的治疗方式，一般来说，至少要比标准的治疗方式有更好的生存期，或有更低的毒性，或使用更方便，或有更好的性价比，或综合上述的因素等。新的治疗方式的好坏，必须通过大规模的与目前最好的标准治疗对比的RCT来验证。开展多中心的RCT是一件非常不容易的事情，因此在研究前必须对新的治疗方式的可行性进行反复的论证。新的治疗方式必须要有其临床的可行性，同时要听取其他科学家的意见和患者团体的声音。而且RCT开展时必须要有监督机制，尽可能在早期发现那些无效的，或不实用的，或不恰当的治疗方式，以便尽早终止RCT。所以，新的治疗手段必须经过逐级的试验过程，包括临床前研究的和临床试验，而RCT是最难通过的一个环节。

随机是RCT的一个很重要的环节，一般要求采用分层随机的方法。一个好的RCT要求随机分组的实施时间与治疗开始的时间之间的间隔非常短，因为这段时间会有很多不可预测的因素直接影响研究的结果。例如，对于进展迅速的恶性胶质瘤，几个星期的延迟，就可能使部分患者病情发展到不能再接受放射治疗的地步。但在临床实际中，很多因素使患者的治疗开始时间延迟，如等候床位、等候检查和等候放疗等等。

RCT必须要保证有足够的样本数量才可以观察到治疗效应，系统误差和随机误差可直接影响RCT的结果。如果我们增加样本量就可减少随机误差，至于RCT样本数量估算的方法，可以参考专业的书籍和相关的软件。由于RCT的证据好于其他证据，于是很多人有了一种错觉，认为RCT的结果一定就是可信的。其实，很多小样本量的RCT由于其可信区间大大增宽，在随机误差的影响下，其结果有可能背离事实的真相。在临床上，我们发现很多小规模RCT都得出了阳性的结果，一旦到了大规模多中心的RCT时往往是阴性的结果。

对于RCT数据的分析是一个非常复杂的过程，在分析前必须非常慎重地选择合适的方法。我们可以参考专业的临床试验统计的书籍，以尽可能减少误差和解决可能出现的各种问题。我们不但要了解临床试验统计的各种数学模型，而且要请相关的统计分析师帮忙，最好请那些对相关疾病比较熟悉的统计专家。RCT结果的使用者，必须学会找出RCT中的缺陷和可能存在的问题，以更好地运用RCT的结果。

我们不仅要学会如何应用RCT的结果来指导临床工作，更重要的是学会如何开展RCT。光凭国外的RCT数据是远远不够的，由于人种等多种因素的差别，国外RCT的结论在我国未必都适用。目前，肿瘤化疗的很多问题都没有相关的RCT来作出肯定的回答，广泛地开展高质量的RCT将造福千秋万代。特别是在中国一个13亿人口的大国，合适病例数非常大，但缺乏的是资金、公众、政府、医生和患者的支持。因此，循证医学专家的一个重要任务就是教育公众使其理解随机分组和临床试验的重要性，而且这种教育应该在他们得病前就开始。所有临床医生也应该学会临床试验的技巧，并进行专门的培训。专门的临床试验管理机构负责培训医生和教育患者，让更多的患者真正地理解临床试验并加入临床试验。我们必须认识到进行临床试验并不是为了学术的爱好或基于其他的利益，一个临床试验的结果可能导致更多临床试验的成功，最终造福患者。

二、系统评价

（一）Meta分析

Meta分析是对目的相同、性质相近的多个医学研究所进行的一种定量综合分析，不是一种简单的统计方法。它是包括提出研究问题、制定纳入和排除标准、检索相关研究、汇总基本信息、综合分析并报告结果等一系列过程，又称荟萃分析、汇总分析。Meta分析通过回顾性和观察性地对多个研究结果效应合并，从而大大增加了样本量，增加了结论的统计功效，有助于解决临床分歧。但Meta分析也存在一些缺点，被综合的多项研究在方法学上很难完全一致，结果受原始报告质量的影响，出版偏倚难以完全避免。

Meta分析最初由心理学家Glass在1976年提出[32]，最初应用于教育学的多个研究的综合定量分析，在此基础上，L' Abbe与Destky使该方法得到进一步丰富和发展。尽管"Meta分析"是个新名词，但对文献信息进行定量综合的统计思想由来已久。1904年Pearson K即提出data pooling，到20世纪20年代，Fisher提出对*P*值的综合，这是Meta分析的真正萌芽。Glass对Meta分析最初定义为"搜索文献中足够的同类型研究结果，然后利用统计方法加以汇总"。

20世纪80年代以前，Meta分析的临床研究应用十分有限，当时Meta分析的文章不到20篇。从20世纪80年代中期开始，Meta分析被引入到随机临床试验的研究之中。在过去20年内，陆续发表了几千篇Meta分析的文献，后来专门成立了由几十个国家参加的Cochrane国际协作网，旨在分析和传播Meta分析的结果，这对推动循证医学的发展，起到了非常积极的作用。

20世纪80年代以前，全世界共进行了20项临床试验探讨链激酶治疗急性心肌梗塞的临床疗效。但是由于研究规模均很小，绝大多数临床试验的结果为阴性。20世纪80年代中期，医学界的结论是链激酶对治疗急性心肌梗死，不但无效，且有明显毒副作用。后来进行了一次系统而全面的Meta分析，收集了已经发表和未发表的临床试验，分析发现链激酶对治疗急性心肌梗死非常有效，可以降低20%左右的死亡率。为了验证Meta分析的结果，一个大规模的临床试验（isis-2）共纳入了1.7万例患者[33]，其结果充分证实了Meta分析的发现。从此，链激酶重新被医学界所接受，并成为急性心肌梗死的重要治疗药物。

在肿瘤学界，最有影响的Meta分析是由英国牛津大学于20世纪80年代中期发起组织的早期乳腺癌临床试验协作组（Early Breast Cancer Trialists Collaborative Group）进行的。该协作组分析全世界5年有关乳腺癌临床试验的研究结果，进行了系统全面的Meta分析。在一个包括135项临床试验的研究中，共纳入8万例患者。分析显示三苯氧胺、卵巢去势均可显著延长乳腺癌患者的生存期，而卡介苗等免疫疗法无效；放疗可减少患者的局部复发，但并不能显著提高其生存率；短期化疗（6个月）与长期化疗（1年或2年）的临床疗效无显著差异。还间接发现，三苯氧胺治疗的周期长短与患者的临床预后有一定的联系，因此促使大量的RCT进一步探讨三苯氧胺的治疗期限问题。

Meta分析弥补了既往几十年来RCT样本量过小存在的不足，它即使不能得出明确的结论，若分析结果能提示需要进一步做前瞻性的研究，也有助于作出更优良的设计。在过去甚至是现在，晚期胰腺癌被认为是化疗无效的肿瘤，过去很多临床医师不建议晚期胰腺癌接受化疗。我们回顾了过去晚期胰腺癌接受化疗与最佳支持治疗对比的RCT，同样地发现绝大多数RCT显示化疗并不能延长其生存期，于是我们作了系统而全面的Meta分析，发现以5FU为主的化疗有提高晚期胰腺癌生存率的趋势，尽管我们的研究没有得出显著性的差异，但我们相信有必要进行大规模的RCT来重新验证[34]。

Meta分析得出的结论对临床决策起着非常重要的指导作用，它犹如一个多中心随机对照研究。当然，也存在关于Meta分析科学性的争论，有人认为Meta分析不如一个大规模、高质量的RCT可信。因此，我们必须辨证地看待Meta分析，学会评价Meta分析。真实有效的Meta分析结果可作为循证医学的重要证据，而错误的结果则可引起误导。因此，在应用Meta分析的结果前应该学会评价结果的真实性，其评价应考虑原始研究的质量、效应量的尺度、统计学意义与临床意义、纳入研究结果的一致性程度、评价的可重复性和结果合并是否合适等等。

应用Meta分析的结果时，必须注意研究对象的生物学个体差异，以及依从性、辅助治疗和治疗场所等的差异。Meta分析的结论不是一成不变的，随着新的证据的出现，其结论也随着更新。

（二）文献的批判性评估

系统评价是一种严格的评价文献的方法，它针对某一个具体的临床问题，采用临床流行病学减少偏倚和随机误差的原则和方法，系统、全面地收集全世界所有已发表或未发表的临床研究结果，筛选出符合质量标准的文献，进行定性分析或定量合成，从而获得比较接近真实、较为可靠的结论。

系统评价对文献进行系统的查寻和严格的评价，并在合适的时候将资料进行定量整合，从而获得比较客观的结论，其可信度大大高于传统的文献综述，为指导临床实践提供了很好的证据来源，传统文献综述与系统评价的主要区别见表1-2。但是系统评价毕竟是对原始文献资料的二次分析和整合，必然受原始文献的质量、系统评价的方法和评价者本人的主观认识所制约，因此在阅读系统评价时必须持批判的态度，避免盲目地接受。

表1-2　　传统文献综述与系统评价的区别

特征	传统综述	系统评价
提出的问题	涉及面广	常集中于一个临床问题
资料来源	常没有专一的方法	资料来源全面，有清晰的搜集资料策略
选择	常为非特异的	在批判评价基础上搜集证据，选择标准明确
评估	方法变化很大	严格的批判性评估方法
资料综合	常为定性总结	定量总结
推论	有时基于证据	始终基于证据
结果的更新	未定期更新	及时根据新结果进行更新

广义上人们常常将Meta分析也称为系统评价。实际上，两者是有区别的。系统评价并不意味着一定要把相关研究的结果进行定量合成，它可以是定性的系统评价，也可以是定量的系统评价即包含Meta分析。有些研究的设计区别很大，或者研究的终点并不相同，在这种情况下简单地进行定量合成是不合适的，甚至会导致错误的结果。Meta分析在未经系统分析

就简单地进行定量合成时，往往有严重的偏倚，获得的结果不一定真实、可靠。因此，Meta分析必须采用系统分析的方法，通过筛选，选出可合并的文献，才能减少偏倚，获得相对可靠的结论。

三、临床指南

临床指南是使用系统方法建立起来的对某一特定临床问题处理过程的描述，其作用是帮助医患双方正确地选择诊断和治疗决策，以使患者能得到最适当的诊治。

制定临床指南的方法有3种：基于证据的方法、基于一致性的方法以及基于专家意见的方法。

最理想的临床指南应该是基于证据制定的，基于证据的临床指南是汇总所有系统评价的结论，形成对某一疾病的临床诊治规范。但是临床某一疾病从预防、诊断、治疗、预后和随访等方面涉及的内容很多，不可能都有系统评价作为指南的标准。但无论如何，一个好的临床指南应该是以临床证据为主要的标准，具有正确性、可靠性、可重复性、可行性和灵活性等，而且能及时更新数据，对临床的规范化治疗起指导作用。

美国的NCCN（National Comprehensive Cancer Network）临床指南就是主要基于证据制定的，同时有基于一致性和专家意见的方法。它是一个全方位的指南，是目前肿瘤治疗指引的一个很好的典范。美国NCCN在1995年开始着力于建立一个关于肿瘤的综合各种预防、诊断、治疗、预后和随访临床指南，目前NCCN系列的指南已经覆盖了约97%的肿瘤，其对临床医生起着很大的指导作用，而且根据最佳证据为患者提供可能是最好地治疗选择[35]。另外，NCCN指南也发展了供患者用于处理癌症的主要症状以及乳腺癌、结肠癌和前列腺癌早期诊断的相关建议。NCCN指南主要包括了癌症处理的每一个步骤的流程图、讨论流程图相关问题的原文、提供相关证据级别的参考文献。

NCCN指南是由44个独立的专家组负责编写和更新的，包括了来自21个NCCN成员的机构以及附属医院的近800名临床专家和肿瘤研究学者。NCCN指南提供的建议是根据当时所能获得的最佳临床证据来编写的，但更为重要的是该指南是根据最新的临床试验的数据和信息来不断修改和及时更新的。NCCN指南的目的是帮助肿瘤学专家在处理他们的患者时，作出合适的临床决策。

为了更好地使用NCCN指南，肿瘤内科医师必须很好地理解该指南编写的过程。NCCN的制定，首先是收集各种证据，最好是系统评价、Meta分析和高质量的大规模随机对照研究的数据，然后经几十个来自不同机构的相关专业的多学科的专家共同讨论，反复验证和校对，逐渐形成临床指南，再根据反馈意见和更新的数据定期修改临床指南。下面将详细讲述NCCN指南的构造以及编写的每一个细节。但是最重要的是要理解NCCN指南的使用是一个动态更新的过程。

Field和Lohr在1990年提出了NCCN肿瘤指南的定义，即系统、发展的陈述有助于临床医生和患者针对某种卫生保健和特定的临床环境作出正确的决定[36]。这个定义在概念上阐明了指引的发展框架。

临床指南的目的和重点一是增强临床决策制定的科学性。NCCN指南专家组的主要任务是，为了给慢性病患者提供健康服务，制定出步进式的临床处理路径。由于疾病的过程非常复杂，所以NCCN提供的路径也是非常复杂的。换而言之，该指南是受限制的，临床中的许多情况不可能被覆盖到，一旦临床决策的顺序被确定，特定的建议将有助于临床医生和患者作出决定。

NCCN指南第二个重点是提供的信息被认为是恰当的医疗服务。1986年Park等提出，恰当的医疗服务应当权衡利弊，必须是利大于弊[37]。实际上，很多临床情况非常复杂，临床医生在权衡利弊并作出正确决定是非常困难的。一项死亡率很高的治疗措施（如骨髓移植）在治疗那些进展迅速、很快死亡的疾病时，可能被认为是恰当的；相反的，如果它用于治疗一些可能存活很多年的疾病时，它将被认为是不恰当的。在实际的临床医疗活动中，判断临床决策是恰当还是不恰当，是无公式可寻的。在既往的经验医学模式中，一个临床决策往往来自专家的判断，其可靠性受到很大的质疑，很可能导致医疗官司。因此，NCCN指南通过系统地评价现有的临床数据，提供一个现有的恰当的临床建议。

NCCN指南第三个重点是指南的编写必须是系统的。基于循证医学的NCCN指南在描述每一个步骤的临床建议时，都标明该建议来源的证据级别以及重要的参考文献，然后整合成一个流程图。

NCCN指南指导委员会负责监督指南的制定过程，并负责直接报告NCCN董事会。每个NCCN成员机构有一个代表在该委员会，负责在该机构协调指南相关的各项活动。NCCN指南指导委员会的职责包括：①选择指南编写的相关题目。指南题目是根据疾病的流行情况、地区的肿瘤临床相关性、对指南的需求和能否获得恰当的NCCN专家等情况来决定的。②NCCN指南的普及。尽管每一个专家组对每一个路径提出了特定的建议，但NCCN指南指导委员会仍要负责制定相关的政策保证疾病部位的一致性。③协调NCCN成员机构的各种活动。NCCN指南指导委员会负责指派代表到每个NCCN指南专家组中，监督机构的评审过程，协调履行的活动。

NCCN指南专家组来自NCCN成员机构，并负责编写每一项指南，至今，共有44个专家组。NCCN指南专家组成员是由专家组的主席和NCCN指南指导委员会的主席从机构的被提名人中选出的。在某种情况下，如果特殊专家的建议已经存在，某些成员机构的代表也会被选到专家组中。在某几个NCCN指南专家组中（如脊髓发育不良、苦恼的处理），相关机构外的专家也会被请来提供专业的建议。

在专家组召集前，将要被选入某个专家组的专家必须通过资格鉴定。当有必要时，肿瘤外科专家、肿瘤放射治疗专家、肿瘤内科专家和某些重要的专家，如妇科肿瘤专家、神经肿瘤专家和胃肠病学专家等，均会被选入。不同的专家组所选入的学科代表是有差别的，如骨肿瘤专家组需要理疗学家，而中枢神经系统肿瘤专家组则需要神经病理学家等。护理肿瘤学专家、社会工作者和其他一些健康专家的加入是非常必要的，尤其是对那些症状处理和支持服务系统路径的建议。许多专家组里也包括有患者代表，这对一些长期健康服务和以患者个人选择为首要考虑的议题是非常重要的。不同类型哲学专家的加入，在处理某些特殊肿瘤时具有同等重要的作用。所有主要的疾病处理方针必须经过慎重考虑，这样才能保证指南可以被广为接受。NCCN指南专家组的主席负责保证所有相关治疗策略的代表都被包括进来。这种方式经常会导致指南编写的延期，甚至会引发激烈的辩论，但指南的制定过程是开放式的，广为接受各种不同的意见，在有必要时可接纳异议。

NCCN指南有自己专门的工作人员，用于应付数量日益增加的指南和发行各种电子以及纸质的版本包括NCCN的期刊（The Journal of the National Comprehensive Cancer Network，JNCCN）。NCCN指南的工作人员是具有多种不同技能的团队，负责编写、更新、生成、发表NCCN指南的各种文书和杂务。其主要的任务有：安排专家组会议、照顾专家组会议的各项事务、记录专家组的决定、编写真实反应专家组意见的流程图、支持原稿的编写、每个NCCN指南的不同级别批文的获得、处理NCCN指南发表的版权许可问题。另外，所有未指定的任务均由NCCN指南的工作人员来完成，如果没有这样一个有奉献精神的团队，NCCN指南繁琐的工作是不可能完成的。

NCCN指南的覆盖范围非常广，所有临床上常见的肿瘤基本上都有相关的指南。NCCN指南的制定是基于科学数据的客观评价和临床专家的判断的。许多NCCN指南的专家组在会议上都会对特定有争议的问题，拿出相关的、正式的、有代表性的数据。NCCN指南的专家组包括各种肿瘤学专家，他们来自不同NCCN成员机构，对各种文献都有深刻的认识，对那些提供证据的临床试验都非常清楚，而且很多都是直接参与临床试验的研究者[38]。

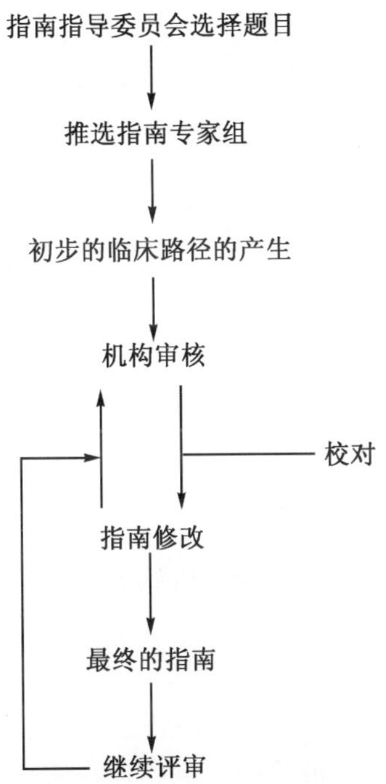

图1–1 NCCN指南的发展程序

NCCN指南的制定很大程度上是依靠结构式的反馈的。NCCN指南首先由一组专家起初稿，然后由另外一组专家评审，并修改和更正，随后再次引发反馈。图1–1描写了指南的编写过程，它的特点是通过反复的反馈过程来完善，主要包括以下几个环节：①初步的临床路径的产生。一个专家根据科学数据的解读和对相关议题的讨论，制定出初步的临床指南。NCCN的工作人员根据预先准备好的指南制作方法提供相应的资料，指南的协调者收集和回顾会议的资料，根据NCCN标准的格式制作出第一份流程图的草稿。这就形成了初步的指南，版本为1.0。该指南必须由专家组的主席来评审，以保证该指南真实地反应专家组的审议。②机构评审。最初的版本被依次地分发到NCCN专家组的每个成员，在内部流传以完成审核。这次局部的评审包括把流程图发送给所有相关专业的专家。机构评审的进行情况往往视每个机构的组织和进程来定的。在很多情况下，由多学科团队来评价该指南，以保证评审的普遍性。NCCN专家组成员辅助收集机构的评审意见，并把信息传达到指南协调者以便校对。③校对。NCCN的工作人员收集所有评审意见，并将其标准化，以便所有针对某一临床路径建议的评审意见可以供回顾使用。④指南的修改。NCCN指南专家组再次讨论反馈的意见。讨论通常是通过会议呼叫来完成的，但如果有主要实质性的问题时，额外的一个会议就会被安排召开。如果召开会议，那些持有主要不同观点的人将会被邀请到NCCN指南专家组的讨论中。在这样的会议上，NCCN指南的修改版本将产生。一些很小的修改将由NCCN专家组决定，这些修改可以不通过机构评审，直到下次年度评审时才提交评审。如果修改得到NCCN专家组成员的一致认可，那么这个版本就成为当年的最终版本。如果出现主要的实质性的修改时，尤其是该修改得不到一致认可时，这就导致下一轮重复的机构评审、校对和修改。有时，再次的修改可能来自NCCN指南专家组的亚组（如放射治疗医师）。一旦NCCN指南专家组做出了最后的修改，该NCCN指南就成了当年官方的版本。

NCCN指南的最重要的特点是不停地进行评审以保证新的证据或革新的疗法能及时应用到临床指南。Browman等在1995年指出，如果临床指南要保持是恰当的，那么它必须及时更新[39]。新的临床研究可能对临床指南中的建议有很大的影响，如果没有及时快速更新的机制，临床指南将缺乏可靠性。继续评审的过程可以简单地分为以下3个方面：①机构回顾。NCCN专家组的每一个成员把当年版本的指南分发到各个机构专家的手中，然后收集意见，并把意见转达到NCCN工作人员办公室。②校对。根据发展的过程，意见被分类用于校对。③专家组评审。定期的年度评审是每3年举行一次全天候的会议，并保证整个流程图都被全面地评审。根据专家组的主席对大量新数据解读的情况，2年内年度评审可以是一个呼叫会议或全天候的会议。在年度评审会议上，NCCN专家将讨论所有可能导致临床路径建议的变更的新的数据。每年都收集来自研究机构教职员、校外肿瘤学专家、患者顾问团、药厂和其他组织的意见和信息。整个NCCN指南都会被重新审核，以决定是否要有额外的精简和注释。任何实质性的修改都可能导致下一轮的机构审核。一旦修改被一致通过，那么新的版本就成了当年的官方版本。

NCCN指南的制定遵循科学的方法，它自己是有一套规则的[40]。NCCN指南的基本格式是流程图。流程图的目的是使纵贯肿瘤诊治的全过程都有相关的建议。Margolis 在1983年指出，临床路径的构造是一个按部就班的一系列临床决策，以处理肿瘤和提供特定的临床建议[41]。图1-2描绘了NCCN流程图的模型。对于治疗性的指南，临床路径的模板包括从诊断和分期到初次治疗、辅助治疗、随访和局部复发/广泛转移病例的治疗等每个环节。对于每个肿瘤，其模板都会有相应的修改。例如，治疗中期重新分期对某些淋巴瘤是强制性执行的，白血病的初次治疗可以分为诱导缓解、巩固治疗和维持治疗。由于支持治疗的情况差异很大，所以这方面的路径难以有一个统一的模板，但是在大多数时候，均是采用从风险/严重程度评估到病员分类，到专业评估，到特殊的干预，最后是重新评估和维持治疗或监测。

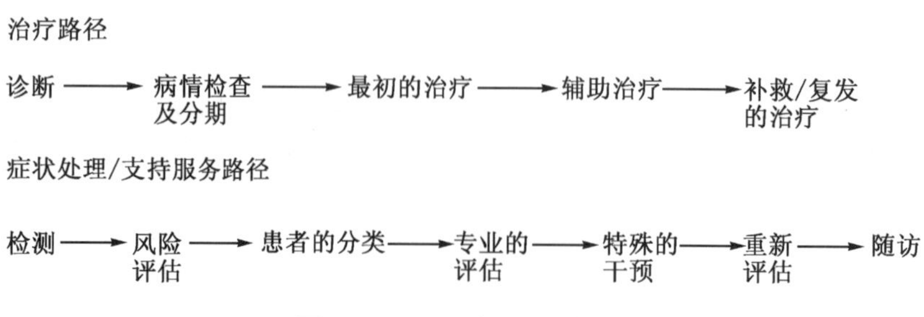

图1-2　NCCN流程图的模型

制作流程图有两个重要的步骤：①理清路径间的逻辑关系。路径的逻辑关系决定了各种处理方式的顺序。理清路径间的逻辑关系是非常艰巨的任务。NCCN指南专家组必须定义出哪一群的患者应该属于哪一条路径。例如，乳腺癌患者根据其分期情况就马上出现了很多分支路径，因为其分期的不同决定了其进一步诊治方法的差异。然而，胰腺肿瘤则是根据肿瘤生长的部位和能否手术切除来确定其流程图的。因此，每一种特定的肿瘤都有其特定的路径。对于每一种肿瘤，都必须清晰地计算出每一种临床情况所占的比例。一般来说，如果一种临床情况占某一种肿瘤的比例<5%，NCCN的专家组就不会制定其唯一的路径，除非那种临床情况经过适当的治疗有非常显著的获益，例如结肠癌肝转移患者能手术切除的情况占该肿瘤的3%，但NCCN专家组制定了相关手术切除的路径，因为这可带来显著的生存获益。②把恰当的建议填到指南恰当的地方。填在指南上的建议，必须有多学科专家对科学证据进行系统评价的资料，且要得到委员会一致认可。指南上的建议应尽可能是基于高级别证据的。但是，医学上的每一个环节不可能都有高级别证据，所以专家组经常会依靠低一级别的证据（如II期临床试验等）。在少数情况下，对于一些罕见的临床情况，专家组只能依靠专家的个人经验和判断，他们清楚地知道，以后的临床数据可能导致指南中的建议彻底更正，但是现阶段只能提供一些理论上的假设、前人的经验之谈和不太可靠的类推，专家组提倡针对这些临床情况进行RCT。

NCCN指南一般应用于NCCN成员的机构，然而它已在全美国得到了广泛的应用，甚至在中国也得到了较为广泛的应用。但是NCCN指南里的建议往往反映了大的医疗中心的治疗水平，所以使用者必须知道当地医疗机构的水平是否能应用该指南。

对于很多疾病，目前的数据并非只允许唯一的治疗建议。在很多时候，NCCN指南会列出几个备选的治疗建议。纯粹的基于证据的指南在没有确凿证据的时候是不会作出任何建议的，而NCCN指南不是纯粹的基于证据的指南。NCCN指南在某些情况下，会根据个人经验和肿瘤生物学的知识作出一些合理的建议。因为NCCN指南专家组知道，如果缺乏治疗建议必将导致不良的结果，一系列合理的治疗建议被列出来以供临床医生在处理一些棘手的临床情况时选用。

NCCN专家组被要求给各种诊断和治疗措施作出客观的评估，以阐明各种措施确凿的好处。一般来说，一种好的治疗措施在生存期、生活质量、患者满意度、成本效益这4个方面中应该至少具有其中一种优势[42]。

指南也有其内在的偏倚，偏倚可来自专家组内部，这就可能使一些合理的选择被排除，而一些掺杂患者意愿而效果欠佳的措施被选入指南[43]。为了减少偏倚，NCCN指南通过两种途径来消除偏倚：①专家组尽可能反映所有医学院校和机构对于某种肿瘤的观点。②反复评估和反馈。③消除偏倚的另一重要方法是NCCN指南的年度会议，会议上将提出所有口头和书面的来自各界的意见。这种广泛开展的反馈可使NCCN指南的建议及时修改，并可经得起各种推敲。Choudhry等认为，NCCN指南的开发者与药厂的关系是指南的一个潜在偏倚[44]。NCCN已经意识到很多大型肿瘤中心的教职员工以及NCCN专家组的成员都参与了很多临床研究，且与发展新药的赞助者之间有着密切的联系。于是，在每次NCCN指南专家组会议上，每个NCCN专家组成员都要通过口头或书面的方式公开宣布自己无任何利益冲突关系。研究的支持、在咨询委员会提供服务、参与某些学术演讲、患者的影响和持有某些股票等这些关系都可能导致相关的利益冲突，因此这些必须公开和回避。NCCN指南专家组的主席，如果发现NCCN专家组成员存在主要的利益冲突关系，有权要求其离开相应议题的讨论。每次NCCN指南都会公开披露相关的信息，可以在线获得或查阅JNCCN。尽管药厂和其他利益集团可以提供相关的数据和意见给NCCN指南专家组，但他们无法控制NCCN指南的制订。厂商代表无权参加NCCN专家组的评议。虽然NCCN作为一个机构，可以接受多个药厂和生物技术公司对某些NCCN活动的资助，但药厂的资助无权涉及NCCN指南编写的实质性内容。药厂的资助经费仅限于指南更新后的教育宣传和指南的传播[45]。

当我们使用NCCN指南中临床路径里的建议时，我们必须清晰地了解该建议的由来。NCCN指南指导委员会对每个诊治的步骤根据其证据水平和专家组的意见进行分级，根据可信度由高到低依次分为1类、2A类、2B类和3类。这对临床医生提供了非常好的参考指标，见表1-3。

表1-3　　NCCN指南证据的分级

证据和一致性的级别	证据级别	一致性
1类	高级别	一致
2A类	低级别	一致
2B类	低级别	不太一致
3类	任何的	争议很大

1类：该建议基于高水平的证据（如高质量的随机对照试验或Meta分析），而且得到NCCN指南专家组的一致认可的。这里的一致认可是指几乎全部赞成意见包括某些中立的意见。

2A类：该建议基于低级别证据，尽管缺乏高级别的研究证据，但是它得到了一致认可，且认为该建议是恰当的。低级别的证据涉及的范围很广，包括II期临床试验、大的队列研究、病例系列分析和个人临床经验等[46]。在很多情况下，专家组成员可依据第一手的资料，这些资料来自一些成员机构里大宗的病例治疗系列的回顾性研究的数据。在某些临床情况下没有相关的证据或仅存在有限的资料，我们只能根据临床经验判断，仅提供一些不甚确定的，可能是患者受益的建议。我们必须知道，这些建议很可能被日后出现的高级别证据或更多的临床信息所替代[47]。

2B类：该建议基于低级别证据，且未得到委员会的一致认可。在这种情况下，因为目前证据是得不出结论的，故所有针对某种临床情况不同的机构有着各种各样的处理方式。尽管未得到委员会的一致认可，但不意味着有很大的争论，只是由于证据信息不够完善，不同的机构可以有着不同的处理方式。对于使用者来说，一说到2B类，就应该知道根据目前的数据可能存在一种以上的处理方式。

3类：该类建议面临非常大的争议。而该类建议的证据水平是未指定的，因为各专家甚至对高水平的临床试验持有不同意见[48]。几种环境可能导致很大的争议，例如，如果存在两种治疗手段，但没有RCT直接对比过这两种治疗手段，坚信某一种治疗手段的数据的人就会坚决否定另外一种治疗手段的结果。另外一种争论的情况是，专家们质疑某些临床试验数据是怎样得出的。例如，在关于乳腺癌术后内乳淋巴结放射治疗的建议上，一部分人认为由于随机临床试验包括了该种治疗手段[49]，所以建议应该包括该种治疗方式。但是另外一部分人则认为，在其他研究中发现内乳淋巴结放射治疗增加了额外的死亡率，所以该种治疗是不必要的。因此对于3类的建议，使用者必须浏览其相关的临床数据，并直接详细地阅读原稿中相关地解释。

欧洲肿瘤内科学会（ESMO）也在1999年成立了ESMO肿瘤指南任务小组，致力于制订欧洲的肿瘤治疗指南。该指南也是在循证医学的基础上建立起来的，直到2006年ESMO肿瘤指南基本建立起来。尽管ESMO肿瘤指南与NCCN指南相比，显得较为年轻，而且覆盖的范围还不够广，但对我们仍有一定的参考价值。

美国的NCCN指南对我国的肿瘤内科医师是一个非常重要的参考指南。由于美国NCCN的研究人群与中国人存在差别，同时NCCN指南是依靠国外较大的癌症中心研究的结果，这些中心对病人的治疗方案制订和实施均较规范，这与我国的实际情况并不相同，我国绝大多数的医院对肿瘤病人的治疗仍不规范，各科之间的协作不足。因此，NCCN指南在我国并不完全适用，但参考NCCN指南至少可以减少一些不必要的错误，对于保障医生和患者的权益是非常有帮助的。但是目前国内并没有一个很好的基于证据的肿瘤治疗指南，制订国内的科学的肿瘤指南目前仅仅处于起步阶段，这需要我们开展更多高质量的多中心的随机对照研究，需各研究机构的专家通力合作才能制订出科学的临床指南。

第三节　文献的系统评估在胰腺癌临床实践中的应用

目前胰腺癌的临床试验的样本量普遍偏小，系统评价采用严格、系统的方法对互相矛盾的多个小样本临床研究进行分析、评价，并在合适的情况下对结果进行合成，这对胰腺癌的研究非常重要，从而得出更加可靠的临床证据。通过对类似的、有可比性的随机对照研究进行Meta分析得出比较可靠的结论，这对于指导胰腺癌的临床实践起了很大的作用。同时，我们要使用正确科学的系统评价方法，同时懂得原始文献质量的差异，批判地看待系统评价的结论。

系统评价相当于一个回顾性的观察研究。首先提出要解决的是什么问题，然后确定检索策略和纳入标准，并收集资料和评估文献质量，最后分析整理并对结论进行解释。本文以有对照的临床试验为例，简单地介绍一下系统评价的主要步骤。

一、临床问题的提出

系统评价的目的是为临床决策和制定卫生政策提供客观依据，它特别适用于根据临床研究的结果难以确定某些干预措施的利弊关系，或者某些干预措施在临床应用中存在较大分歧的情况。因此，系统评价的题目主要来源于临床医疗实践的需要。

尽管，目前认为吉西他滨单药化疗是晚期胰腺癌标准的一线治疗，但该结论仅仅是基于一个Ⅲ期随机对照研究得出的，而这一个结论的前提是姑息化疗要优于最佳支持治疗。在晚期胰腺癌的化疗中，并没有一个大样本的临床研究能证实化疗优于最佳支持治疗。目前，只有一些小样本的随机对照研究比较了姑息化疗跟最佳支持治疗，因此如果能把多个类似的小样本研究收集起来进行系统评价，就可以为解决姑息化疗是否优于最佳支持治疗这一问题提供更加可靠的证据。

另外，对于晚期胰腺癌，5FU联合化疗是否优于单药化疗，过去有不少5FU联合化疗跟

5FU单药化疗比较的随机对照研究，但每个研究的样本量都很少，且得出了互相矛盾的结果，因此有必要进行系统评价以得出比较明确的结论。同样，近年来有很多吉西他滨联合化疗与吉西他滨单药化疗比较的随机对照研究，每个研究的结论都有差别，只有通过系统评价才能得到更加可靠的结论。胰腺癌的治疗其实还有许许多多的问题，如吉西他滨联合生物靶向药物治疗晚期胰腺癌是否优于吉西他滨单药化疗、吉西他滨为基础的同期化放疗治疗局部晚期胰腺癌是否优于吉西他滨单药化疗、可手术切除的胰腺癌术后同期化放疗是否优于单纯化疗、可手术切除的胰腺癌术后吉西他滨单药化疗是否优于最佳支持治疗等。

我们在阅读胰腺癌相关的原始研究资料、综述、教育文集时，往往会发现在某一个议题上存在着不同的观点，我们只要善于留意这种存在争议或不确定的问题，就能很容易地找到很好的系统评价的题目。

在确定系统评价的题目之前，必须进行全面和系统的检索，了解这个问题的系统评价是否存在，以避免重复。在检索系统评价时，往往要使用各种不同的检索词才能保证检索的完整性，如quantitative，methodological，systematic，reviews，overviews，Meta-analysis，Metaanalysis，Metaanalyses，Meta-analyses，Meta analysis和Meta analyses等等。

同时，如果该系统评价已经存在，就应分析该系统评价的质量。如果目前系统评价的质量差，或已经过时，则可以重新进行系统评价。

理想的研究题目应该具备可行性、有趣性、新颖性，同时要符合伦理、有意义。其中可行性最难，必须对文献进行初步的检索，因为系统评价属于回顾性的观察研究，它受原始研究的治疗和数量的限制，如果没有足够数量的高质量的原始研究做基础，系统评价就无法进行。同时，系统评价必须有意义，能解决临床上的实际问题。

系统评价要解决的问题相对专一，它要求原始研究的设计方案、研究对象、干预措施相似或相同。因此，在确立题目时应该围绕所研究的问题明确以下4个要素：①研究的设计方案，如治疗性研究时主要选取随机对照研究，评价有关病因或危险因素的研究时常常选取病例-对照研究或队列研究等；②研究对象，包括研究人群的特征和场所；③研究的干预措施或暴露因素，如某种药物、某项诊断试验或疾病的某个危险因素等；④研究结果，包括结果的类型和所有重要的结果。这些要素对指导检索、筛选和评价原始研究，收集、分析数据以及解释最终的结果十分重要，必须清楚、准确地予以表述。

二、检索策略的制订

进行系统评价时，应该按照研究计划中制订的检索策略（包括检索工具和每个检索工具的检索方法），全面、系统地收集所有相关的原始文献资料，这是系统评价与叙述性文献综述的重要区别之一。同时，系统评价应该详细记录每一个检索的步骤，只有清晰地记录检索策略和原始文献的出处，才能保证检索的可重复性，并且最大限度地减少各种形式的偏倚，如语言偏倚等。

另外，除了已经发表的原始文献，系统评价还强调作者与同事、专家、政府有关部门、基金会以及药厂广泛联系，收集未发表的文献资料如毕业论文、学术报告、会议论文集、内部资料、其他语种的有关资料以及正在进行的试验研究。未发表的文献资料和已经发表的相比，结果可能有很大的不同，收集的目的是尽可能地减少发表偏倚。

以下介绍检索策略制订的步骤：

1. 查阅个人文档

找一篇符合纳入标准的原始文献和一篇相关的综述，从这两篇文章的题目和摘要中找出索引词，如MEDLINE中的MeSH，EMBASE中的EMTREE。

2. 检索适当的电子文献数据库

1）根据疾病名称和干预措施（或暴露因素）选择10～12个检索词。检索词的选择是有讲究的，同一个词可能有不同的说法，因此选择检索词时应该尽可能地全面，以免有遗漏。以“晚期胰腺癌的Meta分析：吉西他滨联合化疗vs吉西他滨单药”为例，中文检索词为“胰腺癌”和“化疗”等，英文检索词为pancreas，pancreatic cancer，pancreatic carcinoma，pancreatic adenocarcinoma，chemotherapy，gemzar，Gemcitabine等。

2）选择用比较一般的索引词（如化疗）来检索那些比较特殊的索引词（如吉西他滨）标识的文献。

3）设计检索公式，应该注重查全和查准。

4）确定原始文献的发表年限。

5）选择部分数据库试运行这个检索公式。最为著名的数据库是MEDLINE和EMBASE，从20世纪90年代中叶开始就有恰当的词语来索引随机对照试验。但是在这之前已经存在数以万计的临床试验，Cochrane Collaboration通过艰苦的工作把300 000条MEDLINE和EMBASE的摘要重新以临床试验的索引标记。MEDLINE和EMBASE是作系统评价时必须检索的数据库，因为这两个数据库已经覆盖了全球34%的医学杂志[50]。MEDLINE收录的大部分期刊都是美国出版的，而EMBASE主要收录欧洲的期刊。

6）浏览检索出的文献，检查是否有新的索引词。

7）用含有新检索词的检索公式进行重复检索，直到不能检索出新的符合标准的文献为止。

8）用最后修改好的检索公式检索所有数据库，除了MEDLINE和EMBASE，还有中国生物医学文献（CBMdisc）等。

3. 查阅检索获得的所有研究的参考文献

检索所有研究的参考文献，看其中是否有符合纳入标准的原始文献。

4. 为原始文献的列表提供补充意见

请专家为原始文献的列表提供补充意见。

5. 检索核心期刊

手工检索核心期刊。

6. 检索“医学索引”（Index Medicus）

查找1966年以前的文章。

7. 检索“科学引文索引”（Science Citation Index）

查找1955年以后的文章。

还可以从以下几个途径获取资料，包括一些未发表的临床试验，尽量减少发表偏倚。

1）会议论文集，如ASCO会议和ESMO会议等；

2）毕业论文；

3）专著；

4）科研资助机构，如基金会；

5）临床试验注册数据库，尽量收集一些正在进行和未发表的临床试验，如Cochrane对照试验核心注册数据库（cochrane central register of controlled trials）、美国国立卫生研究院临床研究目录（NIH inventory of clinical studies）等；

6）政府工作报告；

7）医药公司。

三、纳入标准的制订

（一）文献纳入标准的内容

从检索到的所有原始文献中挑出符合标准的文献资料，才能提高原始研究所采用的研究方法的均质性。因此，纳入标准必须在选择文献之前制定，才能排除一些人为的干扰因素。纳入标准主要是根据研究问题及其构成要素（设计方案、研究对象、干预措施、主要研究结果）来制定，它包含以下内容：

1. 研究的设计方案

是选择试验研究（临床对照研究）还是非试验研究（病例-对照研究、队列研究、横断面研究），一般来讲，试验研究可以减少混淆因素对结果的干扰，而非试验研究较容易受混淆因素的干扰，使获得的结果也不肯定。关于胰腺癌治疗的系统评价，如果能收集随机对照研究，那么其可信度是最高的。

2. 研究对象

需要对研究的疾病（或其他情况）给予明确的定义，包括疾病的病因、分期、严重程度等；规定研究人群的特征，包括年龄、性别、种族、症状等；规定研究的场所，如社区人群、门诊患者还是住院患者，比如说，研究对象为不可切除的胰腺癌（包括局部进展的和有远处转移的胰腺癌）；有病理诊断证实（允许研究中有少部分病人经影像及CA199等确诊）；研究对象中无胰腺癌以外的肿瘤；血常规、肝功能、肾功能基本正常，体能状态好，KPS评分≥60分，能耐受化疗；3个月内未接受任何化疗；研究之前或期间病人未接受动脉灌注化疗、腹腔灌注化疗、热疗。

3. 干预措施或暴露因素

对干预措施或暴露因素的细节予以规定，如药物剂量、给药时间、给药方式、药物疗程等。

4. 主要研究结果

包括总生存时间、无进展生存时间、客观缓解率和生活质量等。对于晚期胰腺癌来说，总生存时间是一个较好的指标。还有临床获益反应率是首先应用于晚期胰腺癌疗效评价的一个指标，它在一定程度上反应了晚期胰腺癌患者的生活质量。同时我们在晚期胰腺癌的治疗上，发现更高的客观缓解率并一定意味着更长的总生存期。

5. 对照

是选择内对照研究还是选择外对照研究。是选择以住院患者为对照的研究还是以普通人群为对照的研究。是选择安慰剂对照的研究还是空白对照研究。

6. 随机化

是选择随机化研究还是选择非随机化研究。

7. 盲法

是选取盲法研究还是非盲研究。

8. 样本量、随诊率、随诊时间

规定研究必须达到的最小样本量、最小随诊率和最短的随诊时间。

9. 研究的年代

规定研究实施或文章发表的年代。

10. 研究多次发表

有些临床研究持续的时间很长，每到一个阶段就会发表一次结果，遇到这种情况就要规定选择最后一次发表的样本量最大的包含主要研究结果的那篇文章。

例如某系统评价研究“姑息化疗和最佳支持治疗在晚期胰腺癌中的比较”这个问题，纳入标准为[35]：①原始研究的类型为前瞻性随机对照临床研究；研究设计较好，病人同质性好，如年龄、分期、病情轻重有较好的配对。②研究对象为不可切除的胰腺癌（包括局部进展的和有远处转移的胰腺癌）；有病理诊断证实（其中可以有部分剖腹手术证实或ERCP，CT等临床明确诊断的）；研究对象中无胰腺癌以外的肿瘤；血常规、肝功能、肾功能基本正常，能耐受化疗；以前未接受任何放疗和化疗；研究之前或期间病人未接受动脉灌注化疗、腹腔灌注化疗、热疗、生物治疗。③研究内容为有关晚期胰腺癌姑息化疗+最佳支持治疗（BSC）与单纯BSC对生存期影响的临床研究。姑息化疗为5FU单药或5FU为主化疗方案姑息化疗，BSC包括药物、姑息性手术（允许少部分姑息放疗≤10%，不包括区域化疗，热疗、生物治疗）等；原始文献的研究如果涉及其他疾病，必须能分清姑息化疗对晚期胰腺癌生存期影响。④原始文献有明确的随访截尾时的存活例数，或有清晰的生存曲线，随访率>95%。

（二）筛选符合纳入标准的文献

制定了纳入标准后，必须通过以下3个步骤选出合适的文献：

1. 初筛

根据题目和摘要去除明显不合格的文献，对可能合格的文献应该查出全文进行筛选。

2. 阅读全文

逐一阅读和分析可能合格的文献，确定是否合适。

3. 与作者联系

如果文献中提供的信息不全面或者有疑问，应该与作者联系，在获得相关信息后再进一步评价以决定文献的取舍。由于在决定纳入或去除文献的时候难免具有一定的主观性，所以应该有2个人对文献分别进行筛选，并通过讨论或用请第三方审核的方法去解决分歧。最后，一定要详细记录文献被去除的原因，以便读者判断该系统评价的结论是否客观、是否适用于他们的临床实践。

四、文献质量的评价

（一）临床试验的偏倚

在进行系统评价时，需要用临床流行病学评价文献质量的原则和方法对入选文献的研究质量进行分析评价，即对临床试验在设计、实施和分析过程中产生的偏倚和随机误差进行评估。

临床试验的偏倚主要来源于4个方面：①选择偏倚。指在抽样和分组时由于随机方法不完善而造成试验组和对照组的研究对象之间存在系统差异，从而夸大或缩小了干预措施的疗效。避免这种偏倚的措施是采用严格的随机方法选择和分配研究对象并对随机方案施行盲法。②实施偏倚。指在实施干预措施的过程中由于试验组和对照组除干预措施外还接受了其他不同的措施，从而使干预措施的疗效评价受到干扰。避免这种偏倚的措施是采用标准化治疗方案以及对研究对象和干预措施的施行者采用盲法。③随访偏倚。指在临床试验的随访过程中由于试验组或对照组中违反治疗方案、退出试验或失访的人数不一样而造成试验组和对照组之间的系统差异。尽量获得失访的信息和对失访对象采用恰当的统计学方法进行处理，可以减少其影响。④测量偏倚。指由于测量试验组和对照组的方法不一致而造成两组之间的系统差异，这种情况特别容易出现在主观判断研究结果的时候。避免这种偏倚的措施是，采用统一、标化的测量方法对结果进行测量以及对研究对象和结果测量者施行盲法。

（二）文献质量评价方法

评价文献质量的方法很多，可以采用清单或量表的形式进行评价。清单中有许多条目，每个条目对原始研究的方法学质量的某一方面予以评价，但是不予评分。量表和清单有所不同，它根据不同条目的重要性给予不同的权重，并且每个条目均对该方面的研究质量给予评分，偏倚越小得分越高。目前已有多种清单和量表用于评价随机对照试验的研究质量，但是由于人们对这些方法有较多争议，所以目前没有一种公认的清单或列表，而是建议评价者本人或评价小组根据具体情况进行选择或设计。设计清单或量表时，可以先召集一组专家根据影响研究质量的主要因素选取条目并为每个条目设定权重。条目至少应该包括以下几个方面：①是否在抽样和分组过程中采用了严格的随机方法？②是否对随机分配方案施行了盲法？③是否做到影响研究结果的重要混淆因素在治疗组和对照组分布均匀？④是否对研究对象、干预措施实施者、研究结果测量者采用了盲法？⑤是否采用了恰当的统计学方法处理研究对象违背治疗方案、失访和退出等情况？然后进行预试验，试用这种清单或量表评价3～6篇入选文献的研究治疗，了解这样评价是否全面、客观并具有可重复性，通过反复讨论、修改和尝试加以完善。正式评价时，应该由几个人对同一篇文献的研究质量独立进行评价，并对评价者施行盲法，即隐去文献中的作者姓名、单位名称、杂志名称、资助来源和致谢等内容，减少由此带来的偏倚。

比较常用的评分系统有Jadad质量记分法[51]，RCT 总分为1～5分，3分以上为高质量的研究，1～2分为低质量研究。其中，随机为2分（2分=描述正确的随机方法；1分=作者叙述为随机但未描述随机方法），盲法评为0～2分（2分=患者和试验者双盲，且叙述其方法；1分=作者叙述为双盲但未描述具体方法；0分=非双盲），是否描述失访及失访的原因记为0～1分（本研究所有纳入的RCT均采用上述评分系统）。对文献的研究质量进行评分，还可以用于设定纳入原始文献的阈值，解释不同文献的结果存在差异的原因，并在Meta分析和敏感性分析时给予文献的权重值。研究质量评分一个最大的问题是，它受原始文献作者写作水平的影响，即便一个研究在设计、实施、测量和分析等方面的质量很高，但是如果作者的文章写得很差，文献质量就不能真实地反映出研究质量的高低，最终获得的评分仍然很低。

五、系统评估

系统评估包括收集数据、分析数据和报告结果，每一个步骤都应该有详细的记录，这样才能保证系统评价的可靠性和可重复性。

收集数据是指根据系统评价想要解决的问题，确定需要从入选的原始文献中收集的信息种类和信息数量，制订表格，收录有关的数据资料。表格的主要内容包括：①一般资料，如系统评价的题目，系统评价的作者或数据收集者的姓名、编码，原始文献的题目、编号、作者、出处和发表时间，收集数据的日期等。如果采用盲法收集数据，则原始文献中的部分内容需要隐去。②原始研究的入选标准。主要是围绕研究问题的构成要素（设计方案、研究对象、干预措施、主要研究结果）来制订的，通常采取“问题”的格式，如问题是“原始研究是随机对照研究吗？”，答案有“是”、“不是”、“不清楚”供选择。重要的临床特征包括研究人群的特征和场所、干预措施、暴露因素和诊断试验、对照设置、结果的判断标准等。研究方法包括盲法、随机过程、随访情况（如随访时间、失访和退出）、统计分析的方法等。研究结果主要包括分类资料应收集各组的研究人数、事件发生率、比值比（原始值和调整后值）、相对危险度（原始值和调整后值）或率差，连续资料应收集各组的研究人数、均数、标准差或标准误，原始数据，意向性治疗分析的结果，亚组分析的结果等。

收集数据的表格需要仔细设计，并经过反复试用和修改加以完善。正式收集数据时，应该由两个人分别独立进行，避免在收集过程中产生错误。用电子表格收集数据有一系列的好处，包括数据采集和录入同时进行、自动发现不同录入者录入数据的不一致之处等。通过收集数据，可以初步了解干预措施的总体效果，评价原始文献的研究质量，通过对比了解不同研究之间存在异质性的原因，并判断研究结果是否适用于临床实践。

系统评价采用定性或定量的方法对收集的数据进行分析，获得相应的结果。

（一）定性分析

定性分析是采用描述的方法，将每个原始研究的特征按设计方法、研究对象、干预措施、研究结果和研究质量等进行总结并列成表格，了解纳入研究的情况和研究方法的严格性，对比不同研究之间的差异，解释结果，判断是否可以对原始研究进行定量合成。

（二）定量分析

定量分析包括以下3个方面：

1. 同质性检验

同质性检验又称异质性检验，是指对不同原始研究之间结果的变异程度进行检验。如果检验结果没有显著异质性，则可以认为不同研究之间的差异是由随机抽样误差造成的；如果检验结果有显著差异，则应该解释产生异质性的原因，并且不宜将不同研究的结果进行合成。另外确定不同研究结果是否同质的方法，是通过作图观察不同研究结果的效应值和可信区间是否有重叠，如果可信区间差异太大，则不适合将不同研究的结果进行合成。一般异质性检验有Q检验的方法，如果异质性检验P值>0.05，则采用固定效应模型（fixed effect model）来分析；如果异质性检验P值≤0.05，可采用随机效应模型（random effect model）来估计合并效应量，该模型可对异质性进行部分校正。如果在异质性不大的情况下，固定效应模型和随机效应模型的结果应该相同；但如果异质性过大，则不适合行定量合并。

在异质性可被忽略时，可以选用固定效应模型，此时可认为即使研究间的效应量有差别，那也是由于抽样误差造成的。二分类变量的固定效应模型，效应量可选用OR，RR，ARR，RD；而数值变量的固定效应模型，效应量使用标准化均数差值（SMD）。下面以晚期胰腺癌的半年总生存率的固定效应模型的治疗优势比（健择联合化疗vs健择单药）为例[53]，说明二分类变量的固定效应模型的应用方法。常用的是Peto法，可以应用Cochrane协作网方法学组开发的RevMan（review manager）分析管理软件来完成，具体结果如图1-3。图1-3中，Chi？=26.38，df=21（P=0.19），表示异质性检验（Peto法）的Q值和P值，结果P值很大（>0.05），表示研究间的效应量是同质的；I=20.4%，表示I^2指数为20.4%；$RD_{合并}$=0.04，其95%的可信区间为（0.01，0.06）；Z=2.64（P=0.008），表示合并效应量$RD_{合并}$的假设检验结果（Z检验法等价于$x^2_{合并}$检验法，Z值的平方等于$x^2_{合并}$值），P<0.05，说明总体$RD_{合并}$有统计学意义。

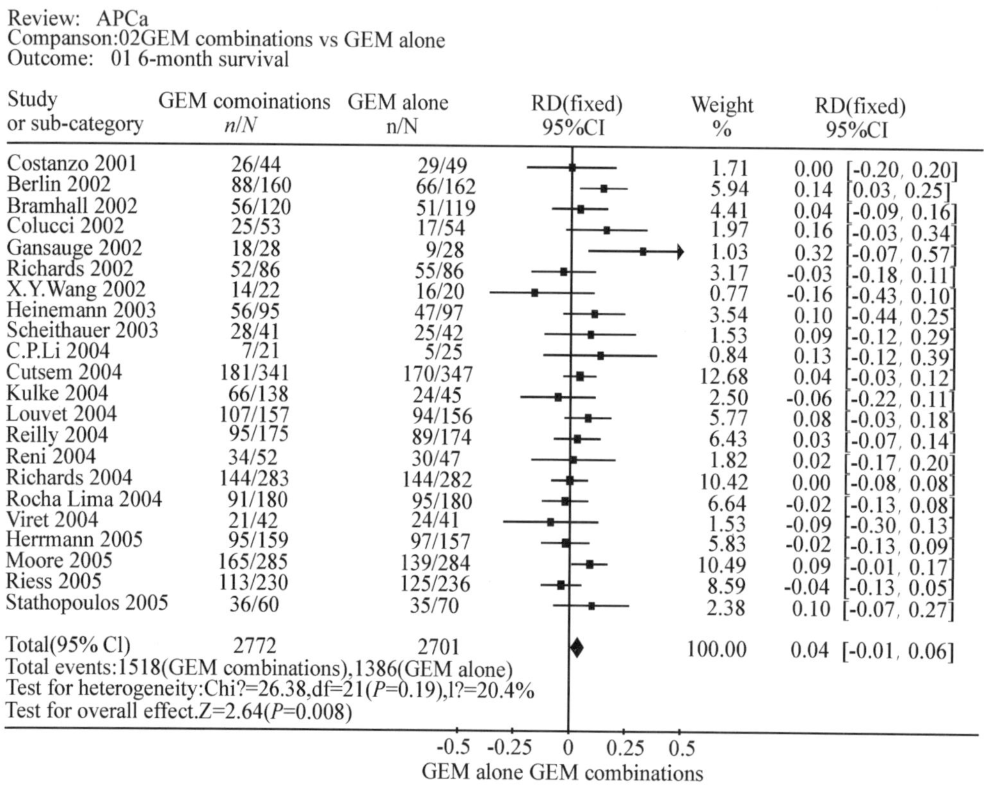

图1-3　半年总生存率的固定效应模型的治疗优势比（吉西他滨联合化疗vs吉西他滨单药）

随机效应模型是以研究内方差与研究间方差之和的倒数作为权重，调整的结果是样本量较大的研究给予较小的权重，而样本量较小的研究则给予较大的权重，可以部分消除异质性的影响。二分类变量的随机效应模型可以用RevMan软件来分析。下面以晚期胰腺癌的半年总生存率的固定效应模型的治疗优势比（吉西他滨联合化疗vs吉西他滨单药）为例[52]，说明二分类变量的固定效应模型的应用方法。常用的是Peto法，可以应用

Cochrane协作网方法学组开发的RevMan（review manager）分析管理软件来完成，具体结果如图1-4。

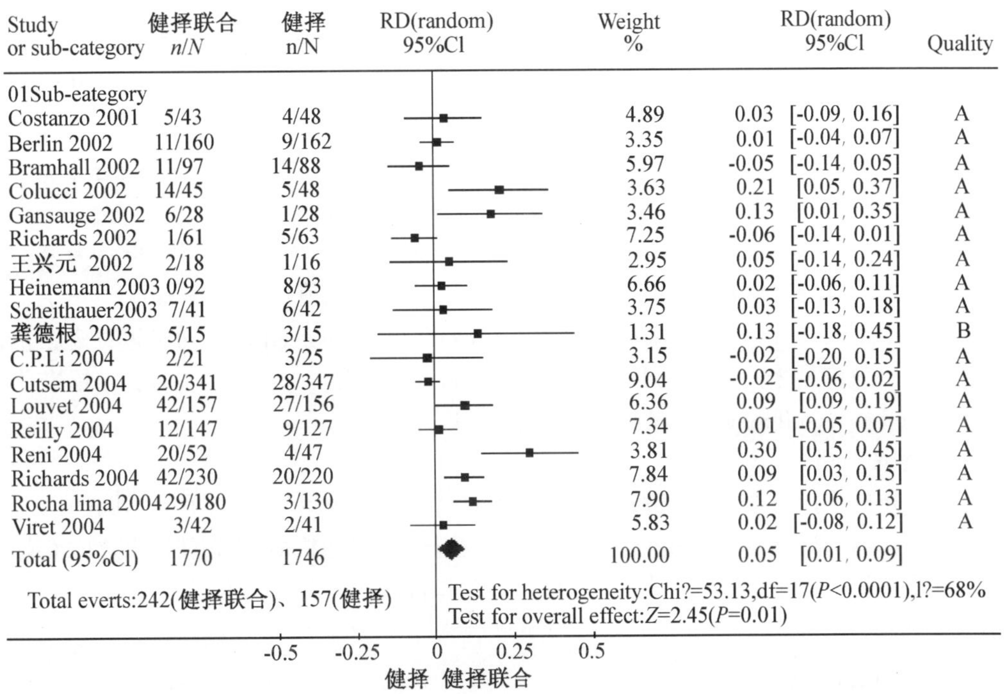

图1-4 客观缓解率（CR+PR）的随机效应模型的治疗优势比（吉西他滨联合化疗vs吉西他滨单药）

异质性检验是Meta分析前的必要准备。如存在异质性，则要考察异质性的来源。其中研究设计、干预措施、结果测量时点与方法、统计模型及分析方法、纳入和排除标准、研究人群等方面都可能存在异质性。所以在Meta分析前，必须对原始研究文献进行严格的评价，确保高质量研究纳入分析。若能得到每个研究的个体病人资料（individual patient data，IPD），借助建立统一的多元回归模型，可减少异质性。若存在明显异质性，应进行如下处理：①敏感性分析。排除结果异常的研究，重新进行Meta分析，比较两次Meta分析的结果，并讨论其稳定性。②亚组分析。如将具有相同设计方案、研究质量、发表年代、同一年龄组别的组成一组，单独分析。③选用随机效应模型，估计合并效应量，该模型可对异质性进行部分校正。在异质性不明显的情况下，与固定效应模型的结果相同。④采用Meta回归以及混合模型，利用回归模型控制混杂因素，以减少异质性。⑤如异质性过大，则应放弃Meta分析，只做一般描述性统计。

2. Meta分析

进行Meta分析时，应该根据系统评价的目的和原始资料的类型进行效应量和统计分析。

Meta分析的数据应准确可靠，这是Meta分析的基础，所以在收集数据时，应广开渠道，通过多种渠道收集数据，确保数据的完整性；同时对数据的真实性进行评价，并经整理，统一数据的格式，方可为Meta分析所用。Meta分析的来源大概分4类：Ⅰ类数据最常见，为公开发表文献或报告方法学与结果部分的数据。统计描述与显著性检验结果同样重要，有时描述性的统计能提供很多信息。另外，还有干预措施、研究对象纳入标准及抽样原则、试验设计方案、随机分配过程、失访记录及处理方式、度量衡单位、混杂与偏倚的控制及模型表达方式等方面内容。有时会遇到不完整数据及一些重要信息缺失，如无自由度、样本例数、测量单位等，需要向原作者索要。Ⅱ类数据为公开发表文献或报告中的表格信息。有时由于使用不同类型统计软件包，表格的格式与表达不一。Meta分析前应统一表格格式以及使用读者较为熟悉的统计术语。Ⅲ类数据为图形信息，重要结果在图形中表现出来。过去图形绘制打印较为昂贵，较为少见，但随着计算机的普及与相关软件开发，统计图已经成为一种常用的结果表达方式，如线性图、直方图、圆饼图、星行图等。统计图非常直观明了，在杂志上出现的频率非常高，已经成为了Meta分析数据的一个重要来源。Ⅳ类数据为工作报告和上报资料。对这类数据事先要进行严格的筛选与评价。

效应量是指临床上有意义或实际价值的数值或观察指标改变量。观察指标为分类变量时，可采用的效应量有相对危险度（relative risk，RR）、比值比（odds ratio，OR）、绝对危险降低率（absolute risk reduction，ARR），NNT（number need to treat）等；观察指标为数值变量时，效应量采用加权均数差值（weighted mean difference，WMD）、标准化差值（standardized mean difference，SMD），即差值标准差的倍数。

3. 敏感性分析

敏感性分析是指通过改变某些可能影响合成结果的重要因素，如采用不同的纳入标准（研究质量、随访情况等）、统计方法（固定效应模型或随机效应模型）或效应变量（比值比或相对危险度）等，观察不同研究的同质性和合成结果是否发生变化，从而判断结果的稳定性和强度。

六、对结论的解释

解释系统评价的结果应该包括以下几个方面的内容。

（一）系统评价的局限性

1. 可能存在偏倚

偏倚包括原始研究的发表偏倚和其他相关的偏倚。

发表性偏倚主要是指有统计学意义的研究结果比无统计学意义的研究结果更容易被投稿和发表。发表性偏倚可能过分夸大干预效应或因果关联强度，导致临床个体治疗与卫生决策的失误。

发表性偏倚的类型较多，主要有：①临床试验得到阴性结果时，由于研究者缺乏信心向国际性杂志投稿，而转投地方性杂志。②非英语国家研究者，喜好用母语撰写论文，在本国或地方性杂志发表。而一旦得到阳性结果时，则作者更愿意在国际性杂志上用英文发表，这种发表偏倚被称为语言性偏倚。③有一些论文未能公开发表，如博士、硕士取得学位后，离开原来的研究单位而其论文未能发表。④一些研究结果违背了经费提供方（如药商）的利益，被迫搁浅不能发表。⑤发表性偏倚的另一极端是一些作者为提高知名度而一稿多投，或者多中心研究的各参研单位，同时报告各自中心的结果，造成多重发表性偏倚。⑥在试图获取未发表性研究结果时出现矫枉过正，出现补救性偏倚。

2. 识别发表性偏倚

识别发表性偏倚一般可采用绘制漏斗图（funnel plot）和计算失安全数来实现。

1）绘制漏斗图是最常用的方法，是以样本含量（或效应量标准误的倒数）为纵坐标，以效应量（或效应量对数）为横坐标所绘制的散点图就是漏斗图。效应量可以为RR，OR，

RD，死亡比或者相应的对数值等。漏斗图的基本假设就是效应量估计值的精度随着样本量的增加而增加，变异幅度逐渐变窄，最后趋近于点状，其形状类似一个倒置的漏斗，故称漏斗图。数量多、精度低的样本研究，分布在漏斗图的底部呈左右对称排列；数量少、精度高的大样本研究，分布在漏斗图的顶部，且逐渐向以合并效应量为中心的位置集中。当存在发表偏倚时，漏斗图表现为不对称分布。如果图中所有研究围绕中心线对称排列，表明没有发布偏倚。绘制漏斗图需要纳入较多的研究个数，原则上要求5个以上的研究才能进行。例如在晚期胰腺癌吉西他滨联合治疗是否优于标准的吉西他滨单药的研究中，我们对纳入分析的22个临床研究进行漏斗图分析（见图1–5），结果显示漏斗图基本对称，较均匀散开，提示该Meta分析的发表偏倚可能性较小[53]。

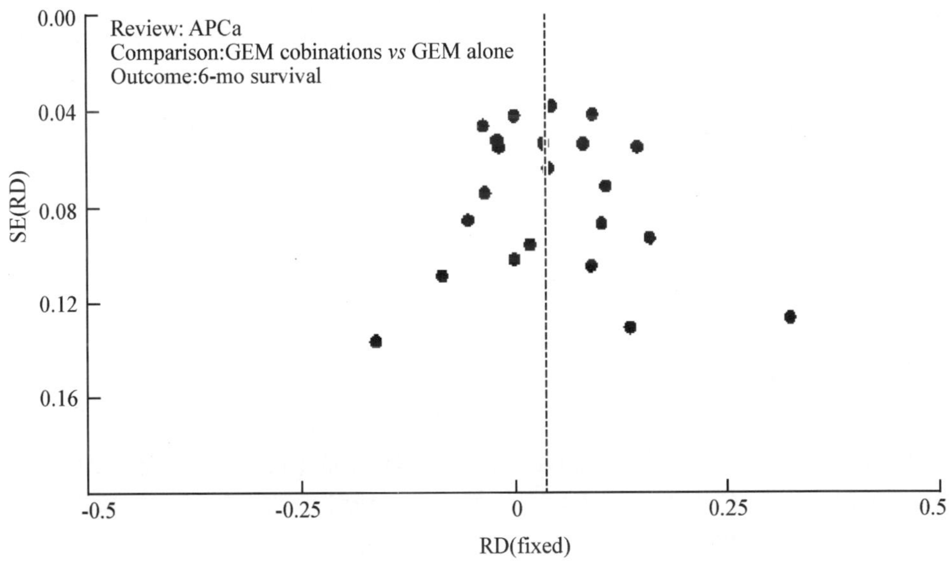

图1–5 半年总生存率的固定效应模型（吉西他滨联合vs单药）的漏斗图

2）计算失安全数，用以评价发表性偏倚的作用强度，相当于回答了需要新增多少个无统计学意义的研究，才能使合并效应量无统计学意义（$P>0.05$）。假设Meta分析纳入k个研究，m为使合并效应量无统计学意义的最少新增研究个数。如$\sum_{j=1}^{m}\ln(O\hat{R}_j)=0$，则$m>\left(\frac{k\ln(O\hat{R}_j)}{1.96}\right)^2\bar{\omega}-k$，其中$\bar{\omega}$ k个研究的平均权重。如发现发表性偏倚较大，则需要进一步收集相关资料信息，如与原文作者或研究组联系，查询有无阴性结果的研究，如果有则尽可能索要详细的资料。但有时联系不到作者，或作者因各种原因未能提供相关的资料，若发表偏倚不能有效控制，则要考虑放弃Meta分析。

（二）系统评价的论证强度

系统评价的论证强度取决于原始研究的质量是否存在重大缺陷，合成效应值的大小和方向，是否存在剂量–效应关系等。

单个纳入的研究质量高低，将直接影响Meta分析的真实性。如果纳入研究的质量普遍较低，则不可能得到高质量的Meta分析。因此在验证Meta分析的真实性时，首先应该对纳入分析的每个研究进行严格的评价。评价内容包括设计方案的论证强度如何，是否随机，样本含量是否足够，有无盲法及隐藏，病人的依从性如何，有无混杂和偏倚，有无失访，统计方法是否合适，结果解释是否合理，以及论文发表年代和语种、杂志种类和级别等方面。

（三）系统评价的实用性

在确定系统评价结果的应用价值时，首先应该评价干预措施对患者的利弊，其实应该考虑纳入系统评价的研究对象在生物特征、社会文化背景、依从性、基础危险度和病情等方面是否与你的患者存在差异，是否可以将结果推广到其他人群。

例如，在晚期胰腺癌治疗的Meta分析中发现，吉西他滨联合化疗比吉西他滨效果更好，且取得了统计学差异。但在实际应用中，吉西他滨联合化疗并不适合体质较差的晚期胰腺癌患者，因此我们对于Meta分析的结果不能盲目的接受和应用，应该批判地进行科学评价。

我们评价系统评价的实用性时，应该主要考虑以下几个方面：①患者是否和系统评价中的研究对象一样，如果差异过大则不宜采用。可以将我们的患者与系统评价中的研究对象进行比较，通过了解他们在人种、性别、年龄、合并症、疾病严重程度、体能状态、病程、既往治疗方案、依从性、文化背景、社会因素、生物学特征和临床特点等方面的差异，并结合临床专业知识进行综合判断，以决定该系统评价的结果是否适用于我们的患者。②系统评价中的干预措施在本地的医院是否适用，由于技术、设备、社会经济因素等条件的限制，即使系统评价中的干预措施效果明显，可能也无法在本机构实施。③系统评价的干预措施对患者的利弊如何，我们必须综合权衡利弊和费用，只有利大于弊且费用在可以接受范围内，这样的干预措施才是有价值的。系统评价的干预措施要真正在患者身上实施时，必须要考虑到患者的个人选择，强调患者的积极参与。因为干预措施肯定会有一定的不良反应，因此在制定临床决策时应该综合个人的专业知识和经验、最佳的临床证据以及患者的选择进行考虑，这样才能使患者得到最佳的治疗。

（四）系统评价的经济学意义

对干预措施的利弊和费用进行卫生经济学分析。目前不少系统评价都对干预措施的成本效益进行了分析，以期望在合适的治疗费用下获得最佳的治疗效果。如何在有限的医疗条件下取得更有效的治疗是一个不容忽视的课题，这在发展中国家尤为重要。卫生费用的压力或许是经济发展的某种动力，既要对健康进行适度投入，又要把卫生资源用在刀刃上，以尽可能减少的投入获得尽可能大的社会经济效益。

（五）系统评价对未来医学研究的意义

对临床医学和卫生政策的研究方向具有指导意义。各级卫生管理人员必须以科学、可靠的研究结果为依据，制定卫生政策，合理分配卫生资源，提高有限资源的利用率。只有采用科学、严格的方法才能获得高质量的系统评价，才能为临床实践、临床研究、医学教育和卫生决策提供真实、可靠的信息，促进医学和社会的进步。

参考文献

[1] Mulrow CD. The medical review article: state of the science [J]. Ann Intern Med, 1987, 106: 485–488.

[2] Oxman AD, Guyatt GH. Guidelines for reading literature reviews [J]. Can Med Assoc J, 1988, 138: 697–703.

[3] Thornley B, Adams C. Content and quality of 2000 controlled trials in schizophrenia over 50 years [J]. BMJ 1998, 317: 1181–1184.

[4] Freiman JA, Chalmers TC, Smith H, et al. The importance of beta, the type II error, and sample size in the design and interpretation of the randomized controlled trial [M]. In: Bailar JC, Mosteller F, eds. Medical uses of statistics. Boston, MA: NEJM Books, 1992: 357–373.

[5] Collins R, Keech A, Peto R, et al. Cholesterol and total mortality: need for larger trials [J]. BMJ, 1992, 304: 1689.

[6] Teagarden JR. Meta–analysis: whither narrative review? [J]. Pharmacotherapy, 1989, 9: 274–284.

[7] Pearson K. Report on certain enteric fever inoculation statistics [J]. BMJ, 1904, 3: 1243–1246.

[8] Peters CC. Summary of the Penn State experiments on the influence of instruction in character education [J]. J Educat Sociol, 1933, 7: 269–272.

[9] Glass GV. Primary, secondary and meta–analysis of research [J]. Educat Res, 1976, 5: 3–8.

[10] Cochrane AL. 1931–1971: a critical review, with particular reference to the medical profession. In: Medicines for the year 2000 [M]. London: Office of Health Economics, 1979: 1–11.

[11] Baber NS, Lewis JA. Confidence in results of beta–blocker postinfarction trials [J]. BMJ, 1982, 284: 1749–1750.

[12] Yusuf S, Peto R, Lewis J, et al. Beta blockade during and after myocardial infarction: an overview of the randomized trials [J]. Prog Cardiovasc Dis, 1985, 17: 335–371.

[13] Early Breast Cancer Trialists' Collaborative Group. Effects of adjuvant tamoxifen and of cytotoxic therapy on mortality in early breast cancer. An overview of 61 randomized trials among 28 896 women [J]. N Engl J Med, 1988, 319: 1681–1692.

[14] Chalmers I, Enkin M, Keirse M. Effective care during pregnancy and childbirth [M]. Oxford: Oxford University Press, 1989.

[15] 陈龙邦，刘福坤. 循证肿瘤治疗学 [M]. 郑州大学出版社，2004: 4–5.

[16] Taylor KM, Feldstein ML, Skeel RT, et al. Fundamental dilemmas of the randomised clinical trial process: results of a survey of the 1737 Eastern Cooperative Oncology Group Investigators [J]. Journal of Clinical Oncology, 1994, 12: 1796–1805.

[17] Fallowfield L, Ratcliffe D, Souhami R. Clinicians' attitudes to Clinical Trials of Cancer Therapy [J]. European Journal of Cancer, 1997, 33: 2221–2229.

[18] Fallowfield, LJ. Communication skills for oncologists [J]. Trends in Experimental Medicine, 1995, 5: 99–103.

[19] Kemp N, Skinner E, and Toms J. Randomized Clinical Trials of Cancer – a public opinion survey [J]. Clinical Oncology, 1984, 10: 155–161.

[20] Slevin M, Mossman J, Bowling A, et al. Volunteers or victims: patients views of randomised clinical trials [J]. British Journal of Cancer, 1995, 71: 1270–1274.

[21] Fallowfield LJ, Jenkins V, Sawtell M, et al. Attitudes of patients to randomised clinical trials of cancer therapy [J]. European Journal of Cancer, 1998, 34: 1554-1559.

[22] Edwards SJL, Lilford RJ, Hewison J. The ethics of randomised controlled trials from the perspectives of patients, the public and healthcare professionals [J]. British Medical Journal, 1998, 317: 1209-1212.

[23] Braunholtz DA, Edwards SJ, Lilford RJ. Are randomized clinical trials good for us (in the short term)? Evidence for a 'trial effect' [J]. Journal of Clinical Epidemiology, 2001, 54: 217-224.

[24] Sackett D. How do the outcomes of patients treated within randomised controlled trials compare with those of similar patients treated outside these trials? [J]. Controlled Clinical Trials, 2001, 22(2S): 64.

[25] Smithells, RW. Latrogenic hazards and their effects [J]. Postgraduate Medical Journal, 1975, 15: 39-52.

[26] Chalmers I, Lindley R. Double standards on informed consent to treatment. In Informed Consent in Medical Research (eds. L. Doyal and J. S. Tobias) [M]. British Medical Journal Publications 2000, London.

[27] Simes RJ, Tattersall MHN, Coates AS, et al. Randomised comparison of procedures for obtaining informed consent in clinical trials of treatment for cancer [J]. British Medical Journal, 1986, 293: 1065-1068.

[28] Schulte P. Ethical issues in the communication of results [J]. Journal of Clinical Epidemiology, 1991, 44: 57-61.

[29] Marshall S. How to get patients' consent to enter clinical trials. Participants should be given feedback about the trial [J]. British Medical Journal, 1996, 312: 186.

[30] Cockburn J, Redman S, Kricker A. Should women take part in clinical trials in breast cancer? Issues and solutions [J]. Journal of Clinical Oncology, 1998, 16: 354-362.

[31] Snowdon C, Garcia J, Elbourne D. Reactions of participants to the results of a randomised controlled trial: Exploratory study [J]. British Medical Journal, 1998, 317: 21-62.

[32] Goodare H, Smith R. The rights of patients in research [J]. British Medical Journal, 1995, 310: 1277-1278.

[33] Glass GV. Primary, secondary and meta-analysis [J]. Educational Researcher, 1976, 5(10): 3~8.

[34] ISIS-2 (Second International Study of Infarct Survival) Collaborative Group Randomised trial of intravenous streptokinase, oral aspirin, both, or neither among 17, 187 cases of suspected acute myocardial infarction: ISIS-2 [J]. Lancet, 1988, 2(8607): 349-360.

[35] 梁汉霖，王羽，谢德荣. 姑息化疗和最佳支持治疗在晚期胰腺癌中的比较 [J]. 循证医学，2004, 4(1): 9-13.

[36] Weeks JC. Outcomes assessment in the NCCN [J]. Oncology, 1997, 11 (suppl 11): 137-140.

[37] Field MJ, Lohr KN (eds). Clinical Practice Guidelines: Direction for a New Program. Institute of Medicine, Committee on Clinical Practice Guidelines [M]. Washington, DC. National Academy Press, 1990.

[38] Park EP, Fink A, Brook RH, et al. Physician ratings of appropriate indications for six medical and surgical procedures [J]. Am J Public Health, 1986, 76: 766-772.

[39] Winn RJ. NCCN Guideline development: Some lessons learned [J]. Cancer Control, 2001, 8: 11-14.

[40] Browman GP, Levine MN, Mohide A, et al. The practice guidelines development cycle: A conceptual tool

for practice guidelines development and implementation [J] . J Clin Oncol，1995，13：502–512.

[41] Woolf SH：Practice guidelines，a new reality in medicine：II. Methods of developing guidelines [J] . Arch Intern Med，1992，152：946–952.

[42] Margolis CZ. Uses of clinical algorithms [J] . JAMA，1983，249：627–632.

[43] American Society of Clinical Oncology：Outcomes of cancer treatment for technology assessment and cancer treatment guidelines [J] . J Clin Oncol，1996，14：671–679.

[44] Fink A，Kosecoff J，Chassin M，et al. Consensus methods：Characteristics and guidelines for use [J] . Am J Public Health，1984，74：979–983.

[45] Choudhry NK，Stelfox HT，Detsky AS. Relationship between authors of clinical practice guidelines and the pharmaceutical industry [J] . JAMA，2002，287：612–617.

[46] Winn RJ，McClure，JS. The NCCN Clinical Practice Guidelines in Oncology：A Primer for Users [J] . JNCCN，2003，1：5–13.

[47] Cook DJ，Greengold NL，Ellrodt AG，et al. The relationship between systematic reviews and practice guidelines [J] . Ann Intern Med，1997，127：210–216.

[48] McNeill BJ，Shattuck L. Hidden barriers to the improvement in the quality of care [J] . N Engl J Med，2001，345：1612–1619.

[49] Woolf SH，Lawrence RS. Preserving scientific debate and patient choice：Lessons from the Consensus Panel on mammography screening [J] . JAMA，1997，278：2105–2107.

[50] Smith BJ，Darzins PJ，Quinn M，et al. Modern methods of searching the medical literature [J] . Med J Aust，1992，157：603–611.

[51] Jadad AR，Moore RA，Carroll D，et al. Assessing the quality of report of randomized clinical trials：Is blinding necessary? [J] . Controlled Clin Trials，1996，17：1–12.

[52] 梁汉霖，王羽，谢德荣. 关于晚期胰腺癌的Meta分析：吉西他滨联合化疗与吉西他滨单药 [J] . 循证医学，2005，5（3）：156–165.

[53] Xie DR，Liang HL，Wang Y，et al. Meta–analysis on inoperable pancreatic cancer：A comparison between gemcitabine–based combination therapy and gemcitabine alone [J] . World J Gastroenterol，2006，12（43）：6973–6981.

（梁汉霖　谢德荣　彭杰文）

第二章 流行病学与病因学

第一节 流行病学概述

胰腺癌是目前已知的恶性程度最高的消化道肿瘤之一。虽然近年来外科手术、放射治疗和化学治疗等方面的进展已在一定程度上提高了胰腺癌患者的生存质量和生存时间，但在过去的20多年里，5年存活率几乎没有改善，仅从20世纪70年代的3%上升到目前的4%。死亡率几乎等同于发病率[1]。胰腺癌的发病率和死亡率有明显的地理差异，总体上，西方发达国家及地区如北美、新西兰、欧洲、澳大利亚等胰腺癌的发病率较高，而非洲一些国家的胰腺癌发病率较低，亚洲除日本外也属胰腺癌的低发区。随纬度增高，胰腺癌的发病率有增高的趋势。

近年来，胰腺癌的发病率逐年上升。据20世纪90年代的估计，全球胰腺癌新发病例为男性91 600人，女性78 900人（图2-1、图2-2），世界人口标化发病率男性为4.4/10万，女性为3.1/10万。发达国家和地区男女性胰腺癌标化发病率分别为7.9/10万和5.0/10万，而发展中国家和地区则为2.5/10万和1.7/10万[2]。据2002年的估计，全球胰腺癌新发病例为男性124 941人，女性107 465人（图2-3、图2-4），世界人口标化发病率男性为4.6/10万，女性为3.3/10万[3]。

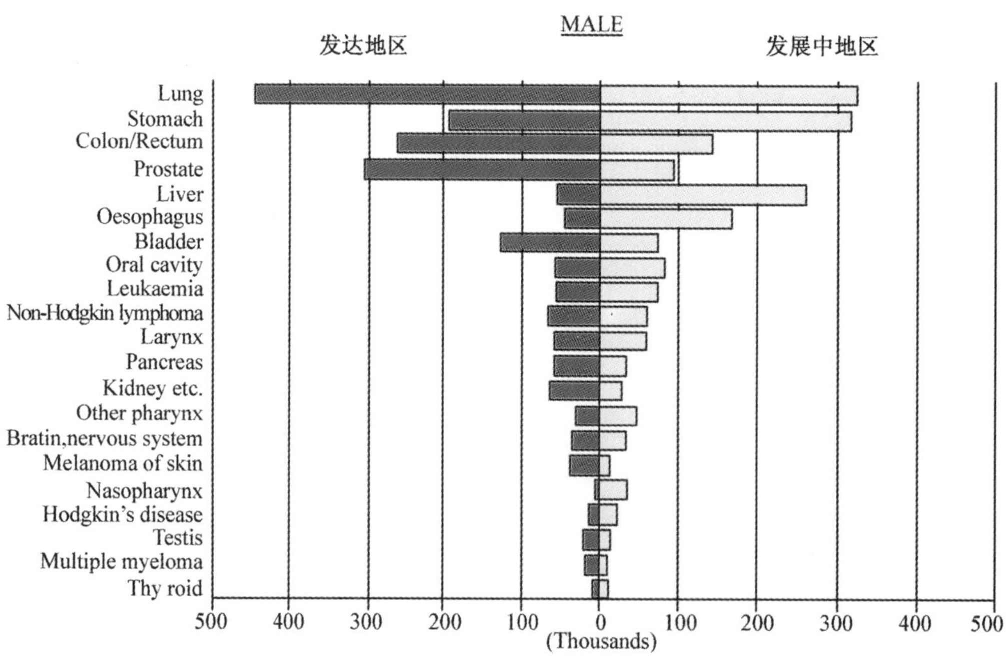

图2-1 全球发达地区与发展中地区男性21种肿瘤的估计新发病例数[2]

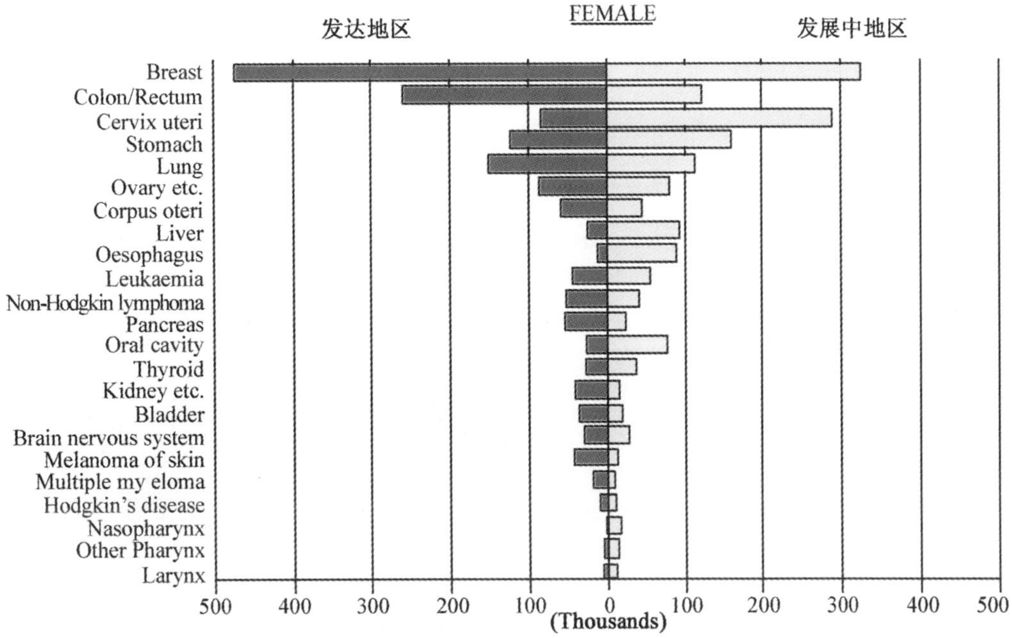

图2-2 全球发达地区与发展中地区女性23种肿瘤的估计新发病例数[2]

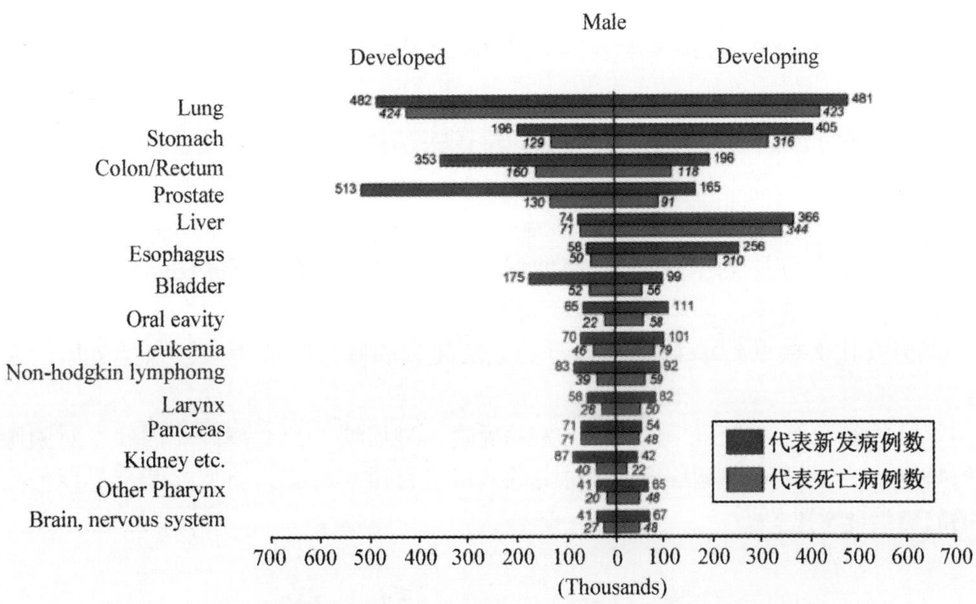

图2-3 2002年全球发达地区与发展中地区男性不同肿瘤估计新发病例数[3]

自1950年以来全球的胰腺癌的死亡率逐渐上升，其中日本的年龄别死亡率由1.4/10万上升到12.5/10万[4]。胰腺癌在美国肿瘤死亡原因中排第四位[5]。我国1991—2000年10年间胰腺癌的发病率也呈逐年上升的趋势[6]，其中上海市区为高发区。2000年上海市区男女性胰腺癌标化发病率已分别达到7.7/10万和5.8/10万。有调查显示，上海市区恶性肿瘤总的发病趋势在下降，但胰腺癌发病率年平均增加2%左右。利用线性回归作预测，至2010年，上海市区胰腺癌的发病和死亡率将分别达到12.8/10万和12.4/10万，至2020年则可能达15.1/10万和14.9/10万[7]。

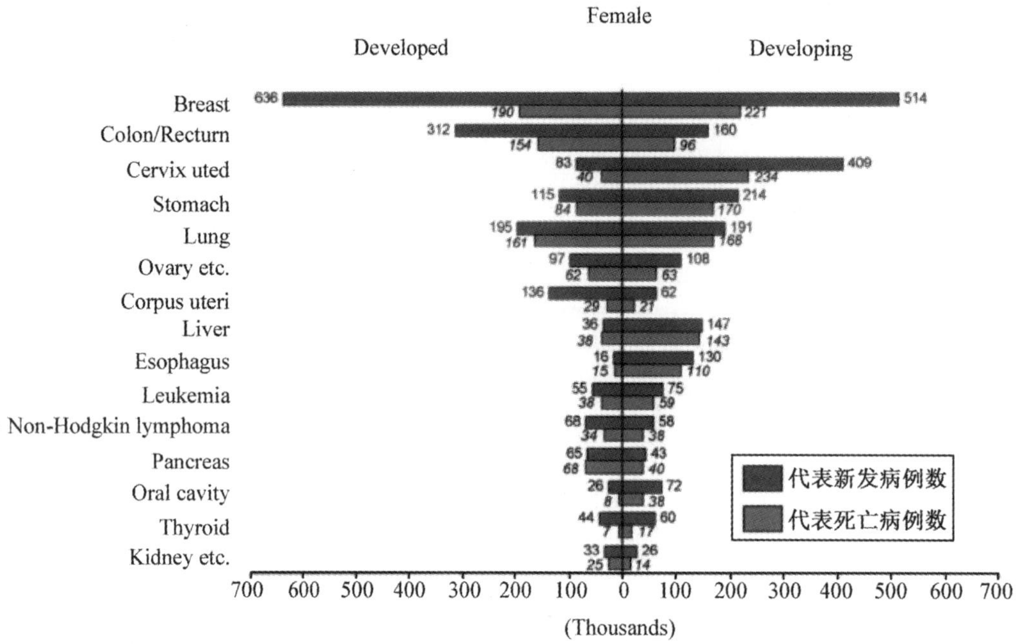

图2-4　2002年全球发达地区与发展中地区女性不同肿瘤估计新发病例数[3]

胰腺癌的发病率随年龄的增长而增长。中国医学科学院进行的覆盖1990—1992年间全国22个省（市/区）的胰腺癌死亡率调查表明[8]：40岁以前胰腺癌发病率很低，几乎不发生，以后随着年龄增长而迅速、不间断地上升，至80～84岁死亡率明显达到最高峰。从美国1996—2000年胰腺癌年龄-发病率曲线上来看[9]，30岁以下的病例极其罕见，30岁以后，胰腺癌的发病率逐渐增加，70～80岁为发病高峰。胰腺癌的发病率，男性稍多于女性，但男女比例接近1.0。随着人口日趋老龄化，胰腺癌将成为威胁人类健康的主要疾病。

胰腺癌被誉为癌中之王，临床特点为发现晚，进展快，死亡率高。因此，对胰腺癌进行流行病学研究，研究其病因学，并对高危人群进行重点筛查，早期诊断，早期治疗，对胰腺癌的防治非常重要。

第二节　病　因　学

一、生活方式和环境因素

（一）吸烟

吸烟是目前唯一公认的胰腺癌的危险因素。国内外大量前瞻性研究及病例对照研究表明，吸烟的胰腺癌患者与非吸烟患者死亡的危险比为1.6～3.1：1。吸烟量的多少与胰腺癌的发病率呈正相关[10-13]。来自上海市区的一项研究调查：11万成年居民，随访时间长达12年，在40岁及以上居民中，与非吸烟者相比，男女性吸烟者胰腺癌死亡的相对危险度分别为1.70和1.53[14]。美国一项类似的报道[12]，共调查人群167 767例（其中30～55岁女性为118 339例，40～75岁男性为49 428例），吸烟者发生胰腺癌的危险比为2.5（95%可信区间1.7～3.6），吸烟者戒烟2年后，与未戒烟者相比，胰腺癌发病的危险率降低了48%。英国学者2008年发表的一篇Meta分析[15]，共收录了1950—2007年间的82篇已发表的相关文献，结果显示：吸烟者（包括现在仍在吸烟的和以前吸过的）与非吸烟者的胰腺癌发病率相对危险度分别为1.74（95% CI：1.61～1.87）和1.2（95% CI：1.11～1.29），吸烟者必须戒烟10年以上，其发生胰腺癌的危险性才可能降低。吸烟与胰腺癌发生的机制可能既有烟草的器官特异性致癌效应，也有器官非特异性致癌效应，烟草中的N-亚硝酸盐经肝脏胆汁分泌进入胆管，再反流进入胰管，而在吸烟者的胰液中能够检测到吸烟所产生的亚硝酸胺类化合物和尼古丁的代谢产物。在人和动物的胰腺组织中也均发现氧化损伤和DNA损伤增加与暴露吸烟有关。同时研究显示，吸烟状态与胰腺原癌基因K-RAS突变频率有关，吸烟者K-RAS突变频率较不吸烟者明显增高[16]，提示烟草中的致癌物导致DNA损伤，可能是发生胰腺癌的重要原因之一。

另外，对被动吸烟人群调查显示[17]，被动吸烟并没有显著提高胰腺癌发病率（OR=1.3；95% CI：0.9～1.7），其中以前曾经吸过烟的和从来不吸烟的其胰腺癌发病率的危险比分别为OR 1.7（95% CI：1.03～2.6），OR=1.1（95% CI：0.8～1.6）。而雪茄的使用，目前几篇研究均指出雪茄可能会增加胰腺癌发病率，但是无统计学意义或仅为边缘效应的统计学意义[17, 18]，雪茄与胰腺癌的关系目前尚无定论。

可见，目前吸烟是胰腺癌最为肯定的致病因素，因而提倡戒烟是最为切实可行的胰腺癌一级预防措施。

（二）饮酒

流行病学调查饮酒对胰腺癌的作用结论不一。有两篇研究均指出，酒精可能会增加胰腺癌的发病率，其中一篇是增加3倍[19]，另一篇则增加了5.4倍[20]，但后一篇未调整吸烟的影响因素。1997年一篇对33 976人的前瞻性调查[21]，在排除了年龄及吸烟的影响因素后发现，酒精可能会增加胰腺的发病危险，但无统计学意义（P=0.11）。另有一篇研究支持白兰地可能与胰腺癌有关[22]。另外一些研究均显示[23-26]：没有确切的证据支持酒精与胰腺癌的发病率有关。2007年的一篇研究则指出，大量饮酒（乙醇60 mL/d）会显著提高胰腺癌发病率[27]。另外，也有研究认为，在研究酒精与胰腺癌的关系时，有必要剔除酒精饮品中非酒精成分的影响[28, 29]。

因此，饮酒是否为胰腺癌的致病因素，目前尚无定论，但减少饮酒量可能会降低胰腺癌的发病风险。

（三）饮食

1997年世界癌症研究基金会和美国癌症研究所总结了饮食与胰腺癌关系的研究结果[30]，认为富含蔬菜和水果的饮食很可能有预防胰腺癌的作用，植物性食品中的纤维和维生素C可能有保护作用，而富含红肉（猪肉、牛肉、羊肉）、胆固醇和高热量的食物可能增加危险性，并估计通过摄入富含蔬菜、水果的饮食可预防33%～50%的胰腺癌病例。2001年一篇研究显示[31]：富含叶酸的食物可能可以降低胰腺癌发病的危险性。2007年旧金山学者发表的一篇研究表明[32]，粗粮可以降低胰腺癌的发病风险。虽然在很多研究中显示红肉的摄入会增加胰腺癌的发病率[33, 34]，其中危险比高达3（95% CI：1.2～7.5），但是也有一些研究未得出相似的结果[35, 36]。Michaud等[37]进行的一项队列研究认为，脂肪的摄入，无论是何种形式的脂肪酸及胆固醇均与胰腺癌的发生无关，同时该研究未证实肉类和奶类消费量与胰腺癌风险之间存在关联，来自长达18年的随访、先后进行了4次膳食横断面调查的研究均得出了相似的结论。Coughlin等[38]在一项前瞻性研究中也未发现胰腺癌死亡率的高低与蔬菜、柑橘类水果果汁的消费量，以及红色肉类的消费量存在关联。在研究饮食与胰腺癌之间关系时，由于食物中许多营养物质存在高度共线性，因此很难确定某单一营养素对健康结局的影响，因此，以饮食为基础，代表营养素及食物组合的饮食模式与胰腺癌的关系将成为一个新的研究热点，这种研究比对单一的营养素对健康结局研究可能更具临床实际意义。比较不同人群复杂的饮食习惯和方式来研究饮食与胰腺癌关系，可能更具有实际的临床意义，也可能会成为一个胰腺癌流行病学新的研究领域。

有关碳水化合物和糖类的摄入与胰腺癌的关系目前的研究结果不一。一个包括了5个国家的病例对照研究（802例病例组，1 669例对照组）结果显示[39]，在控制了吸烟的影响后，高摄入碳水化合物的胰腺癌发病风险显著增加（RR=2.95，95% CI：1.64～4.03）。另一篇研究中也显示出相似的结果[40]，妇女中，碳水化合物和糖的摄入量会增加胰腺癌发病危险度，风险比为3.5（95% CI：1.4～8.5）。也有研究[41]显示糖的摄入量会增加2倍的胰腺癌发病率。而2006年发表的瑞典的一篇对77 797人的追踪调查显示[42]：糖类高摄入量与低摄入量的危险度比为1.69（95% CI：0.99～2.89，P=0.06）。但是也有两篇文献显示[43, 44]，未发现碳水化合物或（和）糖类的摄入量与胰腺癌有关。在一篇对男性吸烟者的调查中也指出[45]，适当的能量和碳水化合物的摄入可能有助于降低胰腺癌的发病风险。另外，有研究指出[46]，妇女中IBM＞25 kg/m^{2}或是缺少体育锻炼的与高摄入糖量相比，胰腺癌发病率的相对危险度为2.63（P=0.03）。可见碳水化合物和糖类的摄入与胰腺癌的关系目前仍没有统一的意见，但基于糖尿病可能是胰腺癌的病因出发，仍建议适度控制碳水化合物和糖类的摄入。

饮茶、咖啡与胰腺癌的关系值得进一步探讨。绿茶被认为可能是胰腺癌相关的保护因素，主要抗癌成分为茶多酚，多数实验研究显示茶多酚对肿瘤的发生和生长起抑制作用[47, 48]。上海市区的研究表明[49]，调整吸烟在内的有关因素后，男女性饮茶量最高组与不饮茶组相比，胰腺癌相对危险下降40%～50%。但日本最近发表的两篇研究均未发现绿茶与胰腺癌的发病相关[50, 51]。有关咖啡与胰腺癌的关系，目前有些调查显示咖啡与胰腺癌发病有关[52, 53]，有些研究则为阴性的结果[54, 55]。一项对33 976名美国妇女的调查结果显示[21]，每周饮用咖啡18杯或以上者与每周饮用咖啡7杯或以下者相比，前者的胰腺癌发病率将增加2倍。但美国最近的另一项研究显示[56]却没有证据支持咖啡的饮用量与胰腺癌的发病率有关。总之，目前饮茶、咖啡与胰腺癌的发病是否存在关系仍需进一步研究。

（四）体外活动

体外活动可能可以减低胰腺癌的发病风险。有研究指出[57]，适当的体外活动可以减低

50%～59%的胰腺癌发病风险（与久坐者相比）。美国2008年发表的对33 530名妇女的追踪研究也显示[58]体外活动可能是保护因素。但2007年日本发表一篇对99 670名参与者的队列研究[59]却指出，未发现体外活动与胰腺癌关系。尽管日本学者的研究为阴性结果，但至少目前没有研究报告认为体外活动会增加胰腺癌或其他癌症的发病风险，因此仍应提倡适量的体外活动。

（五）职业暴露及其他

目前有报道显示从事化工产业、塑料橡胶产业、金属工业的工人以及接触甲醛和杀虫剂的工人，其胰腺癌的发生风险可能会明显增加[60]，但都缺乏足够的高级别的证据。2001年的Meta分析显示[61]，甲醛暴露的工人胰腺癌的发病风险并未增加。另一篇荟萃分析也显示[62]，多环芳烃类化合物并不增加胰腺癌发病危险。其他的调查因素有：独身或者离异、生育数及首胎年龄、社会经济状况、工作疲劳、宗教移民等。不过目前都没有确切的证据说明这些因素与胰腺癌的发病有关。

二、疾病因素

（一）肥胖

美国的一项队列研究显示[63]，BMI>30 kg/m^2 的男性和女性，其胰腺癌死亡率的相对危险度分别为1.28和2.76，另外多个研究也得出了类似的结论[64, 65]。但也有部分研究结果未发现体重与胰腺癌相关[66, 57]。2003年的一篇包含14个研究的Meta分析显示[67]，肥胖确实可以增加19%的胰腺癌发病危险（BMI>30 kg/m^2 vs BMI<22 kg/m^2），而且在剔除了未曾调整吸烟干扰因素的文章后，危险比更高。同样在剔除了病例对照研究的文章后危险比也更高。作者指出，之所以剔除病例对照研究是因为此类研究存在偏差，由于患者通常在患胰腺癌的前几年体重就开始下降，而这使得病例对照研究统计的体重数偏轻。关于肥胖引起胰腺癌的机制，有分析指出，可能是因为肥胖会引起代谢异常，包括胰岛素抵抗、高脂血症及糖耐量减低等，而这些均将增高糖尿病的发病率。体外实验也显示限制能量给予的老鼠，胰腺癌的发病率降低[11]。因此，目前的观点认为肥胖是胰腺癌的重要的危险因素，控制体重有助于减少胰腺癌的发病风险。

（二）糖尿病

Ⅱ型糖尿病或是糖耐量异常作为胰腺癌的病因尚有争论，争论的焦点主要是糖尿病是胰腺癌的一个早期症状抑或是胰腺癌的并发症，还是胰腺癌的致病因素。美国的一项大样本的前瞻性研究发现[68]，糖尿病史、男女性别与胰腺癌死亡率显著相关，RR值分别为1.49和1.51。但在整个随访期间，这种相关性的强度是不同的，在随访的第二年和第三年，有糖尿病的胰腺癌死亡率是无糖尿病的2倍，而随访到第九年至第十二年，仅高出40%。Charis等[69]在最近的一篇前瞻性研究中指出：胰腺癌组（736例）与非肿瘤组（1 875例），前者既往5年中糖尿病的发病率与对照组分别为40.2%和19.2%（$P<0.001$）。肿瘤组糖尿病的新发病例比例与对照组分别为（52.3% vs 23.6%，$P<0.000\,1$）。匡天涛等[70]对上海复旦大学附属医院收治的508例胰腺癌进行分析也显示，肿瘤组与对照组总体糖尿病的发病率差异显著（33.46% vs 8.83%，$P<0.1$），糖尿病病程>10年者胰腺癌发病率明显高于对照组。Silverman等[71]的研究发现，相对于对照组，糖尿病程＞10年的患者其胰腺癌发病率升高50%。美国最近一项研究也指出[72]：糖尿病程＞10年的患者的胰腺癌发病率有较高风险（OR= 5.4，95% CI：1.5 ~ 19.9）。Everhart等[73]对1975—1994年的文献做Meta分析，结果显示相对于非糖尿病患者，糖尿病患者胰腺癌发病的危险度为2.1（95% CI：1.6 ~ 2.8），9个队列研究的RR比11个病例对照研究的RR有更高的趋势，提示长期持续性糖尿病患者中胰腺癌的发生频率增加。2005年另一篇Meta分析[74]，纳入了1966—2005年共36篇研究的9 220名患者，结果显示：Ⅱ型糖尿病确诊4年以内的患者与患糖尿病5年以上的患者的危险比分别为2.1和1.5（P=0.005）。综上所述，糖尿病可能既是胰腺癌的病因，也可能是胰腺癌的并发症。长期持续性糖尿病可能是胰腺癌病因，而新近发生的糖尿病要警惕胰腺癌的发生。

（三）慢性胰腺炎

慢性胰腺炎与胰腺癌的病因目前尚无定论。一项2 015例慢性胰腺炎患者研究显示[75]，慢性胰腺炎与胰腺癌的发病率存在相关性（RR=16.5，95% CI：11.1 ~ 23.7），另两项研究结果也得出相似的结论[76, 77]。但也有不同的研究[78, 79]显示慢性胰腺炎似乎不是胰腺癌的发病原因，而且慢性胰腺炎的病程越长，其胰腺癌发病的危险度反而降低。Gumbs[80]在最近的一篇文章中指出，虽然慢性胰腺炎与胰腺癌的发病率之间存在争议，但有研究显示，肥胖、慢性胰腺炎以及胰腺癌的病因中可能有一种共同的机制。不过，即便假设慢性胰腺炎是胰腺癌的病因，由于一般人群中慢性胰腺炎发生很少，估计也只有3% ~ 4%的胰腺癌可归因于慢性胰腺炎[81]。日本在一篇报道中对1 296例胰腺癌患者进行既往史统计显示，胰腺癌患者中慢性胰腺炎仅占3.4%。目前多数学者认为慢性胰腺炎可能是胰腺癌的病因之一，积极预防及治疗慢性胰腺炎可能有助于减少胰腺癌的发病风险。

（四）幽门螺旋杆菌感染

芬兰的一项大规模队列研究发现[82]，幽门螺旋杆菌可增加胰腺癌的发病率，特别是血清杆菌CagA抗体阳性者的胰腺癌发病风险性为血清杆菌CagA抗体阴性者的2倍。也有实验证实，幽门螺旋杆菌感染过的胰腺细胞更容易发生癌变。但De Martel的一项128 992例追踪研究显示[83]：幽门螺旋杆菌阳性与CagA抗体阳性者均与胰腺癌的发病率不存在相关性，RR值分别为0.85，0.96。因此，幽门螺旋杆菌与胰腺癌的关系还需要进一步验证。

（五）药物史

有关阿司匹林和NSAID类药物与胰腺癌的关系的研究结果不一。有部分研究显示[84, 85]，服用阿司匹林和其他NSAID类药物可减低胰腺癌的发病率，但也有部分研究显示两者之间并无关联[86, 87]。一个大型的病例对照研究显示[88]，在确诊为胰腺癌的前13 ~ 36个月使用阿司匹林和其他NSAID类将增加49%的胰腺癌发病危险度，但此研究未排除患者服用此类药物可能是为了治疗肿瘤相关疼痛。另一个人群调查研究显示，妇女中连续10年以上服用阿司匹林每周5片或更多者，胰腺癌发病风险确实增加[89]。2007年一篇Meta分析显示[90]，共8篇研究、涉及6 301例患者（1971—2004年），其中少量、中量及大量服用NSAID类药物的患者，相对危险度分别为0.99（95% CI：0.83 ~ 1.19）、1.11（95% CI：0.84 ~ 1.47）和 1.09（95% CI：0.67 ~ 1.75），服用量与胰腺癌的发病风险不存在量效关系，提示服用NSAID类并不增加胰腺癌的发病风险。

（六）胆石症和胆囊切除术

大量的病例对照研究显示，有胆石症或胆囊切除术后的患者，其胰腺癌的发病风险有所增加[91，92]。但是也有一些研究显示两者之间不存在相关关系[93，94]，并认为胆石症和需要切除的胆囊疾病更多可能是胰腺癌的症状而非病因，尤其是那些在确诊为胰腺癌的前几年发生的此类疾病。有一篇病例对照研究显示，胆囊切除术史20年以上患者发生胰腺癌的危险性>70%[95]。日本[52]和丹麦[96]的两篇人群调查研究显示，在肿瘤确诊前5年或更久时间行胆囊切除术者胰腺癌的发病风险增加，但这两个研究均未调整肥胖因素的影响，而目前认为肥胖可能是胰腺癌的病因之一。旧金山的一个病例对照研究结果[97]提示，既往有胆囊疾病的患者有较高的胰腺癌的发病风险（OR=1.6，95% CI：1.2～2.2），而对于非胆石因素引起的胆囊疾病患者风险可能更高（OR=2.1，95% CI：1.1～3.7），对于既有胆石症又有胆囊切除史的患者风险也很高（OR=28，95% CI：8.2～96）。另有两篇追踪研究却显示[98，99]，在肿瘤确诊前2年或更久时间行胆囊切除术或有胆石症者与胰腺癌的发病风险未发现相关性（在调整了肥胖及其他混淆因素后）。就目前研究来看，胆石症与胆囊切除术是否为胰腺癌的病因尚有待研究。

（七）其他疾病

1）胃、十二指肠溃疡及胃、十二指肠切除术：

有人对阿姆斯特丹2 633个胃切除患者作队列研究[100]，发现其危险度增加到1.8，胃切除后间隔35年以上，危险度增加到3.6。来自旧金山海湾地区的研究显示[97]，2年内的胃、十二指肠溃疡者其胰腺癌发病危险性增加（OR=2.3，95% CI：1.1～4.6）。来自瑞典的对88 338名胃溃疡患者和70 516名十二指肠患者的追踪调查显示[101]，未手术的胃溃疡其相对危险度提高20%，15年以上的胃溃疡的危险度将提高50%，胃溃疡胃大部切除术后20年以上者为胰腺癌的高危人群，RR为2.1，而十二指肠溃疡及手术未发现与胰腺癌有关。但Silverman等的研究却不支持胃切除是胰腺癌的危险因素[102]。

2）另外有报道认为扁桃体摘除术可能是保护因素，阑尾切除术可能是危险因素。恶性贫血、男性高尿酸、器官移植术后可能也是胰腺癌的风险因子，而过敏体质可能是保护因素[49]。

（八）家族遗传性

MacDemott于1973年最先报道了胰腺癌的家族性聚集现象，Lynch于1989年发表了关于家族性胰腺癌的研究报道。1991年Ghaditian等与国际癌症研究机构（IARC）的合作研究发现，7.8%的胰腺癌患者有家族史，而对照组只有0.6%，两者相差13倍，且不能用环境因素解释[103]。Price等研究发现16%的胰腺癌患者有一个以上的一级亲属的家族史[104]。国际上已建立多个家族性胰腺癌的登记机构，其中Johns Hopkins医院的国家家族性胰腺癌登记处，自1994年起至2005年11月已记录了1 508个胰腺癌家族，其中886个家系中均有一位亲属患胰腺癌。家族中除患胰腺癌外，其他肿瘤如乳腺癌、卵巢癌和结肠癌的发病几率也增多[103]。研究显示：约5%～10%的胰腺癌具有遗传背景，其中家族性胰腺癌（家族性胰腺癌的诊断标准不统一，大多数学者倾向于在一个家族中不存在其他遗传性肿瘤而出现2个或以上的家族成员发生有病理依据的胰腺癌时，可称为家族性胰腺癌）约占胰腺恶性肿瘤的3%左右。但最近瑞典和德国所进行的前瞻性研究发现，家族性发病的比例仅占2.7%和1.9%[105，106]。虽然缺少可靠的流行病学依据，但大多数家族性胰腺癌表现出的垂直关系提示了常染色体显性遗传的可能。发病患者一级家属的患者几率较二级亲属高18倍，较三级以上亲属高57倍。James等[107]发现吸烟可使FPC（家族性胰腺癌）家族成员的发病危险增加21%，且对男性和年轻的FPC影响更显著。Rulyak等报道[108]，吸烟的家族成员发病时间可提前10年左右。饮酒是否为发病危险因素尚无定论。但是即使戒烟、戒酒和改变不良饮食习惯等因素后，胰腺癌的危险仍高于普通人群。

同胰腺癌发生相关的家族肿瘤综合征有Peutz/Jeghers综合征、家族性的非典型性痔及黑色素瘤综合征（FAMMM），遗传性非腺瘤性结直肠癌（HNPCC），家族性卵巢乳腺癌，家族性腺瘤性息肉病（FAP）等。

目前胰腺癌的早期诊断率低下、治疗效果不理想，因此最有效、最经济的手段便是病因预防，但胰腺癌的危险因素仍不十分明确，临床上大致可将危险因素分为明确的危险因素、疑似危险因素以及有争议或待证明的危险因素三大类[11]，具体见表2-1。

表2-1　　胰腺癌的危险因素

明确的危险因素	疑似危险因素	有争议或待证明的因素
年龄	红肉/高能量食物	饮酒咖啡
吸烟	糖尿病	碳水化合物
遗传和基因因素	慢性胰腺炎	体力活动不足
	肥胖	非类固醇类抗炎药
		幽门螺旋杆菌
		胆石症和胆囊切除术
		胃大部切除术

第三节　胰腺癌的预防和高危人群筛查

预防是控制癌症最具成本效益的一项长期战略，肿瘤预防所产生的效益是双重的，在预防某种特定肿瘤的同时，也有助于预防具有相同危险因素的其他疾病。

胰腺癌的一级预防即病因预防。胰腺癌的病因目前还不十分明确（除吸烟外），根据目前的病因研究，降低烟草的使用，强调合理膳食，提倡多吃蔬菜、水果，增加体育活动，良好的生活方式可能可以降低胰腺癌的发病率。

胰腺癌的二级预防，即早期发现、早期诊断、早期治疗。目前胰腺的早期发现率低，确诊时手术切除率一直徘徊在20%左右，其中包括姑息性切除。而研究显示胰腺癌越早期发现，手术切除率越高，预后越好。Pantalone等对596例可切除的胰腺癌进行分析后显示[109]，根治术后5年的生存率为17%～35%，切除率与肿瘤大小有关，<2 cm的小胰腺癌切除率达97%～99%，5年生存率达19%～41%。Yasuhiro等报道[110]，无淋巴结转移和局部侵犯的小胰腺癌3年和5年的生存率达88.7%和59.1%。Sener等总结100 313例胰腺癌的预后显示[111]：Ⅰ～Ⅳ期的5年生存率分别为32.8%，20.3%，15%和11.9%。2004年中国抗癌协会胰腺癌专业委员会回顾分析了国内八省二市14家三级甲等医院，于1999—2000年诊治

的2 340例胰腺癌病例[112]。统计结果表明，胰腺癌根治手术组中位生存时间为17.1个月，1年、3年和5年生存率分别为54.36%，13.47%和8.47%；胰体尾部癌术后中位生存时间为7.2个月，1年、3年和5年生存率分别为37.2%，0%和0%；非手术组和姑息性手术组中位生存时间分别仅3个月和4.5个月，但是，小胰腺癌（肿瘤直径<2 cm）术后5年生存率达42%。因此，胰腺癌的早期发现、早期诊断是提高胰腺癌预后的关键措施之一。

由于目前胰腺癌的发病率约10/10万。从经济效益和可行性来看，不适合在普通人群中开展大规模的普查工作，在庞大的人群中首先要把高危人群的圈子缩到最小，才有可能重点检测。因此，要提高胰腺癌的早期发现率，高危人群的界定是目前研究重点。2005年中国协和医院陆星华等建立了胰腺癌高危评分模型[113]，作者采用病例对照研究，分析胰腺癌的危险因素，结合文献报道及临床经验选取了具有较高筛选价值的胰腺癌相关危险因素和症状，作为多元Logistic回归分析自变量，其中危险因素10项，症状4项，经多元Logistic回归分析，得出每个自变量的回归系数β。以其中最小的胆囊炎的β值为基数，算出其他自变量的β值与之相比的倍数，即为每个自变量相应权重分数，由流行病学和消化内科专家共同商榷，对其中极少数项目的分数进行调整，最终建立评分模型，具体见表2-2。

表2-2　胰腺癌与正常人鉴别诊断的高危评分模型

危险因素	评分
性别　男	2分
年龄　>60	7分
饮酒　>20杯年	4分
吸烟　>17包年	5分
糖尿病史	17分
饮食肉食为主	7分
胰腺癌家族史	15分
慢性胰腺癌	12分
胆结石病史	8分
胆囊炎病史	1分
厌食	25分
上腹痛	25分
体重下降	37分
黄疸	30分
最高总分	**195分**

作者为了确定胰腺癌高危预测的分数界值，根据两组评分绘制了受试者工作特征曲线，并初步将胰腺癌高危人群分值确定为≥45。在另外一篇文章中[114]，作者利用该模型对协和医院119名胰腺癌病例与正常对照组208人的分析结果表明：胰腺癌组为（76.6±28.9）分，正常人组为（7.4±11.7）分（$P<0.00$），取评分≥45为阳性，敏感性88.9%，特异性97.6%。北京协和医院的邓瑞雪等也建立了一个高危模型[115]，与以上基本相同，只是在症状发生的时间上更加具体，总分118分，选取评分≥27分作为临界值，诊断的敏感性和特异性分别为87%，68.1%。此评分模型有一定的合理性和科学性，可能有助于发现早期胰腺癌患者，但还需要更多的临床研究进一步验证。

敏感的影像学检查和实验室检查将有助于提高胰腺癌的早期诊断。影像学检查中，B超由于其检查方便、安全、费用低廉，对于高度怀疑的患者常常首先使用腹部B超检查。另外还有CT/MR检查等。内镜超声（EUS）被认为是目前胰腺癌检查和分期最敏感的技术，虽然没有特定的特征来区别病变的良恶性，但其诊断胰腺癌的敏感性可达93%～98%，只是费用较高，操作有一定的困难，而且其阴性预测值并非100%。此外还有内镜逆行胆胰管造影、胰管内超声技术等[116]。

虽然影像技术的发展给胰腺癌的早期诊断带来曙光，但对于1～2 cm的肿瘤仍缺乏有效的诊断方法。随着分子生物学技术的迅猛发展，通过发现特异的蛋白标志物，可能为胰腺癌的早期诊断提供科学手段。目前血清CA199是使用最广泛的胰腺癌标志物[117]。如果正常高值采用37 U/mL，敏感性为79.4%～89.2%，特异性为72.5%～90%；如果正常高值采用100 U/mL，其特异性可以达到100%，但是敏感性降低到24.3%～41%。此外，CA199在其他胃肠道恶性肿瘤及慢性胰腺炎、肝炎、胆道梗阻等良性疾病中也升高。同时CA199是Lewisa血型抗原的组成部分，因此缺少这一表达的患者即使发生胰腺癌，CA199也不会升高，而且在分化差的肿瘤中表达也低。Kim[118]等测定70 940例无症状人群的CA199，1 063例超过37 U/mL，其中4例诊断为胰腺癌，阳性预测值仅为0.9%。因此仅采用CA199对胰腺癌高危人群进行早期诊断是不现实的。为了提高敏感性和特异性，肿瘤标志物联合检测是目前研究的一个热点。其中研究得较多是CEA，CA50，CA242与CA199的联合检测。Duraker N等[119]检测123名胰腺癌患者治疗前血清标志物并与58名良性胰腺患者作比较，结果显示CA199的敏感性高于CEA，两者分别为81.3%和39.0%；但是CEA的特异性高于CA199，分别为91.4%和75.9%。Ozkan H等[120]研究显示：CA199，CEA和CA242的敏感性分别为80%、75%和40%，其特异性则分别为67.5%，73%和85.5%。Ni XG等[121]对105名胰腺癌患者进行术前血清血检测并与良性胰腺疾病患者血清比较，结果显示：CA199的敏感性是最高的，但是特异性却低于CEA和CA242（$P<0.01$），CA199联合检测CEA，CA242可明显提高诊断特异性。Liao Q等[122]检测了112名胰腺癌患者和38位慢性胰腺炎患者的血清标志物，结果显示：CA199的敏感性最高（75.36%），而CEA的特异性最高（93.90%）。联合检测CA199，CEA，CA50及CA242，若采用平行法，即4项中任何一项大于或等于临界值即为阳性，可以提高检测的敏感度（98.4%）和降低阴性似然比（0.24）。若采用系列试验，即4项中必须全部满足大于或等于临界值才为阳性，可以提高特异性（97.8%）和阳性似然比（16.10）。柳志国等[123]检测胰腺癌患者75例，良性胰腺疾病69例，正常对照组71例的CA199，CA50和CEA血清水平，结果显示胰腺癌患者血清中的这3种标志物的含量均明显高于另两组（$P<0.05$），3个标志物联合检测较单测任何一项其灵敏度和特异度均有提高，分别为86.7%，87.9%。Watanade M[124]等的研究也报道：CA199，CA50和CEA联合检测互相补充，可提高胰腺癌的诊断正确率。由此可见，CA199因其较低的特异性（敏感性较高）限制了其在人群筛查中的作用，但如果与CEA，CA242，CA50等特异性高（敏感性低）的标志物联合检测，可能有助于胰腺癌的早期诊断。

另外，还有其他一些标志物的检测，比如体液中 K-ras及p^{53}基因的突变，研究表明70%～90%胰腺癌发生癌基因K-ras突变的概率较高。胰液中K-ras突变各家报道不一，突变率波动在50%～90%[125, 126]。目前K-ras诊断胰腺癌敏感性高而特异性低，可能是胰腺癌的早期事件，有利于胰腺癌的早期诊断。文献报道，胰腺癌患者胰液中p^{53}突变达52%，而慢性胰腺炎未发现p^{53}突变，但p^{53}敏感性低，不适合做早期诊断。Koopmann等[127, 128]的研究显示，巨噬细胞抑制性细胞因子-1（MIC-1）联合CA199可显著提高诊断的正确率。而且MIC-1与CA199相比，在胰腺癌与正常人对照中，前者的诊断正确率明显优于CA199。此外还有S100，CEACAM，CA494、人中性粒细胞明胶酶相关脂质运载蛋白（NGAL）、人体肿瘤相关抗原RCAS1，MUC-1等[129-135]。这些标志物都与胰腺癌的发生发展相关，在早期诊断方面有一定的敏感性和特异性，但缺乏既高度敏感又高度特异的标志物。联合检测可能有助于胰腺癌的早期诊断。

综上述，要重视胰腺癌的预防和高危人群的筛查及早期诊断，建立科学的高危评分模型，而应用灵敏的影像学和血清标志物的检查，则是提高胰腺癌早期发现率的重要措施。

参考文献

[1] Jemal A，Tiwari RC，Murray T，et al．Cancer ststistics，2004［J］．CA Cancer J Clin，2004，54：8-29.

[2] Park in DM，Pisani P，Ferlay J．Estimates of the worldwide incidence of 25 major cancers in 1990［J］．Int J Cancer，1999，80：827-842.

[3] Parkin DM，Bray F，Ferlay J，et al．Global Cancer Statistics，2002．CA Cancer J Clin，2005，55；74-108.

[4] Lin Y，Tamakoshi A，Wakai K，et al．Descriptive epidemiology of pancreatic cancer in Japan［J］．J Epidemiol，1998，8：52-59.

[5] Jemal A，Siegel R，Ward E，et al．Cancer Statistics，2008．CA Cancer J Clin，2008，58；71-96；

[6] Wang L，Yang GH，Li H，et al．Pancreatic cancer mortality in China（1991-2000）［J］．World J Gastroenterol，2003，9：1819-1823.

[7] 李新建，郑莹，沈玉珍，等．上海市胰腺癌的流行现状和趋势研究［J］．外科理论与实践，2002，7：342-345.

[8] 陈可欣，张思维，李连弟．中国胰腺癌死亡情况报告［J］．中华流行病学杂志，2003，24：520-522.

[9] Ries LAG，Eisner MP，Kosary CL，et al．SEER Cancer Statistics Review，1975-2000，National Cancer Institute．Bethesda，MD，2003．http：//seer．cancer．gov/csr/1975_2000.

[10] Lowenfels AB，Maisonneuve P．Epidemiology and prevention of pancreatic cancer［J］．JPN J Clin Oncol，2004，34：238-244.

[11] Michaud DS．Epidemiology of pancretic cancer［J］．Minerva Chir，2004，59：99-111.

[12] Fuch C，Colditz G，Stampfer M，et al．A prospective study of cigarette smoking and the risk of pancreatic cancer［J］．Arch Intern Med，1996，156：2255-2260.

[13] Howe GR，Jain M，Burch JD，et al．Cigarette smoking and cancer of the pancreas：evidence from a population-based case-control study in Toronto，Canada［J］．Int J Cancer，1991，47：323-328.

[14] 王俊，高玉堂，王学励，等．上海市男性吸烟与恶性肿瘤死亡的前瞻性研究［J］．中华流行病学杂志，2004，25：837-840.

[15] Iodice S，Gandini S，Maisonneuve P，et al．Tobacco and the risk of pancreatic cancer：a review and meta-analysis［J］．Langenbecks Arch Surg，2008，393：535-545.

[16] Li D，Firozi PF，Zhang W，et al．DNA adducts genetic polymorphisms，and K-ras mutation in human pancreatic cancer［J］．Mutat Res，2002，513：37-48.

[17] Hassan MM, Abbruzzese JL, Bondy ML, et al. Passive smoking and the use of noncigarette tobacco products in association with risk for pancreatic cancer: a case-control study [J]. Cancer, 2007, 109: 2547-2556.

[18] Alguacil J, Silverman DT. Smokeless and other noncigarette tobacco use and pancreatic cancer: a case-control study based on direct interviews [J]. Cancer Epidemiol Biomarkers Prev, 2004, 13: 55-58.

[19] Zheng W, Mclanghlin JK, Gridley G, et al. A cohort study of smoking, alcohol consumption, and dietary factors for pancreatic cancer (United States) [J]. Cancer Causes Control, 1993, 4: 477-482.

[20] Heuch I, Kvale G, Jacobsen BK, et al. Use of alcohol, tobacco and coffee, and risk of pancreatic cancer [J]. Br J Cancer, 1983, 48: 637-43.

[21] Harnack LJ, Anderson KE, Zheng W, et al. Smoking, alcohol, coffee, and tea intake and incidence of cancer of the exocrine pancreas, the lowa women' s health study [J]. Cancer Epidemiol Biomarkers Prev, 1997, 6: 1081-1086.

[22] Hirayama T. Epidemiology of pancreatic cancer in Japan [J]. JPN J Clin Oncol, 1989, 19: 208-215.

[23] Isaksson B, Jonsson F, Pedersen NL, et al. Lifestyle factors and pancreatic cancer risk, a cohort study from the Swedish twin registry [J]. Int J Cancer, 2002, 98: 480-482.

[24] Friedman GD, van den Eeden SK. Risk factors for pancreatic cancer, an exploratory study [J]. Int J Epidemiol, 1993, 22: 30-37.

[25] Michaud DS, Giovannucci E, Willett WC, et al. Coffe and alcohol consumption and the risk of pancreatic cancer in two prospective united states cohorts [J]. Cancer Epidemiol Biomarkers Prev, 2001, 10: 429-437.

[26] Cart AR, Kennedy H, Harvey I. Pancreatic cancer: a review of the evidence on causation [J]. Clin Gastroenterol Hepatol, 2008, 6: 275-282.

[27] Hassan MM, Bondy ML, Wolff RA, et al. Risk factors for pancreatic cancer: case-control study [J]. Am J Gastroenterol, 2007, 102: 2696-2707.

[28] Feick P, Gerloff A, Singer MV. Effect of non-alcoholic compounds of alcoholic drinks on the pancreas [J]. Pancreatology, 2007, 7: 124-130.

[29] Siegmund SV, Singer MV. Effects of alcohol on the upper gastrointestinal tract and the pancreas--an up-to-date overview [J]. Z Gastroenterol, 2005, 43: 723-736.

[30] Glade MJ. Food, nutrition and the prevention of cancer: a global perspective. World Cancer Research Fund. American Institute for Cancer Research [J]. Nutrition, 1999, 15: 523-526.

[31] Stolzenberg-solomon RZ, Pietinen P, Barrett MJ, et al. Dietary and other methylgroup availability factors and pancreatic cancer risk in a cohort of male smokers [J]. Am J Epidemiol, 2001, 153: 680-687.

[32] Chan JM, Wang F, Holly EA. Whole grains and risk of pancreatic cancer in a large population-based case-control study in the San Francisco Bay Area, California [J]. Am J Epidemiol, 2007, 166: 1174-1185.

[33] Farrow DC, Davis S. Diet and the risk of pancreatic cancer in men [J]. Am J Epidemiol, 1990, 132: 423-431.

[34] Goto R, Masuoka H, Yoshida K, et al. A case control study of cancer of the pancreas [J]. JPN J Cancer Clin, 1990, 36: 344-350.

[35] Silverman DT, Swanson CA, Gridley G, et al. Dietary an nutritional factors and pancreatic cancer, a case-control study based on direct interviews [J]. J Natl Cancer Inst, 1998, 90: 1710-1719.

[36] Ji BT, Chow WH, Gridley G, et al. Dietary factors and the risk of pancreatic cancer, a case-control study in shanghai China [J]. Cancer Epidemiol Biomarkers Prev, 1995, 4: 885-893.

[37] Michaud DS, Giovannucci E, Willett WC, et al. Dietary meat diary products fat and chojeste rol and pancreatic cancer risk in a prospective study [J]. Am J Epidemiol, 2003, 157: 1115-1125

[38] Coughlin SS. Calle EE, Patel AV, et al. Predictors of pancreatic caner mortality among a large cohort of united state adults [J]. Cancer Causes Control, 2000, 11: 915-923.

[39] Owe GR, Ghadirian P, Bueno DE, et al. A collaborative case-control study of nutrient intake and pancreatic cancer within the search programme [J]. Int J Cancer, 1992, 51: 365-372.

[40] Lyon JL, Slattery ML, Mahoney AW, et al. Dietary intake as a risk factor for cancer of the exocrine pancreas [J]. Cancer Epidemiol Biomarkers Prev, 1993, 2: 513-518.

[41] Baghurst PA, Mcmichael AJ, Slavotinek AH, et al. A case-control study of diet and cancer of the pancreas [J]. Am J Epidemiol, 1991, 134: 167-179.

[42] Larsson SC, Bergkvist L, Wolk A. Consumption of sugar and sugar-sweetened foods and the risk of pancreatic cancer in a prospective study [J]. Am J Clin Nutr, 2006, 84: 1171-1176.

[43] Kalapothaki V, Tzonou A, Hsieh CC, et al. Nutrient intake and cancer of the pancreas, a case-control study in Athens, Greece [J]. Cancer Causes Control, 1993, 4383-4389.

[44] Olsen GW, Mandel JS, Gibson RW, et al. Nutrients and pancreatic cancer, a population-based case-control study [J]. Cancer Causes Control, 1991, 2: 291-297.

[45] Stolzenberg-solomon RZ, Pietinen P, Tayolr PR, et al. Prospective study of diet and pancreatic cancer in male smokers [J]. Am J Epidemiol, 2002, 155: 783-792.

[46] Michaud DS, Liu S, Giovannucci E, et al. Dietary sugar, glycemic load, and pancreatic cancer risk in prospective study [J]. J Natl Cancer Inst, 2002, 94: 1293-1300.

[47] 徐力，李冬云，张燕明，等. 茶多酚抗肿瘤效应机制研究进展 [J]. 癌症进展杂志，2006，4: 61-64.

[48] 奚秀艳，蔡美琴. 茶多酚茶色素的抗肿瘤机制研究进展 [J]. 中国临床营养杂志，2008，16: 62-65.

[49] 倪泉兴. 胰腺癌的临床流行病学研究现况 [J]. 胰腺病学，2006，2: 65-68.

[50] Luo J, Inoue M, Iwasaki M, et al. Green tea and coffee intake and risk of pancreatic cancer in a large-scale, population-based cohort study in Japan (JPHC study) [J]. Eur J Cancer Prev, 2007, 16: 542-548.

[51] Lin Y, Kikuchi S, Tamakoshi A, et al. Green tea consumption and the risk of pancreatic cancer in Japanese adults [J]. Pancreas, 2008, 37: 25-30.

[52] lin Y, Tamakoshi A, Kawamura T, et al. Risk of pancreatic cancer in relation to alcohol drinking, coffee consumption and medical history, findings from the Japan collaborative cohort study for evaluation of cancer risk [J]. Int J Cancer, 2002, 99: 742-746.

[53] Hirayama T. Epidemiology of pancreatic cancer in Japan [J]. Jpn J Clin Oncol, 1989, 19: 208-215.

[54] Shibata A, Mack TM, Paganini-hill A, et al. A prospective study of pancreatic cancer in the elderly [J]. Int J Cancer, 1994, 58: 46-49.

[55] Stensvold I, Jacobsen BK. Coffee and cancer, a prospective study of 43000 Norwegian men and women [J]. Cancer Causes Control, 1994, 5: 401-408.

[56] Hart AR, Kennedy H, Harvey I. Pancreatic cancer: a review of the evidence on causation [J]. Clin Gastroenterol Hepatol, 2008, 6: 275–282.

[57] Lee IM, Seeso HD, Oguma Y, et al. Physical activity, body weight, and pancreatic cancer mortality [J]. Br J Cancer, 2003, 88: 679–693.

[58] Calton BA, Stolzenberg–Solomon RZ, Moore SC, et al. A prospective study of physical activity and the risk of pancreatic cancer among women (United States) [J]. BMC Cancer, 2008, 28: 63.

[59] Luo J, Iwasaki M, Inoue M, et al. Body mass index, physical activity and the risk of pancreatic cancer in relation to smoking status and history of diabetes: a large–scale population–based cohort study in Japan–the JPHC study [J]. Cancer Causes Control, 2007, 18: 603–612.

[60] Lemoe KD, Yeo CJ, Cameron JL. Pancreatic cancer state of the artcare [J]. CA Cancer J Clin, 2000, 50: 241–268.

[61] Colliins JJ, Esmen NA, Hallta . A review and meta –analysis of form ahehyde exposure and pancreatic cancer [J]. Am Jind Med, 2001, 39: 336–345.

[62] Ojajarvi A, Partanen T, Ahlbom A, et al. Risk of pancreatic cancer in workers exposed to chlorinated hydrocarbon solvents and related compounds: a meta–analysis [J]. Am J Epidemiol, 2001, 153: 841–850.

[63] Calle EE, Rodriguez C, Walker–thurmond K, et al. Overwight, obesity, and mortality from cancer in a prospectively studied cohort of U. S. adults [J]. N Engl J Med, 2003, 348: 1625–1638.

[64] Michaud DS, Giovannucci E, Willett WC, et al. Physical activity, obesity, height and the risk of pancreatic cancer [J]. JAMA, 2001, 286: 921–929.

[65] Hanley AJ, Johnson KC, Villeneuve PJ, et al. Physical activity, anthropometic factors and risk of pancreatic cancer: results from the Canadian enhanced cancer surveillance system [J]. Int J Cancer, 2001, 94: 140–147.

[66] Stolzenberg–solomon RZ, Pietinen P, Tayolor PR, et al. A prospective study of medical conditions, anthropometry, physical activity a, and pancreatic cancer in male smokers (finland) [J]. Cancer Causes Control, 2002, 13: 417–426.

[67] Berrington DE, Gonzalez A, Sweetland S, et al. A meta–analysis of obesity and the risk of pancreatic cancer [J]. Br J Cancer, 2003, 89, 519–523.

[68] Calle EE, Murphy TK, Rodriguez C, et al. Diabetes mellitus and pancreatic cancer mortality in a prospective cohort of united states adults [J]. Cancer Causes Control, 1998, 9: 430–440.

[69] Chari ST, Leibson CL, Rabe KG, et al. Pancreatic cancer–associated diabetes mellitus: prevalence and temporal association with diagnosis of cancer [J]. Gastroenterology, 2008, 134: 95–101.

[70] 匡天涛，靳大勇，楼文晖，等. 胰腺癌与糖尿病关系的流行病学研究 [J]. 中华消化杂志，2007, 27: 12–14.

[71] Silverman DT , Schiffman M, EverhartJ, et al. Diabetes mellitus, other medical conditions and familial history of cancer as risk factors for pancreatic caner [J]. R J Cancer, 1999, 80: 1830–1837

[72] Lo AC, Soliman AS, El–Ghawalby N, et al. Lifestyle, occupational, and reproductive factors in relation to pancreatic cancer risk [J]. Pancreas, 2007, 35: 120–129.

[73] Everhart J, Wright D. Diabetes mellitus as a risk factor for pancreatic cancer, a meta analysis [J]. JAMA, 1995, 273: 1605–1609

[74] Huxley R, Ansary-Moghaddam A, Berrington de Gonz ά lez A, et al. Type-II diabetes and pancreatic cancer: a meta-analysis of 36 studies [J]. Br J Cancer, 2005, 92: 2076-2083.

[75] Lowenfels AB, Maisonneuve P, Cavallini G, et al. International pancreatitis study group [J]. N Engl J Med, 1993, 328: 1433-1437.

[76] Malka D, Hammel P, Maire F, et al. Risk of pancreatic adenocarcinoma in chronic pancreatitis [J]. Gut, 2002, 51: 849-852.

[77] Talamini G, Falconi M, Bassi C, et al. Incidence of cancer in the course of chronic pancreatitis [J]. Am J Gastroenterol, 1999, 94: 1253-1260.

[78] Karlson BM, Ekbom A, Josefsson S, et al. The risk of pancreatic cancer following pancreatitis, an association due to confounding? [J]. Gastroenterology, 1997, 113: 587-592.

[79] Ekbom A, Mclaughlin JK, Karlsson BM, et al. Pancreatitis and pancreatic cancer, a population-based study [J]. J Natl Cancer Inst, 1994, 86: 625-627.

[80] Gumbs AA. Obesity, Pancreatitis, and Pancreatic Cancer [J]. Obes Surq, 2008, 19: 1183-1187

[81] Lowenfels AB, Maisonneuve P, Lankisch PG. Chronic pancreatitis and other risk factors for pancreatic cancer [J]. Gastroenterol Clin North Am, 1999, 28: 673-685.

[82] Stolzenbe rg-solom on rz, blaser mj. L imburg pj, et al. Helicobacter pylori se ropositivity as a risk factor for pancreatic cancer [J]. J natl cancer inst, 2001, 93: 937-941.

[83] de Martel C, Llosa AE, Friedmana GD, et al. Helicobacter pylori infection and development of pancreatic cancer [J]. Cancer Epidemiol Biomarkers Prev, 2008, 17: 1188-1194.

[84] Molina ma, Sitja-arnau m, Lemoine mg, Frazier ml, et al. increased cyclooxygenase-2 expression in human pancreatic carcinomas and cell lines, growth inhibition by nonsterocdal anti-infammatory drugs [J]. Cancer Res, 1999, 59: 4356-4362.

[85] Perugini RA, Mcdate TP, Vittimberga FJ, et al. Sodium salicylate inhibits proliferation an induces g1 cell cycle arrest in human pancreatic cancer cell lines [J]. J Gastrointest Surg, 2000, 4: 24-32, discussion 32-33.

[86] Coogan PF, Rosenberg L, Palmer JR, et al. Nonsteroidal anti-inflammatory drugs and ris of digestive cancers at sites other than the large bowel [J]. Cancer Epidemiol Biomarkers Prev, 2000, 9: 119-123.

[87] Menezes RJ, Huber KR, Mahoney MC, et al. Regular use of aspirin and pancreatic cancer risk [J]. BWC Public Health, 2002, 2: 18.

[88] Langman MJ, Cheng KK, Gilman EA, et al. Effect of anti-infammatory drugs on overall risk of conmmon cancer, case-control study in general practice research database [J]. BMJ, 2000, 320: 1642-1646.

[89] Schernhammer ES, Kang JH, Chan AT, et al. A prospective study of aspirin use and the risk of pancreatic cancer in women [J]. J Natl Cancer Inst, 2004, 96: 22-28.

[90] Capurso G, Sch ü nemann HJ, Terrenato I, et al. Meta-analysis: the use of non-steroidal anti-inflammatory drugs and pancreatic cancer risk for different exposure categories [J]. Aliment Pharmacol Ther, 2007, 26: 1089-1099.

[91] Lin RS, Kessler II. A multifactorial model for pancreatic cancer in man epidemiologic evidence [J]. JAMA, 1981, 245: 147-152.

[92] Cuzick J, Babiker A. Pancreatic cancer, alcoholm diabetes mellitus and gall-bladder disease [J]. Int J Cancer, 1989, 43: 415-421.

[93] Norell SE, Ahlbom A, Erwald R, et al. Diet and pancreatic cancer , a case-control study [J]. Am J Epidemiol, 1986, 124: 894-902.

[94] Mack TM, Yu MC, Hanisch R, et al. Pancreas cancer and smoking, beverage consumption, and past medical history [J]. J Natl Cancer Inst, 1986, 76: 49-60.

[95] La Vecchia C, Negri E, D' Avanzo B, et al. Medical history, diet and pancreatic cancer [J]. Oncology, 1990, 47: 463-466.

[96] Chow WH, Johansen C, Gridley G, et al. Gallstones, cholecystectomy and risk of cancer of liver, biliary tract and pancreas [J]. Br J cancer, 1999, 79: 640-644.

[97] Ko AH, Wang F, Holly EA. Pancreatic cancer and medical history in a population-based case-control study in the San Francisco Bay Area, California [J]. Cancer Causes Control, 2007, 18: 809-819.

[98] Ye W, Lagergren J, Nyren O, Ekbom A. Risk of pancreatic cancer after cholecystectomy, a cohort study in Sweden [J]. Gut, 2001, 49: 678-681.

[99] Schernhammer ES, Michaud DS, Leitzmann MF, et al. Gallstones, cholecystectomy, and the risk for developing pancreatic cancer [J]. Br J Cancer, 2002, 86: 1081-1084.

[100] Van Rees BP, Tascilar M, Hruban RH, et al. Remote partial gastrectomy as a risk factor for pancreatic cancer: potential for preventive strategies [J]. Ann Oncol, 1999, 10: 4204-4207.

[101] Luo J, Nordenvall C, Nyr é n O, et al. The risk of pancreatic cancer in patients with gastric or duodenal ulcer disease [J]. Int J Cancer, 2007, 120: 368-372.

[102] Silverman DT. Risk factors for pancreatic cancer: a case-control study based on direct interviews [J]. Teratog Carcinog Mutagen, 2001, 21: 7-25.

[103] 张建伟，王成锋. 家族性胰腺癌 [J]. 国际外科学杂志，2007，34：476-478.

[104] Price TF, Payne RL, Oberleitner MG. Familial pancereatic cancer in south louisiana [J]. Cancer Nurs, 1996, 19: 275-282.

[105] Bartsch DK, Kress R, Sina-frey M, et al. Famitial pancreatic cancer in gemany [J]. Int J Cancer, 2004, 110: 902-906

[106] Hemmini K, Li X. Famitial and second primary pancreatic cancers: a nationwide epidemiologic study from Sweden [J]. Int J Cancer, 2003, 103: 525-30.

[107] James TA, Sheldon DG , Rajput A , et al. Risk factors associated with earlier age of onset in familial pancreatic carcinoma [J]. Cancer, 2004, 101: 27222-2722.

[108] Rulyak SJ, Lowenfels AB, Maisonenuve P, et al. Risk factors for the development of pancreatic cancer in familial pancreatic cancer kindreds [J]. Gastroenterology, 2003, 124: 1292-1299.

[109] Pantalone D, Ragionieri I, Nesi G. Improved survival in small pancreatic cancer [J]. Dig Surg, 2001, 18: 41-46

[111] Shimizu Y. Small carcinoma of the pancreas is curable: new computed tomography finding. pathologyical study and postoperative result from a single institute [J]. J Gastroenterold Hepatol, 2005, 20: 1591-1598.

[112] Sener SF, Fremgen A, Menck HR, et al . Pancreatic cancer a report of treatment and surgical trends for 100 313 patients diprosed from 1985 to 1995. using the national cancer database. I [J]. Am Coll Surg, 1999, 189: 1-7

[113] 张群华，倪泉兴. 胰腺癌2340例临床病例分析 [J]. 中华医学杂志，2004，84：214-218.

[114] 陆星华，王丽，李辉，等. 胰腺癌相关危险因素研究及高危评分模型的建立 [J]. 中华消化杂志，2005，25：515-520.

[115] 陆星华，杨晓欧，蒋卫君，等. 胰腺癌流行病学调查及临床预警指标和筛查方案研究 [J]. 医学研究通讯，2005，34：9-12.

[116] 邓瑞雪，陆星华，王丽，等. 建立医院胰腺癌高危评分模型及筛查方案的研究 [J]. 中华医学杂志，2005，85：2038-2042.

[117] 汪毅，赵平. 胰腺癌早期诊断的现状与进展 [J]. 癌症进展杂志，2006，4：327-332.

[118] Locker GY，Hamilton S，Harris J，et al. ASCO 2006 update of recommendations for the use of tumor markers in gastrointestinal cancer [J]. J Clin Oncol，2006，24：5313-5327.

[119] Kin JE，Lee KT，Lee JK，et al. Clinical usefulness of carbohydrate antigen 19-9 a screening test for pancreatic cancer in an asymptomatic population [J]. J Gastroenterol Hepato，2004，19：182.

[120] Duraker N，Hot S，Polat Y，et al. CEA，CA 19-9，and CA 125 in the differential diagnosis of benign and malignant pancreatic diseases with or without jaundice [J]. J Surg Oncol，2007，95：142-147.

[121] Ozkan H，Kaya M，Cengiz A. Comparison of tumor marker CA 242 with CA 19-9 and carcinoembryonic antigen（CEA）in pancreatic cancer [J]. Hepatogastroenterology，2003，50：1669-1674.

[122] Ni XG，Bai XF，Mao YL，et al. The clinical value of serum CEA，CA199，and CA242 in the diagnosis and prognosis of pancreatic cancer [J]. Eur J Surg Oncol，2005，31（2）：164-169.

[123] Liao Q，Zhao YP，Yang YC，et al. Combined detection of serum tumor markers for differential diagnosis of solid lesions located at the pancreatic head [J]. Hepatobiliary Pancreat Dis Int，2007，6：641-645.

[124] 柳治国，黄鹏. CA199，CA50与CEA联合检测在胰腺癌诊断中的意义 [J]. 咸宁学院学报，2007，21：119-121.

[125] Watanade M，Chigusa M，Takahashi H，et al. High level of CA199，CA50 and CEA -Producible cholangio carcinoma cell line changes in the sesretion rations in vitro and in vivo [J]. In vitro Cell Dev Biol Ainm，2000，36：104.

[126] Scarpa A，Capelti P，Villaneuva A，et al. Pancreatic cancer in Europe：krras gene mutation patern shows geographical differences [J]. Int J Cancer，1994，57：167.

[127] Van Es JM，Polak MM，van den Berg FM，et al. Molecular markers for diagnostic cytology of nelplasms in the head region of the pancreas：mutation of k-ras and overexpression of the p55 protein product [J]. J Clin Pathol，1995，48：218.

[128] Koopmann J，Buckhaults P，Brown DA，et al. Serum macrophage inhibitory cytokine I as a marker of pancreatic and other penia mpullary cancers [J]. Clin Cancer Res，2004，10：2386.

[129] Koopmann J，Rrosenzweig CN，Zhang Z，et al，Serum markers in patients with resectable pancreatic adenocarcinoma：macrophage inhibitory cytokine I versus ca19-9 [J]. Clin Cancer Res，2006，12：442.

[130] Vimalachandran D，Greenhalf W，Thompson C，et al. High nuclear s100a6 is significantly associated with poor survival in pancreatic cancer patients [J]. Cancer Res，2005，65：3218.

[131] Jiang JT，Wu CP，Deng HF，et al. Serum level of tsgf，ca242 and ca19-9 in pancreatic cancer [J]. World J Castroenterol，2004，10：1675

[132] Yamaguchi K，Enjoji M，Nakashima M，et al. Novel serum tumor marker，rcasi，in pancreatic disease [J]. World I Gas Troenterol，2005，11：5199.

[133] Hiraoka K, Hida Y, Miyamoto M, et al. High expression of tumor–associated antigen RCAS1 in pancreatic ductaladenocarcinoma is an unfavorable prognostic marker [J]. Int J Cancer, 2002, 99: 418–423.

[134] Akashi T, Oimomi H, Nishiyama K, et al. Expression and diagnostic evaluation of the human tumor–associated antigen RCAS1 in pancreatic cancer [J]. Pancreas, 2003, 26: 49–55.

[135] Moniaux N, Chakraborty S, Yalniz M, et al. Early diagnosis of pancreatic cancer: neutrophil gelatinase–associated lipocalin as a marker of pancreatic intraepithelial neoplasia [J]. Br J Cancer, 2008, 98: 1540–1547.

[136] Simeone DM, Ji B, Banerjee M, et al. CEACAM1, a novel serum biomarker for pancreatic cancer [J]. Pancreas, 2007, 34: 436–443.

（王　羽　谢德荣）

第三章 诊 断

第一节 症 状 体 征

早期胰腺癌症状通常为非特异性的，往往被患者和医生所忽视，包括上腹胀、肠胀气、全身不适、腹泻、呕吐和便秘。随着病变进展，患者会出现无痛性黄疸和体重下降。症状的多少与肿瘤的大小和部位有关。一般来说，胰头癌常相对较早出现症状，而胰体癌早期症状甚少[1-3]。胰体或胰尾部的肿瘤出现黄疸，往往是晚期的表现，而且也常常由于肝转移或肝门区淋巴结转移而不能手术。

在80%的胰腺癌患者中，腹痛是最常见的晚期症状，尤其是胰体尾部癌肿病人常有腰背痛，且与体位有关，仰卧时加剧，而前倾弯腰或侧卧位时缓解，病人夜间往往不敢平卧而取前倾坐位或俯卧位等强迫体位，疼痛的主要机制是腹腔神经丛和肠系膜上丛受侵。大约1/4的患者因腹膜后内脏神经丛受肿瘤入侵出现背部放射痛。在早期胰腺癌患者中，疼痛常常是上腹部弥漫性的放射痛，以后逐渐局限化。

多达40%的胰腺癌患者发生糖尿病，原因是胰岛β细胞的功能受损。病因学上关于糖尿病究竟是胰腺癌的危险因素还是胰腺癌的后果之一尚存在较大争议。值得一提的是，相对于不能切除或晚期的胰腺癌患者而言，糖尿病更常见于肿瘤可切除的患者，因此早期识别对于发现可切除的肿瘤非常重要。此外，一些患者还可能以其他症状为表现，比如急性胆囊炎、急性胰腺炎、上消化道出血、神经精神障碍、多发性关节炎、痛性皮肤结节、原因不明的发热、脂肪泻或迁移性血栓性静脉炎（低钙束臂征）等。胰腺癌相关的体重下降可能是多因素造成的，如基础耗能增加以及血清中肿瘤坏死因子 、白介素-6等致炎细胞因子浓度的增高，同时还有食物摄入减少和脂肪吸收障碍等原因。

重要的体征包括上腹肿块、黄疸、抓痕、肝大、胆囊增大（Courvoisier's sign，库瓦西耶征）、锁骨下淋巴结肿大［罕见，（Virchow's node，菲尔绍结节）］、特鲁瓦西耶征（Troisier syndrome）、脾大（由于门静脉或脾静脉受压，血栓或弥漫性肝转移所致）、脐周结节（Sister Mary Joseph's Nodule，玛丽约瑟夫结节）、腹水或周围性水肿（包括下腔静脉阻塞），以及血栓性静脉炎等。遗憾的是，这些体征往往提示肿瘤已到了晚期，不可切除。一些其他疾病，如慢性胰腺炎和胆总管结石的临床表现可能与胰腺癌相似[4]。

重视这些非特异性的症状及体征，有助于提高胰腺癌的诊断率。

第二节 影 像 诊 断

胰腺癌的预后差，根治性手术切除是唯一可能治愈该肿瘤的方法，无法行根治术的患者是不能从根治性手术切除中得到生存获益，因此及时诊断以及准确的术前评价确定合适手术患者是目前胰腺癌诊断的两大目标。然而，目前尚没有一种影像方法可以实现上述两个主要目标，再就是小肿瘤病灶难以发现。另外，局灶性慢性胰腺炎常常对胰腺癌的诊断产生干扰。本节主要综述各种影像学检查在胰腺癌诊断中的价值，以期寻找到现阶段最有诊断价值的途径或方法。

一、超声检查

超声检查凭借其操作简单方便、无辐射以及价格便宜的特点，已经成为目前筛查胆管和胰腺疾病重要的影像学检查手段。胰腺癌的诊断方面，典型B超影像学特征是在胰腺局部出现边界不清晰的低回声病灶，同时可伴有病灶上游的胰总管扩张。当胰腺癌直径<2 cm时，B超的表现主要是均一的低回声区伴或不伴有胰总管的扩张。这种情况普通B超很难将其与局灶性胰腺炎或是胰腺良性肿瘤相鉴别。动态增强B超利用胰腺癌血流不如周围正常胰腺组织血流丰富的特点，却能有效地鉴别这类局部病灶的性质，但确诊还有赖于胰液细胞学或是细针穿刺活检。当胰腺癌直径>2 cm时，B超的表现主要是内部粗糙低回声的病灶伴有胰总管的扩张。据报道，超声发现胰腺癌的敏感性在50%～94%之间[5, 6]。但是由于B超本身分辨率低以及胰腺是后腹膜脏器的解剖位置等原因，通常情况下超声检查难以对胰腺肿块的大小以及肿瘤侵犯区域淋巴结和邻近血管结构的范围进行精确的评估[7]。在胰腺癌的早期诊断方面，Tanaka认为使用B超对有胰腺癌高危因素如轻度胰总管扩张（直径≥2 mm）、胰腺囊肿等人群进行筛查有一定价值[8]。基于以上证据，超声检查对胰腺癌术前分期和可切除性的评价可靠性较差，但仍然是筛查上腹痛以及阻塞性黄疸病因的首选检查。

二、CT检查

自CT问世以来，该技术主要经历了3个阶段的技术革新，即由传统的CT到螺旋CT再到现在的多探头螺旋CT[9]。多探头螺旋CT拥有很高的空间和时间分辨率、增强薄层扫描以及三维重建功能，其图像信息采集过程在患者一次屏气时间内即可完成，是目前胰腺癌诊断、分期以及术前判断肿瘤可切除性的最常用检查方法[10]。

胰腺癌的诊断中，进行三期增强扫描可以最大限度地区分正常和异常的胰腺组织，发现病灶。动脉期（以4 mL/s注射造影剂后20～25 s）胰周动脉强化明显：此期主要用于胰腺内分泌肿瘤的鉴别以及血管重建，对正常和异常胰腺组织的区分价值有限；胰腺期（注射后30～44 s）胰腺实质强化明显：胰腺癌病灶呈低密度，此期对区分正常和异常胰腺组织效果最佳；门静脉期（注射后60～74.5 s）造影剂弥散进入肿瘤间质，降低了肿瘤与周围正常胰腺组织的区分度，主要可以最优地显示门静脉以及肠系膜静脉结构，有利于发现肝和腹膜转移[11]。多探头螺旋CT还可以通过显示胰腺外形和轮廓的改变、“双管征”、胰尾潴留性囊肿形成、胰体尾部萎缩等间接征象诊断胰腺癌。Tamm报道，螺旋CT对>2 cm和<2 cm的胰腺癌的诊断率分别是89%和71%[12]。最近的研究报道，多探头螺旋CT可以将上述诊断敏感性提高至95%，特异性提高到90.9%[13]。

另外，对于可疑胰腺肿瘤的病例，CT引导下经皮细针穿刺活检术是一种安全有效的定性手段。其准确性受到胰腺肿瘤大小的影响，即肿瘤直径越小，活检的准确性越低，因此提倡反复细针穿刺活检以提高早期胰腺癌的检出率[14]。但是该检查手段也存在缺陷，即有发生腹膜或皮下种植风险的可能。

CT评价TNM分期以及判断肿瘤可切除性方面的作用，Zeman等[15]报道，螺旋CT评价TNM分期的准确性分别是原发肿瘤77%、淋巴结转移58%、肿瘤远处转移79%，而且判断胰腺癌的可切除的敏感度是100%，特异度是95%，判断不可切除的准确度是96%。Diehl等报道[16]，螺旋CT发现血管受侵犯、肝脏和淋巴结转移的准确度分别是88%，75%，54%，判断胰腺癌可切除性的准确度是90%，判断不可切除的准确度是91%。从两者的报道来看，虽然螺旋CT检测淋巴结转移的价值局限，但这并不显著影响螺旋CT在判断胰腺癌分期的总体准确性。这一点在Roche等的研究中已经被再次证实[17]。Meta分析认为，螺旋CT判断胰腺癌的可切除性的敏感性为81%、特异性为82%，优于普通CT，MRI以及超声检查[18]。然而，术前非侵袭性影像检查在诊断直径在1 cm以下的转移性疾病仍然存在很大困难。据报道，有＞30%的术前CT诊断为局限性肿瘤的患者在剖腹探查术中发现有转移性病灶存在[19]。既使术前CT可以发现小的肝脏病灶，但是精确地确定病灶性质的能力有限。Jones对209例CT扫描发现肝脏存在＜1.5 cm病灶的癌症患者进行肝脏病灶活检病理检查，发现其中51%是良性病灶[20]。另外，CT对发现腹膜转移同样非常困难[21]。

CT血管造影（CTA）是一种无创性的血管成像方法，通过三维血管重建技术重建胰腺周围血管图像，对观察胰腺癌是否侵犯血管、判断胰腺癌的可切除性具有重要的意义。Saldinger等报道，CTA联合螺旋CT判断胰腺癌可切除性的敏感性和阴性预测值均为100%，特异性为67%，阳性预测值为76%[22]。

总之，CT是目前胰腺癌诊断、分期以及术前判断肿瘤可切除性的最常用的检查方法。这种方法虽然可以准确地评价肿瘤局部侵犯情况，但同时也经常漏诊肝脏和腹膜小的转移灶。

三、MRI检查

随着动态增强MR和MR血管造影（MRA），MR胰胆管造影（MRCP）等新技术的诞生，MRI在胰腺癌诊断中的应用上日益广泛，甚至将有可能会取代高性能CT而成为胰腺癌主要的诊断手段。有学者认为，在判断肿瘤可切除性方面，动态增强MR可与CT相媲美[23, 24]；在诊断小肿瘤方面，动态增强扫描技术和脂肪移植技术均可使肿瘤组织和其他组织的信号对比增强，从而有利于小肿瘤的检出[25-27]。

胰腺癌典型的MRI特征是在T1加权像表现为低信号影，而在T2加权像则有不同的信号特点，主要取决于肿瘤中结缔组织成分的多少。在动态增强扫描上，早期，胰腺癌强化相比正常胰腺实质组织要弱，之后进行性增强。应用组织特异性增强剂锰福地吡三钠进行增强对比造影可使正常胰腺组织更加明显强化，而胰腺癌组织强化不明显，形成鲜明对比提高对肿瘤的检出率。有报道，使用该增强剂后MRI诊断胰腺癌的敏感性达100%[28]。

MRCP是观察胰胆管系统和胰腺囊性病变不可或缺的成像序列。MRCP可以显示胰腺内部或胰腺旁假性囊肿和节段性胰管扩张，狭窄、结石所致的充盈缺损和胰管分支的串珠状改变或扩张。目前MRCP在胰腺肿瘤的诊断和术前评价中日益重要。据报道，MRCP在全面反映胆胰系统全貌和胆道梗阻情况等方面具有较高的准确性（90%～100%），在了解胰管扩张、狭窄以及检测胰腺肿瘤的敏感性等方面同逆行胰胆管造影（ERCP）基本相当[29, 30]。Meta分析显示，MRCP和ERCP在诊断胆胰系统恶性疾病的敏感性和特异性均无差别，敏感性合并后的OR值为0.93，95% CI：0.43～1.99，特异性合并后的OR值1.38，95% CI：0.45～4.20[31]。结合MRCP预测胰腺癌可切除性的敏感性为100%，特异性为83%，准确率达95%[32]。另外由于MRCP为无创性检查，基本无并发症，检查成功率高，现已可取代有创性的ERCP检查。磁共振血管造影（MRA）应用静脉注射造影剂，同时结合快速成像系列，在短暂的屏气间隙内一次完成成像，克服了呼吸运动所致的伪像和血流饱和引起的信号丢失，使胰腺周围的腹腔血管的成像质量大大提高。目前在胰腺肿瘤中的主要应用是联合快速MRI用于临床评价胰腺癌的可切除性[33]。一项纳入68篇文献的Meta分析显示，MRI诊断胰腺癌的敏感性为84%，特异性为82%，判断肿瘤可切除性的敏感性为82%，特异性为78%[18]。

随着技术的进步，功能性磁共振胰胆管成像（f-MRCP）成为可能。其主要原理是通过静脉注射胰泌素（0.1 mL/kg），刺激胰腺和胆管分泌，生理性地扩张胰管，提高了胰管及其侧支轮廓显示的清晰度。f-MRCP的图像主要采集在胰泌素注射后5 ~ 15 min内系列屏气情况下T2加权像图像。f-MRCP不仅提高了MRCP的质量和病灶显示度，而且提高了肿瘤诊断的可靠性。另外，f-MRCP对准确评价胰管狭窄有价值，如可以用于鉴别诊断胰管的良、恶性狭窄[34, 35]。

由于MRI对胰腺癌的诊断与术前评价并不明显优于CT，而且其检查费用昂贵，检查时间长，患者容易产生幽闭症。另外，MRI检查还需要患者减少移动和呼吸，从而制约其在胰腺癌诊断中应用。目前多数中心推荐其用于CT未能确诊或可疑肿块无法确诊者、需要避免放射辐射患者以及作为对碘过敏或肾功能不全患者的术前影像检查。由于其对软组织有较高的分辨率，MRI强烈推荐用于检测小的内分泌肿瘤、胰腺囊性肿瘤以及B超或CT发现胰腺实质不均一者。

四、数字减影血管成像（DSA）

过去，选择性血管造影由于能良好地显示胰腺邻近血管的受累情况，被认为是判断胰腺癌能否切除的最佳标准，其显示胰周血管受累的准确率为65% ~ 92%。但选择性血管造影是一种有创性的检查，显示肝转移较差，不能显示肿瘤与血管、周围脏器的关系以及淋巴结的转移情况。近年来，螺旋CT在胰腺癌的诊断和可切除性评价方面，总体准确性优于选择性血管造影，已逐渐取代了选择性血管造影在这方面的作用。

五、正电子发射断层扫描术（PET）

正电子发射断层扫描术是一种非侵袭性的影像检查方法，同时也是一种功能显像方法，属核医学技术范畴。其主要原理是肿瘤细胞对葡萄糖的摄取和利用远远高于正常胰腺组织细胞，由此来区分正常和异常组织。常用的放射示踪剂是^{18}氟标记的氟脱氧葡萄糖（^{18}F-FDG），该示踪剂被半定量测定，测定值定义为标准摄取值（SUV），并且规定SUV超过2.5 ~ 3.8可以提示病灶为恶性[36]。

胰腺癌诊断中，PET的敏感性和特异性在71% ~ 92%之间，几乎可以媲美CT扫描[37-39]。由于PET是一种功能显像方式，研究认为其是鉴别良恶性病变较理想方式[40]，但是在鉴别局灶性慢性胰腺炎中仍然存在假阳性结果[41]。PET对组织器官解剖结构显示能力有限，从而限制其在胰腺癌分期和术前可切除性判断中的应用，可能对发现被CT遗漏的远处转移灶有一定作用[42]，或是用于检测疾病复发以及评价肿瘤对新辅助治疗的反应[38]。

PET/CT结合PET功能显像以及CT形态显像的特点，弥补了PET在解剖结构显示上的缺陷。Heinrich曾报道，PET/CT诊断胰腺癌的敏感性和特异性分别是89%和69%，4例慢性胰腺炎患者误诊为胰腺癌，同时5例患者被漏诊，诊断的敏感性和特异性与螺旋CT无明显差别；发现远处转移的敏感性和特异性分别是81%和100%[43]。在一项Ⅱ期前瞻性临床研究中，对有>1 cm的胰腺病灶的患者均进行PET/CT，B超，EUS和ERCP检查，结果发现PET-CT诊断胰腺癌的敏感性和特异性分别是89%和74%，阳性预测值和阴性预测值分别是83%和82%。EUS，ERCP和B超诊断胰腺癌的敏感性和特异性分别81%～87%，84%～88%；阳性预测值和阴性预测值分别是88%～91%，77%～82%。PET/CT，B超、EUS和ERCP四者之间的诊断效能无差别[44]。而Goh认为，PET/CT在诊断小的胰腺肿瘤的价值与B超、CT，MRI和EUS等同[45]。

由于氟脱氧葡萄糖摄取的选择性差，故炎症是干扰PET检查结果判断的最常见病变。目前正在研究使用选择性更高的同位素标记放射性药物作为PET检查的示踪，如σ受体的配体和^{18}氟标记的氟胸苷（^{18}F-FLT）。σ受体过表达在多数肿瘤中，因此使用放射性标记的σ受体的配体可以特异性结合在表达有σ受体的肿瘤细胞上，从而发现肿瘤。^{18}F-FLT是胸苷的类似物，主要被增殖迅速的细胞摄取，并在细胞浆中磷酸化。不远的将来，^{18}F-FLT和σ受体的配体PET检查可能在肿瘤影像学中发挥重要作用[46, 47]。

总之，目前文献显示PET/CT与单纯PET或单纯CT诊断胰腺癌的敏感性和特异性相似，仍然不能有效地摆脱CT所面临的术前对小转移病灶准确判断的困境[48]。高选择性的PET可能可为解决上述难题提供有力的工具。

六、逆行胰胆管造影（ERCP）

ERCP即是将内镜插至十二指肠降段，在乳头部经内镜活检孔道插入造影导管，并进入乳头开口部、胆管和胰管内，注入对比剂，使胰管、胆管同时或先后显影的操作。ERCP的诊断准确率可高达95%，通过ERCP收集胰液做脱落细胞学检查，对胰腺癌的诊断阳性率可达75%。由于胰腺癌多数起源于胰管上皮细胞，早期就可以引起胰管狭窄或梗阻、扩张和移位，因此ERCP在胰腺癌的早期诊断中具有较大价值。但是该操作是有创性的，并发症（主要是胰腺炎）发生率高，而且随着螺旋CT，MRI和EUS的出现，单纯诊断性ERCP在诊断胰腺癌中的地位已经发生动摇。既往ERCP是未明原因阻塞性黄疸的理想内镜检查和治疗手段，但目前认为未明原因阻塞性黄疸的理想内镜检查手段是EUS/EUS-FNA，若有治疗的必要可接着行ERCP操作[49]。

七、内镜超声及内镜超声引导下细针穿刺活检

内镜超声（EUS）通过在胃和十二指肠内放置的高频超声探头进行超声检查，从而产生高分辨率的胰腺图像，在胰腺癌的诊断、术前分期中发挥重要的作用。如果对可疑病灶进行内镜超声引导下细针穿刺活检（EUS-FNA），则可以增强EUS诊断功能。

在胰腺癌的诊断方面，EUS对胰腺肿瘤的敏感性保持在95%～100%[50]。虽然这并不明显优于螺旋CT（>90%），但是EUS在探查小胰腺癌方面更具优势[51]。据MDACC报道，有大约20%的CT无法探及的胰腺癌只能通过EUS来诊断。另据一份报道称，大约有26%通过EUS诊断为胰腺癌的患者在CT图像中根本无肿块影[52]。

在胰腺癌的术前分期方面，EUS在胰腺癌T分期中的准确性约80%～85%，这和其他影像检查相似[53]，它对小病灶的分期具有优势。但是EUS也有缺陷，首先是EUS是一种侵袭性检查手段，对操作者的技术要求很高；其次它不能探及肠系膜根部和胰结肠间的较深区域。因此EUS的T分期也只是对其他技术如CT，MRI等一个补充。EUS在胰腺癌N分期中的准确性约65%～70%[54, 55]高于目前的螺旋CT和MRI，但是由于内镜下判断恶性组织、微小转

移病灶的标准缺乏特异性以及EUS可探及视野局限导致无法探查一些有转移灶的区域，因此仅仅依据EUS的可疑影像来判断手术可行性是不够的。

八、腹腔镜和腹腔镜超声

尽管先进的影像学检查已经大大提高了胰腺癌的检查率和术前分期准确性，但是这些影像学检查往往不能发现腹膜的细小种植转移和肝脏表面＞1～2 cm的转移。腹腔镜能直视观察胰腺原发肿瘤和腹腔内肿瘤有无转移，弥补了CT，MRI和EUS等检查的不足，提高了对肿瘤可切除性的判断，从而避免不必要的剖腹探查术。但腹腔镜有其局限性：①只能检查肝脏和腹膜的表面，不易发现肝内微转移灶；②不能正确评估肿瘤与周围血管的关系。而腹腔镜超声（LUS）可以克服这方面的不足，它可探查到直径为2 mm的病变，比术中手触摸的敏感性还高，能精确地了解肿瘤及肿瘤与腹膜后血管、胆管和实质结构的关系，提高肿瘤分期的准确性，不需要移动腹腔镜和切开胰腺周围组织即可了解肝脏有无转移及区域淋巴结情况。然而，LUS对门静脉以及区域淋巴结浸润的判断效果欠佳[56-58]。John等报道LUS评价肿瘤可切除性的准确率达89%[59]。目前是否推荐腹腔镜作为胰腺癌术前可切除性判断的常规检查手段存在争议，支持者认为，术前常规腹腔镜检查可以发现潜在转移病灶，避免不必要的手术治疗；反对者认为，腹腔镜是一种创伤性检查，需要全麻，耗时并且有风险，对那些切除可能性难以确定的病例进行检查，能否代替手术探查还有待进一步的临床观察。另外，有报道称，在治疗上受到腹腔镜检查结果影响的患者不到14%[60]。因此，有学者认为在以下几种情况时推荐其用于探查是否存在可疑的转移灶：①CT扫描发现胰腺巨大肿块；②CT扫描提示有可疑转移病灶；③体尾部可疑肿块的确诊；④临床证据提示晚期肿瘤，如CA199的升高与影像学发现不成比例[61]。

九、分子影像学

目前CT等检查手段仍然无法满足对肿瘤术前准确判断的需要，尤其是对于诊断小的转移灶。分子影像学是利用肿瘤生物化学或细胞结构方面与正常组织细胞之间的差异进行特异性显像。比如，在胰腺内分泌肿瘤的诊断中，使用放射性标记的奥曲肽可显示在内分泌肿瘤细胞上存在生长抑素受体。目前研究中用来开发分子显像剂的细胞表面独特抗原有：癌胚抗原相关细胞黏附分子6（CEACAM6），前列腺干细胞抗原（PSCA），CA199和整合素$\alpha_v\beta_6$。通常情况下，肿瘤分子显像剂是针对以上蛋白合成的特异性放射性标记的多肽[62]。相关的研究正在进行中，期待这项新技术可以推进胰腺癌影像诊断技术的进步。

十、小结

基于上述证据可知，目前B超是筛查胆管和胰腺疾病重要的影像学检查手段，而多探头螺旋CT则是胰腺癌诊断分期的首选方法，PET/CT并不能在CT的基础上提高胰腺癌诊断和分期有效性。EUS或腹腔镜及腹腔镜超声对小的肝脏或腹膜转移病灶的诊断有优势，对多探头螺旋CT是一个有力的补充。MRI和MRCP可能在疾病诊断不清，或是CT不宜进行的情况下可以对病灶的评价提供更多的信息。ERCP主要作为拟行治疗的未明原因阻塞性黄疸的检查手段。靶向性更强的PET/CT或分子影像学可能是胰腺癌诊断和分期的发展方向。

第三节 肿瘤标记物

肿瘤标志物（tumor markers）是细胞在肿瘤发生、发展、浸润及转移过程中分泌产生的活性物质。通过检测其在血清、血浆或其他体液、组织提取物以及石蜡切片中的存在或量变，可以提示肿瘤的性质，借以了解肿瘤的组织发生、细胞分化、细胞功能，以帮助肿瘤的诊断、分类，进而有效评估患者的预后或监测患者的治疗，达到提高临床诊疗水平的总体目标[63]。目前，越来越多的胰腺癌标记物在胰腺癌的诊断、治疗监测及预后评估中起到了重要作用，本节内容将对其做一个综述。

一、蛋白类标记物

（一）CA199[63]

血清CA199是胰腺癌中研究和应用最为广泛的一个肿瘤标志物，在胰腺癌的诊断、筛查，治疗检测和预后判断中均有一定的价值。

1. 诊断价值

临床一般以37 U/mL作为临界参考值，诊断胰腺癌的敏感性约为70%～90%，特异性为68%～90%[64]。应用CA199的时候尚需注意以下几点：①CA199的抗原决定簇为唾液酸化的血型抗原Lewisa（Lea），它只对分子的非还原端含唾液酸化的Lea结构起特异反应，而Lewis红细胞表型Le（a-b-）者糖链的合成多停留在CA199的前体CA50的阶段。缺乏这样的非还原端，因而Lewis红细胞表型为Le（a-b-）的肿瘤患者血清会表现为CA199阴性而CA50阳性。这类红细胞表型在欧美国家人群中约占4%～15%；在中国人中，Le（a-b-）者约占5.9%～23.1%[65]。②只有大约一半的直径<2 cm的胰腺肿瘤可有CA199的升高[66, 67]。③CA199在其他非胰腺的胃肠道恶性肿瘤以及多种良性疾病中也可升高，如梗阻性黄疸、胆囊炎、胆管炎、肝硬化、急性和慢性胰腺炎等[68, 69]。

2. 筛查价值

胰腺癌发病率低，在无症状者人群中大规模使用高灵敏度的肿瘤标志物进行胰腺癌筛查，将产生大量的假阳性反应。最近的一份研究报告，70 940例无症状受试者接受CA199筛查，筛选出4例胰腺癌患者的同时出现了1 059例假阳性反应，CA199阳性预测值仅为0.9%。在高危人群筛查中，许多影像学上发现癌前病灶的患者，其血清CA199往往处于正常水平。例如，在一项研究中，14例高风险受检者影像学发现异常并进行全胰腺切除术，病理提示不典型增生，但其CA199浓度均在正常范围内。大量研究证明，胰腺导管腺癌起源于癌前病变胰腺上皮内瘤变（pancreatic intraepithelial neoplasia，PanlN），而影像学及血清肿瘤标志物都不能及时发现这种微小病变，但血清肿瘤标记检测对早期无症状的浸润性胰腺癌的诊断仍非常有价值。

3. 预后判断

血清CA199检测可作为胰腺癌手术选择及预后判断的独立预测指标。在一项队列研究中（*n*=347），肿瘤分期相同的患者经手术治疗后，CA199正常组的中位生存期长于非正常组。另一项研究提示，术前低CA199水平（测不出）预示胰腺癌患者术后较长的生存期。因此潜在的可手术切除的胰腺癌患者伴有低CA199水平（测不出）时，不论分期应考虑手术治疗。另有研究表明，治疗前CA199水平是判断生存期一个独立的、显著的指标，远优于治疗后的CA199反应值（p=0.0497），这一结论在最近一项国际多中心前瞻性随机对照研究中得到验证[70]。

4. 治疗监测

若治疗有效、手术切除较为完全，则CA199下降明显；反之，下降不明显甚至继续升高[71]。两项研究（n=89，2个研究合并）发现，化疗8 周（2个周期）后CA199跌幅＞20%相对影像学能更好地反应化疗疗效。在其他化疗药物的姑息治疗研究中，也将连续检测CA199水平作为判断预后的独立指标。相关研究中，4例行胰腺全切的患者采用吉西他滨和顺铂治疗后得到完全缓解，其CA199水平回降至正常范围；而4例胰腺部分切除的患者达到部分缓解，其CA199水平下降。连续检测CA199水平的变化相对单次检测具有更好的灵敏度和特异度。有研究报道，连续下降的CA199水平反应疗效的敏感度为67%，预测病程进展的灵敏度为86%。另一项研究结果表明，吉西他滨化疗期间CA199水平下降提示肿瘤进展停滞，治疗有效，应继续治疗；而CA199水平升高提示预后很差，化疗效果不明显，进一步化疗值得商榷。最近一项国际多中心前瞻性随机对照研究中，检测175例晚期胰腺癌接受化疗前后CA199水平，发现CA199在两周期化疗后下降超过基线50%的患者并没有更长的生存期[71]。类似的研究也见于预测胰腺癌放射治疗的疗效反应。但由于放射治疗疗程短，连续检测CA199水平不太可行。当用于跟踪患者化放疗的预后时，连续检测CA199预测疾病复发的灵敏度和特异度均较高，分别为100%和88%，但现行准则不主张连续检测CA199作为胰腺癌疗效的监测指标。

（二）CA50和CA242

两者均是Lindholm等在研究大肠癌细胞株COLO205的过程中发现的。CA50是一种广谱的肿瘤标记物，在消化道肿瘤、膀胱癌、前列腺癌、肺癌以及乳腺癌中均可见升高。其临床参考值＜17 U/mL，诊断胰腺的敏感性为71%～81%，特异性为60%～88%[72]。临床研究表明，单独测定CA50对胰腺癌的诊断意义较小，如果与CA199联合检测则可提高敏感性及特异性[73]。此外，CA50含量变化与肿瘤的浸润转移密切相关，因此血清CA50含量变化对胰腺癌转移的预测、复发的观察是一个较好的参考指标。另外，CA50可以在不表达CA199的胰腺癌患者中表达。

CA242主要存在于胰腺和结肠恶性肿瘤细胞中，其临床参考值＜20 U/mL，诊断胰腺癌的敏感性和特异性分别是68%和87%。与CA199相比，CA242诊断胰腺癌的敏感性略低，但特异性更强，因为CA242在许多良性疾病中较少升高，且胆汁淤积对其影响较小[74, 75]。

（三）黏液素-1（MUC1）

与胰腺癌密切相关，可用于胰腺癌的诊断，但各家报道的MUC1的表达及诊断效能不一。江志敏对17篇文献，涉及研究对象1 363例进行Meta分析，结果显示MUC1诊断胰腺癌的总敏感度为0.83（95% CI：0.81～0.86）、总特异度为0.63（95% CI：0.59～0.66）、总诊断优势比为20.44（95% CI：9.53～43.85）、综合受试者工作特征曲线下面积为0.887 9、Q^*=0.818 5。认为MUC1检测胰腺癌的诊断效能中等，可作为胰腺癌筛查的检查方法。但MUC1免疫组化检测须获得脏器组织标本，带有创伤性，临床实用价值受到一定的限制，有必要进一步研究非创伤性检查手段，如设计靶向载体介导MUC1特异性表达于胰腺脏器等，以便广泛推广临床应用[76]。

（四）巨噬细胞抑制因子（MIC-1）

MIC-1是TGF-β超家族的一员，首次是在巨噬细胞激活过程中被发现。MIC-1也被称为胎盘TGF-β、前列腺源性因子、生长/分化因子15/MIC-1。有研究发现MIC-1诊断胰腺癌的敏感性优于CA199。90%可切除的胰腺癌患者的MIC-1升高超过年龄匹配对照组参考范围的两个标准差，而只有62%患者有CA199升高。另外，MIC-1的升高与疾病的TNM分期无关，7例T1或T2的胰腺癌患者中6例MIC-1升高，而只有2例CA199升高。MIC-1在鉴别胰腺癌与慢性胰腺炎方面并不优于CA199。上述资料提示，MIC-1可能对胰腺癌的早诊有特别的优势。值得注意的是，MIC-1在其他多种肿瘤中过表达，如结肠癌、前列腺癌、乳腺癌和胃癌[77]。

（五）其他

CEA，AFP，POA，DU-PAN-2抗原、TPS，CK18等在胰腺癌中均可升高，但是大多因对胰腺癌的敏感性或特异性差，限制了其在胰腺癌中的应用价值。新近报道CA494和CAM17.1/WGA的敏感性和特异性均较高，尤其是特异性相比CA199更高，而且在一部分小胰腺癌中阳性率较高，这对胰腺癌的早期诊断可能有一定的价值[78, 79]。

二、基因标记物

（一）K-ras基因

K-ras基因是一种原癌基因。位于染色体12p12.1的K-ras原癌基因是胰腺癌中最常见的突变基因。在胰腺癌中K-ras突变主要发生在第12位密码子，且第2个碱基常常由鸟嘌呤转变为腺嘌呤。约71%～94%的胰腺导管癌可发生该基因突变，而且胰腺癌初期即存在K-ras癌基因的突变，因此被认为是胰腺癌早期诊断的最为敏感的方法[80-82]。可用于检测K-ras突变的标本有胰腺组织、胰液、粪便以及外周血，检测的方法有PCR或DNA测序等。然而，K-ras基因检测同样存在敏感性和特异性的问题。研究表明，胰腺的良性病变中也可存在K-ras突变。研究较多的是慢性胰腺炎，K-ras突变可达0～60%[83]。

（二）p^{53}基因

一种抑癌基因。p^{53}基因突变是人类恶性肿瘤中最为常见的分子事件，使用核酸分析技术证实胰腺癌组织标本的p^{53}基因突变率为27%～86%。由于p^{53}基因突变位点多，故检测p^{53}基因突变相比检测K-ras突变要困难得多。同样地，p^{53}基因突变检测对胰腺癌的敏感性和特异性不高，单独检测p^{53}突变的诊断价值很有限[84, 85]。

（三）端粒酶

端粒酶是一种核糖蛋白，作用是合成端粒。研究表明，端粒的缩短与细胞的衰老有关。正常细胞在分裂过程中，端粒酶失活，端粒的长度逐渐缩短，细胞在有限次分裂之后死亡。在大多数的恶性肿瘤细胞中存在端粒酶的再激活，并且这可能是细胞获得永生化的必要条件。95%～100%的胰腺癌中可测到端粒酶的活性表达，而胰腺良性肿瘤组织中端粒酶则均为阴性[86, 87]。对胰管刷取物标本的研究也得到同样的结果，因此有人建议检测端粒酶的活性来鉴别胰腺炎和胰腺癌。目前相关的研究成果尚未能被临床广泛应用。

（四）其他分子标记物

包括有细胞周期调节基因Cyclin D2、癌基因P21、抑癌基因P16，Mdm-2和DPC4、基质金属蛋白酶基因、表皮生长因子受体基因HER2以及BRCA-2等。目前有关的研究正在进行中[88]。

三、microRNAs表达的变化

MicroRNAs是大RNA经DICER降解而成的一类小RNA，可以与RNA的3′非翻译端结合并发挥其诱导RNA降解或翻译抑制的作用，从而调节基因的表达。目前已经发现300多种microRNAs，其中多种肿瘤中存在microRNAs表达的改变[89–93]。肿瘤组织中microRNAs表达可能被认为是一类新的肿瘤标记物。

Bloomston使用microRNA微阵列对65例胰腺癌及42例慢性胰腺炎的手术切除标本进行检测，结果在90%的标本中发现有25种microRNA表达的改变（21种表达增加，4种表达减少）可以用于鉴别胰腺癌组织与良性胰腺组织；另外，15种microRNA过表达与8种microRNA低表达可以鉴别胰腺癌与慢性胰腺炎，准确率为95%。6种microRNA与长期生存有关，可以预期淋巴结阴性患者有>2年的生存时间。高表达miR-196a-2预示生存期差[94]。Szafranska对细针穿刺组织进行检测同样发现，microRNA有助于鉴别胰腺良性、恶性组织以及慢性胰腺炎，并提示高表达miR-196a-2预示生存期差[95]。

四、蛋白组学

1994年，澳大利亚科学家首先提出蛋白质组的概念。其定义为某种细胞或组织在特定时间和空间上全部蛋白质的表达，主要任务是分析细胞全部蛋白质的结构、功能和相互作用，能动态、整体、定量地研究疾病发生和发展过程中蛋白质种类与数量的改变，有助于人们早期诊断疾病和找到有效的治疗方法[96]。

目前，用于蛋白质组学的技术主要有：电泳、质谱分析、蛋白质芯片以及蛋白质生物信息学。二维凝胶电泳是蛋白质分离的基本技术，以分子量不同为基础，分离后的胶块在银染色、放射或荧光标记后通常可显示蛋白点，对有兴趣的蛋白点可进一步鉴定，能够在同一时间内分离成千上万的蛋白质，具有良好的重复性，能够展示翻译后修饰。质谱分析基本原理是样品分子离子化后，根据不同离子间的质量电荷比（M/Z）差异来分离并确定分子量，是蛋白质鉴定的主要技术。蛋白质芯片是将大量蛋白质分子按预先设置的排列固定于一种载体表面排成微阵列，根据蛋白质分子间特异性结合的原理，构建微流体生物化学分析系统，以实现对生物分子的准确、快速、大信息量的检测。蛋白质生物信息学，指对质谱数据库的分析、储存、管理、搜寻及回顾，借助分析蛋白分离结果的软件包（如PDQuest，Melanie，Delta2D，Image Master等）以及因特网上的资源可识别蛋白，描述其基本的理化性质，并预测潜在的翻译后调节和三维结构，核心是蛋白质和二维电泳数据库。其他还包括亚细胞分级、激光捕捉微切割技术[96, 97]。

据报道，可用于蛋白质组学研究的标本可以是胰腺正常组织、胰腺癌组织、胰腺癌细胞、胰腺癌患者血清、胰液、胰腺癌细胞株等。目前胰腺癌的蛋白组学研究已经发现了较多的具有诊断潜能的标志物，但是其敏感性及其可重复性较低，临床尚未应用。其中主要原因是胰腺癌的蛋白表达谱可随患者性别、年龄、遗传、饮食、环境及其药物发生变异，目前的技术水平较低下，部分标志物在不同的实验室和不同的技术体系中有不同的报道。然而，随着更加高通量和高敏感的蛋白质组学新技术的研发和利用，胰腺癌蛋白组学的研究必将进一步深入，克服上述问题，并在分子生物学水平上，为寻找早期诊断胰腺癌的生物学标记、阐明发病机制和合理的个体化治疗提供有效的方法[97]。

第四节　病理诊断

胰腺癌可发生在胰腺任何部位，约2/3的胰腺癌发生在胰头部，另外约1/3的胰腺癌位于胰体、尾部，极少数呈弥漫性结节状而遍及全胰腺[98-100]。

一、大体形态

肿瘤大小和外形不一，边界有的分明，有的弥漫浸润与邻近组织难以分辨。肿瘤质地较硬，在剖腹探查时，肉眼难以与慢性胰腺炎时增粗变硬的胰腺相鉴别；但是腺泡癌较软。

二、组织学分类

按照WHO新的胰腺肿瘤病理分类标准（见表3-1），胰腺癌分为以下类型：①导管腺癌；②浆液性囊腺癌；③黏液性囊腺癌；④导管内乳头状黏液腺癌；⑤腺泡细胞癌；⑥胰母细胞瘤；⑦实性-假乳头状癌；⑧其他。

表3-1　WHO胰腺外分泌性上皮肿瘤的组织学分类[101]

良性肿瘤
浆液性囊腺癌
黏液性囊腺癌
导管内乳头状黏液腺癌
成熟畸胎瘤
交界性肿瘤（恶性潜能未定）
黏液性囊腺瘤伴中度不典型增生
导管内乳头状黏液肿瘤伴中度不典型增生
实性-假乳头状瘤
恶性肿瘤
导管腺癌
黏液性非囊性癌
印戒细胞癌
腺鳞癌

续表

未分化（分化不良性）癌
破骨细胞样巨细胞肿瘤
混合性导管-内分泌癌
浆液性囊腺癌
黏液性囊腺癌
非侵袭性
侵袭性
导管内乳头状黏液腺癌
非侵袭性
侵袭性（乳头状黏液腺癌）
腺泡细胞癌
腺泡细胞囊腺癌
混合性腺泡-内分泌癌
胰母细胞瘤
实性-假乳头状癌
其他

三、扩散途径

胰腺位于腹膜后，周围有重要器官，区域淋巴结和淋巴管网、血管、神经丰富，极易转移。胰头癌早期可直接蔓延到邻近组织如胆管与十二指肠，稍后即转至胰头旁及总胆管旁淋巴结，肝内也可有少数转移灶。胰体癌及胰尾癌的扩散则较为广泛，常直接与腹腔神经丛接触并侵入神经周围淋巴间隙或神经纤维内，进一步发生远隔部位的淋巴道或血道转移，常在肺内形成转移癌。

四、各种组织类型胰腺肿瘤的病理学特点[99, 100]

（一）导管腺癌

导管腺癌及其亚型是最常见的胰腺肿瘤，占原发性胰腺肿瘤的85%～90%。诊断年龄多在60～80岁。60%～70%的胰腺导管癌发生在胰头部，其余位于胰体和/或尾部。胰头肿瘤又多位于上半部分，位于钩突者少见。该肿瘤起源于小导管上皮，起病隐蔽，多数病例在诊断时已侵犯胰腺以外组织和/或器官。胰腺癌的扩散转移方式主要有局部侵犯、淋巴道转移和血行转移3种方式。胰头癌对胰周的侵犯通常通过神经鞘进行，主要累及腹膜后脂肪组织，之后再侵及静脉和神经。疾病晚期还可见肿瘤直接扩散到邻近的器官和/或腹膜。而胰体尾部癌局部的扩散更为广泛，可累及脾、胃、左侧肾上腺、结肠以及腹膜。淋巴道转移，胰头癌常见的淋巴结转移是胰十二指肠后和胰头上淋巴结组、胰头下和胰体上淋巴结组、胰十二指肠前和胰体下淋巴结组。在标准的Whipple术式中，这组淋巴结需要切除。更远的淋巴结转移可见于肝十二指肠韧带、腹腔干、肠系膜上动脉根部以及肾动脉水平的主动脉周围淋巴结。这组淋巴结在扩大的Whipple术中被清扫。胰体尾部癌首先转移到胰尾上下淋巴结组和脾门淋巴结。当然，胰腺癌还可通过淋巴管扩散到胸膜和肺。血道途径最常转移到肝脏，其次还可转移到肺、肾上腺、肾、骨、脑和皮肤。导管腺癌恶性度高，发病率和死亡率几乎相同。未经治疗者平均生存时间为3个月，根治术后平均生存时间为10～20个月，术后总体5年生存率<5%。

1. 大体所见

导管腺癌多为浸润型或潜在型，肿块质硬边界不清，切面黄白色，出血和坏死少见。胰头癌常浸润和/或压迫胆总管和主胰管，导致这两个导管系统的近段扩张。主胰管完全阻塞还可导致阻塞性慢性胰腺炎。更晚期的胰头癌可以侵犯Vater壶腹或十二指肠，造成肠壁溃疡。胰体尾部癌前期症状更加不明显，被诊断时肿瘤体积往往比胰头癌更大。由于肿瘤浸润型生长，胰体尾部常有严重的癌性腹膜炎。

2. 镜下所见

可见到形态各异、大小不一的腺体浸润在反应性增生的纤维组织之间。肿瘤细胞异型性明显，这些细胞典型的特点是含有黏蛋白。按癌细胞分化程度可分为高分化、中分化和低分化腺癌。从高分化腺癌到低分化腺癌肿瘤细胞分泌的黏蛋白逐渐减少甚至不分泌。癌细胞免疫组化染色常显示CEA，CA199阳性。当有癌性阻塞性慢性胰腺炎时会出现肿瘤组织周围胰腺组织的纤维硬化和炎性改变，该胰腺炎一般没有导管内钙化。低分化癌通常会破坏胰岛，而在高中分化癌中，胰岛被包绕在肿瘤组织中。

3. 组织亚型

包括腺鳞癌、未分化（分化不良性）癌、破骨细胞样巨细胞肿瘤、混合性导管-内分泌癌、黏液性非囊性癌、印戒细胞癌以及其他一些罕见癌。

1）腺鳞癌。是胰腺导管腺癌的一种罕见亚型，组织学上为含有多少不等的产黏液的腺体成分和鳞状上皮成分。鳞状上皮成分至少占肿瘤组织的30%，但纯鳞癌罕见。

2）未分化（分化不良性）癌。肿瘤实质由大的嗜酸性多形细胞和/或卵圆形、梭形细胞组成，纤维间质稀疏。这类肿瘤中常包含小灶性的不典型腺样成分。免疫组化多数肿瘤细胞表达细胞角蛋白，通常vimentin也会阳性。

3）破骨细胞样巨细胞肿瘤。由多形性和/或梭形细胞以及散在的非肿瘤性破骨细胞样巨细胞构成，这种巨细胞通常有20个以上均一的小细胞核。这些破骨细胞样巨细胞通常聚集在出血区，并可能含有含铁血黄素，偶可见被吞噬的单核细胞，也可见骨样基质形成。部分肿瘤细胞会表达细胞角蛋白和vimentin。而破骨细胞样的巨细胞细胞角蛋白和p^{53}均阴性，但是其vimentin，CD56和KPI等巨噬细胞标记物阳性。

该类肿瘤的平均发病年龄是60岁，但发病年龄范围很宽，可见于32～82岁。以往曾认为破骨细胞样巨细胞肿瘤预后较好，但最近的报道结果截然相反。

4）黏液非囊性癌。黏液非囊性癌也称为胶样癌。此型肿瘤的发病性别、年龄与导管腺癌类似。肿瘤可以很大，但通常边界清楚。肿瘤至少50%由黏液构成，镜下分化好的立方上皮构成了大片黏液池的部分边界，其中包含肿瘤性的腺上皮，也可见分散漂浮的印戒细胞。

5）印戒细胞癌。极为罕见的导管腺癌，肿瘤几乎全部由充满黏液的细胞构成，预后极差。诊断时常需要排除胃肿瘤的胰腺转移。

6）混合性导管-内分泌癌。该肿瘤的特征是不论是肿瘤原发灶还是转移灶均可见导管细胞和内分泌细胞混合在一起，具体是内分泌细胞必须占肿瘤组织至少1/3 ~ 1/2。导管样分化的定义是，可以产生黏液并且导管类标记物如CEA阳性。内分泌细胞的特征是有神经内分泌标记物的阳性表达和/或可以产生激素，此类肿瘤的生物学行为与导管腺癌类似。

7）其他罕见癌。其他具有导管样表型的非常罕见的癌包括透明细胞癌、纤毛细胞癌以及最近报道的带有“髓样”组织学特征的癌。另外，微腺癌多数情况下不单独存在weshi，属于导管、内分泌或是腺泡癌的一部分。

8）前病变。浸润性导管腺癌的癌前病变目前还不肯定。广泛接受的癌前病变包括黏液细胞肥大、导管乳头样增生伴黏液细胞肥大（无不典型增生的乳头状导管病变）、腺瘤样导管增生以及鳞状细胞化生。

（二）浆液性囊性肿瘤

胰腺浆液性囊性肿瘤是一种囊性上皮性肿瘤，由富于糖原的导管型上皮细胞组成，并且产生类似血清的水样液体。多数病例是良性病变，罕见病例是恶性病变。

1. 浆液性微囊性腺瘤

肉眼见浆液性微囊性腺瘤是单个、边界清楚、圆形略有小圆凸的肿物，最大直径1 ~ 25 cm。肿瘤切面呈海绵状，有众多小囊组成，内含透明水样液体。囊腔直径0.01 ~ 0.5 cm，少数>2 cm。通常这些囊腔围绕中央星状瘢痕排列，后者中央为致密纤维结节核心，细的纤维分隔向周边呈放射状排列。镜下，囊的排列方式呈海绵状。囊内含蛋白性液体，衬以单层立方或扁平上皮。胞质透明，极少嗜酸性和颗粒状。胞核居中，圆形、卵圆形，大小一致，核仁不明显，缺乏核分裂，细胞没有异型性。胞质内含丰富糖原。偶尔肿瘤细胞形成囊内乳头状突起，但是没有纤维血管轴心。中央纤维星状核心由透明性变的组织构成，其中可见少量簇状小囊。免疫组化，肿瘤细胞上皮标记阳性，如EMA，CK7，18，19。另外，肿瘤细胞可局灶表达CA199和B72.3。CEA、胰蛋白酶、CgA，Syn，S-100，desmin，vimentin，actin以及Ⅷ因子相关抗原均为阴性。

该肿瘤是一良性肿瘤，占所有胰腺外分泌肿瘤的1% ~ 2%，平均年龄是66岁，女性多见。好发在胰腺体或尾部（50% ~ 75%），预后很好，恶性变的风险小。

2. 浆液性寡囊性腺瘤

肉眼见典型肿瘤为直径4 ~ 10 cm的囊性肿物，肿瘤边界不清，囊可以延伸到周围胰腺组织深部。切面有一至数个充满透明水样液体的囊腔，囊腔排列不规则，没有中央星星状瘢痕。镜下，与浆液性微囊性腺瘤组织形态相似，但有时衬附的上皮多为立方上皮而非扁平上皮，核相对较大。胞浆同样富含糖原。纤维间质通常为透明性变。免疫组化同浆液性微囊性腺瘤。

该肿瘤也是一良性肿瘤，较浆液性微囊性腺瘤更少见，无性别倾向，成人患者多>60岁。据报道，儿童患者年龄为2 ~ 16个月，好发部位是胰头和胰尾部，至今没有恶性潜能的证据。

3. 浆液性囊腺癌

大体标本上肿瘤呈海绵状外观，大小2.5 ~ 12 cm。镜下，与浆液性微囊性腺瘤组织形态相似，局灶可是轻度的核多形性。

目前仅有8例报道，年龄在63 ~ 72岁，男女各为4例。临床症状包括胃底静脉曲张出血，这是由于肿瘤侵及胃壁和脾静脉，上腹部可触及包块以及黄疸。超声及CT显示高回声和高密度的肿块。CEA和CA199正常或轻度升高。此型肿瘤生长缓慢，即使进展期的肿瘤，经姑息性手术切除也有效。

（三）黏液性囊性肿瘤

属于罕见肿瘤，约占全部胰腺外分泌肿瘤的2%～5%。根据上皮内肿瘤的分级，肿瘤分为黏液性囊腺瘤、黏液性囊性腺瘤伴重度不典型增生以及非浸润性或浸润性黏液性囊性腺癌。目前报道的病例均是女性，发病平均年龄是49岁。大多数病例发生在胰体尾部，胰头很少累及，且多为黏液性囊腺癌。浸润性黏液性囊腺癌的局部扩散途径与导管腺癌相同。典型的是首先转移至胰周淋巴结及肝。如果肿瘤完整切除，黏液性囊腺瘤、黏液性囊性腺瘤伴重度不典型增生预后很好。浸润性黏液性囊性腺癌的预后取决于肿瘤浸润的范围，肿瘤壁及瘤周组织出现浸润则肿瘤易复发并且预后不好。

肉眼见典型的黏液性囊性肿瘤为一圆形肿物，表面光滑，有纤维性假包膜，包膜厚度不等但常有钙化。肿物大小平均6～10 cm，切面为单房或多房性的囊腔，腔内含黏液或黏液和出血坏死的混合物。单房性肿瘤内壁通常光滑，而多房性肿瘤内壁常有乳头状突起及附壁结节。恶性肿瘤多呈多房性。绝大多数肿瘤与胰腺导管系统没有交通。

镜下，黏液性囊性肿瘤由2种成分构成，即产黏液的上皮性细胞和致密的富细胞的卵巢样间质。肿瘤的良恶性不同，柱状上皮组织学形态亦有不同。黏液性囊性腺瘤细胞核位于基底部，核轻度增大，没有核分裂。黏液性囊性腺瘤伴重度不典型增生者细胞排列成假复层，核拥挤，轻度增大，可见核分裂。腺癌细胞核复层，有重度不典型增生且核分裂常见。卵巢样间质由紧密排列的梭形细胞组成，细胞核圆形或卵圆形，胞质少。常有不同程度的黄素化从腺瘤到癌，间质黄素化呈减少趋势。体积大的黏液性囊性肿瘤间质可能纤维化。浸润性黏液性囊腺癌的特征是恶性上皮成分浸润至间质，以此作为确诊的依据。

（四）导管内乳头状黏液性肿瘤

导管内孔头状黏液性肿瘤是起源于主胰管或其主要分支的一种分泌黏液的乳头状肿瘤，包括良性、交界性和恶性非浸润性或浸润性病变4类。估计占全部胰腺外分泌肿瘤的1%～3%，发病平均年龄在50～60岁，男性多发。大多数肿瘤发生在主胰管及其胰头部的分支。腺瘤、交界性肿瘤和非浸润性癌通过导管内扩散到周围邻近的导管，浸润性肿瘤扩散同导管腺癌。腺瘤及交界性肿瘤的预后很好，3年及5年生存率接近100%。非浸润癌患者的生存率高于浸润性癌患者，后者的生存率高于典型的导管腺癌。

肉眼见肿瘤直径为1～8 cm，呈囊性，导管分支受累时可呈多灶性。囊腔内壁光滑、颗粒状或绒状，腔内含有黏性或胶样黏液。肿瘤周围表现为慢性阻塞性胰腺炎的改变，有浸润时在纤维组织内可见到胶冻样区域。

镜下，导管内乳头状黏液性肿瘤瘤细胞常呈高柱状，含有黏液，衬以扩张的导管或导管分支的囊腔。典型病变上皮形成乳头状或假乳头状结构，部分肿瘤可以由非乳头状上皮构成，部分肿瘤没有上皮衬覆。导管的扩张程度及黏液分泌量差异很大。

免疫组化方面，多数导管内乳头状黏液性肿瘤表达EMA及细胞角蛋白。很多肿瘤中出现多种类型的内分泌细胞，但不超过肿瘤细胞总数的5%。几乎所有的导管内乳头状黏液性肿瘤都表达MUC2，多数肿瘤过表达c-erbB-2蛋白。

（五）腺泡细胞癌

占成人所有胰腺外分泌肿瘤的1%～2%。发病年龄平均62岁，多见于男性，男女之比为2∶1。发生部位最多在胰头部，但可发生于胰腺的任何部位。最常见转移至局部淋巴结和肝脏。多数患者临床表现为非特异性消化道症状，较特殊的是10%～15%患者可出现脂酶过分泌综合征。临床表现为皮下脂肪坏死、多发性关节疼痛及外周血嗜酸性粒细胞增多。此肿瘤具有侵袭性，中位生存期为18个月，5年生存率＜10%。

肉眼见肿瘤边界清楚，呈多结节状。结节质地软，呈黄色或棕色，可见坏死或囊性变的区域。

镜下，肿瘤细胞被纤维条索分割成大结节状，没有导管腺癌中特征性的癌性间质反应。肿瘤细胞最典型的排列方式是形成小的腺泡单位。肿瘤细胞胞质少至中等量，腔面衬附的细胞胞质更加丰富，胞质呈双嗜性或嗜酸性。细胞核圆形或卵圆形，比较一致，无明显多形性。单个、居中的明显的核仁是特征性表现，但不一定见于所有的肿瘤细胞。

免疫组化方面，肿瘤细胞中胰酶的表达对腺泡细胞癌的诊断非常有帮助。

（六）胰母细胞瘤

相当罕见，多发生于10岁以下儿童，男性稍多。50%的病例位于胰头部，其余分布于胰体或尾部。此肿瘤是一恶性肿瘤。无转移的儿童病例预后较好，多数患者经手术联合化疗可治愈，但有转移病例或成人病例预后则较差，平均生存期1.5年。

肉眼见胰母细胞大小为1.5～20 cm不等。多数为单发实性肿瘤，分叶状，质地软，可见纤维分隔。坏死区域可以十分显著。偶尔肿瘤大体上呈囊性。

镜下，胰母细胞的上皮成分富于细胞，肿瘤细胞排列成边界清楚的岛状，由纤维间质分隔。鳞状小体是胰母细胞形态学特征之一。鳞状小体较周围细胞而言，核更大、更倾向于卵圆形；由于生物素的堆积可见到透亮的核。

免疫组化方面，＞90%胰母细胞瘤有腺泡分化，胰酶免疫组化可呈阳性。

（七）实性-假乳头状瘤

实性-假孔头状瘤是一种良性肿瘤，占所有胰腺外分泌肿瘤的1%～2%。好发于青年女性，平均年龄35岁，无明显的种族倾向。发生于胰腺的任何部位，一般预后较好。＞95%的患者完整切除后可治愈。

肉眼见肿瘤多为单发、巨大、圆形、实性肿物（平均8～10 cm），有波动感，肿瘤有包膜，与周围胰腺组织分界清楚。肿瘤切面呈分叶状，实性区域呈淡棕色，可见出血、坏死和充满坏死物的囊性区域。有时整个病变几乎全为出血-囊性变。

镜下，肿瘤组织可见部分呈实体性，部分呈囊性以及乳头状成分。这些被认为是本病的病理特征。在实性区域，可见到由小而均一的细胞组成的片状和巢状结构。这些细胞胞质嗜酸性，核形态酷似正常。囊内所含内容物为无血细胞的血液成分，也可能有钙化、胆固醇结晶。假性乳头中央通常呈纤维管道样。

五、病理标本的获取

（一）手术标本

术前发现可疑胰腺肿瘤且术前判断可切除者，主张即行手术切除，术中所切除组织送病理学检查。

（二）活检

取活体病变组织中的一小块做切片检查，以明确病变的性质及对肿瘤进行分类、分级，指导治疗的选择。如腹腔镜引导下的钳夹活检，或是ERCP引导下的钳夹活检。

（三）细胞学

细胞学诊断主要应用于下列情况：①术前发现可疑胰腺癌但无法手术，患者需要姑息性放疗和/或化疗时；②鉴别诊断影像学上难以区分的胰腺恶性肿瘤和慢性胰腺炎；③术前确诊小的肝脏或腹膜病灶的性质。目前获取细胞组织标本主要依靠的途径有ERCP，EUS，LUS，CT和B超。

ERCP引导下的细胞刷片检查通常用于检查胰胆管系统的病变，其敏感性为33%～57%，特异性为97%～100%。敏感性低且相差甚远的原因可能主要归结于不同医疗单位之间的技术的差异[102-110]。Rosch比较了ERCP引导下细胞刷片和ERCP引导下钳夹活检与EUS-FNA在诊断胰胆管系统的效能。结果提示，EUS-FNA优于ERCP引导下的病理检查，敏感性分别是60% 和38%[111]。EUS-FNA被认为是低风险的胰腺癌诊断手段，敏感性为75%～90%，特异性为94%～100%[112, 113]，其敏感性和特异性同样受操作者的影响。假阴性现象主要在于取样误差。EUS-FNA的并发症发生率极低，约2%～5%[114, 115]。最常见的并发症是出血，该出血常常是自限性的。当病灶为囊性病灶时，急性胰腺炎是最常见的并发症，发生率约为1%[116]。

B超可以保证操作者在实时动态可视画面下进行操作，尽量避开病灶周围血管；而CT则可以有效地避开肠管等空腔脏器的影响，两者都可以有效对胰腺病灶进行细胞学检查，在胰腺癌的细胞学诊断中曾发挥过重要的作用。随着EUS的发展，经皮CT或B超引导下细针穿刺细胞学检查逐渐不被重视，其中最大的原因在于这两种方式在执行的过程中都有肿瘤细胞腹膜种植转移的风险。相比EUS-FNA，CT-FNA有更高的肿瘤细胞种植转移的风险，发生率分别为16.3%和2.2%[117]。前瞻性研究显示，EUS-FNA诊断胰腺恶性肿瘤的敏感性是84%，CT-FNA或B超-FNA的敏感性是62%，但是差别无统计学意义[118]。一项回顾性研究中，有137个胰腺病灶通过不同方式进行细针穿刺细胞学检查，其中包括有CT，MRI和EUS。结果敏感性CT-FNA为71%，而EUS-FNA为42%。值得注意的是，研究中EUS-FNA主要用于难以获取标本和小病灶的诊断[119]。另一项回顾性分析显示，EUS-FNA与CT/US-FNA及手术病理诊断胰腺肿块的准确性相近[120]。CT可能漏诊将近25%可被EUS-FNA发现的胰腺病灶[121]。EUS-FNA主要适应证是诊断小的胰腺内病灶和低度恶性肿瘤如神经内分泌肿瘤。LUS-FNA操作较困难，目前尚无相关报道其用于胰腺癌的诊断。一篇报道显示，LUS-FNA可能改善LUS对肿瘤的诊断的准确性[122]。

第五节 临床分期

美国NCCN胰腺癌指引（2008 V.1）推荐使用美国癌症联合委员会（AJCC）分期系统[123]，该分期系统分期评价依据主要包括原发灶的大小和范围，区域淋巴结浸润和远处转移3个指标。最新版本是2002年AJCC第6版，相对旧版本它有了一些更新和修改，临床实用性更强。具体见表3-2。

表3-2　2002年AJCC第6版胰腺癌分期

原发肿瘤—T			
TX	原发肿瘤不可评价		
T0	无原发肿瘤证据		
Tis	原位癌，PanIN3（胰腺上皮内瘤）		
T1	肿瘤局限在胰腺，最大直径<2 cm		
T2	肿瘤局限在胰腺，最大直径≥2 cm		
T3	肿瘤穿破胰腺，但没有腹腔干或肠系膜上动脉受累		
T4	肿瘤侵犯腹腔干或肠系膜上动脉（原发肿瘤无法切除）		
区域淋巴结—N			
NX	区域淋巴结不能评价		
N0	无区域淋巴结转移		
N1	区域淋巴结转移		
远处转移—M			
MX	远处转移不能评价		
M0	无远处转移		
M1	有远处转移		
临床分期—Stage grouping			
Stage 0	Tis	N0	M0
Stage ⅠA	T1	N0	M0
Stage ⅠB	T2	N0	M0
Stage ⅡA	T3	N0	M0
Stage ⅡB	T1	N1	M0
	T2	N1	M0
	T3	N1	M0
Stage Ⅲ	T4	AnyN	M0
Stage Ⅳ	AnyT	AnyN	M1

注：AJCC第6版的更新内容：

1. T1，T2，T3均为可切除病例，T4不可切除。因为当肿瘤侵犯或包绕腹腔干分支或肠系膜上动脉时肿瘤不可切除。

2. Stage Ⅲ是局部不可切除胰腺癌，有无淋巴结转移不影响分期。

参考文献

[1] 张天泽，徐光炜. 肿瘤学［M］. 第2版. 天津：天津科学技术出版社；沈阳：辽宁科学技术出版社，2005，3.

[2] 万德森. 临床肿瘤学［M］. 第2版. 北京：科学出版社，2005.

[3] 张群华，倪泉兴. 胰腺癌2 340例临床病例分析［J］. 中华医学杂志，2004，84（3）：214–218.

[4] Takhar AS，Palaniappan P，Dhingsa R，et al. Recent developments in diagnosis of pancreatic cancer［J］. BMJ，2004，329（7467）：668–673

[5] Gandolfi L，Torresan F，Solmi L，et al. The role of ultrasound in biliary and pancreatic diseases［J］. Eur J Ultrasound，2003，16：141–159.

[6] Pollock D，Taylor KJ. Ultrasound scanning in patients with clinical suspicion of pancreatic cancer：a retrospective study［J］. Cancer，1981，47（6 suppl）：1662–1665.

[7] Campbell JP，Wilson SR. Pancreatic neoplasms：how useful is evaluation with US?［J］. Radiology，1988，167：341–344.

[8] Tanaka S，Nakaizumi A，Ioka T，et al. Main pancreatic duct dilatation：a sign of high risk for pancreatic cancer［J］. Jpn J Clin Oncol，2002，32（10）：407–411.

[9] Horton KM. Multidetector CT and three–dimensional imaging of the pancreas：state of the art［J］. J Gastrointest Surg，2002，6：126–128

[10] Shams J，Stein A，Cooperman AM. Computed tomography for pancreatic diseases［J］. Surg Clin of North Am，2001，81（2）：283–306.

[11] McNulty NJ，Francis IR，Platt JF，et al. Multi–detector row helical CT of the pancreas：Effect of contrast–enhanced multiphasic imaging on enhancement of the pancreas，peripancreatic vasculature，and pancreatic adenocarcinoma［J］. Radiology，2001，220：97–102.

[12] Tamm E，Charnsangavej C. Pancreatic cancer：current concepts in imaging for diagnosis and staging［J］. Cancer J，2001，7：298–311.

[13] Prokesch RW，Chow LC，Beaulieu CF，et al. Local staging of pancreatic carcinoma with multi–detector row CT：use of curved planar reformations initial experience［J］. Radiology，2002，225：759–765.

[14] Boland GW，O' Malley ME，Saez M，et al. Pancreatic–phase versus portal vein–phase helical CT of the pancreas：optimal temporal window for evaluation of pancreatic adenocarcinoma［J］. AJR Am J Roentgenol，1999，172（3）：605–608.

[15] Zeman RK，Cooper C，Zeiberg AS，et al. TNM staging of pancreatic carcinoma using helical CT［J］. AJR Am J Roentgenol，1997，169（2）：459–464.

[16] Diehl SJ，Lehmann KJ，Sadick M，et al. Pancreatic cancer：value of dual–phase helical CT in assessing resectability［J］. Radiology，1998，206（2）：373–378.

[17] Roche CJ，Hughes ML，Garvey CJ，et al. CT and pathologic assessment of prospective nodal staging in patients with ductal adenocarcinoma of the head of the pancreas［J］. Am J Roentgenol，2003，180（2）：475–480.

[18] Bipat S，Phoa SS，van Delden OM，et al. Ultrasonography，computed tomography and magnetic resonance imaging for diagnosis and determining resectability of pancreatic adenocarcinoma：a meta–analysis［J］. J Comput Assist Tomogr，2005，29（4）：438–445.

[19] Reddy KR, Levi J, Livingstone A, et al. Experience with staging laparoscopy in pancreatic malignancy [J]. Gastrointest Endosc, 1999, 49 (4 Pt 1): 498-503.

[20] Jones EC, Chezmar JL, Nelson RC, et al. The frequency and significance of small (less than or equal to 15 mm) hepatic lesions detected by CT [J]. AJR Am J Roentgenol, 1992, 158: 535-539.

[21] Michl P, Pauls S, Gress TM. Evidence-based diagnosis and staging of pancreatic cancer [J]. Best Pract Res Clin Gastroenterol, 2006, 20: 227-251.

[22] Saldinger PF, Reilly M, Reynolds K, et al. Is CT angiography sufficient for prediction of resectability of periampullary neoplasms? [J]. J Gastrointest Surg, 2000, 4 (3): 233-239.

[23] Clarke DL, Thomson SR, Madiba TE, et al. Preoperative imaging of pancreatic cancer: a management-oriented approach [J]. J Am Coll Surg, 2003, 196 (1): 119-129.

[24] Kalra MK, Maher MM, Mueller PR, et al. State-of-the-art imaging of pancreatic neoplasms [J]. Br J Radiol, 2003, 76 (912): 857-865.

[25] Trede M, Rumstadt B, Wendl K, et al. Ultrafast magnetic resonance imaging improves the staging of pancreatic tumors [J]. Ann Surg, 1997, 226 (4): 393-405.

[26] Nishiharu T, Yamashita Y, Abe Y, et al. Local extension of pancreatic carcinoma: assessment with thin-section helical CT versus with breath-hold fast MR imaging--ROC analysis [J]. Radiology, 1999, 212 (2): 445-452.

[27] Ichikawa T, Haradome H, Hachiya J, et al. Pancreatic ductal adenocarcinoma: preoperative assessment with helical CT versus dynamic MR imaging [J]. Radiology, 1997, 202 (3): 655-662.

[28] Schima W, Fugger R, Schober E, et al. Diagnosis and staging of pancreatic cancer: comparison of mangafodipir trisodium-enhanced MR imaging and contrast enhanced helical hydro-CT [J]. AJR Am. J. Roentgenol, 2002, 179: 717-724.

[29] Munir K, Bari V, Yaqoob J, et al. The role of magnetic resonance cholangiopancreatography (MRCP) in obstructive jaundice [J]. J Pak Med Assoc, 2004, 54 (3): 128-132.

[30] Adamek HE, Albert J, Breer H, et al. Pancreatic cancer detection with magnetic resonance cholangiopancreatography and endoscopic retrograde cholangiopancreatography: a prospective controlled study [J]. Lancet, 2000, 356 (9225): 190-193.

[31] 侯婧，詹俊，于钟，等. 两种胆胰管造影方法临床应用价值的荟萃分析 [J]. 中华内科杂志，2006，45：900-903.

[32] Hochwald SN, Rofsky NM, Dobryansky M, et al. Magnetic resonance imaging with magnetic resonance cholangiopancreatography accurately predicts resectability of pancreatic carcinoma [J]. J Gastrointest Surg, 1999, 3 (5): 506-511.

[33] Gorelick AB, Scheiman JM, Fendrick AM. Identification of patients with resectable pancreatic cancer: at what stage are we? [J]. Am J Gastroenterol, 1998, 93 (10): 1995-1996.

[34] Hellerhoff KJ, Helmberger H 3rd, Rosch T, et al. Dynamic MR pancreatography after secretin administration: image quality and diagnostic accuracy [J]. AJR Am. J. Roentgenol, 2002, 179: 121-129.

[35] Fukukura Y, Fujiyoshi F, Sasaki M, et al. Pancreatic duct: morphologic evaluation with MR cholangiopancreatography after secretin stimulation [J]. Radiology, 2002, 222: 674-680.

[36] Nichols MT, Russ PD, Chen YK. Pancreatic imaging: current and emerging technologies [J].

Pancreas, 2006, 33: 211-220.

[37] Keogan MT, Tyler D, Clark L, et al. Diagnosis of pancreatic carcinoma: role of FDG PET [J]. AJR Am J Roentgenol, 1998, 171: 1565-1570.

[38] Rose DM, Delbeke D, Beauchamp RD, et al. 18 Fluorodeoxyglucose-positron emission tomography in the management of patients with suspected pancreatic cancer [J]. Ann Surg, 1999, 229: 729-37, discussion 737-738.

[39] Sendler A, Avril N, Helmberger H, et al. Preoperative evaluation of pancreatic masses with positron emission tomography using 18F-fluorodeoxyglucose: diagnostic limitations [J]. World J Surg, 2000, 24: 1121-1129.

[40] Papos M, Takacs T, Tron L, et al. The possible role of F-18 FDG positron emission tomography in the differential diagnosis of focal pancreatic lesions [J]. Clin Nucl Med, 2002, 27: 197-201.

[41] Kalady MF, Clary BM, Clark LA, et al. Clinical utility of positron emission tomography in the diagnosis and management of periampullary neoplasms [J]. Ann Surg Oncol, 2002, 9: 799-806.

[42] Nakamoto Y, Higashi T, Sakahara H, et al. Contribution of PET in the detection of liver metastases from pancreatic tumours [J]. Clin Radiol, 1999, 54: 248-252.

[43] Heinrich S, Goerres GW, Schafer M, et al. Positron emission tomography/computed tomography infl uences on the management of resectable pancreatic cancer and its cost-effectiveness [J]. Ann Surg, 2005, 242: 235-243.

[44] Schick V, Franzius C, Beyna T, et al. Diagnostic impact of (18) F-FDG PET-CT evaluating solid pancreatic lesions versus endosonography, endoscopic retrograde cholangio-pancreatography with intraductal ultrasonography and abdominal ultrasound [J]. Eur J Nucl Med Mol Imaging, 2008, 35: 1775-1785.

[45] Goh BK, Tan YM, Chung YF. Utility of fusion CT-PET in the diagnosis of small pancreatic carcinoma [J]. World J Gastroenterol, 2005, 11: 3800-3802.

[46] van Waarde A, Cobben DC, Suurmeijer AJ, et al. Selectivity of 18F-FLT and 18F-FDG for differentiating tumor from inflammation in a rodent model [J]. J Nucl Med, 2004, 45: 695-700.

[47] van Waarde A, Jager PL, Ishiwata K, et al. Comparison of sigma-ligands and metabolic PET tracers for differentiating tumor from inflammation [J]. J Nucl Med, 2006, 47: 150-154.

[48] Annovazzi A, Peeters M, Maenhout A, et al. 18-fluorodeoxyglucose positron emission tomography in nonendocrine neoplastic disorders of the gastrointestinal tract [J]. Gastroenterology, 2003, 125: 1235-1245.

[49] Erickson RA. Endoscopic ultrasound: a new diagnostic imaging modality [J]. Am Fam Physician, 1997, 55 (6): 2219-2228.

[50] Baron PL, Kay C, Hoffman B. Pancreatic imaging [J]. Surg Oncol Clin N Am, 1999, 8 (1): 35-58.

[51] Legmann P, Vignaux O, Dousset B, et al. Pancreatic tumors: comparison of dual-phase helical CT and endoscopic sonography [J]. AJR Am J Roentgenol, 1998, 170 (5): 1315-1332.

[52] Gress FG, Hawes RH, Savides TJ, et al. Role of EUS in the preoperative staging of pancreatic cancer: a large single-center experience [J]. Gastrointest Endosc, 1999, 50 (6): 786-791.

[53] Rosch T. Staging of pancreatic cancer. Analysis of literature results [J]. Gastrointest Endosc Clin N Am, 1995, 5 (4): 735-739.

[54] Chang KJ. Endoscopic ultrasound-guided fine needle aspiration in the diagnosis and staging of pancreatic

tumors [J]. Gastrointest Endosc Clin N Am, 1995, 5 (4): 723-734.

[55] Tio TL, Sie LH, Kallimanis G, et al. Staging of ampullary and pancreatic carcinoma: comparison between endosonography and surgery [J]. Gastrointest Endosc, 1996, 44 (6): 706-713.

[56] Velasco JM, Rossi H, Hieken TJ, et al. Laparoscopic ultrasound enhances diagnostic laparoscopy in the staging of intra-abdominal neoplasms [J]. Am Surg, 2000, 66 (4): 407-411.

[57] Taylor AM, Roberts SA, Manson JM. Experience with laparoscopic ultrasonography for defining tumour resectability in carcinoma of the pancreatic head and periampullary region [J]. Br J Surg, 2001, 88 (8): 1077-1083.

[58] Menack MJ, Spitz JD, Arregui ME. Staging of pancreatic and ampullary cancers for resectability using laparoscopy with laparoscopic ultrasound [J]. Surg Endosc, 2001, 15 (10): 1129-1134.

[59] John TG, Greig JD, Carter DC, et al. Carcinoma of the pancreatic head and periampullary region. Tumor staging with laparoscopy and laparoscopic ultrasonography [J]. Ann Surg, 1995, 221 (2): 156-164.

[60] Potter MW, Shah SA, McEnaney P, et al. A critical appraisal of laparoscopic staging in hepatobiliary and pancreatic malignancy [J]. Surg Oncol, 2000, 9 (3): 103-110

[61] Pisters PW, Lee JE, Vauthey JN, et al. Laparoscopy in the staging of pancreatic cancer [J]. Br J Surg, 2001, 88: 325-337.

[62] Parsons CM, Sutcliffe JL, Bold RJ. Preoperative evaluation of pancreatic adenocarcinoma [J]. J Hepatobiliary Pancreat Surg, 2008, 15 (4): 429-435.

[63] 王伟，张飞雄，李兆申. 胰腺肿瘤标志物的研究进展 [J]. 世界华人消化杂志，2007，15 (34)：3604-3610.

[64] Goonetilleke KS, Siriwardena AK. Systematic review of carbohydrate antigen (CA 19-9) as a biochemical marker in the diagnosis of pancreatic cancer [J]. Eur J Surg Oncol, 2007, 33 (3): 266-270.

[65] Safi F, Schlosser W, Falkenreck S, et al. CA199 serum course and prognosis of pancreatic cancer [J]. Int J Pancreato1, 1996, 20: 155-161.

[66] Egawa S, Takeda K, Fukuyama S, et al. Clinicopathological aspects of small pancreatic cancer [J]. Pancreas, 2004, 28: 235-240.

[67] Riker A, Libutti SK, Bartlett DL. Advances in the early detection, diagnosis, and staging of pancreatic cancer [J]. Surg Oncol, 1997, 6: 157-169.

[68] Mann DV, Edwards R, Ho S, et al. Elevated tumour marker CA199: clinical interpretation and infl uence of obstructive jaundice [J]. Eur J Surg Oncol, 2000, 26: 474-479.

[69] Cerwenka H, Aigner R, Quehenberger F, et al. Preoperative differential diagnosis of benign and malignant pancreatic lesions-the value of pancreatic secretory trypsin inhibitor, procarboxypeptidase B, CA199 and CEA [J]. Hepatogastroenterology, 1997, 44: 1117-1121.

[70] Hess V, Glimelius B, Grawe P, et al. CA 19-9 tumour-marker response to chemotherapy in patients with advanced pancreatic cancer enrolled in a randomised controlled trial [J]. Lancet Oncol, 2008, 9 (2): 132-138.

[71] Boeck S, Stieber P, Holdenrieder S, et al. Prognostic and therapeutic significance of carbohydrate antigen 19-9 as tumor marker in patients with pancreatic cancer [J]. Oncology, 2006, 70 (4): 255-264.

[72] Haglund C, Kuusela P, Jalanko H, et al. serum CA50 as a tumor marker in pancreatic cancer: a comparison with CA199 [J]. Inter J Cancer, 1987, 39 (4): 477-481.

[73] Lucarotti ME, Habib NA, Kelly SB, et al. Clinical evaluation of combined use of CEA, CA199 and CA50 in the serum of patients with pancreatic carcinoma [J]. Eur J Surg Oncol, 1991, 17 (1): 51–53.

[74] Kawa S, Tokoo M, Hasebe O, et al. Comparative study of CA242 and CA199 for the diagnosis of pancreatic cancer [J]. Br J Cancer, 1994, 70 (3): 481–486.

[75] Haglund C, Lundin J, Kuusela P, et al. CA 242, a new tumour marker for pancreatic cancer: a comparison with CA 19–9, CA 50 and CEA [J]. Br J Cancer, 1994, 70 (3): 487–492.

[76] 江志敏，杨琼，陈邓林，等. MUC1对胰腺导管腺癌诊断效能的Meta分析 [J]. 世界华人消化杂志，2008，16 (11): 1248–1253.

[77] Goggins M. Identifying molecular markers for the early detection of pancreatic neoplasia [J]. Semin Oncol, 2007, 34 (4): 303–310.

[78] Friess H, Bü chler M, Auerbach B, et al. CA 494--a new tumor marker for the diagnosis of pancreatic cancer [J]. Int J Cancer, 1993, 53 (5): 759–763.

[79] Yiannakou JY, Newland P, Calder F, et al. Prospective study of CAM 17. 1/WGA mucin assay for serological diagnosis of pancreatic cancer [J]. Lancet, 1997, 349 (9049): 389–392.

[80] Song MM, Nio Y, Dong M, et al. Comparison of K–ras point mutations at codon 12 and p21 expression in pancreatic cancer between Japanese and Chinese patients [J]. J Surg Oncol, 2000, 75 (3): 176–185.

[81] Queneau PE, Adessi GL, Thibault P, et al. Early detection of pancreatic cancer in patients with chronic pancreatitis: diagnostic utility of a K–ras point mutation in the pancreatic juice [J]. Am J Gastroenterol, 2001, 96 (3): 700–704.

[82] O'Mahony S, Sreedharan A. Does detection of K–ras mutations in pancreatic juice influence clinical decision making? [J]. Eur J Gastroenterol Hepatol, 2001, 13 (10): 1141–1142.

[83] Talar–Wojnarowska R, Gasiorowska A, Smolarz B, et al. Usefulness of p16 and K–ras mutation in pancreatic adenocarcinoma and chronic pancreatitis differential diagnosis [J]. J Physiol Pharmacol, 2004, 55 Suppl 2: 129–138.

[84] Talar–Wojnarowska R, Gasiorowska A, Smolarz B, et al. Comparative evaluation of p^{53} mutation in pancreatic adenocarcinoma and chronic pancreatitis [J]. Hepatogastroenterology, 2006, 53 (70): 608–612.

[85] Wu X, Lu XH, Xu T, et al. The diagnostic value of serum carcinoma markers, fecal K–ras and p^{53} gene mutation in pancreatic cancers [J]. Zhonghua Nei Ke Za Zhi, 2005, 44 (10): 741–744.

[86] Hiyama E, Kodama T, Shinbara K, et al. Telomerase activity is detected in pancreatic cancer but not in benign tumors [J]. Cancer Res, 1997, 57 (2): 326–331.

[87] Suehara N, Mizumoto K, Muta, et al. Telomerase elevation in pancreatic ductal carcinoma compared to nonmalignant pathological states [J]. Clin Cancer Res, 1997, 3 (6): 993–998.

[88] Saif MW, Karapanagiotou L, Syrigos K. Genetic alterations in pancreatic cancer [J]. World J Gastroenterol, 2007, 13 (33): 4423–4430.

[89] Cummins JM, He Y, Leary RJ. The colorectal microRNAome [J]. Proc Natl Acad Sci USA, 2006, 103: 3687–3692.

[90] Yanaihara N, Caplen N, Bowman E. Unique microRNA molecular profiles in lung cancer diagnosis and prognosis [J]. Cancer Cell, 2006, 9: 189–198.

[91] Calin GA, Ferracin M, Cimmino A. A MicroRNA signature associated with prognosis and progression in

chronic lymphocytic leukemia［J］. N Engl J Med，2005，353：1793-801.
［92］Lu J，Getz G，Miska EA. MicroRNA expression profiles classify human cancers［J］. Nature，2005，435：834-838.
［93］Calin GA，Liu CG，Sevignani C. MicroRNA profiling reveals distinct signatures in B cell chronic lymphocytic leukemias［J］. Proc Natl Acad Sci USA，2004，101：11755-1160.
［94］Bloomston M，Frankel WL，Petrocca F，et al. MicroRNA expression patterns to differentiate pancreatic adenocarcinoma from normal pancreas and chronic pancreatitis［J］. JAMA，2007，297（17）：1901-1908.
［95］Szafranska AE，Doleshal M，Edmunds HS，et al. Analysis of microRNAs in pancreatic fine-needle aspirates can classify benign and malignant tissues［J］. Clin Chem，2008，54（10）：1716-1724.
［96］胡强，陆品相. 蛋白质组学技术在胰腺癌标志物中的研究进展［J］. 中国现代医学杂志，2008，18（16）：2348-2352.
［97］Chen R，Pan S，Aebersold R，et al. Proteomics studies of pancreatic cancer［J］. Proteomics Clin Appl，2007，1（12）：1582-1591.
［98］杨光华. 病理学［M］. 北京：人民卫生出版社，2001：3.
［99］Hamilton SR，Aaltonen LA. WHO Classification of Tumours. Pathology and Genetics of Tumours of Digestive System［M］. IARC Press，Lyon，2000：220-250.
［100］哈米霍恩（美）. 消化系统肿瘤病理学和遗传学/WHO世界卫生组织肿瘤分类及诊断标准系列［M］. 虞积耀，崔全才，主译. 北京：人民卫生出版社，2006：7.
［101］Klopper H，Solcia E，Longnecker DS. Histological Typing of Tumors of the Exocrine Pancreas. International Histological Classification of Tumors［M］. 2nd ed，Berlin：Springer，1996.
［102］Glasbrenner B，Ardan M，Boeck W，et al. Prospective evaluation of brush cytology of biliary strictures during endoscopic retrograde cholangiopancreatography［J］. Endoscopy，1999，31：712-717.
［103］Duggan MA，Brasher P，Medlicott SA，et al. ERCP-directed brush cytology prepared by the Thinprep method：test performance and morphology of 149 cases［J］. Cytopathology，2004，15：80-86.
［104］Foutch PG，Kerr DM，Harlan JR，et al. Kummet，A prospective，controlled analysis of endoscopic cytotechniques for diagnosis of malignant biliary strictures［J］. Am J Gastroenterol，1991，86：577-580.
［105］Lee JG，Leung JW，Baillie J，et al. Benign，dysplastic，or malignant-making sense of endoscopic bile duct brush cytology：results in 149 consecutive patients［J］. Am J Gastroenterol，1995，90：722-726.
［106］Ponchon T，Gagnon P，Berger F，et al. Value of endobiliary brush cytology and biopsies for the diagnosis of malignant bile duct stenosis：results of a prospective study［J］. Gastrointest Endosc，1995，42：565-572.
［107］Pugliese V，Conio M，Nicolo G，et al. Endoscopic retrograde forceps biopsy and brush cytology of biliary strictures：a prospective study［J］. Gastrointest Endosc，1995，42：520-526.
［108］Mansfield JC，Griffin SM，Wadehra V，et al. A prospective evaluation of cytology from biliary strictures［J］. Gut，1997，40：671-677.
［109］Jailwala J，Fogel EL，Sherman S，et al. Triple-tissue sampling at ERCP in malignant biliary obstruction［J］. Gastrointest Endosc，2000，51：383-390.
［110］Macken E，Drijkoningen M，Van Aken E，et al. Brush cytology of ductal strictures during ERCP［J］.

Acta Gastroenterol Belg，2000，63：254-259.

[111] Rosch T，Hofrichter K，Frimberger E，et al. ERCP or EUS for tissue diagnosis of biliary strictures? A prospective comparative study [J]. Gastrointest Endosc，2004，60：390-396.

[112] Harewood GC，Wiersema LM，Halling AC，et al. Influence of EUS training and pathology interpretation on accuracy of EUS-guided fine needle aspiration of pancreatic masses [J]. Gastrointest Endosc，2002，55：669-673.

[113] Williams DB，Sahai AV，Aabakken L，et al. Endoscopic ultrasound guided fine needle aspiration biopsy：a large single centre experience [J]. Gut，1999，44：720-726.

[114] Voss M，Hammel P，Molas G，et al. Value of endoscopic ultrasound guided fine needle aspiration biopsy in the diagnosis of solid pancreatic masses [J]. Gut，2000，46：244-249.

[115] Raut CP，Grau AM，Staerkel GA，et al. Diagnostic accuracy of endoscopic ultrasound-guided fine-needle aspiration in patients with presumed pancreatic cancer [J]. J Gastrointest Surg，2003，7：118-126.

[116] Toole DO'，Palazzo L，Arotcarena R，et al. Assessment of complications of EUS-guided fine-needle aspiration [J]. Gastrointest Endosc，2001，53：470-474.

[117] Micames C，Jowell PS，White R，et al. Lower frequency of peritoneal carcinomatosis in patients with pancreatic cancer diagnosed by EUS-guided FNA vs. percutaneous FNA [J]. Gastrointest Endosc，2003，58：690-695.

[118] Horwhat JD，Paulson EK，McGrath K，et al. A randomized comparison of EUS-guided FNA versus CT or US-guided FNA for the evaluation of pancreatic mass lesions [J]. Gastrointest Endosc，2006，63（7）：966-975.

[119] Qian X，Hecht JL. Pancreatic fine needle aspiration. A comparison of computed tomographic and endoscopic ultrasonographic guidance [J]. Acta Cytol，2003，47：723-726.

[120] Mallery JS，Centeno BA，Hahn PF，et al. Pancreatic tissue sampling guided by EUS，CT/US，and surgery：a comparison of sensitivity and specificity [J]. Gastrointest Endosc，2002，56：218-224.

[121] Chang KJ，Nguyen P，Erickson RA，et al. The clinical utility of endoscopic ultrasound-guided fine-needle aspiration in the diagnosis and staging of pancreatic carcinoma [J]. Gastrointest Endosc，1997，45：387-393.

[122] Mortensen MB，Durup J，Pless T，et al. Initial experience with new dedicated needles for laparoscopic ultrasound-guided fine-needle aspiration and histological biopsies [J]. Endoscopy，2001，33（7）：585-9

[123] Exocrine pancreas. In：AJCC cancer staging manual，6th Ed [M]. New York：Springer，2002：157.

（杨　琼　谢德荣）

第四章 手术治疗

第一节 胰腺癌的外科治疗简史

一个多世纪以来，经过众多解剖学家、病理学家和外科学家不懈的努力和探索，胰腺癌手术治疗发展至今已形成了一套较为完整的理论和方案。本文通过研究胰腺癌手术的发展史，来探讨外科学家们对胰腺癌手术治疗的认识过程以及走过的曲折的探索过程。

1898年意大利学者Codivilla为1例胰头癌患者施行胰头及十二指肠大部切除术，胃幽门部及胰腺断端缝合，并以Y形法行胃空肠及胆囊空肠吻合，这一手术方法开创了胰腺癌手术治疗的先河[1]。1912年德国Kausch首次成功实施了分二期部分胰十二指肠切除术，在二期手术中，残余的胰腺颈部被植入部分切除的十二指肠远端[2]。1914年Hirschel首次成功实施一期部分胰十二指肠切除术，切除了部分十二指肠、壶腹部、胰头的一部分及胆管下半部，该患者通过胰管十二指肠植入缝合、胃空肠吻合及胆总管十二指肠间橡胶管植入连接重建，术后黄疸消退并生存了一年余[3]。

1935年Whipple[4]在美国外科医师协会的年会上报道了3例通过二期行胰十二指肠切除治疗壶腹部癌，即Ⅰ期行胆总管切断结扎、胆囊胃吻合及胃空肠吻合术，Ⅱ期行胰十二指肠切除、胰管结扎、胰颈部胰腺包膜的对合缝闭及后腹膜引流。

1937年Brunschwig[5]首次为胰腺癌患者成功实施二期胰十二指肠切除，Ⅰ期行胆囊胃吻合、胃空肠吻合及肠肠吻合术，Ⅱ期行胰十二指肠切除并进行幽门、远端十二指肠及胰颈部的吻合。

1940年Whipple又对手术进行了改进，进行了一期胰头十二指肠切除术，以胆管空肠吻合代替了胆囊胃吻合并于结肠前行胃空肠吻合，消化道重建的顺序为胆管、胰、胃分别与空肠吻合。这种方法具有里程碑意义，是现代胰头十二指肠切除术的原型，因此人们也把经典的胰十二指肠切除术称为Whipple术。此后外科学家们对Whipple术又提出了许多改进的方法，1940年胰胃吻合被运用于临床，仅方法就有数十种，认为其有利于降低胰漏的发生率。

1944年Child提出将空肠断端上提和胰腺断端吻合，在其下方行胆总管空肠吻合及胃空肠端侧吻合，并认为采用这种方法符合生理功能，一旦发生胰漏则仅有胰液流出，只要引流通畅也可以痊愈；而用Whipple法吻合一旦发生胰漏则胆汁胰液混合进入腹腔，激活胰酶，腐蚀血管而发生致命性大出血。

1944年英国Watson报道为一例乏特氏（Vater）壶腹部癌患者首次进行保留幽门的胰十二指肠切除术（pylorus-preserving pancreatoduodenectomy，PPPD）。但直到1978年Traverso和Lonmire[6]报道了2例慢性胰腺炎患者行该手术的经验后，这种改进术式才引起了人们的广泛关注。最初倾向于该手术只用于良性疾病的患者，后来也应用于胰腺癌和壶腹周围癌患者。

1943年由Rocky 首次施行的全胰切除术（total pancreatectomy，TP），经过多年的争议与演进，已成为目前治疗某些胰腺疾病的一种手术方式。1954年Ross曾倡导用全胰切除术治疗胰腺癌，指出就根治程度而言，全胰切除术优于胰十二指肠切除术（简称Whipple 术）。但由于当时全胰切除术合并症多，死亡率高，未能被外科医生广为接受。

1951年Moore等报告合并门静脉切除的胰十二指肠切除，但一直未能广泛开展。1973年Fortner等[7]首先报道采用区域性胰腺切除术：扩大淋巴结廓清范围，联合切除受肿瘤侵犯的周围血管，用于治疗难以切除的胰腺癌或胰十二指肠切除术后肿瘤复发的病例。受其影响，日本学者相继开展了近似于区域性胰腺切除术的扩大手术。

在世界各国外科医师努力寻求一种既能达到高切除率又能达到满意的根治效果的手术方式时，1966年美国明尼苏达州立大学的Kelly和Lillehei完成了世界上第一例临床胰腺移植术[8]。20世纪80年代中期，随着手术技术的不断完善、新型高效免疫抑制剂的不断开发应用，临床胰腺移植技术渐趋成熟，为胰腺癌的治疗开辟了一条新的道路。

近20年来，胰头十二指肠切除术又有了许多新的进展，并呈现出一些显著的特点：①多数学者认为，经典的胰头十二指肠切除术治疗胰腺癌时，其切除的范围不够，有扩大切除的必要。目前，扩大根治术的术式很多，但均以经典的胰头十二指肠切除术为基础，而手术切除范围的扩大则主要体现在血管的切除与淋巴结、后腹膜间隙清扫等方面。②术后支持治疗的加强，使术后病死率明显下降。③术后并发症的发生率明显下降，但发生率仍很高。④各种改良根治术并没有提高术后长期生存率。

第二节 根治性手术切除

近20年来，随着外科技术的发展及围手术期治疗手段的进步，国内外大型医疗中心胰十二指肠切除术手术并发症及病死率明显下降，已有单中心连续百例胰十二指肠切除手术无死亡病例的报道[9]。因此，Whipple术作为胰腺癌切除的基本术式再次得到广泛应用，并相继出现了众多扩大根治切除术式，如扩大淋巴清扫（EPD）、联合血管切除（Former Ⅰ型，Former Ⅱ型）、广泛腹膜后组织切除（TRA）等。欧洲和日本的多中心、前瞻性研究结果显示，扩大根治术可提高胰腺癌手术切除率，早期胰腺癌术后3年生存率达到40%～50%，而5年生存率为10%～30%，可以切除的进展期胰腺癌其中位生存期为22个月，而不可切除胰腺癌的中位生存期仅为6～8个月；国内现有文献报道胰腺癌术后5年生存率<10%[10]。上述研究结果，一方面证明了对早期胰腺癌外科治疗的有效性；另一方面则提示，仅靠扩大手术切除范围难以改善进展期胰腺癌的预后。

胰腺癌一旦进入中晚期，则目前临床所用的各种治疗手段的疗效均不满意。要从根本上提高胰腺癌患者的生存率，便需要早期发现和诊断胰腺癌。有研究报告，直径≤2 cm的胰腺癌术后5年生存率为19%～41%，而直径≤1 cm的微小胰腺癌术后5年生存率可高达67%。而其他的报道中，早期胰癌手术切除率为90%～100%，5年生存率可达70%～100%。因此，要提高胰腺癌诊治的效果，关键在于早期发现、早期诊断。胰腺癌的临床治疗手段包括手术、化疗、放疗以及其他治疗手段。手术治疗仍为胰腺癌的主要治疗方法。对于较早期的胰腺癌，如果癌肿局限，没有周围浸润侵犯及远处转移，目前临床医生已经达成共识，认为根治性手术切除是病人可以获得最大好处的治疗手段。

一、术前可切除性评估

由于胰腺特殊的解剖位置及其独特的生物学特征，使胰腺癌临床表现很不典型。从发病特点看，其病变隐匿，即使病灶较大者也可以无明显临床症状，并局限在胰腺组织内而无临床转移，而病灶小者也可能已有胰腺组织以外的浸润甚至发生远处转移。从肿瘤位置与预后关系看，肿瘤位于胰头者，黄疸出现早而病灶切除率较高；肿瘤位于钩突者，黄疸出现晚，一旦出现黄疸则很难获得根治性手术切除；肿瘤位于胰体者，常有腹腔干及其分支包绕，黄疸出现较晚，疼痛迅速加剧，切除率极低，治疗效果非常差；肿瘤位于胰尾者，临床症状出现晚，但血管浸润及血行转移出现早，尽管切除率较高，但长期生存率较低。因此，对胰腺癌患者选择适当的影像学检查，对其病变进展程度进行充分的评估，对确定其治疗措施具有重要临床意义[11]。

目前，以解剖学为基础的影像学检查技术迅速发展，对胰腺癌定位、定性诊断及分期评估的准确性提高，逐步改变了临床医师依靠经验决策的思维模式，而代之以遵循科学的原则，即根据影像学检查结果对病变进行分期评估，并制定合理的综合治疗方案，使胰腺癌的治疗初步达到科学化、规范化。

CT作为胰腺癌诊断和病变分期评估的首选方法，其分辨率高，组织对比度好，图像真实清晰，对病变定位、定性准确率高，可对肿瘤的部位、大小、淋巴转移、血管侵犯和远处转移等进行综合判断。我们通过对200例CT检查临床资料的分析表明，CT对早期胰腺癌诊断正确率可高达80% 以上，而对进展期胰腺癌诊断敏感度达到95.3%，特异性92.1%，通过术前CT评估分析有手术指征的病例占68.5%，肿瘤可切除性的预测准确率高达81.5%，不可切除性的预测准确率为87.5%，综合评估后手术总切除率达68.5%[12]。

MRI对胰腺癌的诊断有一定帮助。据资料显示，MRI 对胰腺癌定性、定位诊断不如CT。但磁共振胆胰管显影（MRCP）和血管显示技术（MRA）可较为清晰地显示胆胰管扩张及血管尤其是门静脉系统受累程度。我们通过对94例胰腺癌进展期患者进行MRCP和MRA检查发现，MR/MRCP/MRA联合检查对胰腺肿瘤的定位、血管浸润范围及肿瘤周围血管增生、门静脉海绵样变等有较高的价值，有助于确定手术指征、可切除性判断及手术风险预测[13]。

近年来PET检查已逐渐在国内大医院开展，其对胰腺癌定性诊断的敏感度和特异性高于其他影像学检查方法。但由于PET对器官肿瘤准确定位和肿瘤大小测定存在偏差，因此多用于CT和MRI难以定性的肿瘤性质的鉴别以及对是否存在远位转移的判断。

尽管CT，MRI和PET等影像学技术提供了根据解剖学定位进行肿瘤分期评价的依据，但就胰腺癌而言，由于其特有的生物学特征如早期神经结缔组织浸润，并沿血管神经鞘蔓延等，临床常用的影像学诊断技术很难发现肿瘤的早期浸润和微转移灶。正因为如此，胰腺癌术后近期复发常以血管神经鞘转移为主，因此研究胰腺癌这一生物学特性，并发展新的诊断学技术，不但具有诊断学而且具有治疗学上的重要意义。

近年来，随着人类基因组计划的完成，以基因功能组学、蛋白质组学研究为主的后基因时代的开始，对肿瘤发生发展过程中分子系列变化的研究带动了医学影像学由大体解剖学向微观、生物代谢及基因表达等分子影像学的方向发展。通过分子影像学技术显示肿瘤早期的微转移灶的存在，并对治疗效果进行监测与评估。现代分子影像诊断技术的进步，将可能改变传统影像学的肿瘤分期评估系统，从而实现胰腺癌早期诊断及分子靶向治疗的临床应用，有望实现胰腺癌临床综合治疗效果的实质性突破。

二、手术适应证

胰腺癌术前的可切除性评估十分重要，准确的判断既可避免不必要的手术创伤，又能让患者得到恰当的治疗。胰腺癌可切除的标准一般为：①肿瘤局限于胰腺内，或直接侵犯胆总管、十二指肠、脾脏、胃等可一并切除的范围内（TNM分类中的T1，T2期和没有血管侵犯的T3期）；②肿瘤没有侵犯周围大血管，如腹腔干动脉、肝静脉、门静脉、腹主动脉或下腔静脉；③没有广泛的淋巴结转移；④没有肿瘤的腹膜种植，或肝脏等其他远处转移。随着胰腺癌扩大根治术的开展，肿瘤累及门静脉及广泛区域性淋巴结转移者不再是手术切除的禁忌证，但不宜随意扩大切除范围，扩大手术切除范围必须得到长期生存率的验证，应有前瞻性对照临床试验的结论依据。

三、术前准备

胰腺癌病人常常全身情况欠佳，面临的根治性手术创伤大、失血多、并发症多，手术死亡率高。因此，正确得当的围手术期处理十分关键，其重要性并不亚于手术操作本身。术前准备包括：①营养状况的评估及补充。营养不良不仅损害机体组织、器官的生理功能，而且可增加手术危险性和术后并发症发生率及手术死亡率，影响原发病的治疗过程，降低病人的生活质量，甚至影响预后。围手术期营养支持可改善营养不良病人的生理储备，纠正营养不良，因而在理论上可降低病人术后并发症发生率和手术死亡率。具体采用肠内营养或肠外营养何种补充方式，应根据病人的具体情况进行选择。②常规机械性及口服抗生素肠道准备。因为胰腺癌手术中有多个消化道重建步骤，因此，充分的肠道准备可以降低术中污染及术后感染的几率。③凝血状态的评价及纠正。大部分胰腺癌病人术前均伴有阻塞性黄疸，导致维生素K吸收不良，从而影响凝血功能。术前应给予外源性维生素K以纠正凝血时间。④术前或术中应用抗生素以降低感染的几率。如果无明显感染，一般认为术前不需要常规应用抗生素进行预防，因为这不但不会提高治疗效果，反而会导致耐药菌的产生。目前多采用术中给药的方式，于手术前30 min静脉给予足量广谱抗生素，如果手术时间>4 h，可以追加给药。⑤控制糖尿病。胰腺癌病人糖尿病发生率比普通人群高得多，一旦检查证实，应使用普通胰岛素将血糖控制在7.2 ~ 8.9 mmol/L，但要避免胰岛素过量引起低血糖。⑥术前减黄治疗。胰腺癌所致的梗阻性黄疸病人，常伴有内毒素血症，后者可损害器官功能，增加术后并发症的发生率。为此，有人主张在血胆红素浓度>342 μmol/L（20 mg/dL）时应先作胆管引流，使黄疸程度减轻，然后再作根治性手术。胆管引流可采用经皮肝穿刺胆管引流术（PTCD）、内镜引流（鼻胆管、支架管）、乳头切开或外引流等手段。但是近年来大宗病例的回顾性总结以及前瞻性对比研究的结果显示，术前减黄并无多大益处，并不会降低手术死亡率及术后并发症的发生率。

四、术式的选择

胰腺癌切除术后的不良预后与局部复发、远处转移和腹膜种植有关。即使是<2 cm的小胰癌，若病灶临近血管或突破胰腺包膜，也极易向胰周神经丛、血管神经鞘和区域淋巴结扩散。目前，许多研究已显示，根治性手术后无淋巴结转移的胰腺癌患者5年生存率亦只是15% ~ 40%[14-16]，大多数患者仍死于局部复发和远处转移。其重要原因之一是胰腺癌尚

存在神经浸润这一有别于其他癌症的重要生物学特性。癌细胞可沿神经束膜浸润，进入束间隙蔓延，并可再浸润到膜外形成瘤灶。神经丛转移与胰后方组织浸润及动脉浸润程度平行。有研究证实胰头癌的胰外神经丛浸润高达65%。胰头癌的神经转移多发生于胰头前、胰头后、腹腔干、肝总动脉、脾动脉、肠系膜上动脉及腹主动脉周围，构成了腹膜后浸润的主要方式，成为腹膜后肿瘤组织残留的主要原因。因此，廓清血管周围神经丛和淋巴结便是手术的难点和重点之一。

随着对胰腺癌的发病机理、淋巴结转移特点以及对邻近器官侵犯的规律进行深入的研究，外科学家们逐步改进胰十二指肠切除手术（Whipple）方式，相应提出了胰头十二指肠切除加区域性淋巴结廓清术、保留幽门的胰十二指肠切除术（pylorus-preserving pancreatoduodenectomy，PPPD）、扩大的胰十二指肠切除（extended pancreaticoduodenectomy，EPD）、区域性扩大切除术（egional pancreatectomy，RP）、全胰切除术（total pancreatectomy，TP）、远端胰腺癌切除术（distal pancreatectomy，DP）等一些改进的术式以及胰腺移植（pancreas transplantation，PT）等，为胰腺癌手术治疗进行了有益的探索。迄今，胰头癌的手术方式多达十余种。与Whipple术式相比较，其改进的重点在于扩大淋巴结切除范围，胰周后腹膜的完整切除，伴有或不伴有门静脉、肠系膜血管的切除重建。追求切除达到无淋巴结转移的站组、无后腹膜浸润和显微镜下的无瘤性切除，即R0切除。实际上，随着医疗技术和围手术期治疗水平的提高，对于国内较大规模的胰腺中心来讲，手术并发症和死亡危险并不构成进行扩大胰腺癌切除术的障碍，关键是能否做到R0切除。例如如何界定胰头癌手术是否为R0切除，首先，术中应做到肝十二指肠韧带内结构的骨骼化、肠系膜上动脉（SMA）和肠系膜上静脉（SMV）连同腹腔干上缘至肠系膜下动脉之间（16M 区）的淋巴及神经纤维组织一并切除；切除淋巴结站别应超过已转移淋巴结站别，如D2切除，而转移淋巴结位于Nl以下，则手术达到R0。

（一）标准的胰十二指肠切除术（pancreatoduodenectomy，PD）

这一经典的手术，是多年来治疗胰头癌的基本术式，虽然远期疗效不太理想，但仍是现在大家能掌握并仍在应用的主要术式。“标准”与“扩大”的区别主要是依清扫范围的大小而言。不同国家及机构对标准手术没有统一概念，一般指未刻意行淋巴清扫、神经切除的胰十二指肠切除术（PD）为胰头癌的标准手术。手术切除范围具体包括：切除胆囊、胆总管，不清除胆管及门静脉后上组淋巴结，不清除肝总动脉及腹腔动脉周围淋巴结。胰腺切断线在门静脉长轴，胰钩突切除仅限于肠系膜上静脉的后侧，钩尖不能切除。不清除胰后的腹膜及下腔静脉与腹主动脉间淋巴结。因此，经典Whipple手术达不到根治性切除胰头癌的目的，应提倡实行合理的胰十二指肠切除术。

（二）胰头十二指肠切除加区域性淋巴结廓清术

经典的胰十二指肠切除——Whipple手术后5年生存率不理想，反映了手术本身的欠彻底性。Cubhna指出约有85%的胰腺癌在确诊时已扩散超出胰腺外，故切除胰腺病灶的同时，还应行区域性淋巴结廓清术。胰头癌淋巴结转移主要为肝、十二指肠韧带内，腹腔动脉及其分支周围，胰头前后方上下，肠系膜上动脉周围以及腹主动脉周围等淋巴结。胰腺癌淋巴结转移遵循一定的规律：胰头后上（N0. 13a）、胰头后下（N0. 13b）组约占30%～4o%，胰头前上方（N0. 17a）及胰头前下方（N0. 1713）约占20%～25%，肝总动脉淋巴结（NO. 8）、肠系膜上动脉周围淋巴结（NO. 14）及腹主动脉周围淋巴结（NO. 16）约占20%～30% 。另有报道，肠系膜上动脉周围淋巴结（NO. 14）及腹主动脉周围淋巴结（N0. 16）转移率极高，分别为47%和45%。因此，以根治为目的，胰头癌淋巴结廓清的范围应到第2站（NO. 9，11，12a，12b，12 c，14a，15，16a，16b和18组）。另有人主张应适当廓清第3站淋巴结。此外，还应重视清除分布于腹主动脉、下腔动脉、左肾静脉三角区的淋巴结。在一些西方国家，如德国，无论肿瘤的大小、组织学类型，常规行该区域组织的清除，并证实该区域有较高的淋巴结转移率。

最近，一项来自美国霍普金斯大学的随机对照临床试验对扩大淋巴结清扫术（ELD）与标准淋巴结清扫术（SLD）的作用进行了评价[17, 18]。其中，在294例胰腺癌患者中，146例行标准Whipple手术；148例联合淋巴结扩大清扫术，清扫范围包括远端胃、腹膜后淋巴结和N0. 9，16a 16b 组淋巴结，不包括腹腔干或肠系膜上动脉周围的淋巴结以及肝十二指肠韧带和肝总动脉周围的淋巴结。其研究结果如下：Whipple手术组平均摘取17个淋巴结，扩大清扫术组平均摘取28.5个淋巴结；Whipple手术组中有73%的转移阳性淋巴结，扩大清扫术组中转移阳性淋巴结占74% ；两组手术切除的腹膜后组织标本中均有15%的淋巴结发生了转移；两组围手术期死亡率相近，但与Whipple手术组相比，扩大清扫组的并发症发生率明显升高（43% vs 29%）；Whipple手术组平均存活时间为21个月、3年存活率为38% ，而扩大清扫术组平均存活时间为20个月、3年存活率36%，两组差别无统计学意义。此外，来自其他研究中心的前瞻性临床对照研究也证明，与标准的淋巴结清扫术相比，腹膜后淋巴结扩大清扫术并不能延长胰腺癌患者的生存时间。Nguyen等[19]还采用FACT-Hep评分系统对该组中存活患者的生存质量（quality of life，QOL）进行了比较，其中SLD组55例，ELD组50例，患者平均存活2.2年，结果两组的QOL评分分别为143.5和147.3，身体、社会、情感、功能评分两组均无差异。

因此，目前认为，廓清淋巴结的胰腺癌切除术有可能提高早期患者的长期存活率，但对进展期病例做过度的淋巴结廓清不一定能产生良好的预后。

（三）保留幽门的胰十二指肠切除术（PPPD）

PPPD手术方式与经典的PD不同，它保留了全胃、幽门及十二指肠球部，在幽门下2～4 cm切断十二指肠，在十二指肠水平部与升部之间或空肠起始部切断肛侧肠管，而胆管的切断、胰腺病变的切除与经典的PD相同。优点：由于保留了胃的储存功能，维持了正常的消化道激素水平，减少了手术创伤，PPPD不仅避免了术后胆汁反流性胃炎、吻合口溃疡、倾倒综合征等胃切除术后一系列并发症，而且改善了患者术后的营养状况，有利于机体恢复。但也存在一些缺点，如可能会导致术后胃排空延迟（delay of gastric empty，DGE），这也是PPPD一个值得关注的问题；由于缩小了手术范围，可能导致切除不彻底，有可能无法达到根治目的。

国外的两个随机对照临床试验结果证实了PPPD能达到标准Whipple术一致的效果，术后生存时间无显著性差异[20, 21]。Liu等[20]报道15例（3例胰头癌，12例壶腹部癌）标准Whipple术和16例（2例胰头癌，14例壶腹部癌）保留幽门的胰十二指肠切除术（PPPD）的手术时间、术中失血量、术中输血量、术后总的并发症发生率及手术死亡率均无明显差异；PPPD术后胃排空延迟多于标准Whipple术，但无统计学差异（p=0.08）。Seiler等[21]的研究表明，标准Whipple术手术时间较长，术中失血和术后并发症较多，两组的手术死亡率无差异；标准Whipple术后胃排空延迟多于PPPD术，同样无统计学差异。对该研究中的61例恶性肿瘤（Whipple组24例胰腺癌，9例壶腹周围癌，PPPD组18例胰腺癌，10例壶腹周围癌）患者术后进行随访，中位随访时间1.1年（0.1～2.9年），结果Whipple组和PPPD组肿瘤复发率分别为51%和39%（P=0.3），因肿瘤复发而致的死亡率分别为33%和29%（P=0.69），两组的中位生存期也无明显差异。

DGE可能与切除十二指肠的起搏点、十二指肠血运受到影响及循环中胃动素减少有关，但有自限性，一般2个月左右即可自愈。Hishinuma提出PPPD术中使用Imanaga法重建消化道可减少DGE发生率，即端端十二指肠空肠吻合、端侧胰空肠和胆管空肠吻合重建消化道，因为此法消除肠腔盲端，减少了食物的滞留。Yeo[22]于PPPD术后给予红霉素（胃动力激素激动剂）发现DGE减少了37%。

钟守先等[23]认为，PPPD应严格掌握手术适应证，对于已侵犯到胃或十二指肠第一段，胃周No5，No6淋巴结（幽门上下）有转移，十二指肠切缘阳性的病例应放弃PPPD。日本Imaizumi[24]等人提出，应在术中对胃周淋巴结取活检做快速病检，尤其是No5，No6淋巴结，若为阴性则可行PPPD。由于幽门区的淋巴结较少转移和PPPD病人术后的一些优点及生存率的无差异性，为增强切除的彻底性，达到根治目的，采用PPPD时必须遵循以下原则：应对肿瘤周围管道如肝总管、腹腔动脉、肝动脉、门静脉、肠系膜上动脉等进行骨骼化手术，并确保胰腺和胃肠切缘的阴性。

因此，PPPD对于恶性程度较低的肿瘤（胰腺囊腺癌、胰岛细胞癌、胰腺腺泡癌）及无胃周淋巴结转移、未侵犯到胃和十二指肠第一段的胰腺癌是可选择的手术方式，能较好地改善患者术后生存质量。

（四）扩大的胰十二指肠切除术（EPD）

在 20 世纪 80 年代，胰腺癌的外科手术呈现出两极发展的趋势。受 Fortner 区域性切除的影响，以日本为代表的学派对胰腺癌采取了积极、扩大的切除手术，使胰腺癌切除率从7%～20%提高到50%，治愈切除率从10%提高到40%～50%[25]。日本Nakao等[26]报道，1981年7月至2003年9月手术治疗胰腺癌391例，手术切除250例，占63.98 %。而在250例中，合并门静脉切除171例，占68.4 %。

胰腺癌扩大手术的理论基础：①由于胰腺癌的生物学特性及胰腺的解剖学特点，直径为 0.3～1.2 cm 的肿瘤即可发生胰外组织的浸润。②淋巴结转移是胰腺癌早期最主要的转移途径，胰腺癌淋巴结转移发生早，据统计，临床上判断肿瘤<2 cm属于Ⅰ～Ⅱ期的早期胰腺癌，实际上淋巴结转移发生率已达20%～30%，而进展期胰腺癌中几乎都有淋巴结转移。据日本全国资料统计，胰头癌淋巴结的转移率依次为13组30%～40%，17组20%～25%，8，14，16组为20%～30%。③ 沿神经束膜扩散是胰腺癌特有的转移方式。癌细胞首先侵及胰内神经，进而沿神经束扩散至胰外神经丛这是腹膜后浸润的主要方式，成为腹膜后软组织中癌残留的主要原因。90%的胰腺癌伴有胰内神经受侵，69%伴有胰外神经受侵。淋巴结转移及胰外神经受侵是影响胰腺癌病人术后生存的重要因素。因此，理论上应扩大手术切除范围，手术切除范围主要包括：基于肿瘤多中心生长的全胰腺切除或侵犯的联合脏器切除；扩大范围的淋巴结清扫和后腹膜神经丛组织的切除；联合胰周重要血管的切除重建三方面内容，重点强调切缘阴性，追求达到无转移的淋巴结、无后腹膜浸润和显微镜下的根治性切除，以达到根治性切除（R0）的目标。

对于邻近血管受到胰腺癌侵犯的病例是否有手术价值，目前仍有争议。但国内外许多研究表明，随着影像学技术、手术技术的提高，联合血管切除重建的胰十二指肠切除术其手术并发症的发生率和死亡率并无明显增高，该手术是安全可行的。联合血管切除的目的是为了争取获得根治性切除及手术切缘的阴性，联合大血管受侵手术切除后只能提高1年或2年生存率，但5年生存率难以提高，因此，要严格掌握手术适应证。

联合血管切除重建的胰周重要血管主要包括门静脉（PV）、肠系膜上静脉（SMV）、肠系膜上动脉（SMA）、肝总动脉（HA）和腹腔动脉（CA）等，若胰腺癌侵及动脉，常提示肿瘤已向周围广泛浸润，即使行联合动脉切除，其后腹膜软组织的切缘阳性率仍然极高，难以达到根治性切除，疗效差，多数学者[26]已不主张行联合动脉切除重建的胰十二指肠切除术。目前施行的手术主要为联合和/或的切除重建，由于胰头癌侵及PV，SMV的比例很高，可达40%左右，肿瘤与静脉粘连或浸润不易鉴别和分开，虽然没有胰外转移，即往常是放弃根治性切除的主要原因，其实这种情况37%～50%是炎性粘连，手术时很难区别。日本Nakao等[27]报道，1981年7月至2003年9月手术治疗胰腺癌391例，手术切除250例中合并门静脉切除171例，占68.4%。对于肿瘤侵犯门静脉，以往认为为手术禁忌，但研究表明，门静脉和肠系膜上静脉受侵犯主要是由于肿瘤的特殊位置所在引起，而非预后不良的指标。许多研究表明，联合门静脉和肠系膜上静脉切除是安全的，死亡率并无增高，对肿瘤局部侵犯门静脉和肠系膜上静脉而无其他手术禁忌者，联合门静脉肠系膜上静脉切除仍能获得与肿瘤未侵犯血管病例相同的手术疗效，而不能视为手术禁忌[28]。

骆明德[29]等对16例胰腺癌施行受侵血管联合切除，5例姑息性切除者平均生存仅5.9个月，最长生存13个月，获根治性切除的11例，平均生存18.2个月，最长生存>4年。可见提高胰腺癌的根治性切除率是提高胰腺癌术后生存率的关键。对于单纯侵犯肠系膜上静脉和门静脉的胰腺癌应行联合切除血管的根治术。

有的学者希望彻底性的切除肿瘤，提出胰腺癌联合脏器的扩大切除术，即切除肿瘤累及的胃、横结肠、肝、脾和肾上腺等。国内外大多数学者对此持观望态度，因为胰腺癌联合脏器扩大切除增加了手术的并发症和死亡率，远期生存率并没有明显提高[30]。

（五）区域性胰腺切除术（RP）

由于胰腺癌具有早期浸润生长特性，易侵犯周围器官、血管和神经，尤其易累及肠系膜上静脉-门静脉系统，并可沿淋巴结及神经转移，且Whipple术是紧贴胰腺肿瘤及大血管周围进行切除，这导致了手术切除率低，术后易复发。为提高手术切除率、根治程度及远期疗效，1973年Fortner[31]提出采用区域性胰腺切除术治疗难以切除的胰头癌或胰腺癌术后复发的病例，共分为3种类型。0型：对胰腺及其周围的软组织和淋巴结、肝门、胆管、十二指肠、肾前包膜、部分空肠、部分胃及整块横结肠系膜切除。并将肝动脉、腹腔动脉、肠系膜上动脉周围淋巴结、部分腹膜后淋巴结清除。I型：若肿瘤侵及门静脉，则再将门静脉切除一段。Ⅱ型：如肿瘤巨大，还可扩大切除范围，切除腹腔动脉或肝动脉或切除肠系膜上动脉。受其影响，日本学者相继开展了近似于区域性胰腺切除术的扩大手术，其主要内容为：①联合血管的切除，包括肠系膜上静脉-门静脉、腹腔动脉、肝总动脉和肠系膜上动脉等；②胰周淋巴结扩大清扫，包括腹主动脉周围淋巴结；③腹膜后结缔组织清除包括胰腺外神经丛的切除。RP使过去认为不能切除的胰腺癌得以切除，对晚期胰头癌的治疗能提高切除率，但不能提高生存率。由于手术创伤大，并发症多，术后死亡率高。Moosa等对RP

的意义提出质疑，认为该手术的意义不大，即使在日本也有学者认为扩大廓清术超越了手术界限，对其意义提出质疑。1994年5月在美国波士顿召开的世界肝胆胰外科会议上，不少欧美学者认为对于Ⅰ期，Ⅱ期胰腺癌不必行创伤如此之大的手术，其效果并不优于Whipple手术，而且对于Ⅲ期，Ⅳ期胰腺癌尤其是门静脉、肝动脉、肝脏受累的病例行RP的意义表示怀疑。由于RP对生存率无改善，而且手术死亡率高，其中Ⅱ型手术的效果极差，故Fortner本人也已放弃此术式。

（六）全胰腺切除术（TP）

是否全胰切除，至今仍有争论。主张者认为：①更能达到根治的目的。胰腺癌部分是多中心地发生的，该术式可切除胰腺内的所有癌细胞和清除胰周淋巴结。②方便广泛的淋巴清扫。③避免了胰腺与消化道吻合出现并发症的危险。反对者认为，全胰切除后的长期生存率并不比PD好，且：①手术死亡率高，现今非全胰切除的胰漏发生率又极少。②由于胰高血糖素缺乏，术后可有胰岛素依赖性糖尿病并伴有发作性低血糖。③仅少数胰腺癌为多中心癌（15.5%）。目前，国内外大多数学者不主张全胰切除，因此大多数外科医生要严格限制选用此手术。全胰切除术仅用于下列情况：患者的肿瘤侵犯了整个胰腺或胰头癌伴有体尾部坏死；胰腺癌合并有严重慢性胰腺炎者或伴有长期使用胰岛素的糖尿病患者；施行PD时由于肿瘤太大超过PD的切线或者残余的胰腺太脆而难以作胰腺吻合时。

（七）胰体尾切除术（DP）

胰体尾切除术比Whipple术的难度要小，并发症亦少，且病例亦相对较少，因此没有像治疗胰头癌那样得到大家的重视。对如何能较合理地进行根治以提高远期疗效的讨论很少，但同样存在着规范手术达到根治性的问题。胰体尾癌手术除了胰切缘须离肿瘤3 cm，切除肾脂肪囊以外，必须清除第一站淋巴结及大部第二站淋巴结。

DP适用于胰腺体尾部癌无远处转移者，切除范围包括脾脏、胰体尾部及其周围淋巴结的切除。手术操作简单，并发症少，死亡率低。但大多数在明确诊断时已属中晚期，致使切除率和5年生存率均很低。为了达到根治性切除，在游离脾脏和胰体尾背面时，应切开Gerota筋膜和切除左肾上腺，使左肾动脉、静脉骨骼化，切除胰腺的3/4，清除腹主动脉周围的淋巴结。

（八）胰腺移植（PT）

胰腺癌全胰切除术虽然使手术切除率、肿瘤根治率得以提高，但术后患者血糖难以控制、生活质量差是很大的缺点，胰腺移植不失为解决这一难题的良方。1966年Kelley和Lillehei施行了首例尸体节段胰腺移植，同时施行肾移植，术后患者血糖很快恢复正常。近40年来，胰腺移植的术式在不断摸索中改进。为处理胰管的问题，人们采用了带十二指肠段的全胰移植、胰管与胃肠吻合、胰管与泌尿道吻合和化学黏合剂堵塞胰管的方法。为解决患者肾功能衰竭的问题，胰肾联合移植已在临床上推广。另外，新型免疫抑制剂（CsA等）在临床上的应用，使胰腺移植的成功率大为提高。Sutherland施行亲属活体供胰体尾节段移植成功，不仅减轻了排斥反应，而且为拓宽胰腺供体渠道提供了一个有益的思路。经过不懈的努力，胰腺移植的疗效有了较显著的进步。1989年全球首次报道了临床上全腹部器官移植成功。中山大学附属第一医院施行5例临床上腹部器官簇移植术，其中胰腺癌伴肝脏转移3例，肝癌伴肝外淋巴结及胰腺转移2例，为胰腺癌伴肝脏转移或者肝癌伴胰腺转移的治疗提供了一种可能的方法。

总之，胰腺癌的手术治疗的历史是一个十分复杂、漫长的过程，经历了几个世纪外科学家的不懈努力和探索，至今仍未有完全统一的标准，但经过几个世纪不断的探索，尤其是20世纪Whipple术运用于临床，并不断地加以改良，同时随着对胰腺癌的生物学特性研究的进展，对胰腺癌的治疗有了更深刻的认识：为了提高疗效必须进行以手术为主的综合性治疗。

五、术后处理

（一）一般处理

1. 术后体位

麻醉未醒者，应取平卧位或头低位，头偏向一侧，以利于口腔分泌物或呕吐物流出。病人清醒后，喉反射开始恢复，改为半斜坡卧位，使髋关节屈曲，以减轻对腹部缝合线的张力，同时也利于病人的恢复。消化道穿孔术后，腹内感染引流术后采取半坐位，使腹腔渗出液流出直肠前，有利于诊断，减少毒素吸收和方便引流。有休克的病人，应取下肢（窗脚）抬高20°、头部和躯干同时抬高5°的体位。肥胖病人可取侧卧位以利于呼吸和静脉回流。

2. 生命指征的检测

中小手术病情稳定者每2～4 h测定一次；大手术、可疑内出血、休克病人，每15 min测一次，稳定后改为4～6 h测定一次。重危病人需用持续心电监护。重大疑难手术，心、肺、肾功能减退等病人术后检测的指标主要有：①心电监护。任何术前有心功能不全的病人，术后应立即应用床边心点监护仪进行24～48 h连续检测，警惕心率、心律或传导异常。②心泵功能检测。心电图不能反映心排血功能和血液动力学。心泵功能受前负荷、后负荷、心缩力三因素的影响。以中心静脉压（CVP）代表前负荷，以体循环和肺循环总阻力（TPRI，PVRL）指数表示，心缩力常以左右室每搏功指数（LVSWI，RVSWI）表示。检测以上指标并与正常值相对照，可以估计出左右心室和循环的总状态。③动脉压检测。④呼吸功能检测。主要包括呼吸检测、呼吸机使用的检测和血气分析。⑤氧运输和组织氧合检测。⑥肾功能的检测。⑦尿量、尿比重、和pH值的测定，血肌酐、尿素氮的测定，体温的检测。⑧中枢神经的检测。

3. 术后止痛和安眠

病人术后都有不同程度的创口疼痛，常常有不愉快的情绪和防卫反应。术后止痛以药物止疼为主，常用的止痛药物有吗啡、杜冷丁、芬太尼、布托吗啡等。一般术后24 h内，伤口止痛用杜冷丁50 mg，肌注，间隔4 h注射1次，24 h后则酌情给予。安眠以安定为首选。

4. 术后营养

术后TPN的应用对胰十二指肠切除术后患者提供营养支持的同时，还可减少胰液的分泌，降低胰瘘的发生。尤其在胰瘘发生后，TPN的应用更为必不可少。近年来，随着对肠内营养（EN）研究的深入，发现EN与TPN相比，具有并发症少、符合人体生理、保护肠绒毛、避免肠内菌群移位等优点。因此，胰十二指肠术后应尽早由TPN改为EN。

5. 饮食

胆道手术后，一般在24～48 h禁食；3～4 d肠道功能恢复后，开始进流质；第5～6 d开始进半流质，第7～9 d可恢复普通饮食。

6. 输液

禁食或不能进食期间需要静脉供给水、电解质及营养，按每日维持量加额外丢失量计算，失血者需补血。高血压、心肺功能不全、输液量大者应详细记录出入量、每小时的尿量、测定中心静脉压，指导输液速度及输液量。术后常规应用生长抑素，以降低胰液分泌；应用广谱抗生素，为各种吻合口愈合提高安全的愈合微环境；应用质子泵抑制剂，抑制胃酸分泌；适当补充各种维生素以降低应激性胃溃疡和吻合口溃疡的发生率。

7. 早期起床活动

早期起床活动可增加肺活量，减少肺部合并症，改善全身循环，促进伤口愈合及内脏功能恢复，减少因下肢静脉淤血而形成血栓。但要注意病人的耐受程度，逐步增加活动量。对大手术后早期、休克、严重感染、心肺功能不全及有多处引流管患者不宜早期活动。活动可先在床上开始，如深呼吸、四肢关节屈伸，肌肉收缩放松运动，然后床边站立，沿床边活动和离床活动，逐步恢复正常活动。

8. 伤口处理

一期缝合伤口术后一般2～3 d更换敷料，注意伤口有无血肿、皮下积液、脂肪液化、伤口感染、缝线脓肿及伤口裂开等。7～9 d拆线，减张缝合，14 d拆线。

（二）特殊处理

1. 胃肠减压

观察引流物的量、性质及其变化，定期用生理盐水冲洗，注意是否通畅和胃管的深度。如胃肠减压量极少，冲洗后也无变化，可将胃管稍稍拔除或深放调整，使胃管放于最适当处。对胃空肠吻合术、Roux-Y吻合术等胃管头部位置特殊者，更应妥善保护，防止脱出。若肠鸣音恢复正常规律，病人已有肛门排气，可拔除胃管。若胃肠减压量较大，持续几天无肠功能恢复，则应进一步检查原因，予以相应治疗。

2. 腹腔引流

注意观察引流管引流液颜色、量，早期注意渗血量，后期注意是否有胆瘘、胰瘘。引流管不宜过早拔除，在测定腹腔引流液淀粉酶活性、确定有无胰瘘、经B超检查腹腔无积液后再拔除引流管。若发现腹腔积液较多，可在B超引导下穿刺引流。管状引流多用于渗血部位、肠管残端封闭处、吻合口可能发生漏处等，一般待引流量减少或消失后拔除，或者确定无残端漏，吻合口漏时（7～8 d后）拔除。双套管负压引流适用于引流量较大、需要长时间持续吸引的伤口和胃肠道瘘等。一般内管接负压吸引，外管为通气管，因此要注意空气净化过滤，防止引流管堵塞和引流口出血。

3. 留置尿管

为手术时间长、下腹部显露而放置的尿管，可在术后当晚或第二天早晨拔除。为观察肾功能或有效循环量而放置者，应在病情稳定后拔管。

（三）术后各种反应的处理

1. 发热

发热是术后最常见的症状。手术后24 h内发热，常常是由于代谢性或内分泌异常、低血压、肺不张和输血反应。术后3～6 d的发热，要警惕感染的可能，如静脉炎、尿路感染、切口感染、肺部感染等。对术后发热的处理，应对病史和术后不同阶段可能引起的规律进行分析，选择检查，在明确诊断的前提下，作有效的治疗。

2. 恶心、呕吐

最常见的原因为麻醉反应，麻醉作用消失后即好转，但应注意其他原因如酸中毒、电解质失衡，颅内压高等。如术后长期呕吐，应警惕有肠梗阻的可能。治疗应根据不同的原因进行。呕吐较重者可给予非那根、氟哌啶等。

3. 腹胀

腹胀是术后常见的临床表现。主要的原因是由于胃肠道被暴露过久或手术操作刺激所致的肠功能失调或暂时性的麻痹。一般术后3～4 d，肛门排气后可自行缓解。如术后3～4 d以上仍不排气，腹胀明显应考虑腹腔内感染或水电解质紊乱，伴有呕吐应考虑急性胃扩张；如有绞痛应考虑肠梗阻等术后并发症。严重腹胀可使腹肌升高，影响呼吸功能，下肢静脉曲张，影响血液回流，同时对吻合口和腹壁切口的愈合也影响较大，应及时给予处理。一般给予持续胃肠减压，放置肛管，高渗盐水灌肠等。非肠道手术者，可使用新斯的明穴位封闭或肌注。

4. 呃逆

可能由于腹胀、膈肌升高刺激、膈神经刺激或中枢神经兴奋引起，多为暂时性，有时非常顽固。持续的呃逆，不但妨碍患者的睡眠，还会增加伤口的疼痛，影响伤口的愈合。临床上，常用压迫框上缘或轻度压迫双眼球，嘴对纸口袋进行呼吸，增加二氧化碳的浓度，注射Ritalin，给予镇静解痉药。有顽固性呃逆者，应警惕膈下感染，胃肠吻合口漏或残端漏，肺部感染等。

（四）术后并发症及处理措施

1. 胰瘘

胰液若流入腹腔则形成胰性腹水，若胰液被周围组织包裹则形成假性囊肿，漏出的胰液腐蚀周围的肠壁或胃壁，导致胰管与胃或肠相通则为胰内瘘，胰液经引流管或切口流出体表则为胰外瘘或胰皮肤瘘，临床上的胰瘘一般指胰外瘘。对于胰瘘国外学者的定义较为具体，Bertrand将胰瘘定义为通过引流管或经皮吸引得到的液体中，淀粉酶的浓度持续3 d超过血浆中水平的4倍即为胰瘘，或者通过窦道造影发现吻合口瘘。Yeo 定义为从术后第10天起通过引流管引流出的液体＞50 mL/d，其中淀粉酶浓度超过血浆中正常上限的3倍，或是影像学发现胰管吻合口瘘。胰瘘是胰十二指肠切除术最大障碍，是一种严重并发症，死亡率高。美国Cullen等分析，美国Mayo医院1980—1992年，375例Whipple手术，术后发生胰瘘66例，占18%。国内田雨霖于1991年报告，胰十二指肠切除术后，胰瘘的发生率为7%～23%，但死亡率为50%。因此胰瘘是胰十二指肠切除术后严重并发症，预防胰瘘的发生非常重要，一旦发生处理困难。如胆瘘和胰瘘同时发生，则处理更困难，危险性更大，死亡率更高。

胰瘘的处理方法：①充分引流，使胰液引出体外，避免胰液存留在腹腔和活化。如同时合并胆瘘应分别引流，避免胆汁激活胰液发生自体消化。②减少胰液分泌。应用减少胰液分泌的药物，对胰瘘愈合有促进作用。常用生长抑素八肽（善宁，Sandostatin）1 mg，皮下注射，6 h 1次，或生长抑素十四肽（思他宁，Somatostatin）3 000 μg生理盐水或葡萄糖溶解，静脉滴注，12 h 1次，最好用生理盐水稀释成50 mL泵注入。思他宁作用较善宁强，在严重胰瘘常用思他宁，可明显减少胰液的分泌量，以便促进胰瘘的愈合。③加强营养支持。一旦发生胰瘘，要根据病情补充白蛋白、血浆、全血，并加强营养支持治疗，促进伤口愈合。④抗感染治疗。胰瘘时胰液进入腹腔引起感染，使创面扩大，不容易形成瘘窦。用抗生素预防感染也很重要，选用广谱抗生素，也可做细菌培养，根据药物敏感试验应用抗生素。⑤手术治疗。胰瘘手术是很难实施的，如引流不畅，胰液存留，可扩大伤口充分引流。因为胰瘘胰液刺激瘘口周围，组织脆弱很难把瘘口关闭，但可以将引流管置于瘘口处外加负压引流，把漏出的胰液及时吸出。胰瘘的处理十分棘手，死亡率高，发生胰瘘不仅增加病人的痛苦，而且造成严重经济负担，因此预防胰瘘是极其重要的。临床上关于如何预防胰瘘的主要措施包括：①改变原Whipple手术时的胃肠—胰—胆肠吻合的顺序，按胰—胆—胃的顺序重建胃肠通道；②采用胰管内置入支撑管的胰管-空肠黏膜吻合；③变胰管空肠吻合为胰腺空肠对端套入；④有主张用胰胃吻合替代胰空肠吻合；⑤纤维蛋白凝胶涂抹于胰腺断面及吻合口区等。目前尚无大样本随机对照研究的结果说明哪种措施更有效。实际上，抛开患者具体情况（如胰腺质地、胰管直径、原发疾病等）去比较不同吻合方式术后胰瘘发生率的意义不大，因为没有任何一种吻合术式适用于所有患者。

2. 术后出血

术后出血可从腹腔引流管引出大量的血液，或出血后病人表现脉快、血压下降、面色苍白、腹部隆起、B超检查腹腔内积液等。出血量少，病人的症状体征表现不明显；出血量多，上述表现较严重。DP术后出血的发生率为7.0%～20.0%。Balachandran等对1989—2002年218例因壶腹周围肿瘤行PD术患者进行统计，共发生术后出血44例（20.2%）。出血组与非出血组病例的临床资料进行对比分析，结果提示，高胆红素血症和胰空肠吻合口漏是术后出血独立危险因素。Choi等分析了1994—2002年共500例行PD术的患者，38例术后发生出血（7.6%），其病例分析结果提示，腹腔内并发症（胰漏、胆漏及腹腔脓肿）与术后晚期出血呈正相关。综上所述，高胆红素血症、吻合口漏和腹腔感染是PD术后出血的主要危险因素。近年来还发现内脏动脉假性动脉瘤破裂出血是PD术后迟发性出血的重要原因。多数学者认为，术中淋巴结骨骼化清扫时对动脉壁造成损伤，极易使这些动脉血管壁变得薄弱，加之胰漏、胆漏及腹腔脓肿等的侵蚀，形成假性动脉瘤，如在创伤或剧烈活动等诱因下使得血压持续或暂时增高时，假性动脉瘤破裂会引起腹腔内出血。

处理方法：①一般处理。术后腹腔内出血，应先输血输液，同时应用各种止血药物，尽早使用生长抑素、质子泵抑制剂等药物。②行介入血管栓塞（transcatheter arterial embolization，TAE）术。TAE术创伤小、诊断迅速、使用便利、成功率高. 且可避免PD术后再次手术的高风险性，故许多学者提出血管造影及TAE术可作为PD术后出血的首选诊断及治疗方法。自1990年Mchida首次对PD术后出血患者行TAE止血成功以来，TAE的价值越来越得到肯定并被广泛地应用于PD术后的止血。经血管造影可以发现出血部位，然后可进一步应用导管介入技术高选择性栓塞出血部位近段血管，从而达到止血的目的。Choi等对16例

PD术后晚期出血患者行DSA检查，14例发现出血点，10例应用TAE止血成功，4例由于导管未能达到出血部位或血管较大而选择再次手术止血。③剖腹探查。在临床上有出血证据，出血量大且血流动力学不稳定、血部位不佳，保守治疗及介入技术难以奏效时，应尽早选择手术探查。因止血不全而致的术后出血常发生于术后24 h之内。无论是术后早期或是后期发生的腹内大出血，都应做积极的处理，明确出血部位。及时、果断的手术止血往往是使患者转危为安的关键，甚至有全胰腺切除的报道。再次手术死亡率高，主要原因为腹腔内局部炎症水肿、组织坏死导致解剖不佳及再次手术本身的打击，且再次开腹手术并不能降低再出血的风险。总之，术中仔细操作、耐心止血，是预防术后出血的基本保证。预防及治疗胰瘘，可避免继发性出血。

3. 胆瘘

胆瘘发生较胰瘘少，发生率约3%。胆瘘的预防原则同胰瘘，另外，需注意术中胆总管近端后壁勿游离过多，以免后壁局部缺血坏死。吻合时避免漏缝或针距过大，避免吻合处张力过大并保持血运良好。如胆管较细或管壁薄，宜选择Poth术式即空肠端与胆囊吻合或空肠侧壁与胆囊吻合。胆瘘发生后，漏出胆汁量较多，应行手术处理重新吻合；如漏出胆汁量不多，患者无明显腹部体征，不属输入肠袢梗阻者，可行保守治疗。加强支持治疗，及时有效的引流，多数病例能自行愈合。

4. 术后腹内脓肿

PD或DP术后手术也有不同程度的渗出，故在术中均应在适当部位放置引流条或引流管。引流必须畅通，以便及时引出渗液。但仍有部分区域未能被充分引流，以致积液，这就可继发感染，进而形成脓肿。术后腹内脓肿的发生率约4%～10%，临床表现为畏寒、高热、腹胀、胃动力障碍、白细胞计数增高等。B超及CT检查有助于诊断并定位。可在B超指引下作脓肿的穿刺置管引流术，少数需做再次引流手术。

5. 术后胃排空延迟

胃排空延迟多见于PPPD术式，但经典的Whipple术后的胃动力障碍也时有发生。对于这种异常，临床上已积累了许多经验，只要能排除腹内感染（特别是胃周围区）或胰瘘，采用非手术治疗（保持内环境稳定、持续的胃肠减压、营养支持等）都能奏效。若存在腹内感染或瘘，则必要时作针对性的引流，胃动力障碍才会得到缓解。

6. 术后糖尿病

所有全胰切除病人术后都会遗留糖尿病，胰十二指肠切除或胰远端切除遗留糖尿病者约8%。不少外科病人都合并有隐性糖尿病。老年病人胰岛功能差，胰腺手术后更容易出现糖尿病，故术后要经常测定血糖和尿糖，及时了解病人的糖代谢情况，此类病人在补充胃肠外营养时要酌情给予胰岛素。

第三节 姑息性手术

尽管手术切除是治疗胰腺癌的最有效方法，但由于胰腺癌具有发现晚、转移早的特点，手术切除的机会只有5%～25%[32]，大多数患者确诊时失去了手术根治的机会。

胰腺癌治疗的姑息性手术主要是指用手术方法解决患者的阻塞性黄胆、十二指肠梗阻以及顽固性疼痛。缓解病人的临床症状，改善其生活质量，主要包括外科旁路手术（开腹或者腹腔镜胆管空肠吻合术、胃空肠吻合术等）、经皮肝穿刺胆管置管引流、经内镜胆管内支撑管置放、腹腔神经阻滞术等。对于有潜在肿瘤切除可能的病人，剖腹探查术中同时施行胆管空肠吻合术、胃空肠吻合术被认为是比较合理的选择，且并不增加手术死亡率。

近年来，随着内镜支架植入技术、介入技术以及微创外科的发展，通过非传统手术手段解决晚期胰腺癌病人的症状，已经得到越来越多的应用，单纯的姑息性手术已越来越少地应用于临床[33]。腹腔镜的优势在于可以发现CT 不能发现的腹膜或肝脏表面的多个小转移灶，从而避免不必要的腹部探查手术，改行在胆管内放置支撑或化放疗。国外文献报道[34, 35]开放性姑息性手术常使患者的病情更加严重，腹腔镜胆管空肠吻合和（或）腹腔镜胃空肠吻合的实施使患者在术后并发症的发生率和病死率以及平均住院时间等方面得到明显改善。Rothlin等[34]病例对照研究表明，开腹与腹腔镜组的手术并发症的发生率分别为43%和7%，病死率分别为29%和0%，平均住院时间分别为21 d和9 d，腹腔镜组手术时间随着手术器械的改进逐渐缩短，表现出越来越明显的优势。

同外科旁路手术解决梗阻性黄疸相比，经内镜胆管内支撑管置放（EBSI）、经皮肝穿刺胆管造影及引流术（PTCD）具有创伤小、恢复快、住院时间短等优点，尤其适用于一般状况差、不能耐受手术或不能及时手术的病人。此种方式的缺点是内支架管容易堵塞，选用何种支架取决于对病人生存期的估计。

内镜下放置胆管内支架治疗恶性梗阻性黄疸创伤小、早期并发症少，但胆管炎、引流管阻塞所致黄疸复发、十二指肠梗阻等是内镜治疗的远期并发症。外科旁路手术则能减少远期并发症，但手术创伤大早期并发症多。

一、适应证

姑息性手术的适应证主要包括：①全身情况和（或）重要脏器的功能不能耐受根治性手术；②已经发生远处转移，如肝脏、肺、腹腔、盆腔转移，Virchow淋巴结转移等；③局部晚期胰腺癌伴有较大范围的门静脉浸润，特别是有明确的动脉系统受侵的证据（包括肠系膜上动脉及腹腔动脉等）。

二、姑息性手术方法

胰腺癌姑息性手术的主要目的是解除胆道、消化道梗阻或预防梗阻的发生。其次是针对肿瘤的局部治疗以及缓解疼痛的手术。

（一）解除梗阻

解除梗阻通常可采用内引流和外引流术。

1. 外引流术

外引流术包括：①胆管外引流术；②局部麻醉下胆囊造瘘术；③经皮经肝胆道外引流（PTCD）；④经内镜胆管置管外引流。外引流术主要用于阻塞性黄疸的病人，常用的外引流术主要有胆总管T管引流术、胆囊造瘘术。胆管外引流的效果优于胆囊造瘘，但胆囊造瘘方法简单、手术时间短、风险小，局部麻醉即可完成，特别适合于高龄、高危病人。由于胆漏、腹腔出血、引流不畅等原因，PTCD在临床上已很少使用。总的来说，胆管外引流的优点是手术创伤小、恢复快，可以减轻病人的症状，延长病人的生命。但需要终身带管，这就降低了病人的生活质量，也增加了胆道感染的发生率。因此，在病人可耐受手术和局部条件允许的情况下，应积极争取施行内引流术。

2. 内引流术

内引流术包括：①胆管（胆总管、肝总管或胆囊）空肠Roux-en-Y吻合术；②胃十二指肠-空肠Roux-en-Y吻合术；③胰管-空肠Roux-en-Y吻合术；④经腹胆管支架内引流术；⑤经内镜胆管支架内引流。针对阻塞性黄疸，可施行胆囊/胆管-空肠Roux-en-Y吻合术。研究显示，胆管-空肠Roux-en-Y吻合术的手术死亡率并不比胆囊-空肠Roux-en-Y吻合术高，而黄疸的复发率和胆道感染的发生率却较后者为低，并且此术式最大的优点是生存率要高于胆囊-空肠Roux-en-Y吻合术。经内窥镜胆管支架内引流可解决梗阻性黄疸。优点是创伤小、疗效好、病人恢复快，尤其适用于一般情况差、不能耐受手术或不能及时手术的病人。此种方式的缺点是内支架管容易堵塞，选用何种支架取决于对生存期的估计和病人对生活质量的要求。一般认为，预计生存期>6个月，则应选用金属支架管。塑料支架管应定期（一般3个月）换管。定期进行塑料支架管的更换，其通畅率可与金属支架管相当。

（二）肿瘤局部治疗

包括瘤内酒精注射、冷冻治疗、药物颗粒或同位素植入等。胰腺癌的局部治疗文献报道比较少，疗效不确切，目前缺乏大宗病例报道。对于已经剖腹探查而无法手术切除的病人可考虑选用。

（三）缓解疼痛

处理方法包括：①引流减压胆胰管；②内脏神经切断或神经节切除，可在腹腔镜或胸腔镜下进行；③化学性内脏神经切除术，如腹腔神经丛注射乙醇等。

第四节 腹腔镜在胰腺癌外科治疗中的应用

既往治疗胰腺癌大多采用以手术为主的综合治疗，手段单一，疗效差。近几年，随着腹腔镜外科的进展，不少医疗单位开展了胰腺癌的腹腔镜诊断和治疗。腹腔镜在胰腺癌外科的应用可以归纳为以下3个方面：胰腺癌的分期与活检；不能切除胰腺癌的姑息治疗；胰腺癌切除。目前，作为术前检查以确定胰腺癌分期的非侵入性方法有：CT，B超和MRI等。增强CT能发现1 cm以上的肝脏转移灶，但对较小转移灶敏感性则低得多。B超的敏感性低于CT，腹腔镜超声（1aparoscopic ultrasonography，LUS），CT，B超对胰腺癌的远处转移的敏感性分别为94%，33%，29%，MRI在胰腺癌分期上并不优于CT。因此，作为一种低侵入性诊断方法，腹腔镜判断胰腺肿瘤分期及能否切除就变得更为重要。

一、在胰腺癌分期和手术可切除性判断的价值

腹腔镜胰腺癌分期方法以Conlon等提出的四套管、六步法应用较多，包括系统地检查结肠、腹膜腔、原发灶、肝脏、肝门和门静脉周围组织，以及通过胃结肠韧带检查Treitz韧带起始部，进行胰腺癌分期，必要时还可进行穿刺活检。美国癌症研究所和癌症国际信息支持中心的胰腺癌分期：Ⅰ期，癌肿局限胰腺本身；Ⅱ期，癌肿已侵犯紧邻器官，如十二指肠或胆管，但尚未转移至淋巴结；Ⅲ期，癌肿已扩散至胰腺周围的淋巴结，癌肿已经或尚

未侵及邻近器官；Ⅳ期，癌肿已扩散至胰腺附近的器官，如胃、脾或结肠，但尚未转移至远处的器官，如肝脏和肺等；Ⅳ期，癌肿已扩散至胰腺附近的器官，如胃、脾或结肠，且已转移至远处的器官，如肝脏和肺等。

目前，对于是否主张常规应用腹腔镜对胰腺癌进行分期的意见尚未统一，多数学者认为，利用腹腔镜技术很容易看清肝脏表面和腹腔，利用LUS技术能更好地发现肿瘤的局部浸润、胰周淋巴结转移和血管浸润，是胰腺癌分期的重要手段。一些研究表明，腹腔镜检查能使20%的病人避免不必要的开腹探查，腹腔镜超声（1aparoscopic uhrasonography，LUS）检查可使27%～64% 的患者免受开腹探查，对经影像学诊断可以切除的肿瘤患者仍有一定的临床应用价值。Velasco等对77例胰腺肿瘤进行腹腔镜探查，其中60例行腹腔镜超声检查，33例被确诊为胰腺癌。腹腔镜超声的应用改变了11例的临床治疗方案，使9例免于开腹探查，其中2例肿瘤累及门静脉、2例肿瘤包裹肠系膜上静脉、1例肿瘤侵犯肝动脉、2例肿瘤侵犯下腔静脉、2例肝脏有微小转移灶。Shoup等对100例进展期胰腺癌进行前瞻性研究，术前全部病人行增强螺旋CT和MRI检查，结果表明37例包裹腹主动脉、肝总动脉，56例累及门静脉、肠系膜上静脉，7例侵及胰腺外组织，全部病人无远处转移，评估为不可切除的进展期胰腺癌。随后行LUS检查，表明37%的病人发生胰腺癌转移，其中腹膜转移12例，肝转移18例，7例同时有腹膜和肝转移，从而改变治疗方案。因此，有学者主张常规应用腹腔镜对胰腺癌进行分期，并将其作为采取外科治疗措施的第一步。经开腹手术证实此项检查的失败率仅为4.6%～7.5%。

二、腹腔镜胰腺癌切除术

（一）腹腔镜胰腺癌切除术的适应证和禁忌证

腹腔镜胰十二指肠切除术（1aparoscopic pancreaticoduodencctomy，LPDT）适应证：① 局限于胰头内的I期胰腺癌；② 胰头部低度恶性肿瘤；③无远处转移。禁忌证：①胰腺癌侵及肠系膜血管、门静脉、下腔静脉和脾静脉；②已有超出根治范围的淋巴结转移；③已有远处转移。

腹腔镜胰体尾切除术适应证：①胰体尾部的胰腺癌，无胰外浸润；②胰体尾部的囊腺癌等低度恶性肿瘤；③无远处转移。

腹腔镜胰体尾切除术禁忌证：①肝、腹膜及网膜有转移灶；②肿瘤胰外浸润；③腹腔动脉或高位门静脉受侵；④超出根治范围的门静脉或腹腔淋巴结受侵；⑤腹腔动脉、肝动脉或肠系膜上动脉受侵或被包裹。

（二）腹腔镜胰十二指肠切除术（LPDT）

Gagner等首先报道LPDT，该手术分为完全腹腔镜下LPDT和手助腹腔镜下LPDT。我国卢榜裕于2002年成功完成1例十二指肠乳头癌行胰十二指肠切除术，手术历时10 h，术后4 d出现胰漏，2 d拔管，20 d出院，随访4个月无肿瘤复发及转移。Milone等 2004年报道10例胰腺癌行LPDT，平均年龄71岁，LPDT平均手术时间为8.5 h，术后平均住院22.3 d，并发症3例，分别为胃肠排空障碍1例，脾出血和胰漏各1例。LPDT在胰腺癌中的应用有待进一步研究。

在墨西哥坎昆召开的第九届世界内镜外科会议上，意大利医生Christiano报道了自1995

年起37例LPDT的经验。37例中恶性病变28例，良性病变9例。23例手术成功，13例保留幽门，平均手术时间410 min，死亡1例，14例中转开腹手术。虽然这种复杂手术目前未被接受，但事实证明，随着腹腔镜手术技术水平的提高和经验的积累，LPDT有可能在部分腹腔镜外科专家手中逐渐成熟。

（三）腹腔镜胰体尾切除术

该手术方法适用于胰体、胰尾的良、恶性肿瘤，术式分为保脾及切除脾脏两种，采取哪种术式取决于腹腔镜下脾门与胃底之间的间隙能否被分离。腹腔镜胰体尾切除术操作虽较繁琐，但临床疗效较好。Park等报道一组病例，25例中完成包括良、恶性病变的胰体及胰尾切除23例，2例在术前和术中用多种方法检查难以确定肿瘤部位，改用手助方法直接触摸后成功；平均手术时间为3.7（1.8～7.0）h，出血量274（30～1 200）mL，平均住院4.1（2～8）d；并发症4例，出血2例须输血，伤口感染1例，胰漏1例，无死亡病例。我们认为，腹腔镜胰体尾切除术患者住院时间短、术后恢复快，值得推广应用。Milone等对19例患者行腹腔镜胰体尾切除术，平均年龄53岁；平均手术时间为4.4 h；术后并发症5例，其中胰漏3例，肠梗阻1例，浅静脉炎1例；平均住院6 d。

三、腹腔镜胰腺癌姑息性手术

胰腺癌早期诊断困难，发现时多已晚期，确诊时仅有10%的癌灶局限于胰腺，40%局部扩散，50%已有远处转移，手术切除率20%。晚期胰腺癌病人术后常发生严重并发症，生活质量差。治疗以减轻癌性疼痛、提高短期生活质量为目的。腹腔镜手术应用于胰腺癌姑息性治疗可解除胆道、胃十二指肠梗阻及缓解癌痛。

（一）解除胆道、胃十二指肠梗阻

晚期胰腺癌所面临的问题主要是胆道梗阻和胃肠道梗阻。Rothlin等报道28例对照研究表明，开腹手术并发症的发生率为43%，病死率为29%，而腹腔镜手术分别为7%和0；开腹手术组平均住院21 d，而腹腔镜手术组仅9 d，腹腔镜组手术时间随着手术器械的进一步改进也逐渐缩短，表现出越来越明显的外科优势。开放性的姑息性手术常常使患者的病情雪上加霜，微创外科手术使得这一状况发生了改变，腹腔镜胆管空肠吻合和（或）腹腔镜胃空肠吻合的实施使患者在术后并发症的发生率、病死率和平均住院时间等方面均得到明显改善。Kuriansky等对12例晚期胰腺癌行腹腔镜胆管、胃空肠吻合术，病人的手术指征为胆道、十二指肠梗阻和胰腺癌不能切除，平均年龄72岁，平均手术时间为89 min，平均住院6.4 d；2例发生术后并发症，其中1例术后2 d发生多器官衰竭，1例术后出现肺感染；梗阻性黄疸得到成功缓解，术后进食良好，未复发且很快出院。

（二）区域化疗药盒植入

对于晚期胰腺癌，除了采用转流手术以外，还可以同时采用区域性化疗治疗肿瘤，因转流仅解决了梗阻的问题，对肿瘤本身并无治疗作用。郑树国等报道，转流加区域性化疗的平均生存期为9.5月，较单纯转流手术组明显延长。其手术方法是在腹腔镜下找到胃网膜右动脉，在脐周套管针孔处腹壁做2.5～3 cm切口，将胃网膜右动脉提至切口外，结扎其远端。在近端置入化疗药盒导管12～14 cm，使其尖端抵达胃十二指肠动脉内，药盒置入脐旁皮下，疗效令人满意。

（三）瘤体无水酒精注射

关于胰腺癌瘤体无水酒精的注射国内学者已有报道，郑树国等在区域性动脉结扎的基础上，为增加癌组织的缺血程度，防止侧支循环的形成，对8例行无水酒精注射，使高浓度的酒精直接作用于癌灶，导致癌细胞迅速坏死，癌组织纤维化固缩，增加了抗瘤效应。

（四）缓解癌痛

顽固性疼痛是晚期胰腺癌的常见症状，使用镇痛剂仍是最主要的止痛方法，但即使最强力的止痛剂也难维持长效止痛，且易成瘾。目前，较常用的微创止痛方法有腹腔干神经阻断术（neurolytic celiac pleaxus block，NCPB）和放射粒子植入。NCPB不仅有效镇痛，且能明显提高生存质量 。经腹腔镜完成NCPB，并经LUS辅助定位，进一步拓宽腹腔镜在胰腺外科的应用。金焰等报道了腹腔镜经胸内脏神经切断术治疗晚期胰腺癌12例，疗效确切，方法简单。其手术方法是暴露整个胸腔后壁，找到在脊柱两侧的胸前神经链，在第9～10肋处小心识别内脏神经，将其游离后电凝切断。左侧胸腔因有胸主动脉，左侧胸腔识别交感神经链较右侧困难，强调双侧切断止痛效果最安全持久。

第五节　胰腺癌外科治疗亟待解决的问题及展望

在胰腺癌外科治疗的领域中，还存在许多亟待解决的问题。现将其中的几个主要问题分述如下。

一、有关肿瘤术前可切除性评估的问题

胰腺癌在发现时大多已不能切除，但问题是如何确定能手术切除的病例，这涉及对胰腺癌术前可切除性评估问题。影像学检查对术前可切除性评估可以提供详细的资料，如CT，MRI、动脉造影、腹腔镜等，但在目前国内医疗卫生资源十分有限的条件下，术前影像学检查是否越多越好仍有争议。

二、在胰十二指肠切除前证明肿瘤恶性度的问题

无论是经皮细针穿刺活检，还是术中穿刺活检或切割活检，其准确性为70%～90% ，约10%的患者仍不能确定诊断。

三、胰腺癌扩大根治术的切除范围的问题

目前认为，经典的胰十二指肠切除术的切除范围不够是术后复发的主要原因之一，因而有扩大切除的必要性。扩大切除范围的争议包括胰腺切多少、血管的切除与淋巴结、后腹膜间隙清扫等。然而，近年广泛开展的一些扩大切除术虽然提高了手术切除率，但患者长期生存率并没有得到改善。因此，扩大切除范围的问题显得更为复杂，值得进一步探讨。

四、胰腺残端处理的问题

胰腺残端有多种处理方法，但胰胃吻合术（PG）和胰空肠吻合术（PJ）的争论最多。PJ在国内应用较多，其术后吻合口瘘的发生率较高，约为8%～10%。相比较而言，PG有诸多的优点，包括吻合简单易行、术后吻合口瘘的发生率低以及术后行内镜检查、治疗方便等。然而，美国Johns Hopkins医院报道的PG与PJ大组病例的前瞻性、随机对照研究结果证明PG并没有特别的优势。因此，有关胰腺残端处理的最佳方法仍有待进一步探索。

五、姑息手术时是否要加胃肠吻合的问题

胰头癌不能切除时，需行姑息性治疗。行胆肠吻合减压的意见是一致的，但是否加胃肠道短路手术还存有争议。多数外科医生不常规行胃肠吻合术，但有人认为存在十二指肠梗阻时，还是加用胃肠吻合为好。

总之，胰腺癌外科治疗领域中尚有许多值得商榷的问题。这些问题是临床医生在工作中经常会遇到的，如何分析、认识和解决这些问题是临床工作的一大难题。年轻的外科医生应该熟悉这些问题争论的焦点，懂得每种观点提出的理论基础和实践的依据，关注世界范围内这些问题的研究进展；高年资的外科医生应该学会如何评价有争议的问题，分析矛盾的症结，提出解决问题的办法。这些问题的解决无疑将对胰腺癌外科治疗的发展起到巨大的推动作用。随着影像学技术的飞速发展以及外科技术的不断提高和手术设备的不断完善，外科治疗在现代胰腺癌的治疗中将发挥更重要的作用。

参考文献

[1] Sauve L. Des pancreatectomies et specialement de la pancreatectomies cephalique [J]. Rev Chir，1908，37：335-385.

[2] Kausch W. Das carcinoma der papilla duodeni und seine radikale Entfeinung [J]. Beitr Z Clin Chir，1912，78：439-486.

[3] Hirschel G. Die resektion des duodenums mit der papille wegen karzinoims [J]. Munchen Med Wochenschr，1914，61：1728-1730.

[4] Whipple AO，Parson WB，Mullins CR. Treatment of carcinoma of the ampulla of Vater [J]. Ann Surg，1935，102：763-779.

[5] Brunschwig A. A one stage pancreaticoduodenectomy [J]. Surg Gynecol Obstel，1937，65：681-684.

[6] Traverso LW，Longmire WP. Preservation of the pylorus in pancreaticoduodenectomy [J]. Surg Gynecol Obstet，1978，146（6）：959-962.

[7] Fortner JG. Regional resection of cancer of the pancreas：a new surgical approach [J]. Surgery，1973，73（2）：307-320.

[8] Kelly WD，Lillehei RC，Merkel FK. Allotransplantation of the pancreas and duodenem along with the kidney in diabetic nephropathy [J]. Surgery，1967，61：827-835

[9] 胡先贵，王本茂，唐岩，等. 胰头癌的外科治疗 [J]. 外科理论与实践，1998，3：95-97.

[10] 张群华，倪泉兴. 胰腺癌2340例临床病例分析 [J]. 中华医学杂志，2004，84：214-218

[11] Regine W，Winter K，Abrams R，et a1. RTOG 9704 a phase Ⅲ study of adjuvant pre and post chemoradiation（CRT）5FU vs gemcitabine（G）for resected pancreatic adenocarcinoma [J]. J Clin

Oncol，2006，124：4007.
[12] 王春友，熊炯圻，周峰，等. 49例胰腺癌血管浸润的术前评估与手术切除方法探讨 [J]. 中华肝胆外科杂志，2003，9：661-663.
[13] 王春友，陶京. 现代影像学技术对胰腺癌的诊断价值及选择 [J]. 中国实用外科杂志，2004，24：654-655.
[14] Gebhardt C，MeyerW，ReichelM，et a1. Prognostic factor sinthe operative treatment of ductal pancreatic carcinoma [J]. Langenbecks Arch Surg，2000，385：l4-20.
[15] Benassai G，Mastrorilli M，Mosella F，et a1. Significance of lymph node metastases in the surgical management of pancreatic head carcinoma [J]. J Exp Clin Can cer Res，1999，18：23-28.
[16] 王春友. 胰腺癌根治性手术的反思及目前需要重新认识的几个问题 [J]. 临床外科杂志，2005，13：195. 196.
[17] Yeo CJ，Cameron JL，Sohn TA，et a1. Pancreaticoduodenectomy with or without extended retroperitoneal lymphadenectomy for periampullary adenocarcinoma：comparison of morbidity and mortality and short—term outcome [J]. Ann Surg，1999，229 (5)：613-622.
[18] Yeo CJ. Cameron JL，Lillemoe KD，et a1. Pancreaticoduodenectomy with or without distal gastrectomy and extended retroperitoneal lymphadenectomy for periampullary adenocarcinoma，Part 2：Randomized controlled trial evaluating survival，morbidity and mortality [J]. Ann Surg，2002，236 (3)：335-368.
[19] Nguyen TC，Sohn TA，Cameron JL，at a1. Standard vs. radical pancreaticoduodenectomy for periampullary adenocarcinoma：a prospective，randomized trial evaluating quality of life in pancreaticoduodenectomy survivors [J]. J Gastrointest Surg，2003，7 (1)：1-9
[20] Lin PW. Lin VJ. Prospective randomized comparison between pylorus-preserving and standard pancreaticoduodenectomy [J]. Br J Surg，1999，86 (5)：603-607.
[21] Seiler CA，W agner M，Sadowski C，et a1. Randomized prospective trial of pylorus-preserving vs classic duodenopancreatectomy (Whipple Procedure)：Initial clinical results [J]. J gastrointest Surg，2000，4 (5)：443-452.
[22] Yeo CJ，Cameron JL，Sohn TA，et al. Six hundredand fifty consecutive pancreaticoduodenectomies in 1990 s：pathology，complications and outcomes [J]. Ann Surg，1997，226 (3)：248-257.
[23] 钟守先. 选择合理的胰头癌切除术式 [J]. 中国普通外科杂志，2002，11 (3)：129-130.
[24] Maizumi T，Hanyu F，Harada N，et al. Extended radical Whipple resection for cancer of the pancreatic head：operative procedure and results [J]. Dig Surg，1998，15 (4)：299-307.
[25] 彭承宏，陈宁泉. 正确把握胰腺癌扩大切除手术指征 [J]. 肝胆外科杂志，2005，2 (3)：8-9.
[26] Nakao A，Takeda S，Sakai M，et a1. Extended radical resection versus standard resection for pancreatic cancer：the rationale for extended radical resection [J]. Pancreas，2004，28 (3)：289-292.
[27] Nakao A，Takeda S，Sakai M，et al. Extended radical resection versus standard resection for pancreatic cancer：the rationale for extended radical resection [J]. Pancreas，2004，28 (3)：289-292.
[28] 刘付宝，耿小平. 胰头癌扩大胰十二指肠切除术 [J]. 肝胆外科杂志，2007，15 (2)：89-92.
[29] 骆明德，张一楚. 胰腺癌的扩大切除术 [J]. 中国实用外科杂志，2001，21 (1)：54.
[30] 秦仁义. 胰腺癌术式的合理选择 [J]. 临床外科杂志，2004，12 (4)：197-198.
[31] Sutherland DE，Goetz FC，Najarian JS. Pancreas transplants from related donors [J]. Transplantation，1984，38 (6)：625-633.

[32] Rosenberg L. Pancreatic cancer: a review of emerging therapies [J]. Drugs, 2000, 59(5): 1071-1076.

[33] Rubin P, Williams JP. Clinical Oncology [M]. 8th ed. Beijing: People's Medical Publishing House, 2002: 768.

[34] Ujiki MB, Talamonti MS. Surgical management of pancreatic cancer [J]. Seminars in Radiation Oncology, 2005, 15(4): 218-225.

[35] Rothlin MA, Schob O, Weber M. Laparoscopic gastro-and hepaticojejunostomy for palliation of pancreatic cancer: a case controlled study [J]. Surg Endosc, 1999, 13(11): 1065-1069.

（陈汝福　周泉波　李志花）

第五章 化学治疗

第一节 可手术胰腺癌的辅助治疗

虽然近年来胰腺癌的切除率有所提高，但是根治性切除术后的中位生存期仍仅为15～19个月，5年生存率约为15%～20%[1]。远处转移和局部复发为治疗失败的主要原因[2]。越来越多的研究认为，胰腺癌患者可以在根治切除术后的辅助治疗中获益，但确切的辅助治疗方案有待进一步明确[3-7]。因此，目前争论的焦点不是术后是否需要辅助治疗，而是需要什么样的辅助治疗。

一、辅助化放疗

（一）5FU辅助化放治疗

1985年美国胃肠肿瘤研究组（Gastrointestinal Tumor Study Group，GITSG）首次报道，化放联合治疗在可切除胰腺癌术后辅助治疗中作用的随机临床试验[8]。该试验将43例已行手术切除的胰腺癌患者随机分为两组，治疗组21例，对照组22例。治疗组术后给予辅助放、化治疗，放射治疗方案为分段放射治疗（总量40 Gy，20次，6周完成，中间休2周）；化疗方案为5FU同步化疗（500 mg/m^2，分别在每段放疗的前3 d静脉输注），同步化放疗结束后，在随后的2年内继续每周静脉注射同样剂量的5FU。对照组仅给予术后观察。结果，术后联合化放疗的中位生存期为20个月，明显优于对照组的11个月；同时2年生存率有明显改善，辅助治疗组为43%，优于对照组的18%（$P<0.03$），治疗组也取得了较好的5年生存率（19% vs 5%）。这是第一个证明胰腺癌根治术后辅助化放疗有价值的临床试验。GITSG于1987年补充分析了30例进行术后辅助化放疗的病例，得出了相似的结论[9]。但是该试验也存在明显的不足，主要是有多达14个研究机构参与，收治病人的速度太慢，时间跨度长达7年；样本量少，平均每个中心每2年才有1例患者入组；质量控制较差，没有严格按研究计划实施。在实际执行过程中，24%的患者没有按研究计划的时间开始辅助治疗，只有9%的患者完成为期2年的化疗，32%的患者没有按规定接受放疗。而ESPAC-1临床试验认为5FU单纯化疗优于5FU同步化放治疗[10]，放疗可能对生存期不利。因此，GITSG临床试验显示的化放同步治疗有生存优势，是得益于5FU化疗，还是部分与放疗剂量的减少而间接获益有关？再就是该试验因辅助治疗存在一定的优势而被提前终止试验等等。因此该临床试验受到了一些学者的批评，结论缺乏说服力，其临床参考价值受到一定的限制。但美国多数医生仍认为，5FU同步化放疗为可手术胰腺癌术后标准的辅助治疗。

1999年公布了欧洲癌症研究与治疗组织（European Organization for Research and Treatment of Cancer，EORTC）40 891临床试验[11]，该试验的目的是试图重复GITSG试验，探讨5FU化放联合治疗在胰头癌及壶腹周围癌辅助治疗作用的多中心Ⅲ期临床试验。入组病例数多达218例，随机分为单纯手术治疗组及术后同步化放疗组。放射总剂量40 Gy，化疗在放疗期间同步进行，5FU 25 mg/kg，24 h持续静脉滴注，在每段放疗的1～5 d执行。结果显示，化、放疗组中位生存期为24.5个月，观察组为19个月，似有延长的趋势，但差别没有统计学意义（P=0.208）；2年生存率分别为51%和41%，差别也无统计学意义（P=0.208）；但对胰头癌亚组进行分析，5年生存率辅助化放疗组为20%，高于单纯手术组的10%，但仍未能达到统计学意义（P=0.099）。由于高达20%（20例）左右的患者因术后并发症原因或病人拒绝未能接受辅助化放疗，本着意向性治疗的原则，仍将这20例列入辅助治疗组分析，因此被认为是一个“有意义的阴性结果”。对胰头癌亚组的基线资料进行分析，观察组切缘阳性及淋巴结阳性率分别为24%和56%，似高于治疗组的20%和47%，但治疗失败的首要原因表现为局部复发、远处转移、复发及转移者观察分别为15%，29%和22%，而治疗组则分别为15%、32%和19%，似乎辅助放疗未能提高控制局部复发的目的。EORTC 40 891临床试验同时显示5FU和放射治疗同步进行安全，耐受性良好，仅7例（7/81）患者出现3/4度的恶心、呕吐。该研究提示，胰腺癌术后辅助化放疗可能没有益处，在欧洲不提倡术后进行辅助化放疗。

2008年ASCO胃肠道肿瘤研讨会上，Hsu等公布了两个中心的、以5FU为基础的辅助性化放疗治疗胰腺癌（R0或R1/2切除术后）的数据[12]。该研究结果显示，辅助化放疗组和术后观察组的中位生存期分别是22.5个月和16.3个月，两年生存率分别是46.7%和34.8%，5年生存率分别是23.6%和16.3%，（P<0.001）。上述结果不论患者年龄、肿瘤大小、切缘情况、淋巴结转移以及肿瘤分化程度等均有意义。另外还有多个临床研究提示，术后5FU化放疗有可能改善可切除胰腺癌病例的生存[13-15]。

可见现有的几个研究结果不甚一致。为了进一步明确5FU同步放化治疗在胰腺癌辅助治疗中的地位，Khanna等[16]试图通过Meta分析来确定5FU为基础的同步化放疗的作用。该研究共纳入5个临床试验，涉及607例患者，术后观察组229例、辅助化放疗组378例，结果2年生存率绝对获益12%（95% CI：3%～21%，P=0.011），提示5FU为基础的辅助放化治疗可以改善胰腺癌患者的生存。但是，如果将入选的条件限制在1997年之后的3个临床试验，2年生存率绝对获益则只有8%（95% CI：-3%～18%），且差别无统计学意义（P=0.145）。5FU同步化放疗在胰腺癌辅助治疗的作用随时间的推移而下降，是否与早期诊断率及手术水平的提高、支持治疗的改善有关？或者是由于例数的减少而未能显示出阳性结果？但是，无论是何种情况，均可能反映5FU同步化放疗辅助治疗效果不大。另一个Meta分析也显示，辅助化放疗没有降低患者的死亡风险，患者的中位生存期以及预期2年、5年生存率也没有改善[17]。因此，5FU同步化放疗在胰腺癌辅助治疗的作用尚不完全明确。

综上所述，5FU为基础的辅助化放疗有可能改善可切除胰腺癌患者的生存，可以将其作为术后辅助治疗的一种选择，但是目前尚缺乏强有力的证据支持将其作为临床常规。

（二）吉西他滨为主的辅助化放疗

在晚期胰腺癌的治疗上，吉西他滨疗效优于5FU，可以明显提高临床受益反应，同时也有一定的生存优势，因此有必要探讨吉西他滨在胰腺癌术后的辅助治疗价值。美国放射治疗肿瘤协作组（Radiation Therapy Oncology Group，RTOG）9704临床试验旨在进一步明确术后同步化放疗的价值，同时比较5FU和吉西他滨辅助化疗方案的治疗效果[18]。该研究共入组538例患者（其中胰头癌381例），实际纳入分析为422例。试验具体方案见图5-1（引自JOP，2006，7：337～348）。

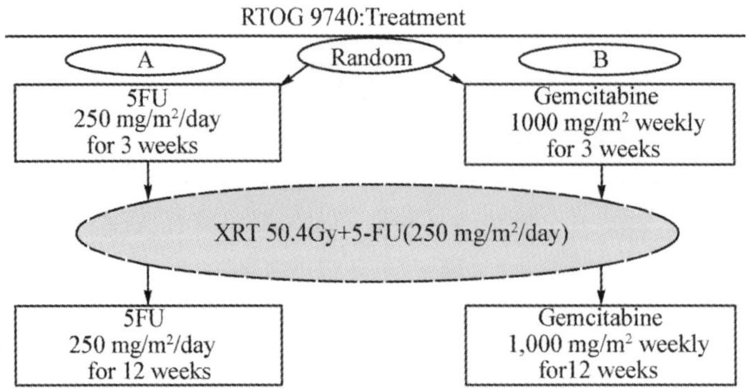

图5-1　RTOG 9704试验方案

381例胰头癌患者接受吉西他滨辅助治疗较接受5FU者获得明显的生存优势，死亡风险下降21%（HR=0.79，95% CI：0.63～0.99，P=0.047）；中位生存期延长，分别为20.6个月和16.9个月（P=0.033），3年生存率分别为32%和21%。若将全组共422例全部纳入分析，则两组间差别无统计学意义（P=0.20）。毒副反应方面，非血液学毒性两组相似，吉西他滨组14%出现WHO Ⅳ度血液学毒性，高于5FU组2%（P=0.000 1），但没有发生发热性粒细胞减少症。可见，在5FU同步化放疗辅助治疗的基础上，增加吉西他滨辅助化疗，可以改善胰头癌患者的生存，且毒副反应可以耐受。因此，吉西他滨用于胰头癌术后同步化放辅助治疗，也是临床可供选择的方案之一。

（三）5FU与吉西他滨同步化放疗比较

目前尚没有直接比较5FU同步化放疗与吉西他滨同步化放疗效果的临床试验。RTOG 9704试验结果认为吉西他滨为主的辅助化放疗优于5FU辅助化放疗[18]，但RTOG试验中5FU化放疗方案与GITSG试验中经典的5FU化放疗方案不同[8]。前者放疗结束后每天5FU 250 mg/m^2，持续12周共84次；后者则为每周5FU 500 mg/m^2，持续2年约104次，RTOG强调早期强化治疗，而GITSG则强调长期维持治疗。尽管方案不同，但2个试验5FU化放疗组中位生存期却非常接近，分别为20个月和20.6个月。再有，吉西他滨已广泛用于临床，且用药简单，持续时间短，前后仅用15次。因此，吉西他滨化放疗方案可能优于5FU同步化放疗。吉西他滨化放疗方案可能更容易被临床所接受。

二、辅助化疗

（一）5FU辅助化疗

欧洲胰腺癌研究协作组（European Study Group for Pancreatic Cancer，ESPAC）组织的ESPAC-1临床试验，是迄今为止报道样本量最大的胰腺癌术后辅助治疗的临床研究[19]。该试验入组病例数多达541例，患者被随机分为3组，2×2析因分析组（n=285），单纯辅助化疗组（n=188）和单纯术后同步化放疗组（n=68）。单纯辅助化疗方案：5FU 425 mg/m^2+亚叶酸钙（CF）20 mg/m^2，第1～5 d，28 d重复，共6个周期；单纯同步化放疗方案：40 Gy/20次，4周完成，5FU于放疗的第1～3 d、第16～18 d执行。其中2×2析因分析组中再随机分为术后观察组、同步化放疗组、化疗组和同步化放+化疗组4个亚组。分析结果时仅分析术后同步化放疗和单纯化疗两个因素，结果术后化放疗中位生存期为15.5个月，术后非化放疗为16.1个月，差别无统计学意义（P=0.24），提示可手术切除的胰腺癌患者，同期辅助化放疗与非化放疗相比并没有生存优势。而术后辅助化疗的中位生存期为19.7个月，明显优于非化疗的14个月（P=0.000 5）。在随后的随访中，发现化疗组的5年存活率为21%，而观察组仅为8%。研究结论认为，胰腺癌切除术后化放疗不能改善病人的生存，而单纯的辅助化疗则可以延长存活期。

随后作者于2004年3月在新英格兰杂志发表资料更新报告[20]，仍得出同以前相似的结论，表明胰腺癌患者术后可以从单纯5FU辅助化疗中获得生存优势。但是ESPAC-1试验的设计、执行均存在一些缺陷，患者接受治疗的依从性非常差。在所有接受化疗的患者中，高达33%的患者未完成规定的化疗周期数，17%的患者根本未接受化疗，因而其结论受到质疑[21, 22]。但我们认为，5FU是治疗晚期胰腺癌的有效药物之一，可在一定程度上改善患者的生存。另外，GITSG的临床试验也显示出在辅助治疗中有一定的作用[8]，以及Meta分析显示辅助化疗有生存优势[17]，因此ESPAC-1的结果不会因为是5FU化疗周期次减少或不化疗，而使化疗组毒副反应减少，进而间接获得的生存优势。再有，该研究与EORTC研究结果一致[11]，均认为胰腺癌术后辅助化放疗并不能改善患者的生存。因此，可以认为单纯的5FU辅助化疗是有意义的。

（二）吉西他滨辅助化疗

德国胰腺癌研究协作组（German Study Group for Pancreatic Cancer）启动了一项多中心、前瞻性、Ⅲ期随机临床研究CONKO-001，将可手术胰腺癌患者术后随机分成吉西他滨化疗组和观察组，以无病生存期和5年生存率为研究终点，评价吉西他滨在胰腺癌辅助治疗中的作用。CONKO-001是第一个探讨术后吉西他滨辅助治疗价值的Ⅲ期临床试验，共368例手术（R0或R1）切除后胰腺癌患者入组，随机分为吉西他滨辅助化疗组179例和术后观察组175例。随访到53个月时，辅助化疗组133例（74%）复发，而对照161例（92%）复发。吉西他滨辅助治疗可以改善患者的无病生存时间，辅助化疗组13.4个月，明显优于观察组的6.9个月（P<0.001）；预计3年、5年的无病生存率，辅助化疗组分别为23.5%和16.5%，术后观察组仅为7.5%和5.5%；中位生存期两组相似，分别为22.1个月和20.2个月；预计3年、5年的总生存率，辅助化疗组分别为34%和22.5%，高于对照组的20.5%和11.5%。尽管两组的中位生存期无显著差别，但研究的终点指标无病生存时间及5年的预期总生存率却有明显的改善[23]，提示胰腺癌切除术后吉西他滨辅助化疗显著延迟了肿瘤复发时间，支持吉西他滨单药化疗可作为胰腺癌术后的辅助治疗。

CONKO-001试验是迄今为止胰腺癌术后单纯辅助化疗方面病例最多的前瞻性随机对照临床研究，研究结论对临床有较好的参考价值。NCCN指引2007年第一版胰腺癌辅助化疗部分就采用了CONKO-001的研究结果，推荐吉西他滨作为胰腺癌切除后辅助化疗的首选。但是也有人提出批评，多达88个研究中心参与，时间跨度长达6年，不同的医院及不同的时期段，R0，R1切除的标准难以一致，可能会导致分析的差异，因此如何保证手术质量的一致性很成问题。由于各亚组的病例数较少，对亚组的分析结果需慎重对待。但也有持相反的观点，认为该研究结果还是令人信服的。意向性治疗人群不论是接受R0切除还是接受R1切除，无论肿瘤大小、是否存在淋巴结转移，吉西他滨术后辅助治疗均可使不同的亚组患者在无病生存时间获益。这充分表明，具有不良预后指标的患者术后接受辅助化疗同样可以受益。虽然研究人员指出分组后再进行分析存在某些风险，但是由于这些病例来自多家医院，因此仍可被看作是一组具有代表性的人群。吉西他滨可以延长全组和各亚组患者的无病生存时间，这一结果是可靠的，提示吉西他滨单药辅助化疗，可以降低胰腺癌术后复发，延长无病生存时间。但吉西他滨不能延长总生存时间，这可能与样本量不足有关。两组在3年及5年生存率方面呈现出差异趋势，极有可能与吉西他滨治疗相关[24-28]。该研究的最终结果已经在2008年的ASCO会议上公布[29]，其结果是吉西他滨辅助治疗不但可以改善患者的无病生存时间，辅助化疗组为13.4个月，明显优于观察组的6.9个月（$P<0.001$）；预计3年、5年的无病生存率，辅助化疗组分别为23.5%和16.0%，术后观察组为8.5%和6.5%；而且辅助化疗组的中位生存期也明显改善，两组分别为22.8个月和20.2个月，$P=0.005$；预计3年、5年的总生存率，辅助化疗组分别为36.5%和21.0%，高于对照组的19.5%和9.0%。提示吉西他滨单药化疗可以作为胰腺癌术后标准的辅助治疗。

（三）吉西他滨与5FU辅助化疗比较

ESPAC-1临床试验结果提示胰腺癌术后可能只需5FU辅助化疗，而CONKO-001试验提示吉西他滨单药化疗可以作为胰腺癌术后标准的辅助治疗。Meta分析也提示辅助化疗优于辅助化放疗[30]，由于吉西他滨是公认的不可切除胰腺癌的标准的一线治疗方案，其疗效明显优于单药5FU。吉西他滨用于辅助治疗效果是否也优于5FU非常值得探讨。基于ESPAC-1研究而设计的ESPAC-3方案[31]，就是为了比较胰腺癌根治性切除后的辅助治疗中吉西他滨的效果。病人被随机分成3组，5FU /LV组、吉西他滨单药组和观察组，研究的终点指标是5年存活率，计划募集990例病人。ESPAC-3临床试验则为直接评价吉西他滨与5FU在辅助治疗中的作用的Ⅲ期临床研究。

三、辅助化放疗与单纯辅助化疗比较

可手术胰腺癌术后需要辅助治疗，这点已达共识[32]。但问题是需要辅助化放疗还是仅需单纯的辅助化疗？吉西他滨是否优于5FU？分析现有的3个重要的临床试验，RTOG 9704含吉西他滨辅助化放疗其中位生存期为20.6个月[18]、ESPAC-1试验5FU辅助化疗中位生存期为19.7个月[19]，而CONKO-001试验吉西他滨辅助化疗中位生存期为22.8个月[29]，3个试验的中位生存期非常接近。由于入选病人基线资料、试验设计及治疗方法不尽一致，试验结果不能直接比较，因此，我们仍无法回答现有的化疗方案加或不加放疗，也无法回答吉西他滨是否优于5FU。

RTOG 9704临床试验倾向于术后辅助化放疗，而ESPAC-1及CONKO-001试验则倾向于仅需单纯辅助化疗，这可能与3个临床试验的病例构成有关。具体见表5-1。

表5-1　　3个临床试验切缘及淋巴结情况

临床试验		RTOG 9704	ESPAC-1	CONKO-001
中位生存期（月）		20.6	19.7	22.8
切缘（%）	阴性	39	81	81
	阳性	35（不明26）	19	19
淋巴结（%）	阴性	32	49	29
	阳性	68	51	71

RTOG 9704研究中，淋巴结阴性者略多于CONKO-001试验，但少于ESPAC-1试验。另外，切缘阳性者几乎是CONKO-001和ESPAC-1的2倍。这提示RTOG 9704试验出现局部复发风险较大，因而需要加用辅助放疗；而CONKO-001和ESPAC-1出现远处转移的风险大于局部复发，更容易从辅助化疗中获益。CONKO-001试验结果与RTOG 9704试验结果提示，吉西他滨为主的方案可能是目前接受根治术后患者进行术后辅助化疗、开展相关临床研究的可选择的方案。在临床实践中，单用吉西他滨抑或吉西他滨联合放疗是个值得探讨的问题，重点是要考虑局部复发的风险。CONKO-001和ESPAC-1试验显示，远处转移的发生率较高，而CONKO-001结果提示，接受R1切除的患者也可从吉西他滨辅助化疗中获益，因而吉西他滨应常规用于胰腺癌术后辅助治疗[4, 23]。

2005年Stocken发表了一个Meta分析，该研究包括了5个随机临床试验，其中4个试验共875例患者提供了病人的个体资料（IPD），同时还纳入了之前未发表的261例患者的随访资料。结果，术后接受5FU为主的辅助化疗，死亡风险下降25%（HR=0.75，95% CI：0.64～0.90，P=0.001），中位生存期、预期2年生存率和5年生存率分别为19.0个月（95% CI：16.4～21.1）、38%和19%，明显优于没有接受辅助化疗的13.5个月（95% CI：12.2～15.8）、28%和12%。而辅助化放疗则没有显示出治疗优势，相反辅助化放疗可能增加死亡风险9%（HR=1.09，95% CI：0.89～1.32，P=0.43），中位生存期、预期2年生存率和5年生存率分别为15.8个月、30%和12%。与对照组没有接受辅助化放疗的15.2个月、32%和17%相似，差别无统计学意义。但亚组分析揭示切缘阳性患者可以从术后辅助化放疗中获益，死亡风险降低28%[17]。2008年作者对资料进行更新[30]，对875例患者（IPD）进行随访，中位随访时间44个月，其中698（占80%）例患者死亡。本次分析的主要目的是进一步探讨切缘状况与辅助化疗或辅助化放疗对生存期的影响，结果切缘状况对生存期的影响并没有统计学意义（HR=1.10，95% CI：0.94～1.29，P=0.24）。R0切除的患者，其2年和5年生存率分别为33%和16%，而R1切除患者则分别为29%和15%；同以前的报道一样，R1切除的患者接受辅助化放疗，其死亡风险下降28%（HR=0.72，95% CI：0.47～1.10），而对于R0切除的患者来说，辅助化放疗是有害的，死亡风险增加19%（HR=1.19，95% CI：0.95～1.49）；而仅接受单纯辅助化疗时，R1切除患者死亡风险增加4%（HR=1.04，95% CI：0.78～1.40），而R0切除患者死亡风险降低35%（HR=0.65，95% CI：0.53～0.80）。因此，作者认为无论R1切除还是R0切除，均应接受单纯的辅助化疗而不是辅助化放疗，辅助化疗应成为可手术胰腺癌术后标准的治疗。

根据现有证据，可手术胰腺癌术后单纯辅助化疗可能优于同期辅助化放治疗，吉西他滨单药可常规用于胰腺癌术后辅助治疗[33, 35]；放射治疗在术后辅助治疗的地位可能有所下降。

四、术后辅助化疗的适应证、时机及疗程

目前可手术胰腺癌术后辅助治疗有多种方案可供选择：吉西他滨辅助化放疗[18]、5FU辅助化疗[19]以及单纯吉西他滨辅助化疗[29]，但目前更多的证据倾向于单纯吉西他滨辅助化疗[4, 23, 29, 30]。由于吉西他滨辅助化疗有价值的直接证据来源于CONKO-001临床试验[19]，因此，术后辅助化疗的适应证、时机及疗程问题必须依据CONKO-001临床试验来确定：①意向性治疗人群不论是接受R0切除还是接受R1切除，无论肿瘤大小，也不管是否存在淋巴结转移，吉西他滨术后辅助治疗均可使不同的亚组患者获益，因此，胰腺癌手术后

的患者均是辅助化疗的适应证。②该试验推荐患者术后10～42 d内，伤口愈合。一般情况恢复后即可给予吉西他滨辅助化疗，但实际上开始辅助化疗的中位时间为36（28～43）d。因此临床可根据术后患者恢复情况确定化疗时机，一般在4～6周内实施辅助化疗；③化疗方案为吉西他滨单药1 000 mg/m^2，30 min静脉滴注，第1 d、第8 d、第15 d，第28 d为一周期，共行6周期。

五、新辅助治疗

多方面的因素促使研究者对可切除的胰腺癌患者着手开展新辅助治疗：①术后辅助治疗有改善胰腺癌患者生存的趋势，但并发症导致术后恢复的延迟至少会影响25%～30%的合适患者及时进行术后的化放疗[36-38]，新辅助治疗则可以避免这种风险；②从理论上来讲，放疗对富氧细胞更加敏感有效，但是术后血管被破坏，区域血供受影响，从而影响术后放疗的效果；③新辅助治疗可使肿瘤缩小、血供改善，有利于随后手术的实施，并可以减少术中腹膜种植转移的机会；④新辅助治疗可避免对早期发生病情进展的患者采取手术治疗[39]。目前有关的新辅助治疗的研究主要集中在对术前联合化放疗的评价。但新辅助化放疗是否延迟手术时间及降低患者对手术的耐受性？来自MDACC的研究结果显示，新辅助化放疗并没有延迟手术时间[40]。Spitz等回顾性研究显示，分别接受手术前后辅助治疗的两组患者的总生存率和毒副作用没有差别，但接受术后辅助治疗的患者局部复发率是21%，而接受新辅助治疗的患者局部复发率是10%[41]。Fox Chase肿瘤中心报道了26例局部可切除胰腺腺癌接受术前放疗（50.4 Gy）和持续5FU灌注化疗的随访结果，14例接受术前化放疗的患者行了手术切除。手术切除组中位生存时间是34个月，非手术切除组是8个月[42]。最近，Stessin等对1994—2003年SEER登记数据库进行回顾性分析[43]，结果发现，接受新辅助放疗和术后辅助放疗的患者中位生存期分别为23个月和17个月，均优于没有接受放射治疗的12个月；Cox多因素分析显示，新辅助放疗与其他治疗相比，死亡风险下降45%（HR=0.55，95% CI：0.38～0.79，P=0.001）；而新辅助放疗优于术后辅助放疗，死亡风险下降37%（HR=0.63，95% CI：0.45～0.90，P=0.03）。由此作者认为，新辅助放疗优于单纯的手术治疗，也优于术后辅助放疗，对于能手术切除的胰腺癌患者，新辅助放疗治疗策略值得进一步探讨。

现有证据提示，新辅助治疗安全，有一定的疗效，但这些研究证据级别均较低，目前资料仍无法回答新辅助治疗与术后辅助治疗孰优孰劣的问题，不宜将新辅助治疗常规用于临床实践。东部肿瘤协作组（ECOG）正在计划进行一项前瞻随机对照试验以评估新辅助治疗的作用[44]，结果值得期待。

第二节　局部晚期胰腺癌的姑息性治疗

局部晚期胰腺癌在第六版AJCC分期系统中是指原发肿瘤侵犯腹腔干分支或肠系膜上动脉的T4病变，暂无远处转移，分期属于Ⅲ期，不能行根治性手术切除。这种病例约占胰腺癌确诊病例的40%[45]。针对肿瘤的治疗包括手术治疗及非手术治疗，下面重点讨论非手术治疗中的化放治疗。

一、化放联合治疗

（一）5FU化放联合治疗

现在还没有比较化放联合治疗或单纯化疗、放疗与最佳支持治疗（BSC）在局部晚期胰腺癌中治疗地位的前瞻性与Ⅲ期随机临床试验。在美国，多数学者将同期5FU化放疗作为局部晚期胰腺癌的标准治疗手段。

1969年Mayo Clinic发表的第一个前瞻性临床研究，结果显示同期化放联合治疗可以改善局部晚期不可切除胰腺癌的疗效，与单纯放疗相比，中位生存期明显延长（10.4个月vs 6.3个月，$P<0.05$）。该试验中所用的放射剂量为DT 35～37.5 Gy，4周内完成；化放治疗组即在放疗的同时应用5FU同步化疗[46]。随后，GITSG进行的临床试验再次证实同期化放治疗局部晚期胰腺癌的效果[47]。该试验将194例局部晚期胰腺癌随机分入对照组单独分段放射治疗（60 Gy，10周内完成，分3段放疗、每段DT 20 Gy，休息2周再行下一段放疗）。另外两组为治疗组即同期化放疗，放疗剂量分别为低剂量DT 40 Gy和高剂量DT 60 Gy，与对照组一样，均采用分段放疗，联合5FU（500 mg/m^2，Ⅳ，于每段放疗的前3 d），同期放疗或单纯放射治疗结束后，每周给予5FU 500 mg/m^2，共2年或到肿瘤进展时终止。由于试验开始后，初步结果显示同期化放疗组近期疗效显著优于单纯放疗组。基于伦理学考虑，研究者终止了单纯放射治疗的研究，继续随机比较高放射剂量与低放射剂量同期化疗的效果。GITSG的这项临床研究得出两个结论：①同期化放疗优于单纯放射治疗，体现在化放疗组中位生存时间为44.2周，明显长于放疗组的22.9周（$P<0.01$）；②同期化放疗中，高放射剂量与低剂量组的中位生存期差别无统计学意义（12.4个月vs 9.1个月，P=0.19）。Mayo Clinic和GITSG的研究均证实同期化放疗（40 Gy+5FU）优于单纯的放射治疗。这也是目前将同期5FU化放疗作为局部晚期胰腺癌的标准治疗手段最直接的临床证据。

（二）吉西他滨化放联合治疗

Ⅰ/Ⅱ期临床试验提示吉西他滨联合放疗治疗局部晚期胰腺癌是安全可行的，且有一定的疗效[48, 49]。

2003年4月ECOG开放了一个比较吉西他滨（600 mg/m^2，每周1次，连用6周）联合放疗（50.4 Gy/28次），随后序贯给予吉西他滨单药维持治疗（1000 mg/m^2，每周1次，连用3周。每4周为一周期，共5周期），与吉西他滨单药化疗（方案同上）共7周期治疗局部晚期胰腺癌的Ⅲ期临床试验（E4201）。原计划入组316例患者，但至2005年12月，实际入组仅74例患者。由于符合纳入标准的患者入组速度过于缓慢，试验被迫提前关闭。2008年ASCO公布了E4201试验结果：3例由于有远处转移不符合纳入标准，5例患者没有接受原计划的治疗（2例在放射治疗期间发现有远处转移，2例临床情况恶化，1例撤回知情同意），但仍纳入生存分析。Ⅳ度不良反应主要为胃肠道和血液学毒性，化放联合组明显高于化疗组（41.2% vs 5.7%，$P<0.0001$）；疾病无进展生存期两组相似，分别为6.3个月和6.1个月（P=0.34）；但是联合组的中位生存期11个月，明显优于对照组的9.2个月（P=0.044）[50]。E4201临床试验入组率非常低，仅为原计划的23%，而且5例患者没有接受原计划的治疗，实际上最后仅有56例患者完成计划的治疗。由于总生存期容易受后续治疗的影响（该报告未描述后续治疗方案），而疾病无进展生存期更能反映所接受治疗的疗效，因此，

E4201试验结果提示，吉西他滨化放联合可作为治疗局部晚期胰腺癌的一个选择，但仍需临床进一步探讨。

（三）5FU同期化放疗与吉西他滨同期化放疗比较

5FU同期化放疗优于单纯放疗[46, 47]，而吉西他滨治疗晚期胰腺癌的疗效明显优于5FU，这促使研究者想到吉西他滨同期化放疗是否优于5FU同期化放疗。目前，暂没有Ⅲ期随机临床试验头对头直接比较两种方案在局部晚期胰腺癌中的作用。MDACC的一个回顾性研究认为，吉西他滨同期化放疗的效果与5FU同期化放疗效果相似（11个月vs 9个月，P=0.19）[51]。最近，另一项比较吉西他滨同期化放疗与5FU同期化放疗的研究，结果提示吉西他滨同期化放疗治疗局部晚期胰腺癌更加有效，而且毒性反应无明显增加。该试验共入组34例局部晚期病例（吉西他滨组18例，5FU组16例），除分别接受吉西他滨和5FU外，两组患者的其余干预手段完全相同。近期疗效吉西他滨组客观缓解率是50%，明显高于5FU组的13%（P=0.005）；远期疗效方面，吉西他滨组临床获益率和中位生存期分别为50%和14.5个月，高于5FU组的19%和6.7个月（P<0.027和P=0.034）；3/4度毒性反应两组没有区别［52］。虽然该试验显示吉西他滨同期化放疗有明显的生存获益，但值得注意的是，此研究样本量小，同期化放疗后两组患者均接受了吉西他滨单药的维持治疗。目前证据提示吉西他滨同期化放疗是安全且有一定疗效，但尚不能确定吉西他滨同期化放疗是否优于5FU同期化放疗。两者均可作为治疗局部晚期胰腺癌可选择的治疗模式。

二、单纯化疗

1985年ECOG报告同期化放疗（40 Gy+5FU）与5FU单纯化疗比较的随机临床研究[53]，结果未能显示同期放化综合治疗显著优于单纯5FU化疗，中位生存期分别为8.2个月和8.3个月（P>0.05）。但严重的不良反应同期化放疗组为51%，明显高于5FU单纯化疗组的27%，提示放疗在局部晚期胰腺癌的治疗作用可能不大，5FU单纯化疗有可能替代同期化放疗而成为局部晚期胰腺癌的标准治疗。

吉西他滨是转移性胰腺癌的一线化疗药物，部分学者认为该方案同样适用于局部晚期病例。其依据主要来自Burris等的随机研究，该试验中26%的病例是局部晚期[54]。最近，一项包含138例局部晚期胰腺癌病例的回顾性研究提示，吉西他滨单药化疗中位生存期长于5FU同期化放疗组（11.3个月vs 10.4个月），但是两组之间的差别没有统计学意义[55]。该研究提示，吉西他滨单药化疗至少等同于标准的5FU同期化放疗。但是该研究为回顾性分析，证据级别较低。

2006年ASCO公布了FFCD-SFRD试验结果[56]，中位随访16个月，化放联合组与吉西他滨单药组的中位生存时间分别是8.4个月和14.3个月（P=0.014），半年生存率分别是78%和82%，一年生存率分别是24%和51.4%。化放联合组的血液学和胃肠道毒性高于吉西他滨单药组，主要是血小板减少和恶心、呕吐。研究者认为，吉西他滨单药可以明显改善局部晚期胰腺癌的生存。然而该试验中联合组采用的是放疗联合5FU和顺铂方案，并非普遍采用的5FU同期化放疗，吉西他滨相对的生存获益可能是联合组毒性较大致使该组病例的生存获益下降所造成的。

5FU或吉西他滨单纯化疗治疗局部晚期胰腺癌有一定的疗效，但目前尚无高级别的证据支持单纯化疗可替代化放联合治疗而成为标准治疗。

目前证据显示，对于局部晚期，不能手术切除的胰腺癌，无论现有的何种治疗手段，疗效均不能令人满意。同期化放疗优于单纯的放射治疗，也可能优于单纯化疗，目前同期化放疗仍为局部晚期胰腺癌标准的一线治疗。但没有确切的证据表明吉西他滨同期化放疗优于5FU同期化放疗。

三、姑息性热化疗

目前胰腺癌总体疗效差，这促使人们尝试各种可能有效的治疗方法。热疗用于肿瘤的治疗有较长的历史，临床上也取得了一定的效果。目前临床应用较多的有超声热疗、射频热疗和微波热疗。国内报道较多的是高强度体外聚焦超声热疗（HIFU），俗称超声聚焦刀，它是近年发展起来的一种肿瘤局部治疗技术。其原理主要是利用超声波具有组织穿透性和可聚焦性等物理性能，将体外低能量超声波聚焦在体内肿瘤病灶处，通过焦点区超声波产生的热效应致靶区内组织在0.5～1 s内骤升至70～100 ℃高温，从而使肿瘤组织出现凝固性坏死。此外，焦点区产生瞬间空化效应，导致细胞器破裂等不可逆损伤，从而达到治疗肿瘤的目的。

晚期胰腺癌治疗失败的原因之一是局部肿瘤未能控制，因此加强局部肿瘤治疗有可能提高疗效，改善胰腺癌的生存。王琨等[57]通过对7例不能手术的胰腺癌患者进行HIFU治疗，分析了其临床症状、实验室检查、影像学变化、并发症情况等，结果部分患者临床疼痛症状减轻、CA199降低、MRI检查显示HIFU治疗区内组织呈凝固性坏死表现，无胃肠穿孔等严重并发症出现，认为HIFU是一种安全、有效和非侵入性治疗胰腺癌的方法。有研究者对HIFU治疗晚期胰腺癌进行了系列研究，首先用HIFU治疗13例晚期胰腺癌，其中4例同时应用小剂量5FU单药化疗，结果显示：CR 2例，PR 4例，有效率46.2%；临床受益反应（CBR）高达92.3%；中位生存期7.0个月；除1例HIFU治疗后5个月出现阻塞性黄疸外，未见其他严重不良反应[58]。鉴于HIFU治疗晚期胰腺癌能取得一定的疗效且治疗安全性高，作者进一步探讨与吉西他滨联合应用治疗晚期胰腺癌效果。研究共纳入29例不能手术切除的晚期胰腺癌患者，其中15例接受HIFU及吉西他滨治疗，14例仅接受吉西他滨治疗。结果联合组有效率是33.3%，吉西他滨组14.3%（P=0.390）；临床获益率80.0%，高于吉西他滨组28.6%（P=0.016）；中位生存期两组分别是26周和25周（P=0.4962）。两组毒副作用轻微[59]。另外一个多中心非随机病例对照研究共纳入41例患者，其中24例进入单用HIFU治疗组，17例进入HIFU联合吉西他滨综合治疗组。结果显示，HIFU组临床获益率、平均生存期与综合组相似，而且安全性高，治疗费用相对较低。Cox回归分析显示吉西他滨对生存期无影响[60]。综合上述研究，可以认为HIFU治疗晚期胰腺癌安全，病人临床获益率较高，疗效可能与吉西他滨相似。彭晶晶、徐叶青等[61, 62]各应用FEP-BYO1高能聚焦超声肿瘤热疗机对42例和37例合并明显疼痛的晚期胰腺癌患者进行热疗，以观察其对胰腺癌引起的癌性疼痛的疗效。采用HIFU治疗病灶及腹腔神经丛的方法，观察治疗前后患者疼痛改变情况，共79例患者，治疗后疼痛消失9例，占11.4%；疼痛减轻41例，占51.9%。JAMES评分：治疗前后评分差异存在显著意义，均认为HIFU治疗能有效地缓解晚期胰腺癌患者的疼痛。

值得注意的是，上述试验均为非随机临床试验，其样本量小，试验设计多不严谨，部分研究没有严格的病例纳入标准，且部分病例仅靠影像学检查及CA199确诊而没有病理或细胞学检查资料，研究间疗效区间波动较大，不排除存在病例选择的问题，因此参考价值受到了一定的限制。目前认为HIFU治疗安全性较好，但疗效有待临床进一步评价。

第三节 转移性胰腺癌的姑息治疗

一、姑息化疗的地位和价值

胰腺癌首发症状多种多样且极不典型，目前缺乏特异有效的早期确诊手段，患者被确诊时约80%以上已属晚期，已无手术切除的机会，为此化学治疗便成为晚期胰腺癌主要的治疗手段之一。但化学治疗疗效欠佳，一方面化疗不可避免地会给患者带来一定的毒副反应，从而有可能影响患者的生活质量；另一方面，晚期胰腺癌进展快，病程中易出现难以控制的疼痛、恶液质等，严重影响患者的生活质量。因此，有必要探讨姑息化疗的地位和价值。

探讨姑息化疗的价值，就是要了解化疗是否优于最佳的支持治疗。主要关注两个问题：是否有生存获益及能否改善生活质量。

1980年，Mallinson发表了第一个姑息化疗与最佳支持治疗（best supportive care，BSC）对比的前瞻性随机对照试验[63]：姑息化疗组采用由5FU，MTX，VCR，CTX及MMC组成的化疗方案化疗，而对照组仅给予最佳支持治疗，结果中位生存期化疗组为10.5个月，显著高于对照组的2.2个月（P=0.000 06），提示姑息化疗是有价值的，可以有显著的生存获益。然而20世纪80年代的其他3个随机对照试验却得出阴性的结果[64–66]，均认为以5FU为基础的姑息化疗与BSC相比，并没有生存获益。另外，Andren-Sandberg的研究也表明姑息化疗生活质量并不优于BSC，而且化疗的毒副反应较大[64]。当时普遍的观点认为姑息化疗价值不大。直至20世纪90年代，Palmer[67]和Glimelius[68]这两个前瞻性随机对照试验相继得出了以5FU为基础的化疗在生存率上显著优于BSC的结论。Glimelius同时指出，姑息化疗在生活质量上优于BSC。但是，1998年Takada[69]的研究和2001年Huguier[70]的研究又是阴性的结果，指出姑息化疗并没有好处。目前国内外仅有的8个前瞻性随机对照试验，其中7个可获得准确的生存资料（见表5-2），这些临床试验均未能很好地重复相同的结果，故姑息化疗应用于晚期胰腺癌是否使患者受益成为临床争论的问题之一。

表5-2　　5FU为主的化疗与最佳支持治疗比较

研究	干预因素	病例数	中位生存期		总生存率（%）	
			天数（d）	P值	半年	一年
Mallinson 1980	FU+MTX+VCR+CTX+MMC	21	315	0.000 06	75	34
	Control	19	66		12	6
Andersen 1981	FU+BCNU	20	96	NS	20	10
	Placebo	20	102		35	10
Frey 1981	FU+CCNU	65	90	NS	18	8
	Control	87	117		32	14

续表

研究	干预因素	病例数	中位生存期		总生存率（%）	
			天数（d）	P值	半年	一年
Palmer 1994	FU+ADM+MMC	23	246	0.002	70	25
	Control	20	114		15	5
Glimelius 1996	FU+Lv+VP-16	29	180	0.05	50	23
	Control	24	75		28	13
Takada 1998	FU+ADM+MMC	28	147	NS	48	5
	Control	24	150		34	5
Huguier 2001	FU+CF+DDP	22	258	NS	78	19
	Control	23	210		52	22

注：FU——5-氟尿嘧啶；MTX——甲氨蝶呤；VCR——长春新碱；CTX——环磷酰胺；MMC——丝裂霉素；BCNU——卡莫司汀；CCNU——洛莫司汀；Lv——四氢叶酸；VP-16——依托泊甙；DDP——顺铂；*表示相关研究中未有记录；以上生存率从给出的生存曲线计算出来，除非文章中另有提供。

2003年日本学者[71]发表了一个晚期胰腺癌姑息化疗与BSC比较的Meta分析，共收集了9个以5FU为基础的化疗与BSC对比的随机对照研究，得出了化疗组显著优对照组的结论。但是经过检索文献，发现纳入的9个所谓随机对照试验中，有2个试验为非随机对照研究[72, 73]，而且该Meta分析里漏检了一个前瞻性的随机对照试验[66]。因此，这个Meta分析的结论可信性下降。

2004年梁汉霖等[74]发表的Meta分析显示，姑息化疗组有提高晚期胰腺癌半年和一年生存率的趋势，但是均未取得统计学意义。Andersen的研究采用了口服5FU和BCNU，Frey的研究使用了CCNU。由于口服5FU吸收受很多因素的影响，现在已经被淘汰，而CCNU，BCNU的副作用大，其不良反应往往会抵消其化疗的获益，现临床上已经少用，且未有随机临床试验证明CCNU对胰腺癌有效。若剔除Andersen和Frey这2个临床试验，用随机效应模型的方法计算得出（异质性分析显示P=0.009），姑息化疗与BSC对比，治疗晚期胰腺癌可使半年生存率提高37%（RD=0.37，95% CI：0.16～0.58，P=0.000 5），有显著性差异，说明姑息化疗有一定的价值。上述的几个临床试验均没有应用现阶段标准的一线治疗吉西他滨，推测若引入吉西他滨等有效的化疗药物，则有可能延长晚期胰腺癌病人的生存期。

另外，对于预后极差的胰腺癌病人，中位生存期短。生存期并不是一个十分理想的评价指标，只有用生活质量来评价才能真正反映化疗的效果，而以生活质量为指标的随机对照试验极少，在纳入的研究中仅Glimelius 1996提供了生活质量的评价。研究结论认为，化疗组比BSC组有多出25%的病人生活质量得到提高，且有显著意义（P=0.01）。众所周知，癌症的治疗费用昂贵，但提供费用-效益的分析的研究很少，只有Glimelius 1996一文有提供，并表明化疗有较好的费用-效益比。因此，目前的研究趋向是姑息化疗可以提高晚期胰腺癌病人的生活质量。

根据现有的证据，姑息化疗有延长晚期胰腺癌患者半年及1年生存率，改善生活质量的趋势，可以选择性用于体力状况较好的患者。

二、5FU单药化疗

5FU是晚期胰腺癌应用最为广泛的药物之一，但是以5FU为主的联合化疗是否优于5FU单药化疗在临床上仍然存在一定的疑问。1979年MacDonald等[75]和Bitran等[76]的研究先后得出了FAM的联合化疗（5FU+ADM+MMC）有较高的客观缓解率和生存率，1984年FAM被美国FDA（食品药物管理局）批准用于治疗晚期胃癌和胰腺癌，FAM一度成为治疗晚期胰腺癌的标准化疗方案。但是随后的几个随机对照临床试验都未能证明5FU的联合化疗优于5FU单药[77-84]。5FU的联合化疗是否优于5FU单药仍然是一个疑问。

有Meta分析显示[85]，在晚期胰腺癌的治疗上，5FU联合化疗与5FU单药比较，联合化疗不能提高半年生存率和1年生存率（P=0.31和P=0.70），也不能提高半年TTP（疾病进展时间）/PFS（疾病无进展生存期，P=0.18），仅仅提高了客观缓解率7%（P=0.005）。这说明联合化疗确能提高客观缓解率，但高的缓解率并未能更好地控制疾病和改善生存期，提示联合化疗没有增加晚期胰腺癌的疗效。然而，这也可能由于该Meta分析的样本量较小，未能反映出5FU联合化疗的优势。联合化疗虽然取得高的缓解率，但可能因为缓解的持续时间较短，所以无进展生存期并无延长，最终无法转化为总生存的获益。在疗效等同的前提下，治疗的副作用及相关费用可能成为临床医生考虑的重点问题，联合组的毒性显著高于单药组，如WHO 3/4度中性粒细胞减少（RR=2.13，P<0.000 1）、血小板减少（RR=4.46，P<0.0001）和呕吐（RR=1.68，P=0.003）明显高于5FU单药化疗。另外，只有Cullinan 1985的研究提供了费用效益评价的数据，显示5FU联合化疗的性价比差。虽然其他文献未涉及治疗费用的比较，但可以推测，联合化疗组因化疗药物的增加以及高的毒副反应发生率，相关的治疗费用可能增加。

现有证据表明，5FU单药化疗优于5FU为主的联合化疗。

三、吉西他滨单药化疗为标准的一线治疗

Burris[54]于1997年发表的Ⅲ期随机临床试验，其治疗组为吉西他滨单药，对照组为5FU单药，两组药物均使用了30 min静注的方法。该试验首次证实了吉西他滨单药优于5FU单药，中位生存期提高（5.65个月vs 4.42个月，P=0.002 5），一年生存率提高（18% vs 2%），临床受益反应（Clinical benefit response，CBR）显著提高（23.8% vs 4.8%；P=0.002 2）。此研究报告奠定了吉西他滨单药化疗成为晚期胰腺癌标准的一线治疗地位。但是中位生存期延长的绝对值不大，这提示对于经济较差的患者，5FU仍是一个可供选择的药物，另外也说明胰腺癌的治疗似乎达到了一个平台，每前进一步，哪怕是一小步都显得异常艰难。

另外，日本的Ishii等[86]的回顾性研究也报道了在晚期胰腺癌治疗上，吉西他滨单药似乎比5FU单药有更好的疗效。

吉西他滨单药的疗效仍然不尽如人意，于是很多非吉西他滨新药被尝试应用于晚期胰腺癌，但临床试验结果不甚一致。梁汉霖[87]等对能获得准确半年生存率的6个RCT，

共1 058例病人进行试验，其中吉西他滨单药化疗组有528例，非吉西他滨组有530例。吉西他滨单药化疗与非吉西他滨比较，客观缓解率提高了7%（P=0.01），半年PFS/TTP提高了13%（P=0.005），有提高半年生存率（P=0.36）和一年生存率（P=0.26）的趋势，但无统计学差异。另外，两组不良反应无明显差别，主要是血液系统毒性和胃肠道毒性，如中性粒细胞减少症（P=0.16）、恶心/呕吐（P=0.69），而血小板减少症增加4%（P=0.003）。

在治疗晚期胰腺癌方面，目的主要是在较少的毒性前提下提高患者的生活质量。上述研究显示，吉西他滨单药显著提高了半年TTP/PFS，可能可以更好地控制疾病的进展，有可能取得进一步的生存获益。目前尚没有非吉西他滨方案优于吉西他滨单药方案。吉西他滨单药30 min静脉滴注仍是晚期胰腺癌标准的一线治疗。

四、吉西他滨联合化疗

吉西他滨是晚期胰腺癌标准的一线治疗药物，但是疗效欠佳。药理学和体外试验显示部分化疗药物与吉西他滨有协同抗癌作用且毒性反应不重叠，为此研究者选择这些药物与吉西他滨联合治疗胰腺癌以期改善疗效。这些药物主要可分为两大类，即传统化疗药物和分子靶向药物。前者目前研究较多的包括5FU、顺铂、奥沙利铂、卡培他滨、多西紫杉醇和依立替康、培美曲塞等，后者常用的有埃罗替尼（erlotinib）、吉非替尼（gefitinib）、贝伐单抗（bevacizumab）和西妥昔单抗（cetuximab）等。

越来越多的研究显示吉西他滨为基础的联合化疗有改善晚期胰腺癌生存的趋势。我们在2005年ASCO年会上报道吉西他滨联合治疗优于标准的吉西他滨单药化疗，这可能是第一个Meta分析认为联合化疗有生存优势的报道[88]。2006年对资料进行更新，共涉及22个RCT，包含5 473例患者。这次Meta分析结果表明[89]，以吉西他滨为主的联合化疗明显优于标准的吉西他滨单药化疗，主要体现在半年生存率提高4%（95% CI：0.01～0.06，P=0.008），一年生存率提高3%（95% CI：0.01～0.05，P=0.01），客观缓解率（ORR）提高4%（95% CI：0.01～0.07，P=0.02），临床获益反应提高10%（95% CI：0.02～0.17，P=0.01），半年疾病无进展生存率提高10%（95% CI：0.04～0.10，P<0.000 01）。随后有多个Meta分析均得出相似的结论[90, 91]，可见联合治疗是今后的发展方向[92]。由于纳入分析的联合化疗方案多种多样，故存在明显的异质性，主要包括吉西他滨联合顺铂（DDP）、奥沙利铂（OXA）、氟尿嘧啶（5FU）、卡培他滨（CAP）以及伊立替康（IRI）等等。而Meta分析反映的仅仅是这些方案的总效应，并不能明确指出吉西他滨具体联合哪种或哪几种化疗药物可以改善生存，因而对临床缺乏实际的指导意义。研究的意义仅仅在于指明今后可能的发展方向。

2007年我们对常见的几种联合化疗方案吉西他滨联合顺铂（GEMDDP）、吉西他滨固定剂量率输注联合奥沙利铂（GEMOX）、联合卡培他滨（GEMCAP）、联合5FU以及联合伊立替康等进行亚组的Meta分析[93]，结果如图5-2和图5-3，次年对资料进行更新，并在2008年ASCO作了报道[94]。研究结果再次显示联合化疗有生存获益，半年生存率提高5%（95% CI：0.02～0.08，P=0.002）、1年生存率提高4%（95% CI：0.01～0.07，P=0.002），均优于标准的吉西他滨单药化疗。

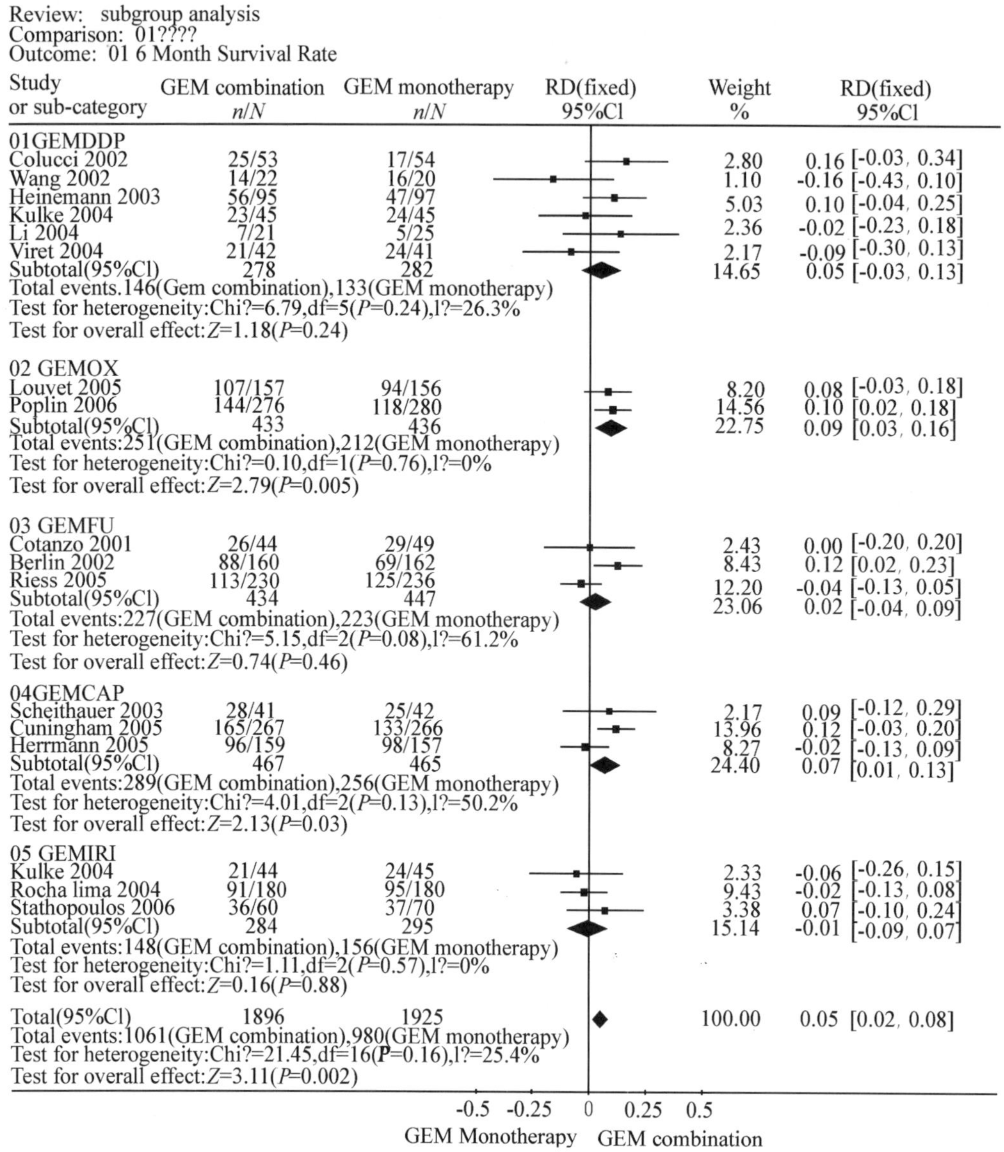

图5-2 亚组半年生存率分析

（一）吉西他滨联合顺铂方案

吉西他滨和顺铂联合是临床常用的方案。临床前研究证实吉西他滨和顺铂联合应用有协同作用[95]，Ⅰ期和Ⅱ期临床研究也显示出吉西他滨联合顺铂似乎有更好的疗效[96, 97]，但现有的几个Ⅲ期临床试验结果相互矛盾。Meta分析显示[98, 99]，吉西他滨联合顺铂客观缓解率提高了6%（P=0.05），半年TTP/TTF（治疗有效维持时间）提高了9%（P=0.02），但未能改善患者的半年生存率（RD=0.05，95% CI：0.03～0.13，P=0.24）及1年的生存率（RD=0.06，95% CI：0.01～0.14，P=0.11），且不良反应有可能增加，主要是血液系统毒性和胃肠道毒性，如中性粒细胞减少症增加6%（P=0.08）、血小板减少症增加8%

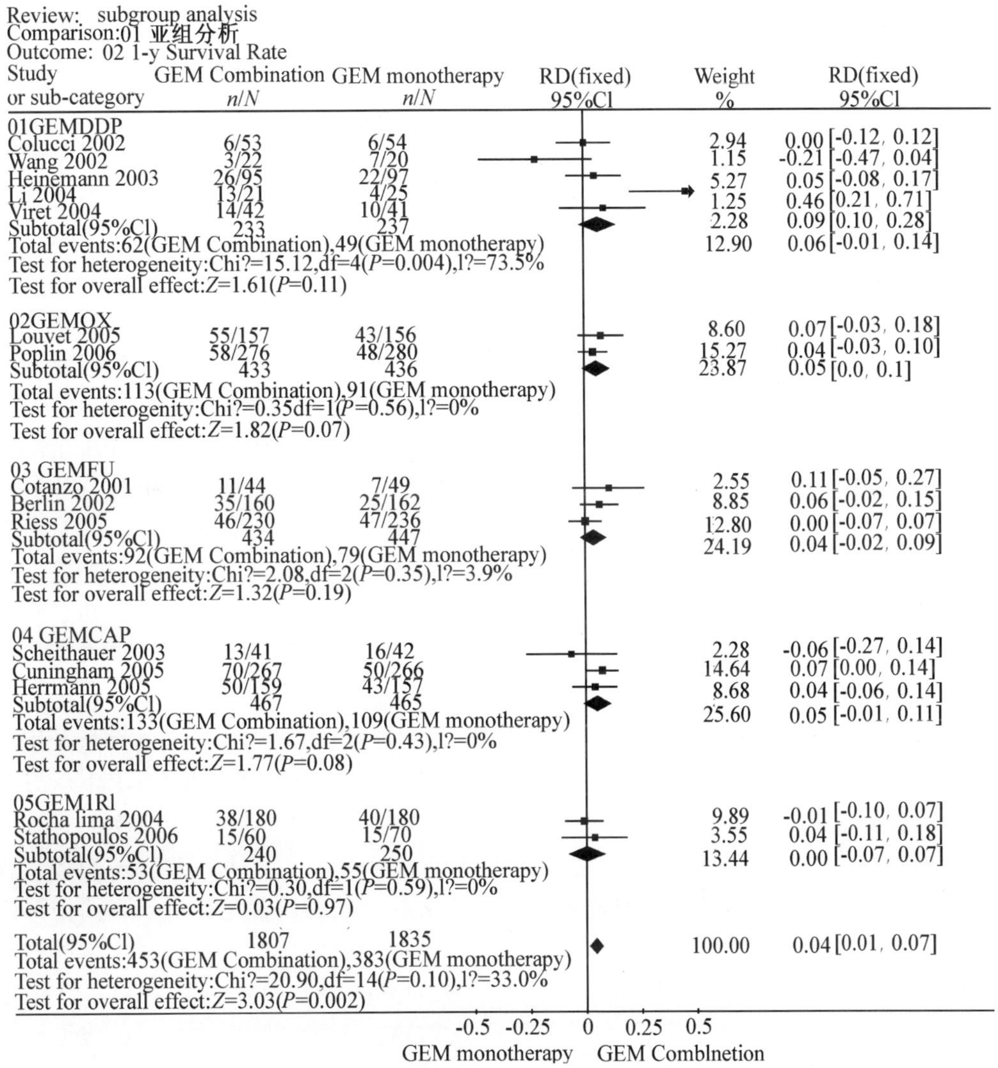

图5-3　亚组1年生存率分析

（*P*=0.17）、恶心/呕吐增加11%（*P*=0.07）。尽管联合化疗没有生存优势，但确实可以较大幅度地改善疾病无进展生存，且达到了边缘统计学意义地提高客观缓解率，反映了吉西他滨联合顺铂可能有较好的疾病控制效果。Boeck等的基于IPD资料的Meta分析结果[100]也显示，吉西他滨联合顺铂未能改善全组的生存，中位生存期联合组为225 d，吉西他滨单药组为181 d（*P*=0.15）；但进行分层分析后发现，KPS评分是一个重要的预后因子，KPS评分为70～80分与90～100分相比，中位生存期分别为143 d和270 d（*P*=0.000 6）、中位无进展生存期则为86 d和162 d（*P*=0.004 3）；进一步对KPS评分为90～100分的患者进行分析，联合化疗中位生存期为322 d，长于对照组的206 d（*P*=0.051）；而KPS评分为70～80分的患者不能从联合化疗中获益，中位生存期分别为143 d和147 d（*P*=0.64）。从而认为对体力状况较好的患者可以从联合化疗中获益。因此，临床医生应避免不加选择地将联合顺铂应用于晚期胰腺癌患者，2008年新版NCCN指引建议可用于体力状况较好患者。

（二）吉西他滨固定剂量率输注联合奥沙利铂方案

奥沙利铂现已广泛用于消化系统肿瘤的治疗，成为结直肠癌辅助化疗标准用药及晚期结直肠癌、胃癌等治疗的常用药物。Ⅰ/Ⅱ期临床试验显示奥沙利铂治疗晚期胰腺癌具有较高的安全性，毒副反应轻，患者耐受性良好[101]。而固定剂量率输注很可能成为新的给药平台[102~105]，因此，在GEM固定剂量率输注的基础上联合奥沙利铂，有可能进一步改善晚期胰腺癌的治疗效果，目前只有2个GEMOX的Ⅲ期临床试验[106-107]。Louvet报道[106]了GERCOR和GISCAD的Ⅲ期临床试验结果，这也是第一个晚期胰腺癌GEMOX方案与标准的GEM单药比较的Ⅲ期临床试验。结果显示，在主要观察终点指标疾病无进展生存期方面，联合组为5.8个月，明显优于单药组的3.7个月（P=0.04）；总生存期也有延长的趋势，分别为9.0个月和7.1个月（P=0.13），8个月生存率分别为56.5%和45.3%（P=0.05）。2006年版NCCN据此研究推荐GEMOX方案可用于晚期胰腺癌的治疗。而Poplin在2006年ASCO报道的E6201临床试验为阴性结果[107]，同时该研究被ASCO评为2006年临床肿瘤学研究主要进展之一，认为GEMOX并无优势[108]。2008年新版NCCN指引也不再将GEMOX方案列为可供选择的方案。尽管E6201临床试验为阴性结果，但其中位总生存期联合组似有改善的趋势（5.9个月vs 4.9个月）。由于这2个Ⅲ期随机临床研究均由国际知名肿瘤中心完成，原始研究设计严密，有严格的入组标准，有明确的生存曲线及详细的毒副反应记录，可见原始文献为高质量研究。更为重要的是这2个临床试验的治疗组奥沙利铂剂量相同，GEM剂量为1 000 mg/m^2，均为固定剂量率输注；对照组GEM均为标准的用量及用法。因此，对这2个试验合并进行Meta分析的结果具有较高的可信度，可以反映GEMOX方案一线治疗晚期胰腺癌的地位及价值。合并后分析结果认为，GEMOX一线治疗晚期胰腺癌，半年生存率提高9%（P=0.005），1年生存率提高5%（P=0.08），也有改善的趋势，客观有效率提高6%（P=0.006）[109]。但是该结果无法解释疗效的改善是得益于吉西他滨固定剂量率输注还是奥沙利铂的作用。国内中山大学肿瘤中心史艳侠[110]、北京大学肿瘤医院龚继芳[111]，以及天津大学肿瘤医院闫祝辰[112]的研究结果，均显示GEMOX方案治疗晚期胰腺癌有较好的疗效。2008年ASCO仍有关于GEMOX方案治疗晚期胰腺癌的报道，认为其安全有效[113]。

现有的证据提示GEMOX方案一线治疗晚期胰腺癌可能有较好应用前景，不宜过早给予否定，仍值得我们进一步开展相关的临床试验。

（三）吉西他滨联合卡培他滨方案

卡培他滨为5FU前体药物，在体内经过一系列的酶促反应如胸苷磷酸化酶（TP）作用而活化，经二氢嘧啶脱氢酶（DPD）降解而灭活。有研究表明，胰腺癌组织中TP的含量平均为癌旁正常组织的74倍，TP/DPD比值也较正常胰腺组织明显升高，提示卡培他滨在胰腺癌组织中选择性活化，对治疗胰腺癌有一定的应用价值[114]。Ⅰ/Ⅱ期临床试验也显示GEMCAP治疗胰腺癌无严重的毒副反应，耐受性良好，且有一定的疗效[115]。2003年Scheithauer[116]报道第一个GEMCAP与GEM单药比较的随机临床试验，结果联合化疗未能改善患者的生存；2005年Herrmannt[117]的研究也为阴性结果，但Cunningham[118]的研究却又取得了显著的生存获益，1年生存率联合组高达26%，优于单药组的19%。对这3个临床试验进行的Meta分析显示[119]，联合化疗可以提高患者半年生存率7%（95% CI：0.01～0.13，

P=0.03），1年生存率提高5%（95% CI：0.01～0.10，*P*=0.08）。考虑到Scheithauer[116]的研究为Ⅱ期临床研究，且GEM的用法为探索性研究，即2 200 mg/m^2，双周重复。目前临床上基本上不采用该用法，因此可以将该研究从Meta分析中剔除。剔除后的分析结果显示，联合化疗组1年生存率提高6%（95% CI：0.00～0.12），具有统计学意义（*P*=0.04）。客观有效率也有统计学意义地提高6%（95% CI：0.02～0.10，*P*=0.004）。可见，GEMCAP可以提高客观有效率，且有效率的提高可转化为生存获益。晚期胰腺癌为不可治愈性疾病，现有措施均为姑息性治疗，因此改善生活质量为评价疗效的另一个重要指标，但3个研究均未涉及生活质量的评价。临床获益反应率（CBR）可部分反映生活质量的改善情况，但仅有一项研究[116]提供CBR相关数据，联合组48.4%（15/31），似高于单药组的33.3%（10/30）。联合化疗3/4度骨髓毒性包括粒细胞减少症、血小板减少症及贫血，以及消化道毒性恶心/呕吐、腹泻等并没有明显提高，与单药组比较差别无统计学意义；手足综合征是CAP的主要毒性之一，联合组发生率2.3%，较单药组高2%（95% CI：0.00～0.04，*P*=0.02），但与其他疾病单药应用CAP相似[120]，联合GEM并没有增加CAP的相关毒副反应。GEMCAP方案治疗晚期胰腺癌，可以改善患者的半年生存率，而没有明显增加毒副反应。

现有证据支持GEMCAP方案用于晚期胰腺癌的一线治疗。

（四）吉西他滨联合5FU方案化疗

5FU是治疗晚期胰腺癌的有效药物之一。2007年Heinemann等报道的Meta分析[121]，对吉西他滨联合氟尿嘧啶类药物治疗晚期胰腺癌的6个随机临床试验（3个联合5FU、3个联合卡培他滨）进行了分析，认为联合化疗优于吉西他滨单药。NCCN根据该研究结果，推荐吉西他滨联合氟尿嘧啶类药物可用于临床。但Heinemann的结果是吉西他滨联合5FU、卡培他滨的总效应有必要进一步亚组分析。我们对现有的3个5FU联合吉西他滨与吉西他滨单药比较的临床试验进行Meta分析，结果却表明与GEM联合并不能改善半年（RD=0.04，95% CI：0.02～0.09，*P*=0.46）及1年生存率（RD=0.02，95% CI：0.04～0.09，*P*=0.46）[93]。现有的证据似不支持NCCN的建议。

（五）吉西他滨联合伊立替康方案化疗

Ⅰ/Ⅱ期临床试验显示吉西他滨、伊立替康两者联合安全有效[122, 123]，但对现有的3个Ⅲ期临床试验[124-126]进行的Meta分析，结果却表明吉西他滨联合伊立替康化疗与吉西他滨单药比较，客观缓解率提高9%（*P*=0.000 9），半年生存率降低1%（*P*=0.88），一年生存率两组相同。但不良反应联合组可能增加，另有文献报道也是阴性结果[127]。现有的证据不支持吉西他滨联合伊立替康用于晚期胰腺癌的治疗。

五、吉西他滨联合靶向药物

靶向药物治疗恶性肿瘤是近年临床研究的重点。吉西他滨联合基质金属蛋白酶抑制剂（marimastat）[128]和吉西他滨联合法尼基转移酶抑制剂（tipifarnib）[129]的两个Ⅲ期临床试验均没能显示联合组有更长的生存期，Meta分析同样显示吉西他滨联合上述两类药物不能改善生存[130]。目前的研究热点集中在小分子酪氨酸激酶抑制剂和单克隆抗体。

（一）吉西他滨联合埃罗替尼（erlotinib）

Moore等报道了吉西他滨联合埃罗替尼治疗晚期胰腺癌的Ⅲ期临床试验[131]。该试验共纳入569例病人，所有病人先前未接受化疗。埃罗替尼联合组获得明显的生存获益（HR=0.82，95% CI：0.69～0.99，P=0.038），中位生存期分别为6.24个月和5.91个月，而1年生存率分别为23%和17%（P=0.023），PFS改善明显（HR=0.77，95% CI：0.64～0.92，P=0.004）。毒性方面，联合组的WHO Ⅰ/Ⅱ度的皮疹、腹泻以及血液学毒性发生率更高，但Ⅲ/Ⅳ毒性两组明显区别。从这一临床试验结果不难看出，中位生存期虽有统计学意义的延长，但延长的绝对值确实非常有限，仅仅10 d左右。而药物的价格昂贵，因此有人质疑联合用药的生存优势是否具有真正的临床意义，特别是结合我国的实际情况。但也有观点认为，在大多数癌症中，这一差别或许并无多大的临床价值，但在胰腺癌则不同，因为晚期胰腺癌的预后极差，目前没有其他更好的治疗建议，单药吉西他滨的疗效有限，联合用药的毒性可以接受。再者，HR=0.82，意味着死亡风险下降18%，总生存改善22%，1年生存率的改善反映了与埃罗替尼联合对某些个体患者可能获益[132]。而正是这一临床试验结果，促使美国FDA于2005年11月批准了埃罗替尼联合吉西他滨用于晚期胰腺癌的一线治疗。尽管如此，我们分析了近期几个颇受关注的联合方案治疗晚期胰腺癌的资料（表5-3），所有试验的对照组吉西他滨的给药方式及剂量、时程均相同，不同的是联合组与吉西他滨联合的药物以及吉西他滨给药方式及剂量、时程。值得注意的是，各个试验中对照组吉西他滨的疗效比较接近，但是吉西他滨联合埃罗替尼的疗效并不优于吉西他滨联合卡培他滨或奥沙利铂。由于埃罗替尼要比卡培他滨或奥沙利铂昂贵，在中国当前的实际情形下，吉西他滨联合埃罗替尼治疗晚期胰腺癌的实际意义值得商榷。

表5-3　部分晚期胰腺癌联合治疗试验的治疗效果总结

研究	分组	客观缓解率	半年生存率	1年生存率	中位生存期
Moore MJ 2007	GEM	8%	44.5%	17%	5.91月
	GEM+Erlotinib	8.6%	46%	23%	6.24月
Herrmann R 2007	GEM	7.8%	61%	30%	7.2月
	GEM+Capecitabine	10%	60%	32%	8.4月
Poplin E 2006	GEM	5%	35%	17%	4.9月
	GEM+Oxaliplatin	9%	50%	21%	5.9月
Louvet C 2005	GEM	17.3%	70%	27.8%	7.1月
	GEM+Oxaliplatin	26.8%	72%	34.7%	9月

（二）吉西他滨联合单克隆抗体

Ⅰ/Ⅱ临床试验显示这些靶向药物联合吉西他滨安全有效且有改善生存的趋势，如Ⅱ临床试验中，吉西他滨联合西妥昔单抗（cetuximab，C225）治疗的1年生存率是31.7%，中位生存期7.1个月；吉西他滨联合贝伐单抗（bevacizumab）治疗的1年生存率是29%，中位生存期8.8个月[133, 134]。但随后的Ⅲ期临床试验结果令人失望。

2007年ASCO报道了S0205试验结果。S0205是一项评价吉西他滨与吉西他滨联合C225比较的Ⅲ期随机对照临床试验，计划入组704例（实际入组766例），随机分为吉西他滨单药组和吉西他滨+C225（联合组）。结果两组疾病控制率（CR+PR+SD），单药组44%，联合组50%；无进展生存期方面，单药组为3月，联合组3.5月（HR=1.13，P=0.058），差别无统计学意义；总生存期比较，单药组5.9个月，而联合组为6.4个月（HR=1.09，P=0.14），两组差别也无统计学意义[135]。现有证据不支持吉西他滨联合西妥西单抗用于晚期胰腺癌的治疗。

贝伐单抗联合吉西他滨治疗晚期胰腺癌的结果与西妥西单抗一样没有令人获得满意的结果。CALGB80303试验是比较吉西他滨单药与吉西他滨联合贝伐单抗治疗晚期胰腺癌的Ⅲ期随机对照临床试验[136]，计划入组590例（实际入组601例），随机分为吉西他滨+安慰剂（单药组）和吉西他滨+贝伐单抗（联合组）。结果联合用药组与吉西他滨单药组相比，联合用药并不能提高疾病控制率（47% vs 40%）、无病生存时间（4.9月vs 4.7月，HR=1.0，P=0.99）、中位总生存期（5.8月vs 6.1月，HR=1.03，P=0.78）和1年生存率（18% vs 20%）。提示吉西他滨联合贝伐单抗未能改善晚期胰腺癌患者的疗效。

Milella 等在2008年ASCO报道了吉西他滨联合靶向药物的Meta分析[137]。该研究共涉及8个RCT，3 698例患者。结果显示吉西他滨联合靶向药物并不优于吉西他滨单药，无论在总生存期（RR=0.97，95% CI：0.82～1.15，P=0.76）还是疾病无进展生存期（RR=0.98，95% CI：0.87～1.10，P=0.75）均无优势；而单用靶向药物则对患者生存有不利的影响，总生存期绝对值下降6.4%（RR=1.45，95% CI：1.01～2.09，P=0.043），疾病无进展生存期绝对值下降15.2%（RR=1.79，95% CI：1.38～2.32，P<0.001）。

尽管吉西他滨联合西妥西单抗、联合贝伐单抗并没有取得阳性结果，联合埃罗替尼生存获益也并不十分理想，但人们对胰腺癌的靶向治疗仍然寄予厚望。寻找靶向治疗的分子标志、根据不同期别设计不同的治疗方案、化疗与不同机制分子靶向药物的联合、开发针对胰腺癌其他新靶点的新的靶向药物等，是今后临床研究的重点[132]。

现有证据提示埃罗替尼联合吉西他滨可用于晚期胰腺癌的一线治疗。但NCCN将其列为2A级证据加以推荐。

六、改变用药方法

（一）吉西他滨固定剂量率输注

改变抗癌药物的用法也是提高疗效的有效策略之一。经典的例子为5FU治疗结直肠癌由最初的静脉推注逐步演变为静脉滴注，再最后成为持续静脉输注，仅仅是改变药物的用法，就达到了明显改善疗效的目的。随着对吉西他滨药代动力学深入研究，发现标准30 min输注吉西他滨结束后其活性代谢产物在细胞内的浓度急剧下降，而延长输注时间可以维持吉西他滨活性代谢产物dFdCTP在细胞内的累积。由此人们对吉西他滨以每分钟10 mg/m^{2}的速度即固定剂量率输注来改善吉西他滨疗效寄予希望。Ⅰ期临床试验显示，吉西他滨以固定剂量率输注化疗治疗胰腺癌最大剂量可达1 500 mg/m^2，无明显毒副反应，耐受性良好[138]。Ⅱ期临床试验提示，固定剂量率输注吉西他滨治疗胰腺癌疗效优于标准的30 min静脉滴注，主要表现为中位生存期（8个月 vs 5个月，P=0.013）、1年生存率（28.8% vs 9%，P=0.014）和2年生存率（18.3% vs 2.2%，P=0.007）均有不同程度的改善[139]。与5FU、优福定联合化疗也表现出良好的耐受性。目前唯一的一个Ⅲ期临床试验在2006年的

ASCO会议上公布了结果[107]。主要的疗效评价指标中位生存期和1年生存率固定剂量率输注组均高于标准30 min输注组，但两组之间差别无统计学意义，而且固定剂量率输注吉西他滨的血液学毒性和恶心呕吐的发生率更高。Meta分析结果显示[140]，相比标准30 min输注，固定剂量率输注吉西他滨，客观缓解率提高5%（95% CI：0.00～0.09，P=0.03）、1年生存率提高6%（95% CI：0.00～0.12，P=0.06），提示固定剂量率输注很可能成为GEM新的给药平台，是一个非常有前景的给药方式，临床上可用于代替标准的30 min输注，NCCN指引将其列为2B级证据。

（二）时辰化疗

时辰化疗是指药物的使用适应生物节律的节奏，这个概念是基于生物功能对时间相关事件的应答，它利用已知的身体节奏的变化来支持正常节奏或者修饰治疗。时辰化疗根据这些生物节律变化选择合适的给药时机，可以使抗癌药物毒性明显降低，疗效进一步提高，生存质量显著改善[141]。而生物节律的节奏也即昼夜节律（circadian rhythm），是长期生物进化过程中形成的内源性适应机制，是生命活动的基本特征，从单细胞的细菌、真菌到果蝇以及哺乳动物和人类，跨物种存在，高度保守[142]。所以时辰化疗也可理解为遵循昼夜节律规律，选择最适时辰给予有效的化疗药物。1996年成立了癌症时间化疗国际组织，现为欧洲癌症研究和治疗组织（EORTC）的一个研究组。对晚期结直肠癌、非小细胞肺癌、卵巢癌等的临床试验，显示了时辰化疗可以提高治疗指数、减少和减轻不良反应，起到改善生活质量等作用[143, 144]。

肿瘤组织与正常组织存在昼夜节律差异。Teresa 等人发现荷MA13/C 乳腺癌的C3H/HeN鼠骨髓中Bcl-2 的表达具有昼夜节律，而癌组织中很难发现昼夜节律，而且Bcl-2 表达的峰值与多西他赛最佳耐受性及作用效果的时间相符[145]。还有对荷人鼻咽癌裸鼠的鼻咽癌移植瘤的细胞周期分布进行研究，与裸鼠骨髓细胞的细胞周期分布比较发现，肿瘤组织与骨髓细胞具有明显不同的昼夜节律[146]。以上研究提示，肿瘤组织与正常组织具有不同的昼夜节律，这种差异允许临床选择正常组织耐受性最佳的时间或/和肿瘤组织最敏感的时间进行治疗。肿瘤组织血流的昼夜节律变化也可能是时辰化疗的作用机制之一。有实验证明，肿瘤的血流灌注在小鼠活动期高于小鼠静止期，多柔比星在小鼠活动期给药的疗效高于在小鼠静止期给药，疗效的增加与肿瘤血流的明显增加有关[147]，分析原因是肿瘤血流的增加可以影响药物的局部浓度，从而影响化疗的疗效。

目前有关胰腺癌时辰化疗的研究极少。来自EORTC时辰治疗组的一个多中心随机对照试验（EORTC 05962），应用5FU输注加或不加顺铂治疗晚期胰腺癌，比较时辰化疗与常规化疗，结果时辰化疗可以降低毒副作用，能最大限度地增加剂量，可取得更好的无进展生存期，虽然总生存没有取得统计学差异，但是时辰化疗有提高生存期的趋势（6.7个月 vs 6.1个月）[148]。但该研究应用的药物为5FU和顺铂，不是标准的吉西他滨，因此现有证据提示，时辰化疗可能有一定的疗效，但不宜作为临床常规。

（三）动脉灌注化疗

胰腺癌的介入化疗是通过动脉插管技术，选择胰腺主要的供血动脉，然后通过选择的动脉给予高剂量的化疗药物。其理论依据是：①胰腺癌瘤体常包被致密纤维包膜，且胰腺癌常表达中至高水平多药耐药基因产物，是一种170kd 的浆膜糖蛋白，可将化疗药物快速从肿瘤细胞清除。化疗药物进入胰腺癌组织太少，系统性化疗效果较差，因此有必要提高局部化疗药物的浓度，发挥治疗作用。而通过靶向性介入化疗可以使高浓度的化疗药物直接进入胰腺癌组织。②介入化疗药物首先作用于胰腺癌组织，可明显减少全身的毒副反应，提高化疗的效果[149, 150]。可见，胰腺癌动脉灌注化疗的作用机制之一，就是在肿瘤靶器官内通过局部高浓度药物的细胞毒作用克服肿瘤的耐药性。

Mitsutsuji等进行了经动脉灌注5FU与外周静脉输注5FU相关的药代动力学研究[151]。动脉灌注组：给药导管置于实验动物的胃十二指肠动脉和脾动脉，持续输注5FU 10 min以上；静脉输注组：经外周静脉输注5FU。治疗后分别采集血样、肝脏、胰腺标本，测定5FU浓度。结果，全身药物浓度、胰腺平均组织浓度均以动脉灌注组明显高于静脉输注组。提示动脉灌注给药可以获得更高的血药浓度。而正常胰腺组织、肝脏、十二指肠无明显的药物毒副反应，这就是临床应用介入化疗的药代动力学基础。另外，灌注靶器官对药物的代谢能力为首过效应，主要是指药物第一次通过靶器官被摄取和代谢的现象，不同器官、组织对不同的药物代谢差异很大。由于药物的首过效应，动脉灌注化疗相对全身静脉化疗而言，局部药物浓度提高的同时，却可明显降低靶器官外组织的药物浓度，从而可能达到提高疗效、降低全身毒副反应的目的。由此可见，经动脉灌注化疗与经静脉化疗的最本质区别在于药物的首过效应。

目前吉西他滨单药外周静脉输注疗效不尽如人意，而动脉灌注化疗具有坚实的血管解剖学基础和较明确的作用机制，因此有必要进一步探讨介入化疗的临床应用价值问题。

有多个临床研究均认为动脉灌注化疗治疗中晚期胰腺癌有一定疗效。经介入灌注化疗客观缓解率为32.7%，临床受益率为56.9%，中位生存期为9.0 个月，6 个月和1 年累积生存率分别为72.6%和28.7%[152]。另一组研究报道，晚期胰腺癌患者区域灌注化疗后症状缓解、肿瘤体积缩小，有效率达66.7%，中位生存期达12.5个月[153]。动脉灌注化疗也可明显缓解疼痛症状，有效率高达71.4%[154]。可见，介入化疗有一定的疗效，中位生存期可达9 ~ 12.5个月，似优于现有的外周静脉化疗的文献报道结果。但这几个临床试验均为单中心临床研究，不排除存在选择PS评分较佳的患者接受介入化疗的可能性。因此这几个临床研究仍然不能回答动脉灌注化疗是否优于外周静脉化疗。

有研究采用动脉插管灌注5FU 1 000 mg、表阿霉素80 mg，与全身化疗组比较，临床受益反应介入组为55.6%，优于全身化疗组的36.7%（$P<0.05$）[155]。也有采用化疗药盒植入胰腺癌供血动脉灌注化疗与全身化疗相比较[156]，两组均采用FAM方案，药物的剂量及疗程数一致。结果介入组有效率60.2%，生存期3 ~ 34个月，中位生存期13.5个月；全身化疗组有效率34.7%，生存期1 ~ 13个月，中位生存6.2个月。两组有效率和生存时间差异有统计学意义（$P<0.05$），表明动脉灌注化疗可显著提高患者生活质量、延长生存期。吉西他滨单药30 min静脉输注为晚期胰腺癌标准的一线治疗，而这几个临床试验均采用非吉西他滨方案作为对照组治疗方案，可见对照组化疗方案选择不合理，研究结果可能受到一定的影响。

以上几个临床试验动脉灌注的药物均为非吉西他滨。吉西他滨能否用于动脉灌注化疗是值得研究的临床问题。有学者对吉西他滨静脉和动脉输注的药物代谢动力学进行了细致的临床研究，证实吉西他滨动脉注入比静脉应用副作用小，局部浓度增加，临床效果满意[157]。有利用毕格犬进行了胰腺区域动脉灌注吉西他滨，证实吉西他滨在靶器官的浓度为全身用药的10 ~ 16倍，组织病理学上动脉灌注组与对照组比较，胰腺周围炎症反应明显，肾、肺、心无明显的病理改变，而对照组肾、肺、心则有明显病理损伤性改变[158]。动脉介入治疗与全身静脉用药的峰浓度和生物半衰期无明显差异，但动脉介入时吉西他滨在体内的滞留时间明显延长；在相同用药剂量前提下，全身用药对心、肺、肾产生了明显的毒副作用，而介入治疗仅在胰腺周围组织产生明显炎症反应，认为吉西他滨适合于胰腺癌的动脉灌注化疗。但也有研究认为，吉西他滨必须通过肝脏代谢后才能对胰腺肿瘤细胞产生杀伤效应，因此主张对该药应采用周围途径化疗[159]。可见吉西他滨是否可选择介入途径至今仍有争议。

一个多中心的Ⅲ期随机临床试验结果提示，对于无法手术切除的胰腺癌患者，经动脉给予FLEC方案（5FU、醛氢叶酸、表阿霉素、卡铂）化疗，较吉西他滨周方案更能有效提高患者的生存率[160]。洪国斌等对国内动脉灌注化疗与外周静脉化疗治疗晚期胰腺癌疗效比较的临床研究进行了Meta分析[161]，共收集4个临床试验，涉及310例患者，详细资料见表5-4。

表5-4　　中晚期胰腺癌介入治疗与外周静脉化疗疗效比较*

	作者	发表时间	病例数			1年生存率			临床获益率		
			总计	介入组（%）	外间静脉化疗组（%）	介入组（%）	外周静脉化疗组（%）	P值	介入组（%）	外周静脉化疗组（%）	P值
1	林钧华	2001	36	18	18	11	8	>0.05	55.6	16.7	<0.05
2	刘　昌	2002	163	74	89	11.5	11	>0.05	44.6	15.7	<0.05
3	孙传勋	2001	52	26	26	38.5	19.23	<0.05	42.3	15.4	<0.05
4	黄　权	2000	59	29	30	68.9	36.7	<0.05	55.1	6.7	<0.05
合计			310	147	163						

由表可见，无论1年生存率还是临床获益反应率，经动脉介入化疗明显优于外周静脉化疗，认为介入化疗是中晚期胰腺癌一种有效的治疗手段。但该研究入选的4个临床试验均为小样本研究，均没有描述随机方法且未对原始文献质量进行评价；纳入分析的研究均为阳性结果，没有进行偏倚性分析，不排除存在发表偏倚的可能；介入组1年生存率11%～68.9%，区间范围较大，个别研究的疗效明显优于现有的文献报道，因此可能存在病例选择偏倚的问题。另外，4个研究的外周静脉化疗组临床获益率仅为6.7%～16.7%，明显低于标准吉西他滨单药化疗，这可能与纳入分析的研究基本上都采用了阿霉素和丝裂霉素等药作为化疗药物，而没有采用目前晚期胰腺癌的标准用药吉西他滨作为对照。阿霉素和丝裂霉素对胰腺癌疗效差且副作用大，疗效往往会被其毒副作用所抵消有关。可见，该Meta分析可能存在一定不足。

目前以吉西他滨为主的介入治疗与外周静脉化疗比较的研究极少，随机对照的研究目前尚未见报道。另外，几乎所有的研究均未涉及治疗费用比较问题，但由于介入治疗需要一定的仪器设备及可能出现并发症的处理，可以推测经动脉灌注化疗可能需要较高的费用。因此，中晚期胰腺癌介入治疗是否优于外周静脉化疗的问题仍需要进一步探讨。

* 洪国斌，等. 实用放射学杂志，2004，20（4）：350-353.

现有临床试验的证据级别较低，不能很好地回答介入化疗在中晚期胰腺癌治疗中的地位问题。吉西他滨能否用于动脉灌注化疗仍有争论。鉴于晚期胰腺癌的治疗均为姑息性，治疗手段不应给患者带来太大的痛苦或不便，因此，动脉灌注化疗可能有一定的应用前景，值得我们进一步探讨，但目前不宜将其作为临床常规应用于临床。

七、二线化疗

对于体力状态尚佳的复发性病例可以考虑二线治疗，但是目前还没有标准的二线治疗方案，而且由于复发前的治疗方案不同，后续的解救治疗方案也有所区别。对于之前一直未使用吉西他滨的患者可以试用吉西他滨，反之则选用氟尿嘧啶类为基础的化疗方案。

由于目前吉西他滨广泛用于胰腺癌术后辅助治疗及晚期胰腺癌的一线治疗，因此临床更多的情况是吉西他滨治疗后失败的患者。CONKO-003临床试验（Ⅱ期临床）[162]显示奥沙利铂联合5FU（OFF方案）对吉西他滨治疗后复发的病例有效。该研究将入组的病人随机分入OFF方案组和最佳支持治疗（BSC）组。化疗组和BSC组中位生存期分别是21周和10周（P=0.007 7），总生存期分别是40周和34.4周（P=0.031 2），化疗组取得了明显的生存获益。有多个Ⅱ期临床结果提示奥沙利铂联合5FU二线治疗胰腺癌耐受性良好，有一定的疗效[163, 164]。2008年ASCO发表CONKO-003临床试验的最后结果[165]，该试验的主要目的是探讨奥沙利铂对疗效的影响及其不良反应，试验随机分为OFF方案组和没有奥沙利铂的FF方案组，结果OFF方案明显优于FF方案，OFF方案可用于吉西他滨失败后胰腺癌的二线治疗。另外，一些Ⅱ期临床非随机试验也显示卡培他滨单药、卡培他滨联合奥沙利铂、卡培他滨联合埃罗替尼、FOLFIRI以及S1等方案对吉西他滨治疗后复发的病例可能有效[166-169]。二线治疗后的中位生存期在4.8～6.7个月之间。

对于吉西他滨治疗后复发或进展的患者，OFF方案为目前证据级别最高的二线治疗方案，临床上也可选用卡培他滨单药、卡培他滨联合奥沙利铂化疗方案。

第四节　常用化疗方案及证据评价

本节列举胰腺癌常用的化疗方案，并根据美国国家综合癌症网（National Comprehensive Cancer Network，NCCN）指南列举化疗方案的证据级别、适用人群及具体方法，临床医生应同时结合患者的实际情况、中国国情选择合适的治疗方案。为避免出现讹谬，应用前敬请对照方案原文。

一、术前新辅助化放疗

含5FU的化放疗

出处：1. Moertel CG，Frytak S，Hahn RG，et al. Therapy of locally unresectable pancreatic carcinoma：a randomized comparison of high dose（6 000 rads）radiation alone，moderate dose radiation（4000 rads +5-fluorouracil），and high dose radiation+5-fluorouracil：The Gastrointestinal Tumor Study Group［J］. Cancer，1981，48（8）：1705～1710.

2. Crane CH，Abbruzzese JL，Evans DB，et al. Is the therapeutic index better with

gemcitabine-based chemoradiation than with 5-fluorouracil-based chemoradiation in locally advanced pancreatic cancer? [J]. Int J Radiat Oncol Biol Phys, 2002A, 52(5): 1293~1302.

NCCN证据级别：2B类。

适用人群：局部晚期不能手术、无转移灶、体力状态较好的患者。

化疗方案：5FU 250~300 mg/(m^2·d)，持续静脉输注，d1~d6。共2周，与放疗同时进行。

二、可手术胰腺癌患者术后辅助治疗

(一) 含5FU方案术后辅助化放疗

出处：Klinkenbijl JH, Jeekel J, Sahmoud T, et al. Adjuvant radiotherapy and 5-fluorouracil after curative resection of cancer of the pancreas and periampullary region: phase Ⅲ trial of the EORTC gastrointestinal tract cancer cooperative group [J]. Ann Surg, 1999, 230(6): 776~782; discussion 782~784.

NCCN证据级别：2A类。

适用人群：完全切除术后8周内、体力状态较好、之前未接受过新辅助化放疗的患者。

化疗方案：第1周期 5FU 25 mg/kg，持续24 h静脉输注，放疗当天于放疗前给予，d1~d5，(最大剂量为1 500 mg/d)。

第2周期 无化疗毒性反应者同第1周期方案，有1~2级不良反应者5FU减至3 d给予，发生3级以上不良反应者不再予5FU化疗。休息2周，每4周重复，至放射剂量达到40 Gy。

(二) 吉西他滨单药辅助化疗

出处：Oettle H, Post S, Neuhaus P, et al. Adjuvant chemotherapy with gemcitabine vs observation in patients undergoing curative-intent resection of pancreatic cancer: a randomized controlled trial [J]. JAMA, 2007, 297(3): 267~277.

NCCN证据级别：2A类。

适用人群：完全切除术后4~8周内、体力状态较好、骨髓及肝肾功能良好的患者。

化疗方案：吉西他滨1 000 mg/m^2，静脉输注（>30 min），d1，d8，d15，休息1周。每4周重复为1周期，共6周期。

(三) 5FU 单药辅助化疗

出处：Neoptolemos JP, Stocken DD, Friess H, et al. A randomized trial of chemoradiotherapy and chemotherapy after resection of pancreatic cancer [J]. N Engl J Med, 2004, 350(12): 1200~1210.

NCCN证据级别：2A类。

适用人群：完全切除术后4~8周内、体力状态较好、骨髓及肝肾功能良好的患者。

化疗方案：醛氢叶酸20 mg/m^2，静脉推注，d1~d5。

5FU 425 mg/m^2，静脉推注，d1~d5。

每28 d重复为1周期，共6周期。

三、局部晚期不能手术或转移性胰腺癌的一线化疗方案

（一）含5FU的化放疗方案

出处：1. Moertel CG，Frytak S，Hahn RG，et al. Therapy of locally unresectable pancreatic carcinoma：a randomized comparison of high dose（6000 rads）radiation alone，moderate dose radiation（4000 rads +5–fluorouracil），and high dose radiation +5–fluorouracil：The Gastrointestinal Tumor Study Group［J］. Cancer，1981，48（8）：1705～1710.

2. Crane CH，Abbruzzese JL，Evans DB，et al. Is the therapeutic index better with gemcitabine–based chemoradiation than with 5–fluorouracil–based chemoradiation in locally advanced pancreatic cancer?［J］. Int J Radiat Oncol Biol Phys，2002A，52（5）：1293～1302.

NCCN证据级别：2A类。

适用人群：局部晚期不能手术、无转移灶、体力状态较好的患者。

化疗方案：5FU 250～300 mg/（m^2·d），持续静脉输注，d1～d6。共2周，与放疗同时进行。

（二）吉西他滨单药方案（标准输注）

出处：Burris HA 3rd，Moore MJ，Andersen J，et al. Improvements in survival and clinical benefit with gemcitabine as first–line therapy for patients with advanced pancreas cancer：a randomized trial［J］. J Clin Oncol，1997，15：2403～2413.

NCCN证据级别：1类（有远处转移者，无法手术的局部晚期有症状且体力状态较差者）。
2A类（无法手术的局部晚期有症状但体力状态较好者）。

适用人群：已有远处转移或无法手术的局部晚期有症状、体力状态较好的患者。

化疗方案：吉西他滨1 000 mg/m^2，d1，d8，d15，静脉输注（>30 min）。每28 d重复为1周期。

（三）吉西他滨单药方案（固定剂量率输注）

出处：Tempero M，Plunkett W，Rui Van Haperen V，et al. Randomized phase Ⅱ comparison of dose–intense gemcitabine：thirty–minute infusion and fixed dose rate infusion in patients with pancreatic adenocarcinoma［J］. J Clin Oncol，2003，21（18）：3402～3408.

NCCN证据级别：2B类。

适用人群：同吉西他滨单药（标准输注）方案，可作为标准输注方案的替代方法。

化疗方案：吉西他滨1 500 mg/m^2，按10 mg/（m^2·min）的固定速度静脉输注，d1，d8，d15。每28 d重复为1周期。

（四）吉西他滨+顺铂方案

出处：1. Heinemann V，Quietzsch D，Gieseler F，et al. Randomized phase Ⅲ trial of gemcitabine plus cisplatin compared with gemcitabine alone in advanced pancreatic cancer［J］. J Clin Oncol，2006，24（24）：3946 ~ 3952.

2. Heinemann V，Hinke A，Boeck S，et al. benifit of gemcitabine-base combination treatment in advanced pancreatic a meta analysis of randomized trials［C］. 2007 Gastrointestinal Cancers Symposium，Abstract 129.

NCCN证据级别：2A类。

适用人群：体力状态较好的局部晚期或转移患者。

化疗方案：吉西他滨1 000 mg/m^2，静脉输注（>30 min），d1，d15。

顺铂50 mg/m^2，静脉输注（1 h），d1，d15。

每4周重复为1周期。

（五）吉西他滨+卡培他滨方案

出处：1. Cunningham D，Chau I，Stocken D，et al. Phase Ⅲ randomised comparison of gemcitabine（GEM）versus gemcitabine plus capecitabine（GEM-CAP）in patients with advanced pancreatic cancer［C］. European Cancer Conference（ECCO 13），presentation/abstract PS11，Paris，France，2005 November 2. European Journal of Cancer Supplements，2005，3：4.

2. Heinemann V，Hinke A，Boeck S，et al. benifit of gemcitabine-base combination treatment in advanced pancreatic a meta analysis of randomized trials［C］. 2007 Gastrointestinal Cancers Symposium，Abstract 129.

NCCN证据级别：2A类。

适用人群：体力状态较好的局部晚期或转移患者。

化疗方案：吉西他滨1 000 mg/m^2，静脉输注（>30 min），d1，d8，d15。

卡培他滨 1 660 mg/（m^2·d），口服，共21 d。

每28 d重复为1周期。

（六）吉西他滨+厄洛替尼方案

出处：Moore MJ，Goldstein D，Hamm J，et al. Erlotinib plus gemcitabine compared with gemcitabine alone in patients with advanced pancreatic cancer：a phase Ⅲ trial of the National Cancer Institute of Canada Clinical Trials Group［J］. J Clin Oncol，2007，25（15）：1960 ~ 1966.

NCCN证据级别：2A类。

适用人群：体力状态较好的局部晚期或转移患者。

化疗方案：吉西他滨1 000 mg/m^2，静脉输注（>30 min），每周1次，共7周，休息1周；之后每4周为1周期，d1，d8，d15给药。

厄洛替尼 100 mg/d或150 mg/d，口服，直到疾病进展或不良反应不能耐受。

四、局部晚期不能手术或转移性胰腺癌的二线化疗方案

（一）吉西他滨单药化疗方案

出处：Rothenberg ML，Moore MJ，Cripps MC，et al. A phase Ⅱ trial of gemcitabine in patients with 5FU-refractory pancreas cancer［J］. Ann Oncol，1996，7（4）：347～353.

NCCN证据级别：2A类。

适用人群：初始治疗失败、既往未使用吉西他滨治疗的患者。

化疗方案：吉西他滨1 000 mg/m^2，静脉输注（＞30 min），每周1次，共7周，休息1周；之后每4周为一周期，d1，d8，d15给药。

（二）卡培他滨单药化疗方案

出处：Cartwright TH，Cohn A，Varkey JA. Phase Ⅱ study of oral capecitabine in patients with advanced or metastatic pancreatic cancer［J］. J Clin Oncol，2002，20（1）：160～164.

NCCN证据级别：2B类。

适用人群：一线治疗失败的局部晚期或转移性胰腺癌患者。

化疗方案：卡培他滨 1 000 mg/m^2，Bid，d1～d14，每21 d重复为1周期。

（三）CapeOx方案

出处：Xiong HQ，Wolff RA，Hess KR，et al. A phase Ⅱ trial of oxaliplatin plus capecitabine（xelox）as second line therapy for patients with advanced pancreatic cancer［C］. J Clin Oncol，2006，24：No 18S（June 20 Suppl.）. Abstract 4119.

NCCN证据级别：2B类。

适用人群：一线治疗失败、体力状态较好的局部晚期或转移性胰腺癌患者。

化疗方案：1. 奥沙利铂130 mg/m^2，静脉滴注，d1。
卡培他滨 1 000 mg/m^2，Bid，d1～d14。
每21 d重复。（＜65岁，ECOG评分0～1分）。
2. 奥沙利铂 110 mg/m^2，静脉滴注，d1。
卡培他滨 750 mg/m^2，Bid，d1～d14。
每21 d重复。（＞65岁，ECOG评分2分）

（四）OFF方案

出处：Oettle H，Pelzer U，Stieler J，et al. Oxaliplatin/folinic acid/5-fluorouracil［24h］（OFF）plus best supportive care versus best supportive care alone（BSC）in second-line therapy of gemcitabine-refractory advanced pancreatic cancer（CONKO 003）［C］. J Clin Oncol，2005，23：No 16S（June 1 Suppl.），4031.

NCCN证据级别：2B类。

适用人群：一线治疗失败、体力状态较好的局部晚期或转移性胰腺癌患者。

化疗方案：醛氢叶酸 200 mg/m^2，静脉输注（30 min），d1，d8，d15，d22。
5FU　2g/m^2，持续24 h输注，d1，d8，d15，d22。
奥沙利铂 85 mg/m^2，静脉输注（2 h），d8，d22 。
第23～42 d休息，每6周重复为1周期。

参考文献

[1] Staley CA, Cleary KR, Abbruzzese JL, et al. The need for standardized pathologic staging of pancreaticoduodenectomy specimens [J]. Pancreas, 1996, 12 (4): 373–380.

[2] Nieto J, Grossbard ML, Kozuch P. Metastatic pancreatic cancer 2008: is the glass less empty? [J]. Oncologist, 2008, 13 (5): 562–576.

[3] Meyer JJ, Willett CG, Czito BG. Is there a role for advanced radiation therapy technologies in the treatment of pancreatic adenocarcinoma? [J]. Future Oncol, 2008, 4 (2): 241–255.

[4] Lau WY, Lai EC. Development and controversies of adjuvant therapy for pancreatic cancer [J]. Hepatobiliary Pancreat Dis Int, 2008, 7 (2): 121–125.

[5] Abbruzzese JL. Adjuvant therapy for surgically resected pancreatic adenocarcinoma [J]. JAMA, 2008, 299 (9): 1066–1067.

[6] Roll L. Adjuvant therapy in patients with pancreatic cancer [J]. Recent Results Cancer Res, 2008, 177: 49–56.

[7] Murakami Y, Uemura K, Sudo T, et al. Postoperative adjuvant chemotherapy improves survival after surgical resection for pancreatic carcinoma [J]. J Gastrointest Surg, 2008, 12 (3): 534–541.

[8] Kalser MH, Ellenberg SS. Pancreatic cancer: Adjuvant combined radiation and chemotherapy following curative resection [J]. Arch Surg, 1985, 120 (8): 899–903.

[9] Gastrointestinal Tumor Study Group. Further evidence of effective adjuvant combined radiation and chemotherapy following curative resection of pancreatic cancer [J]. Cancer, 1987, 59 (12): 2006–2010.

[10] Neoptolemos JP, Dunn JA, Stocken DD, et al. Adjuvant chemoradiotherapy and chemotherapy in resectable pancreatic cancer: a randomised controlled trial [J]. Lancet, 2001, 358 (9293): 1576–1585.

[11] Klinkenbijl JH, Jeekel J, Sahmoud T, et al. Adjuvant radiotherapy and 5–fluorouracil after curative resection of the pancreas and periampullary region: phase Ⅲ trial of the EORTC Gastrointestinal Tract Cancer Cooperative Group [J]. Ann Surg, 1999, 230 (6): 776–782.

[12] Hsu CC, Herman JM, Corsini MM, et al. Adjuvant Chemoradiation for Pancreatic Adenocarcinoma: The Johns Hopkins Hospital–Mayo Clinic Collaborative Study [C]. 2008 Gastrointestinal Cancers Symposium, Abstract 124.

[13] Sohn TA, Yeo CJ, Cameron JL, et al. Resected adenocarcinoma of the pancreas—616 patients: results, outcomes and prognostic indicators [J]. J Gastrointest Surg, 2000, 4 (6): 567–579.

[14] Yeo CJ, Abrams RA, Grochow LB, et al. Pancreaticoduodenctomy for pancreatic adenocarcinoma: postoperative adjuvant chemoradiation improves survival [J]. Ann Surg, 1997, 225 (5): 621–633.

[15] Abrams RA, Grochow LB, Chakravarthy A, et al. Intensified adjuvant therapy for pancreatic and periampullary adenocarcinoma: survival results and observations regarding paterns of failure, radiotherapy dose and CA199 levels [J]. Int J Radiat Oncol Biol Phys, 1999, 44 (5): 1039–1046.

[16] Khanna A, Walker GR, Livingstone AS, et al. Is Adjuvant 5FU - Based Chemoradiotherapy for Resectable Pancreatic Adenocarcinoma Beneficial? A Meta-analysis of an Unanswered Question [J]. J Gastrointest Surg, 2006, 10 (5): 689-697.

[17] Stocken DD, Buchler MW, Dervenis C, et al. Meta-analysis of randomized adjuvant therapy trials for pancreatic cancer [J]. Br J Cancer, 2005, 92 (8): 1372-1381.

[18] Regine WF, Winter KW, Abrams R, et al. RTOG 9704 a phase Ⅲ study of adjuvant pre and post chemoradiation (CRT) 5FU vs. gemcitabine (G) for resected pancreatic adenocarcinoma [C]. J Clin Oncol, 2006, 24 (18S, PartI): 4007.

[19] Neoptolemos JP, Dunn JA, Stocken DD, et al. Adjuvant chemoradiotherapy and chemotherapy in resectable pancreatic cancer: a randomised controlled trial [J]. Lancet, 2001, 358 (9293): 1576-1585.

[20] Neoptolemos JP, Stocken DD, Friess H, et al. A randomized trial of chemoradiotherapy and chemotherapy after resection of pancreatic cancer [J]. N Engl J Med, 2004, 350 (12): 1200-1210.

[21] Abrams RA, Lillemoe KD, Piantadosi S. Continuing controversy over adjuvant therapy of pancreatic cancer [J]. Lancet, 2001, 358 (9293): 1565-1566.

[22] Evans DB, Hess KR, Pisters PW. ESPAC-1 trial of adjuvant therapy for resectable adenocarcinoma of the pancreas [J]. Ann Surg, 2002, 236 (5): 694

[23] Oettle H, Post S, Neuhaus P, et al. Adjuvant chemotherapy with gemcitabine vs observation in patients undergoing curative-intent resection of pancreatic cancer: a randomized controlled trial [J]. JAMA, 2007, 297 (3): 267-277.

[24] Benson Ⅲ AB. 胰腺癌辅助化疗：点滴进步 [J]. 美国医学会杂志中文版，2008，27（1）：58-59.

[25] Shivnani AT. Adjuvant chemotherapy with gemcitabine for patients with resectable pancreatic cancer [J]. JAMA, 2007, 297 (23): 2581-2582

[26] O' Neil BH, Goldberg RM. Should gemcitabine be used as adjuvant chemotherapy in patients with resectable pancreatic cancer? [J]. Nat Clin Pract Gastroenterol Hepatol, 2007, 4 (7): 362-363.

[27] Hammel P. Should gemcitabine be used as adjuvant chemotherapy in patients with resectable pancreatic cancer? [J]. Nat Clin Pract Oncol, 2007, 4 (8): 460-461.

[28] Maisonneuve P, Lowenfels AB. Adjuvant chemotherapy with gemcitabine for patients with resectable pancreatic cancer [J]. JAMA, 2007, 297 (23): 2581

[29] Neuhaus P, Riess H, Post S, et al. CONKO-001: Final results of the randomized, prospective, multicenter phase Ⅲ trial of adjuvant chemotherapy with gemcitabine versus observation in patients with resected pancreatic cancer (PC) [C]. J Clin Oncol, 2008, 26 (suppl): abstr LBA4504

[30] Butturini G, Stocken DD, Wente MN, et al. Influence of resection margins and treatment on survival in patients with pancreatic cancer: meta-analysis of randomized controlled trials [J]. Arch Surg, 2008, 143 (1): 75-83.

[31] Neoptolemos JP, Cunningham D, Friess H, et al. Adjuvant therapy in pancreatic cancer: historical and current perspectives [J]. Ann Oncol, 2003, 14 (5): 675-692.

[32] Boeck S, Ankerst DP, Heinemann V. The role of adjuvant chemotherapy for patients with resected pancreatic cancer: systematic review of randomized controlled trials and meta-analysis [J]. Oncology, 2007, 72 (5~6): 314-321.

[33] Oettle H, Neuhaus P. Adjuvant therapy in pancreatic cancer: a critical appraisal [J]. Drugs, 2007, 67

（16）：2293–2310.

[34] Abrams RA. Comment on "adjuvant therapy in pancreatic cancer: a critical appraisal" [J]. Drugs, 2007, 67（17）: 2481–2485, discussion 2491–2493.

[35] Ghaneh P, Tudur–Smith C, Neoptolemos JP. Comment on "adjuvant therapy in pancreatic cancer: a critical appraisal" [J]. Drugs, 2007, 67（17）: 2487–2490, discussion 2491–2493.

[36] Krempien R, Muenter MW, Harms W, et al. Neoadjuvant chemoradiation in patients with pancreatic adenocarcinoma [J]. HPB（Oxford）, 2006, 8（1）: 22–28.

[37] Yeo C, Abrams R, Grochow L, et al. pancreaticoduodenectomy for pancreatic adenocarcinoma: postoperative adjuvant chemoradiation improves survival [J]. Ann Surg, 1977, 225（5）: 621–633.

[38] Spitz F, Abbruzzese J, Lee J, et al. Preoperative and postoperative chemoradiation strategies in patients treated with pancreaticooduodenectomy for adenocarcinoma of the pancreas [J]. J Clin Oncol, 1997, 15（3）: 928–937.

[39] Pisters PWT, Abbruzzese JL, Janjian NA, et al. Rapid–fractionation preoperative chemoradiation, pancreaticoduodenectomy, and intraoperative radiation therapy for respectable pancreatic adenocarcinoma [J]. J Clin Oncol, 1998, 16（12）: 3843–3850.

[40] Breslin TM, Hess KR, Harbison DB, et al. Neoadjuvant chemoradiotherapy for adenocarcinoma if the pancreas: treatment variables and survival duration [J]. Ann Surg Oncol, 2001, 8（2）: 123–132.

[41] Pendurthi TK, Hoffman JP. Pre–operative versus postoperative chemoradiation for patients with resected pancreatic adenocarcinoma [J]. Am Surg, 1998, 64（7）: 686–692.

[42] Arnoletti JP, Hoffman JP, Ross EA, et al. Pre–operative chemoradiation in the management of adenocarcinoma of the body of the pancreas [J]. Am Surg, 2002, 68（4）: 330–336.

[43] Stessin AM, Meyer JE, Sherr DL. Neoadjuvant Radiation is associated with Improved Survival in Patients with Resectable Pancreatic Cancer: An Analysis of Data from the Surveillance, Epidemiology, and End Results（SEER）Registry [J]. Int J Radiat Oncol Biol Phys, 2008, 72（4）: 1128–1133.

[44] Lowy AM. Neoadjuvant Therapy for Pancreatic Cancer [J]. J Gastrointest Surg, 2008, 12（9）: 1600–1608.

[45] Russo S, Butler J, Ove R, et al. Locally advanced pancreatic cancer: a review [J]. Semin Oncol, 2007, 34（4）: 327–334.

[46] Moertel CG, Childs DS Jr, Reitemeier RJ, et al. Combined 5–fluorouracil and supervoltage radiation therapy of locally unresectable gastrointestinal cancer [J]. Lancet, 1969, 2（7626）: 865–867.

[47] Moertel CG, Frytak S, Hahn RG, et al. Therapy of locally unresectable pancreatic carcinoma: a randomized comparison of high dose（6000rads）radiation alone, moderate dose radiation（4000rads+5–fluorouracil）, and high dose radiation+5–fluorouracil.The Gastrointestinal Tumor Study Group [J]. Cancer, 1981, 48（8）: 1705–1710.

[48] Wolff RA, Evans DB, Gravel DM, et al. Phase Ⅰ trial of gemcitabine combined with radiation for the treatment of locally advanced pancreatic adenocarcinoma [J]. Clin Cancer Res, 2001, 7（8）: 2246–2253.

[49] Magnino A, Gatti M, Massucco P, et al. Phase Ⅱ trial of primary radiation therapy and concurrent chemotherapy for patients with locally advanced pancreatic cancer [J]. Oncology, 2005, 68（4–6）: 493–499.

[50] Loehrer PJ, Powell ME, Cardenes HR, et al. A randomized phase Ⅲ study of gemcitabine in combination with radiation therapy versus gemcitabine alone in patients with localized, unresectable, pancreatic cancer: E4201 [J]. J Clin Oncol, 2008, 26(15S): 4506.

[51] Crane CH, Abbruzzese JL, Evans DB, et al. Is the therapeutic index better with gemcitabine-based chemoradiation than with 5-fluorouracil-based chemoradiation in locally advanced pancreatic cancer? [J]. Int J Radiat Oncol Biol Phys, 2002, 52(5): 1293-1302.

[52] Li CP, Chao Y, Chi KH, et al. Concurrent chemoradiotherapy treatment (CCRT) of locally advanced pancreatic cancer (LAPC): gemcitabine (GEM) versus 5-fluorouracil (5FU) [C]. Proc Am Soc Clin Oncol, 2003, 22: 1280.

[53] Klaassen DJ, MacIntyre JM, Catton GE, et al. Treatment of locally unresectable cancer of the stomach and pancreas: a randomized comparison of 5-fluorouracil alone with radiation plus concurrent and maintenance 5-fluorouracil-an Eastern Cooperative Oncology Group Study [J]. J Clin Oncol, 1985, 3(3): 373-378.

[54] Burris HA 3rd, Moore MJ, Andersen J, et al. Improvements in survival and clinical benefit with gemcitabine as first-line therapy for patients with advanced pancreas cancer: a randomized trial [J]. J Clin Oncol, 1997, 15(6): 2403-2413.

[55] Park JK, Ryu JK, Lee JK, et al. Gemcitabine Chemotherapy Versus 5-fluorouracil-based Concurrent Chemoradiotherapy in Locally Advanced Unresectable Pancreatic Cancer [J]. Pancreas, 2006, 33(4): 397-402.

[56] Chauffert B, Mornex F, Bonnetain F, et al. Phase Ⅲ trial comparing initial chemoradiotherapy (intermittent cisplatin and infusional 5FU) followed by gemcitabine vs. gemcitabine alone in patients with locally advanced non metastatic pancreatic cancer: A FFCD-SFRO study [C]. J Clin Oncol, 2006, 24(18S, Part I): 4008.

[57] 王琨，刘鲁明，孟志强，等. HIFU治疗胰腺癌的初步临床研究 [J]. 中国超声医学杂志，2006，22(10)：796-798

[58] 谢德荣，姚波，陈积圣，等. 高强度体外聚焦超声热疗治疗晚期胰腺癌近期疗效观察 [J]. 肿瘤防治杂志，2001，8(5)：510-512.

[59] 谢德荣，陈岱佳，滕虹，等. HIFU联用双氟他滨治疗晚期胰腺癌的初步临床研究 [J]. 岭南现代临床外科，2001，1(4)：226-228

[60] 谢德荣，陈岱佳，滕虹，等. 高强度体外聚焦超声热疗治疗局部晚期胰腺癌的多中心临床研究 [J]. 中国肿瘤临床，2003，30(9)：631-633，637.

[61] 彭晶晶，张涛. 高强度聚焦超声用于晚期胰腺癌病人的止痛作用研究 [J]. 西南军医，2005，7(6)：23-24.

[62] 徐叶青，王国民，顾勇主，等. 高强度聚焦超声治疗晚期胰腺癌中的止痛作用 [J]. 中国临床医学，2003，10(3)：322-323.

[63] Mallinson CN, Rake MO, Cocking JB, et al. Chemotherapy in pancreatic cancer: results of a controlled, prospective, randomised, multicentre trial [J]. Br Med J, 1980, 281(6255): 1589-1591.

[64] Andren-Sandberg A, Holmberg JT, Ihse I. Randomized study of 5FU and CCNU in pancreatic cancer: report of the Veterans Administration Surgical Adjuvant Cancer Chemotherapy Study Group [J]. Scand J Gastroenterol, 1983, 18(5): 609-612.

[65] Andersen JR, Friis-Moller A, Hancke S, et al. A controlled trial of combination chemotherapy with 5FU and BCNU in pancreatic cancer [J]. Scand J Gastroenterol, 1981, 16 (8): 973-975.

[66] Frey C, Twomey P, Keehn R, et al. Randomized study of 5FU and CCNU in pancreatic cancer: report of the Veterans Administration Surgical Adjuvant Cancer Chemotherapy Study Group [J]. Cancer, 1981, 47 (1): 27-31.

[67] Palmer KR, Kerr M, Knowles G, et al. Chemotherapy prolongs survival in inoperable pancreatic carcinoma [J]. Br J Surg, 1994, 81 (6): 882-885.

[68] Glimelius B, Hoffman K, Sjoden PO, et al. Chemotherapy improves survival and quality of life in advanced pancreatic and biliary cancer [J]. Ann Oncol, 1996, 7 (6): 593-600.

[69] Takada T, Nimura Y, Katoh H, et al. Prospective randomized trial of 5-fluorouracil, doxorubicin, and mitomycin C for non-resectable pancreatic and biliary carcinoma: multicenter randomized trial [J]. Hepatogastroenterology, 1998, 45 (24): 2020-2026.

[70] Huguier M, Barrier A, Valinas R, et al. Randomized trial of 5-fluorouracil, leucovorin and cisplatin in advanced pancreatic cancer [J]. Hepato-Gastroenterology, 2001, 48 (39): 875-878.

[71] Fung MC, Takayama S, Ishiguro H, et al. Chemotherapy for advanced or metastatic pancreatic cancer: analysis of 43 randomized trials in 3 decades (1974-2002) [J]. Gan To Kagaku Ryoho, 2003, 30 (8): 1101-1111.

[72] Weinerman BH, MacCormick RE. A phase Ⅱ survival comparison of patients with adenocarcinoma of the pancreas treated with 5-fluorouracil and calcium leucovorin versus a matched tumor registry control population [J]. Am J Clin Oncol, 1994, 17 (6): 467-469.

[73] Tsavaris N, Tentas K, Tzivras M, et al. Combined epirubicin, 5-fluorouracil and folinic acid vs no treatment for patients with advanced pancreatic cancer: a prospective comparative study [J]. J Chemother, 1998, 10 (4): 331-337.

[74] 梁汉霖，王羽，谢德荣. 姑息化疗和最佳支持治疗在晚期胰腺癌中的比较 [J]. 循证医学，2004, 4 (1): 9-13

[75] MacDonald JS, Woolley PV, Smythe T, et al. 5-fluorouracil, adriamycin, and mitomycin-C (FAM) combination chemotherapy in the treatment of advanced gastric cancer [J]. Cancer, 1979, 44 (1): 42-47.

[76] Bitran JD, Desser RK, Kozloff MF, et al. Treatment of metastatic pancreatic and gastric adenocarcinomas with 5-fluorouracil, adriamycin, and mitomycin C (FAM) [J]. Cancer Treat Rep, 1979, 63 (11-12): 2049-2051.

[77] Kovach JS, Moertel CG, Schutt AJ, et al. A controlled study of combined 1, 3-bis-(2-chloroethyl)-1-nitrosourea and 5-fluorouracil therapy for advanced gastric and pancreatic cancer [J]. Cancer, 1974, 33 (2): 563-567.

[78] Awrich A, Fletcher WS, Klotz JH, et al. 5FU versus combination therapy with tubercidin, streptozotocin, and 5FU in the treatment of pancreatic carcinomas: COG protocol 7230 [J]. J Surg Oncol, 1979, 12 (3): 267-273.

[79] Moertel CG, Engstrom P, Lavin PT, et al. Chemotherapy of gastric and pancreatic carcinoma: a controlled evaluation of combinations of 5-fluorouracil with nitrosoureas and "lactones" [J]. Surgery, 1979, 85 (5): 509-513.

[80] Cullinan SA，Moertel CG，Fleming TR，et al. A comparison of three chemotherapeutic regimens in the treatment of advanced pancreatic and gastric carcinoma. Fluorouracil vs fluorouracil and doxorubicin vs fluorouracil，doxorubicin，and mitomycin [J]. JAMA，1985，253（14）：2061-2067.

[81] Cullinan S，Moertel CG，Wieand HS，et al. A phase Ⅲ trial on the therapy of advanced pancreatic carcinoma. Evaluations of the Mallinson regimen and combined 5-fluorouracil，doxorubicin，and cisplatin [J]. Cancer，1990，65（10）：2207-2212.

[82] Ducreux M，Rougier P，Pignon JP，et al. A randomised trial comparing 5FU with 5FU plus cisplatin in advanced pancreatic carcinoma [J]. Ann Oncol，2002，13（8）：1185-1191.

[83] Maisey N，Chau I，Cunningham D，et al. Multicenter Randomized Phase Ⅲ Trial Comparing Protracted Venous Infusion（PVI）Fluorouracil（5FU）With PVI 5FU Plus Mitomycin in Inoperable Pancreatic Cancer [J]. J Clin Oncol，2002，20（14）：3130-3136.

[84] Ducreux M，Mitry E，Ould-Kaci M，et al. Randomized phase Ⅱ study evaluating oxaliplatin alone，oxaliplatin combined with infusional 5FU，and infusional 5FU alone in advanced pancreatic carcinoma patients [J]. Ann Oncol，2004，15（3）：467-473.

[85] 梁汉霖，王羽，谢德荣，等. 在晚期胰腺癌的治疗上5FU联合与5FU单药比较的Meta分析 [J]. 肿瘤防治杂志，2005，12（11）：858-863.

[86] Ishii H，Furuse J，Nagase M，et al. Impact of gemcitabine on the treatment of metastatic pancreatic cancer [J]. J Gastroenterol Hepatol，2005，20（1）：62-66.

[87] 梁汉霖. 晚期胰腺癌化疗争议议问题的探讨——40个前瞻性随机对照试验的系列Meta分析. 中山大学硕士学位论文，2005.

[88] Liang H. Comparing gemcitabine-based combination chemotherapy with gemcitabine alone in inoperable pancreatic cancer：a meta-analysis [C]. Journal of Clinical Oncology，2005 ASCO Annual Meeting Proceedings. 2005，23（Suppl）：4110

[89] Xie DR，Liang HL，Wang Y，et al. Meta-analysis on inoperable pancreatic cancer：A comparison between gemcitabine-based combination therapy and gemcitabine alone [J]. World J Gastroenterol，2006，12（43）：6973-6981.

[90] Banu E，Banu A，Fodor A，et al. Meta-analysis of randomised trials comparing gemcitabine-based doublets versus gemcitabine alone in patients with advanced and metastatic pancreatic cancer [J]. Drugs Aging，2007，24（10）：865-879.

[91] Sultana A，Smith CT，Cunningham D，et al. Meta-analyses of chemotherapy for locally advanced and metastatic pancreatic cancer [J]. J Clin Oncol，2007，25（18）：2607-2615.

[92] 王羽，梁汉霖，郭双双，等.正在进行的晚期胰腺癌临床试验 [J]. 中国肿瘤临床，2005，32（20）：1197-1199.

[93] 谢德荣，梁汉霖，杨琼，等. 吉西他滨联合化疗与吉西他滨单药治疗晚期胰腺癌：亚组生存结果的meta分析 [J]. 中山大学学报（医学科学版），2007，28（5）：565-569.

[94] Yang Q，Xie DR，Liang HL，et al. A meta-analysis of randomized controlled trials comparing gemcitabine（GEM）-based combination chemotherapy with gemcitabine alone in advanced pancreatic cancer：An updated subgroup analysis of overall survival [C]. J Clin Oncol，2008，26（suppl）：abstr 15661

[95] Bergman AM，Ruiz van Haperen VWY，Veerman G，et al. Synergistic interaction between cisplatin and gemcitabine in vitro [J]. Clin Cancer Res，1996，2（3）：521-530.

[96] Heinemann V, Wilke H, Possinger K, et al. Gemcitabine and cisplatin in the treatment of advanced or metastatic pancreatic cancer [J]. Ann Oncol, 2000, 11 (11): 1399-1403.

[97] Uomo G, Biglietto M, Riccardi F. Gemcitabine vs gemcitabine plus cisplatin in advanced pancreatic cancer: Results of an Italian [J]. Gut, 1999, 45 (suppl V): A323.

[98] Xie DR, Liang HL, Wang Y, et al. Meta-analysis of inoperable pancreatic cancer: gemcitabine combined with cisplatin versus gemcitabine alone [J]. Chin J Dig Dis, 2006, 7 (1): 49-54.

[99] 谢德荣，梁汉霖，杨琼，等.吉西他滨联合顺铂与吉西他滨单药化疗治疗晚期胰腺癌比较的Meta分析 [J]. 中国肿瘤临床，2006，33（24）：1424-1427.

[100] Boeck S, Hinke A, Wilkowski R, et al. Analysis of prognostic factors in patients with advanced pancreatic cancer: Subgroup analysis of a randomized phase Ⅲ trial comparing single-agent gemcitabine to the gemcitabine plus cisplatin combination [C]. 2005 ASCO Annual Meeting, abstr 4105.

[101] Baize N, Abu Shalaa A, Berthier F, et al. Gemcitabine combined with oxaliplatin is safe and effective in patients with previously untreated advanced pancreatic adenocarcinoma [J]. Gastroenterol Clin Biol, 2005, 29 (10): 1006-1009.

[102] Tempero M, Plunkett W, Ruiz VHV, et al. Randomized phase Ⅱ comparison of dose-intense gemcitabine: thirty-minute infusion and fixed dose rate infusion in patients with pancreatic adenocarcinoma [J]. J Clin Oncol, 2003, 21 (18): 3402-3408.

[103] Cascinu S, Frontini L, Iabianca R, et al. A combination of fixed dose rate infusion of gemcitabine associated to a bolus 5-fluorouracil in advanced pancreatic cancer, a report from the Italian Group for the study of digestive tract cancer (GISCAD) [J]. Ann Oncol, 2000, 11 (10): 1309-1311.

[104] Feliu J, Mel R, Borrgea P, et al. Phase Ⅱ study of a fixed dose-rate infusion of gemcitabine associated with uraci/tegafur in advanced carcinoma of the pancreas [J]. Ann Oncol, 2002, 13 (11): 1756-1762.

[105] 郭双双，王羽，杨琼，等. 固定剂量率输注吉西他滨治疗晚期胰腺癌 [J]. 岭南现代临床外科，2006，6（1）：75-76.

[106] Louvet C, Labianca R, Hammel P, et al. Gemcitabine in combination with oxaliplatin compared with gemcitabine alone in locally advanced or metastatic pancreatic cancer: results of a GERCOR and GISCAD phase Ⅲ trial [J]. J Clin Oncol, 2005, 23 (15): 3509-3516.

[107] Poplin E, Levy DE, Berlin J, et al. Phase Ⅲ trial of gemcitabine (30-minute infusion) versus gemcitabine (fixed-dose-rate infusion [FDR]) versus gemcitabine +oxaliplatin (GEMOX) in patients with advanced pancreatic cancer (E6201) [C]. J Clin Oncol, 2006, 24 (18suppl): LBA4004.

[108] Robert F, Ozols, Roy S, et al. Clinical Cancer Advances 2006: Major Research Advances in Cancer Treatment, Prevention, and Screening——A Report From the American Society of Clinical Oncology [J]. J Clin Oncol, 2007, 25 (1): 146-162.

[109] 谢德荣，梁汉霖，杨琼，等. 吉西他滨固定剂量率输注联合奥沙利铂一线治疗晚期胰腺癌的Meta分析 [J]. 癌症，2007，26（8）：895-899

[110] 史艳侠，徐瑞华，姜文奇，等. 吉西他滨联合奥沙利铂治疗晚期胰腺癌患者的疗效 [J]. 癌症，2007，26（12）：1381-1384.

[111] 龚继芳，张晓东，李洁. 等. 吉西他滨为基础的化疗方案治疗进展期胰腺癌的临床研究 [J]. 癌症，2007，26（8）：890-894.

[112] 闫祝辰，洪军，谢广茹．健择联合奥沙利铂双周方案治疗胰腺癌作用探讨［J］．中国肿瘤临床，2007，34（6）：322-325.

[113] Lee K，Kim M，Kim Y，et al. Gemcitabine and oxaliplatin combination as the first-line treatment in advanced pancreatic cancer：A multicenter phase Ⅱ study［J］．J Clin Oncol，2008，26（suppl）：abstr 15618

[114] 虞先浚，蒋永剑，傅德良，等．胰腺癌中胸苷磷酸化酶和二氢嘧啶脱氢酶含量及其比值的测定［J］．中华肿瘤杂志，2004，26（10）：618-620.

[115] Hess V，Salzberg M，Borner M，et al. Combining capecitabine and gemcitabine in patients with advanced pancreatic carcinoma：a phase Ⅰ/Ⅱ trial［J］．J Clin Oncol，2003，21（1）：66-68.

[116] Scheithauer W，Schull B，Ulrich-Pur H，et al. Biweekly high-dose gemcitabine alone or in combination with capecitabine in patients with metastatic pancreatic adenocarcinoma：a randomized phase Ⅱ trial［J］．Ann Oncol，2003，14（1）：97-104.

[117] Herrmann R，Bodoky G，Ruhstaller T，et al. Gemcitabine（G）plus capecitabine（C）versus G alone in locally advanced or metastatic pancreatic cancer. A randomized phase Ⅲ study of the Swiss Group for Clinical Cancer Research（SAKK）and the Central European Cooperative Oncology Group（CECOG）［C］．J Clin Oncol，2005，23（16 suppl）：4010.

[118] Cunningham D，Chau I，Stocken D，et al. Phase Ⅲ randomised comparison of gemcitabine（GEM）versus gemcitabine plus capecitabine（GEM-CAP）in patients with advanced pancreatic cancer［C］．European Cancer Conference（ECCO 13），presentation/abstract PS11，Paris，France，2005 November 2. Eur J Cancer，Supplements 2005，3：4.

[119] 谢德荣，梁汉霖，杨琼，等．吉西他滨联合卡培他滨一线治疗晚期胰腺癌的Meta分析［J］．世界华人消化杂志，2007，15（16）：1868-1871.

[120] 管忠震，刘冬耕，郁宝铭，等．希罗达一线治疗晚期或复发性结直肠癌［J］．中华肿瘤杂志，2004，26（2）：119-121

[121] Heinemann V，Hinke A，Bock S，et al. Benefit of gemcitabine-based combination treatment in advanced pancreatic cancer：a meta analysis of randomized trials［C］．2007 Gastrointestinal Cancer Symposium，Abstract 129.

[122] Rocha Lima CM，Leong SS，Sherman CA，et al. Irinotecan and gemcitabine in patients with solid tumors：phase Ⅰ trial［J］．Oncology，2002，16（5 Suppl 5）：19-24.

[123] Wagener DJ，Verdonk HE，Dirix LY，et al：Phase Ⅱ trial of CPT-11 in patients with advanced pancreatic cancer，an EORTC early clinical trials group study［J］．Ann Oncol，1995，6：129-132.

[124] Stathopoulos GP，Syrigos K，Aravantinos G，et al. A multicenter phase Ⅲ trial comparing irinotecan-gemcitabine（IG）with gemcitabine（G）monotherapy as first-line treatment in patients with locally advanced or metastatic pancreatic cancer［J］．Br J Cancer，2006，95（5）：587-592.

[125] Rocha Lima CM，Green MR，Robert R，et al. Irinotecan plus gemcitabine results in no survival advantage compared with gemcitabine monotherapy in patients with locally advanced or metastatic pancreatic cancer despite increased tumor response rate［J］．J Clin Oncol，2004，22（18）：3776-383.

[126] Kulke MH，Niedzwiecki D，Tempero MA，et al. A randomized phase Ⅱ study of GEM/DDP，GEM fixed dose rate infusion，GEM/docetaxel，or GEM/irinotecan in patients with metastatic pancreatic cancer（CALGB 89904）［C］．2004 ASCO Annual Meeting，abstr 4011.

[127] 杨琼，江志敏，郭双双，等. 吉西他滨联合伊立替康一线治疗晚期胰腺癌：随机对照试验的Meta分析［J］. 岭南现代临床外科，2007，7（2）：101–103.

[128] Bramhall SR，Schulz J，Nemunaitis J，et al. A double-blind placebo-controlled，randomised study comparing gemcitabine and marimastat with gemcitabine and placebo as first line therapy in patients with advanced pancreatic cancer［J］. Br J Cancer，2002，87（2）：161–167.

[129] Van Cutsem E，van de Velde H，Karasek P，et al. Phase Ⅲ trial of gemcitabine plus tipifarnib compared with gemcitabine plus placebo in advanced pancreatic cancer［J］. J Clin Oncol，2004，22（8）：1430 - 1438.

[130] 王羽，梁汉霖，谢德荣. 靶向药物联合吉西他滨和吉西他滨单药化疗治疗晚期胰腺癌比较的Meta分析［J］.循证医学，2004，4（4）：214–219.

[131] Moore MJ，Goldstein D，Hamm J，et al. Erlotinib plus gemcitabine compared with gemcitabine alone in patients with advanced pancreatic cancer：a phase Ⅲ trial of the National Cancer Institute of Canada Clinical Trials Group［J］. J Clin Oncol，2007，25（15）：1960–1966.

[132] 焦顺昌，孙胜杰，张国庆. 晚期胰腺癌内科治疗进展. 英国医学杂志中文版，2007，10（增刊）：90–94.

[133] Xiong HQ，Rosenberg A，LoBuglio A，et al. Cetuximab，a monoclonal antibody targeting the epidermal growth factor receptor，in combination with gemcitabine for advanced pancreatic cancer：a multicenter phase Ⅱ trial［J］. J Clin Oncol，2004，22（13）：2610 - 2616.

[134] Kindler HL，Friberg G，Singh DA，et al. Phase Ⅱ trial of bevacizumab plus gemcitabine in patients with advanced pancreatic［J］. J Clin Oncol，2005，23（31）：8033 - 8040.

[135] Philip PA，Benedetti J，Fenoglio-Preiser C，et al. Phase Ⅲ study of gemcitabine［G］plus cetuximab［C］versus gemcitabine in patients［pts］with locally advanced or metastatic pancreatic adenocarcinoma［PC］：SWOG S0205 study J Clin Oncol［C］. J Clin Oncol，2007，25（18s）：LBA4509.

[136] Kindler HL，Niedzwiecki D，Hollis D，et al. A double-blind，placebo-controlled，randomized phase Ⅲ trial of gemcitabine（G）plus bevacizumab（B）versus gemcitabine plus placebo（P）in patients（pts）with advanced pancreatic cancer（PC）：A preliminary analysis of Cancer and Leukemia Group B（CALGB）80303［C］. 2007 Gastrointestinal Cancers Symposium，108.

[137] Milella M，Bria E，Cuppone F，et al. Current status of targeted agents（TA）in advanced pancreatic cancer（APC）：Meta-analysis of randomized clinical trials（RCT）［C］. J Clin Oncol，2008，26:（suppl）：abstr 4637

[138] Brand R，Capadano M，Tempero M. A phase I trial of weekly gemcitabine administered as a prolonged infusion in patients with pancreatic cancer and other solid tumors［J］. Invest New Drugs，1997，15（4）：331 - 341

[139] Tempero M，Plunkett W，Ruiz Van Haperen V，et al. Randomized phase Ⅱ comparison of dose-intense gemcitabine：thirty-minute infusion and fixed dose rate infusion in patients with pancreatic adenocarcinoma［J］. J Clin Oncol，2003，21（18）：3402 - 3408.

[140] 杨琼，江志敏，郭双双，等. 吉西他滨固定剂量率输注一线治疗晚期胰腺癌随机对照试验的Meta分析［J］. 中华肿瘤防治杂志，2008，15（1）：57–60.

[141] 陈昕，梁超，雷开键，等. 时辰化疗作用机制的生物学研究进展［J］. 现代预防医学，2008，35（2）：201–202.

[142] Okamura H. Clock genes in cell clocks: Roles, actions, and mys-teries [J]. J Biol Rhythms, 2004, 19 (5): 388-399.

[143] Carrillo-Vico A, Guerrero JM, Lardone PJ, et al. A review of the multiple actions of melatonin on the immune system [J]. Endo-crine, 2005, 27 (2): 189-200.

[144] Anisimov VN. Light pollution, rep roductive function and cancer risk [J]. Neuro Endocrinol Lett, 2006, 27 (122): 35-52.

[145] Teresa GG, Elisabeth F, Vrignaud P, et al. Rhythm of expression of BCL-2 protein of MA13 /C mammaryadenocarcinoma bearing-mice [J]. Pathologie Biologie, 2003, 51 (4): 220-221

[146] Xian LJ, Sun J, Cao QY, et al. Circadian Rhythms of DNA Synthesis in Nasopharyngeal Carcinoma Cells. Chronobiol [J]. Int, 2002, 19 (1): 69-76.

[147] Hori K, Zhang QH, Li HC, et al. Timing of cancer chemotherapy based on circadian variations in tumor tissue blood flow [J]. Int J Cancer, 1996, 65 (3): 360-3641.

[148] Levi FA, Tubiana-Mathieu N, Focan C, et al. Chronomodulated (Chrono) vs constant (Cst) rate infusional 5-fluorouracil (FU) with or without cisplatin (CDDP) in patients with advanced or metastatic pancreatic cancer. A multicenter randomized trial of the Chronotherapy Group of the European Organisation for Research and Treatment of Cancer (EORTC 05962) [C]. J Clinical Oncology, 2004 ASCO Annual Meeting Proceedings, 2004: 4117

[149] 王建华，刘凌晓. 中晚期胰腺癌的综合介入治疗 [J]. 外科理论与实践，2007，12 (3): 292-294

[150] 石海峰，金征宇. 介入放射学在中晚期胰腺癌治疗中的作用 [J]. 中华放射学杂志，2002，36 (9): 851-853

[151] Mitsutsuji M, Suzuki Y, Iwanaga Y, et al. An experimental study on the pharmacokinetics of 5-fluorouracil regional chemotherapy for pancreatic cancer [J]. Ann Surg Oncol, 2003, 10: 546-550.

[152] 王建华，刘凌晓. 中晚期胰腺癌的综合介入治疗 [J]. 外科理论与实践，2007，12 (3): 292-294

[153] Ji Z, Wang Y, Chen X, et al. Peripancreatic artery ligation and artery infusion chemotherapy for advanced pancreatic carcinoma [J]. Chin Med J (Engl), 2003, 116 (1): 89-92.

[154] Bayar S, Unal E, Tezm, et al. Regional chemotherapy foradvanced pancreatic carcinoma [J]. Hepatogastroenterology, 2003, 50 (50): 550-552

[155] 林钧华，宋明志，张源远，等. 晚期胰腺癌介入治疗的疗效评价 [J]. 介入放射学杂志，2001，10 (2): 95-96.

[156] 韩国宏，殷占新，孟祥杰，等. 经皮左锁骨下动脉化疗药盒植入治疗胰腺癌的临床研究 [J]. 中华消化杂志，2005，25 (6): 348-350.

[157] Shamseddine AI, Khalifeh MJ, Mourad FH, et al. Comparative pharmacokinetics and metabolic pathway of gemcitabine during intravenous and intra-arterial delivery in unresectable pancreatic cancer patients [J]. Clin Pharmacokinet, 2005, 44 (9): 957-967.

[158] 傅德良，倪泉兴，虞先浚，等. 胰腺区域性动脉灌注治疗胰腺癌的实验研究 [J]. 中华医学杂志，2002，82 (6): 371-375.

[159] 秦仁义，朱峰. 胰腺癌的介入治疗 [J]. 临床外科杂志，2006，14 (10): 620-621.

[160] Cantore M, Fiorentini G, Luppi G, et al. Randomised trial of gemcitabine versus flec regimen given intra-

arterially for patients with unresectable pancreatic cancer [J] . J Exp Clin Cancer Res, 2003, 22 (4) : 51–57.

[161] 洪国斌，周经兴，许林锋，等. 中晚期胰腺癌介入治疗与外周静脉化疗疗效比较的META分析 [J] . 实用放射学杂志，2004，20（4）：350–353.

[162] Oettle H, Pelzer U, Stieler J, et al. Oxaliplatin/folinic acid/5–fluorouracil [24 h] (OFF) plus best supportive careversus best supportive care alone (BSC) in second–line therapy of gemcitabine–refractory advanced pancreatic cancer (CONKO 003) [C] . Proc Am Soc Clin Oncol, 2005: 4031.

[163] Gebbia V, Maiello E, Giuliani F, et al. Second–line chemotherapy in advanced pancreatic carcinoma: a multicenter survey of the Gruppo Oncologico Italia Meridionale on the activity and safety of the FOLFOX4 regimen in clinical practice [C] . Ann Oncol, 2007, 18 (Suppl 6) : vi124–7.

[164] Mitry E, Ducreux M, Ould–Kaci M, et al. Oxaliplatin combined with 5FU in second line treatment of advanced pancreatic adenocarcinoma. Results of a phase Ⅱ trial [J] . Gastroenterol Clin Biol, 2006, 30 (3) : 357–363.

[165] Pelzer U, Kubica K, Stieler J, et al. A randomized trial in patients with gemcitabine refractory pancreatic cancer. Final results of the CONKO 003 study [C] . J Clin Oncol, 2008, 26 (suppl) : abstr 4508

[166] Pelzer U. Second–line chemotherapy in advanced pancreatic cancer [J] . Recent Results Cancer Res, 2008, 177: 61–64.

[167] Blaszkowsky LS, Kulke KH, Ryan DP, et al. A phase Ⅱ study of erlotinib in combination with capecitabine in previously treated patients with metastatic pancreatic cancer [C] . Proc Am Soc Clin Oncol, 2005: 4099.

[168] Ta eb J, Lecomte T, Aparicio T, et al. FOLFIRI.3, a new regimen combining 5–fluorouracil, folinic acid and irinotecan, for advanced pancreatic cancer: results of an Association des Gastro–Enterologues Oncologues (Gastroenterologist Oncologist Association) multicenter phase Ⅱ study [J] . Ann Oncol, 2007, 18 (3) : 498–503.

[169] Alsamarai S, Zergebel C, Zhang J, et al. Long term survival on S–1 monotherapy in a patient with recurrent stage Ⅳ pancreatic cancer [J] . JOP, 2008, 9 (2) : 185–191.

（谢德荣　杨　琼　陈邓林　江志敏　毕卓菲　郭双双　马　雯）

第六章 放射治疗

第一节 概 述

胰腺癌是比较凶险、比较常见的消化系统恶性肿瘤之一，临床治愈率较低。大约20%左右的患者诊断时可手术切除[1, 2]，其中约25%可治愈；30%患者属局部晚期，虽无远处转移，但也无法手术切除；50%患者有远处转移，转移部位大多为肝脏与腹腔，中位生存期<6个月，1年生存率<20%。早期患者即便行根治性手术切除，仍大约有50%阳性癌切缘率[3]，术后局部复发率可高达50%～80 %[4]，转移率25%～50%。由此可见，胰腺癌是浸润性较强，有明显转移倾向的恶性肿瘤，单纯手术治疗效果很差，术后放疗可减少局部复发，术后化疗有助于控制远处转移，应用综合治疗可望延长生存期，提高生活质量，增加治愈率。放疗是局部控制手段，胰腺癌是中度放射敏感肿瘤[4]，单纯放疗根治剂量估计要≥70 Gy，而胰腺临近放射敏感器官，周边肝脏、肾脏、胃及十二指肠的放射耐受剂量较低，用常规放疗技术无法使胰腺癌获得根治剂量，随着适形放疗等新技术的应用，放疗在胰腺癌治疗中的作用日益受到重视，放疗可提高局部控制，而局部控制可缓解胰腺癌侵犯周围神经丛引起的顽固性疼痛，防治胰胆管及胃肠道梗阻，有利于降低远处转移率，可望提高远期生存率，其作用与地位值得深入探讨。

第二节 放射治疗技术

伦琴于1895年发现X线，很快应用于临床治疗，当时对其治疗原理没有明确认识，治疗方案依赖于临床经验。经过近100年的临床观察与试验研究，放射治疗取得巨大进步，主要体现在两个方面：①放射物理学方面。放射物理学最大的进步是能够做到放射剂量随肿瘤形状分布，即适形放疗，目的为尽可能增加肿瘤区域剂量，降低周围正常组织剂量，杀死肿瘤细胞的同时，最大限度地保护正常组织。②放射生物学方面。放射生物学方面已经发现影响射线杀伤肿瘤细胞的4个要素（4R）：再给氧、再增殖、再修复与细胞周期再分布。4R既能解释肿瘤组织与正常组织放射敏感性差异，也能解释肿瘤放射抗拒的机理。大体而言，含乏氧细胞多、含G0期细胞多、肿瘤修复能力强以及增殖快的肿瘤，对放射抗拒。胰腺癌位置深在，邻近肝脏、肾脏、脊髓、胃、十二指肠及小肠等重要敏感器官，既要使肿瘤获得相对高剂量照射，又要尽可能降低周边重要器官的受量，保护正常组织，则必须采用适形放疗技术。2008年版NCCN也强烈推荐胰腺癌放疗用CT模拟技术以及三维放疗计划。近年来，适形放疗技术取得很大进步。

一、适形放疗技术概况

适形放疗技术是现代影像技术、计算机技术、放射物理学三者密切结合及共同进步的产物，特点是射线高剂量区分布在三维方向上与靶区形状一致，周边剂量明显下降，达到提高肿瘤靶区剂量，减少邻近组织损伤的目的，做到精确定位、精确计划、精确放疗，以提高局部控制率，改善放疗后的生存质量。适形放疗概念最早由日本放射治疗学家高桥提出，已经历了经典适形放疗、调强适形放疗和生物学适形放疗3个阶段。

经典适形放疗指在照射方向上照射野的形状必须与靶区的形状一致。该放疗技术较常规放疗有了很大进步，但只能调制射束的截面形状，而不能调制射束内的强度分布，故不能进行人体曲面和组织不均匀性校正，空间剂量分布控制能力较差，无法构造出多样的空间分布，剂量分布很难做到与靶区形状完全一致，靶区内剂量分布也不均匀。调强放疗（intensity modulated radiotherapy，IMRT）指将射野内均匀剂量率转变成所需要的非均匀剂量输出率，照射野（靶区）内各点的剂量可按要求的方式进行调整，使靶区内的剂量分布符合预定的要求，实现靶区内剂量均匀性或预定的剂量梯度。以上两种适形放疗技术都只能做到物理学适形，忽略了同等剂量下照射组织生物学效应方面的差异。研究表明，在靶体积内，肿瘤细胞的分布是不均匀的，由于肿瘤细胞异质性和血液供运的不同，肿瘤细胞核团间的放射敏感性存在较大差异，如果给整个靶体积以均匀剂量照射，可能有部分肿瘤细胞因剂量不足而存活下来，成为复发和转移的根源。为防止靶区内部分放射敏感性差的肿瘤细胞残留，使整个靶区剂量过高，则导致周围敏感组织发生严重损伤。近期提出生物学靶区概念，生物学靶区充分考虑造成靶区内放射敏感性差异的各种因素，用生物效应剂量描述剂量分布，生物效应剂量是与肿瘤细胞存活率直接相关的指标，是某治疗靶点的物理吸收剂量与该点实测的相对生物效应（RBE）值的乘积。要做到生物学适形放疗，必须有大量放射生物学实验与临床资料指导。以能反映器官组织的某些生物学特点的功能影像技术作为依据，是未来肿瘤放射治疗的研究与发展方向。

适形放疗必须具备以下关键技术：①精确的摆位和定位技术。摆位技术是实现分次适形放疗的前提，要求摆位准确、可重复，常用头架、面罩和负压袋固定方法，摆位过程中必须考虑到舒适、方便，减少实现可重复体位的难度，增加依从性。定位技术主要依靠计算机对CT，MRI，PET等图像的处理能力，临床医生由此确定靶区，必须考虑器官运动对靶区定位的影响。②精确的治疗计划系统。经典适形放疗由临床医师与物理师共同制定放疗计划，治疗计划系统以三维剂量分布等形式显示与评估治疗计划；而调强适形放疗采用逆向计算方式，即医生首先确定最大优化的计划结果，包括靶区的照射剂量和靶区周围敏感组织的耐受剂量，然后由计算机给出实现该结果的方法和参数，从而实现治疗计划的自动最佳优化；现在已有基于生物学效应的治疗计划系统，对肿瘤控制概率与正常组织发生放射并发症概率具有更好的预见性。③精确的照射技术。适形放疗依赖于放疗设备的技术进步，放疗设备必须能按适形放疗计划的要求完成放疗。

放疗过程中呼吸、胃肠蠕动、膀胱充盈度以及肿瘤体积变化均可引起肿瘤（靶区）及重要器官的移动，加之分次摆位误差，均可使照射野偏离靶区，未能使肿瘤与重要器官按预定计划获得剂量照射。为保证靶区获得确切与足够剂量照射，必须修正组织生理运动或摆位带来的偏差，传统做法为扩大照射体积以防止靶区“漏照”，结果邻近过多正常组织受到照射，损伤加重，相应靶区剂量递增却受到了限制。

针对呼吸运动对放疗过程中靶区位置影响的方法主要有：①限制呼吸运动。通过减少呼吸运动的幅度以减少呼吸运动对放疗的影响，如腹部加压技术、深吸气后屏气技术和主动呼吸控制技术（active breathing control，ABC）。②呼吸门控技术。该技术通过监测体外标记点或体内标记点随呼吸运动的位置改变，间接反映呼吸运动，当呼吸运动幅度或呼吸运动时相达到预设的范围后，自动触发加速器，开始治疗；反之则停止治疗，以此来达到减少呼吸运动对放疗影响的目的。

目前提出影像引导放疗（image-guided radiotherapy，IGRT）概念，影像引导放疗是实现放射治疗质量保证的重要手段。广义来说，放射治疗的各个环节都依赖影像技术的支持，是精确放疗必要的工具；而狭义的影像引导放疗专指用图像引导放疗实施，纠正放疗过程中摆位误差、器官运动及靶区变化对放疗的影响，实现放疗剂量按预定要求分布，如实时肿瘤跟踪技术。该技术应用各种影像技术手段（如超声后X线透视），实时监控肿瘤的位置，根据当时肿瘤所在的位置实施放疗，使射线束与肿瘤的相对位置恒定，达到减少肿瘤运动对放疗影响的目的。

赛博刀（Cyberknife）具备影像引导功能，实现自动跟踪照射，可完成任何部位病变的治疗。赛博刀由美国斯坦福大学医疗中心脑外科与Accuray公司合作研发[6]，该装置将一个能产生6 mV X线的轻型直线电子加速器安放在电脑驱动的机械臂上，用X线摄像机监视靶区运动，通过运算X线影像处理系统来追踪靶区位置，根据靶区位置确定加速器照射方位，执行治疗计划。赛博刀机械臂可支撑并保证轻型加速器自由旋转，使直线加速器调整到100多个位点，每个位点又可从多个角度照射，故可从多达1 200 个方位照射，即可从任意方向照射身体任何部位病灶。斯坦福大学已完成赛博刀（cyberknife）治疗局部晚期胰腺癌的Ⅰ期临床试验[7]。赛博刀能较好地解决照射中器官运动导致的靶区位移问题，治疗前将金属标志置入肿瘤以方便监测，然后追踪靶区照射，通过剂量递增试验确定单次照射25 Gy是可耐受的，推荐以该剂量继续临床研究。

二、质子、中子及重离子治疗

除常用的电子线与光子线外，质子、中子及重离子线的应用越来越受到重视。重离子线具备放射物理学与放射生物学的双重优势[8]，是未来放射治疗发展的方向。

（一）放射物理学优势

1. 倒转的深度剂量分布

在放射线的空间剂量分布方面，目前常用的X线、γ线、电子线、中子线在人体组织内，单束射线沿入射方向其深度剂量分布呈指数下降，故治疗深在肿瘤时，常需多野放射、旋转放射或适形放射，以期达到提高深部肿瘤区的剂量，降低癌灶周围正常组织剂量的目的。要达到剂量分布完全符合肿瘤的立体形状是十分困难的，为降低肿瘤周围正常组织受量，有时肿瘤组织未能得到足够的剂量照射，影响了局部控制率。临床应用特别令人无奈的是，高剂量分布在靠近皮肤表层区域，皮肤剂量容易偏高，造成皮肤损伤；而且射线射穿人体，整个射程都有剂量分布，除可能增加正常组织损伤外，诱发正常组织癌变几率也大大增加。

质子及重离子与靶物质作用时，与靶原子核外电子的碰撞损失其能量，随离子能量的降低，碰撞的几率增大，因此射程中离子损失能量与离子能量成反比，离子在接近其射程末端时损失其大部分初始动能，形成一个高剂量的能量损失峰，即布拉格峰（Bragg），在其射程末端之后，即布拉格峰之后很少有剂量吸收。离子在其入射通道上损失的能量较小，因而形成一个低剂量的坪区。形成重离子束的倒置深度剂量分布。重离子射程有限，布拉格峰之后吸收剂量迅速跌落至零。而离子束布拉格峰位的深度可以通过改变入射离子束的能量来调节，因而治疗时布拉格峰位可精确地调整在肿瘤靶区，容易实现适形放疗。

2. 侧向散射少

目前常用的X线、γ线、电子线，都有比较明显的散射，射束周围有剂量分布。而质子束及重离子束侧向散射轻微，形成锐利的射束边缘，可较好的控制剂量分布，达到满意效果。

3. 在线剂量检测与验证

中高能重离子在穿过靶物质期间，会导致弹核碎片产生，后者射程比主束稍短，与主束布拉格峰位相近，发射正电子。可检测正电子发射体碎片的分布和强度来确定入射束流的阻止位置与剂量分布，用以验证重离子束的治疗计划，从定位和剂量两方面保证重离子束适形治疗的准确实施，进行正电子断层成像（PET）在线监控，这是实现重离子束治疗质量保证的独特手段，实现治疗剂量“同步可视化”的理想效果。

（二）放射生物学优势

1. 相对生物效应较高

比较放射线对肿瘤细胞放射敏感性的指标是相对生物效应（RBE值），其定义为：与250 kV X线比较，分别产生同等生物效应所需的250 kV X线与试验射线的剂量之比。该值越大，表明放射线杀伤力越强。

常用的X线、γ线、电子线RBE值接近1，质子线物理剂量分布与重离子类似，但相对生物效应方面与常用射线无差异。而重离子RBE值达到2.5～4.0，中子射线RBE虽与重离子类似，可物理剂量分布无优势，对正常组织损伤较大。

重离子束在放射生物学方面存在以下优势：①重离子束可直接切断DNA 双链，造成的损伤不能修复。而X射线、电子和质子治疗时，仅具有切断DNA单链功能。DNA有很强的自身修复能力，若不能在切断的DNA单链复原之前，再切断其另一根链，则不能杀死癌细胞。此功能是重离子能有效治疗放射抗拒和乏氧肿瘤细胞的主要原因之一。肿瘤中约1/3对常用射线放射抗拒，而对重离子束敏感，如多数良性肿瘤、恶性黑色素瘤、腺癌、骨肉瘤、纤维肉瘤、脂肪肉瘤、横纹肌肉瘤等。②临床见到的肿瘤肿块中约40%～60%的细胞氧含量较低，属乏氧细胞，其放射敏感性较低，衡量乏氧对放射生物效应影响的指标是氧增强比（OER值），该值越大，表明乏氧细胞相对富氧细胞对放射线敏感性越低；常用射线OER值较高，而重离子束OER值较低，对乏氧无依赖性。瘤块中有处于非增殖期的休止期细胞，约占整个瘤块的20%～50%，对常用射线呈低敏感性，而重离子束无明显周期依赖性。受以上因素影响，低RBE射线对正常组织与肿瘤组织均有损伤，为提高治疗增益，只能采用分割放疗，增加分割次数，结果治疗时间延长，可能引起肿瘤克隆源细胞增殖，降低局部控制率。而重离子受4R影响很小，分割次数大大减少，治疗时间缩短。

2. 重离子束RBE值随深度而增加

重离子束RBE值在接近射程末端时迅速增高至最大值，此前其RBE值随深度缓慢增加，对重离子束而言，在坪区RBE值与常规辐射RBE值相似，接近1，存在修复效应。由于重离子束RBE值随深度分布的独特优势，利用重离子束治疗可以有效地保护肿瘤靶区前后及双侧的正常组织。由于碳离子束峰区RBE值与坪区RBE值之比最优，故常选用碳离子束。

中子治疗能取得什么效果？有作者将43例局部进展期胰腺癌患者[9]随机分为3组，分别接受：1组64 Gy光子线照射；2组等量中子线照射；3组等剂量光子线与中子线混合照射。结果3个治疗组中位生存期及中位控制时间无明显差别。中子线治疗有放射生物学优势，可取得良好局部控制，但由于其深度剂量分布呈指数衰减的特性，周围组织受到过量照射，损伤严重，目前临床基本放弃中子线治疗胰腺癌。

受胰腺癌周边敏感器官耐受量限制，用常用X线照射，无法使胰腺癌获得根治量照射。质子线较常用X线更具放射物理学优势，有学者研究提示[10]，质子治疗较调强放疗使周围敏感器官受量减少，可能更有利于为照射剂量递增提供技术支持。美国最早开展重离子治疗研究，于20世纪80年代报道一项胰腺癌氦离子治疗结果，49例局部进展期胰腺癌患者行前瞻性随机临床试验[11]，其中氦离子治疗（照射60～70 Gy等效剂量，8～9周完成）30例，高能X线治疗19例（分段照射60 Gy，10周完成），结果氦离子治疗组中位生存期较高能X线治疗组略有延长（7.8个月vs 6.5个月），局部控制率也略有增高（10% vs 5%），但均无统计学显著差异；中重度并发症发生率（27% vs 21%）也无明显差异，氦离子治疗组生存期＞18个月的5例患者，其中4例最终死因为局部复发，无远处转移，表明加强局部控制可望延长生存期。氦离子为轻离子，具备重离子放射物理学的剂量分布优势，而与质子相似，无明显放射生物学优势。本组病例收集时间为1978—1982年，受当时技术限制，放疗计划系统尚不完善，氦离子治疗组治疗剂量也未使用较高能X线治疗组更高的剂量，未获得更好局部控制与生存获益是可以理解的。

重离子显著的放射物理学及放射生物学优势，使其在肿瘤放疗中有非常好的应用前景。特别对邻近重要敏感器官的肿瘤，重离子已经取得较满意疗效。日本放射线医学研究所自1995年6月至1997 年2月试验治疗24例原发性肝癌病例[12]，其中18例为治疗后复发，6例虽为原发，但已经丧失常用治疗手段的治疗指征，所有病例均伴有肝硬化。重离子治疗取得了很好效果，1年、3年和5年局部控制率分别为92%、81%和81%，1年、3年、5年总生存率分别为92%，50%和25%，而不良反应轻微。重离子较氦离子有更强的放射生物学优势，可以预见，重离子治疗胰腺癌有望取得更满意效果。日本已计划将重离子应用于胰腺癌治疗[13]，预计可取得局部完全控制效果。

三、胰腺癌放疗方法

（一）适形放疗

为尽可能提高肿瘤靶区剂量，同时减少胰腺周边敏感器官损伤，继续沿用以往常规放疗技术根本无法达到满意要求，目前普遍应用适形放疗技术。

1. CT模拟定位

患者通常仰卧位，双手抱肘置于头上，真空垫固定或体膜固定。扫描范围通常自膈顶至第4胸椎下缘，完全包括原发灶、区域转移灶、淋巴引流区及周边正常组织，扫描层距3～5 mm。用造影剂增强扫描影像制订放疗计划，在剂量计算时将给组织不均匀修正带来影响，因此制订计划时不用增强影像。为清楚显示肠道与血管，可口服及静脉注射造影剂后扫描，然后用图像融合方法或作为参照影像用以勾画靶区。通常设四野照射，即前后对穿野与两侧野。

2. 靶区勾画

靶区包括：①大体肿瘤体积（gross tumor volume，GTV），指临床检查和影像检查显示的临床肿瘤灶，包括胰腺肿瘤和周围转移淋巴结（常用CT或MRI影像以最短径＞1 cm

为判断转移淋巴结标准），术后患者根据术中放置银夹确定残留病灶或瘤床位置，如果是R0切除，则不必设GTV。②临床靶体积（clinical target volume，CTV），包括GTV 周边的亚临床灶以及预计可能出现亚临床播散的区域、胰腺肿瘤周围及其淋巴引流区。胰腺癌淋巴管丰富，主要回流到胰十二指肠、肝门、胰周淋巴结、近侧肠系膜、腹腔干周围、腹主动脉旁、脾门等淋巴结，其中最常见的淋巴结转移是胰周淋巴结和胰十二指肠淋巴结。③计划靶体积（planning target volume，PTV），指CTV基础上再扩大的照射范围，主要考虑到放疗过程中的系统误差和随机误差，包括器官运动和摆位误差。呼吸引起的靶区位移以方向头尾最大，可达2.4 cm，而侧向及前后方向变化不大，非呼吸引发的位移以胰体、胰尾较明显，由胃肠蠕动或充盈引起。因此，考虑到靶区位移，有建议边界扩大2～3 cm[14]。通常多根据Wilkowski[15]建议，用缩野照射技术，设CTV1与CTV2，CTV1为GTV外扩1 cm，而CTV2为GTV外扩2 cm外加淋巴引流区，考虑呼吸及胃肠蠕动对靶区的影响，PTV在前后及左右方向各外扩1 cm，在头尾方向外扩2 cm。Brunner总结首次治疗用胰十二指肠切除术，同时淋巴结清扫数量≥10个的175例胰头癌患者术后病理学资料[16]，分析区域及远处淋巴结转移特点，根据转移风险推荐胰头癌靶区勾画指南（见表6-1）。目前尚无公认的淋巴引流区照射范围，如果该指南能取得共识，达到规范胰头癌淋巴引流区照射范围目的，对在不同医疗机构开展临床试验，评价放疗效果是有利的。该照射范围是否合理，仍然有待临床证实，目前甚至对胰腺淋巴引流区是否行预防照射，尚有争议。根据手术标本检测[17，18]，局部区域淋巴结侵犯风险为76%～83%，腹主动脉旁淋巴结侵犯比率为15%～20%，因此，放疗靶区包括区域性淋巴引流区似乎是合理的，2008年版NCCN也推荐治疗靶区包括原发灶与区域淋巴引流区。然而增加淋巴引流区照射，靶区范围将增大，放射损伤概率增加；为减少治疗相关毒性反应，放疗总剂量及同期化疗药物剂量必须相应减少，结果对增加局部控制及减少远处转移均不利，可能“得不偿失”。近期有学者主张，将靶区范围局限在GTV。有临床观察表明，放疗同期用全量吉西他滨化疗[19]，只照射CTV1，不行淋巴引流区预防照射，结果只有5%发生胰周淋巴复发，且都在80%等剂量曲线范围内，这表明可以不行淋巴引流区预防照射。此后几项全量吉西他滨化疗结合局限野照射的临床结果均表明[20～21]，不行淋巴引流区预防照射未导致淋巴区域复发的增加。减少照射靶体积有重要价值，有报道显示，Ⅲ级以上急性肠道放射毒性比例与受照射小肠体积大小无明显相关[22]，而与计划靶体积大小有关，缩小计划靶体积可明显降低肠道放射毒性反应。减少照射体积，可相应增加同期化疗药物剂量，达到控制微转移灶的目的，以后同期化放疗趋势为局限野照射，明确结论有待前瞻性随机对照临床试验证实。

表6-1　胰头癌选择性淋巴引流区照射时的PTV边界

靶区	头侧	脚侧	腹侧	背侧	右侧	左侧
胰头及胰体区域	扩2 cm	扩2 cm	扩1.5 cm	扩1.5 cm	十二指肠左侧壁外1.5 cm，十二指肠下段的内2/3与外1/3交界	主动脉左边缘在胰腺的矢状切线

续表

靶 区	头 侧	脚 侧	腹 侧	背 侧	右 侧	左 侧
肝十二指肠韧带	胆管和胆总管交界部扩1.5 cm	胆管和胆总管交界部扩1.5 cm	韧带腹侧缘扩1.5 cm	韧带背侧缘扩1.5 cm	胆管和胆总管的交界处	
腹主动脉旁区域	腹腔干扩1.5 cm	肾血管下界或肠系膜下动脉根部扩1.5 cm*	主动脉或下腔静脉前缘扩1.5 cm	主动脉后：椎体前缘。腔静脉后：下腔静脉后缘	腹侧：下腔静脉右缘扩1.5 cm。背侧：下腔静脉左缘扩1.5 cm	主动脉左缘扩1.5 cm

注：考虑摆位误差，PTV勾画完成后应该再扩1 cm边界。

*——肿瘤最大径<3 cm时，下界取肾血管，多为肾静脉根部；≥3 cm时，下界取肠系膜下动脉根部扩1.5 cm。

3. 处方剂量

适形放疗技术开展后，通常设两个靶区：CTV1与CTV2，CTV1为GTV或瘤床外扩1～1.5 cm，而CTV2为GTV外扩2 cm外加淋巴引流区。CTV2行预防照射，照射剂量45 Gy，而CTV1可推量照射至50～54 Gy。胰腺周边器官必须实行剂量限制，根据Emami建议[23]，TD5/5时照射1/3、2/3、3/3肝脏体积耐受剂量分别为50 Gy、35 Gy、30 Gy，TD5/5时照射1/3，2/3，3/3肾脏体积耐受剂量分别为50 Gy，30 Gy，23 Gy。而Dawson认为肝脏增殖能力较强[24]，TD5/5时照射1/3，2/3，3/3肝脏体积耐受剂量可分别增至90 Gy，47 Gy，31 Gy，要注意的是，癌转移灶及胆汁淤积均可损害肝脏功能，致耐受量下降，设定剂量时注意加以考虑。表6-2为调强放疗、CTV1照射剂量54 Gy时周边敏感器官限制剂量与体积[25]。按该处方剂量患者耐受良好，临床可以借鉴。放疗晚期毒性与治疗体积有关。也与分割剂量相关，术后接受全量吉西他滨的同期化放疗的临床对比研究表明[26]，照射野靶体积仅包括原发肿瘤灶，不照射淋巴引流区，24例接受45 Gy/25F方案（16例局部晚期，8例术后辅助放疗），35例接受36 Gy/15F方案（23例局部晚期，12例术后辅助放疗），结果36 Gy/15F较45 Gy/25F方案放疗的Ⅲ/Ⅳ晚期毒性明显增加（19% vs 4%），术后低分割照射无优势。而术前新辅助放疗时[27]，30 Gy/10F/2周方案较50.4 Gy/28F/5.5周方案急性毒性发生率低，耐受更好，而局部控制率及生存率两者无明显差异。其原因考虑为术前放疗时间缩短，总剂量减少，可降低急性毒性，而放疗结束约1个月后即行手术治疗，邻近组织在晚期毒性未表现出来前即已行切除。推荐术前低分割放疗，既可降低急性毒性，又可缩短住院时间。

表6-2 胰腺癌调强照射最大剂量54 Gy时周边敏感器官限制剂量与体积

敏感器官	限制剂量（Gy）	超过限制剂量体积（%）	最低剂量（Gy）	最高剂量（Gy）
肾脏	20	50	10	54
肝脏	35	33	30	54
小肠	45	10	15	54
脊髓	45	10	20	50
胃	45	10	15	54

（二）术中放疗（intraoperative radiotherapy，IORT）

胰腺周围有较多放射敏感器官，使体外照射剂量受到很大限制。常用外照射剂量为45～55 Gy，胰腺癌是中度放射敏感的恶性肿瘤，该照射剂量不足以达到局部控制。有报道术后照射54 Gy[28]，局部复发率仍然为50%，推断局部预防剂量必须≥60 Gy，术中放疗，是结合外照射进行推量照射的有效途径。用术中放疗推量照射，长期随访资料提示[29]，局部复发率只有19.2%，显示术中放疗能增加局部控制率。术中放疗是在外科手术直视下准确定位，将周围正常组织拉开或采取保护措施，然后给予肿瘤一次性大剂量的照射，以助于提高局部控制率。术中放疗操作程序复杂，消毒要求严格，最好有专用设备，目前仅在少数技术较成熟单位开展。术中放疗只能一次完成，与分次照射比较，无放射生物学优势，多与外照射结合，作为推量照射手段。

1. 治疗技术

根据肿瘤或瘤床面积选择限光筒口径，照射范围应该覆盖肿瘤或瘤床周围1～2 cm。对已行胰十二指肠切除术患者，腹腔干、肠系膜上动脉及脾静脉与肠系膜上动脉结合部应在照射野内，将胃、残留胰腺及小肠拉开，用纱布覆盖；对不可手术切除患者，原发肿瘤在照射野内，将胃、十二指肠及小肠拉开。瘤床积液可形成建成效应，影响剂量分布，照射前须将瘤床积液吸干净。根据肿瘤腹膜后浸润深度选择电子线能量，能量越高，治疗距离越长，超过有效穿透深度（90%深度剂量）后大约1 cm范围内，剩余能量几乎完全吸收，因此靶区后组织可得到有效保护，电子线深度剂量分布特征在术中照射有明显优势。

2. 照射剂量

根据目前资料，术后放疗剂量10～20 Gy时，严重放射损伤较少见，而放疗剂量>20 Gy时[30, 31]，可导致明显的放疗相关并发症，如溃疡、穿孔、十二指肠纤维化以及残留胰腺坏死等。因此，不推荐术中放疗剂量>20 Gy。美国MD安德森癌症中心根据手术切除程度[31]，以及照射野内包括十二指肠的体积比例，推荐术后照射剂量。按该剂量术中放疗，尚未见严重并发症发生，见表6–3。

表6–3　　胰腺癌术中放疗推荐剂量

临床特征	剂量（Gy）
术后切缘阴性	10
不论手术特点，十二指肠完全在照射野内	12.5
R_1切除或未能切除，部分十二指肠在照射野内	15
R_2切除或未能切除，十二指肠在照射野外	20

3. 可切除胰腺癌的术中放疗

胰腺癌切除术后最常见局部复发，Reni 等报道90例患者[32]，43例行术中放疗，47例行单纯手术，未放疗原因为无放疗设备或患者拒绝，两组肿瘤特征基本平衡。术中放疗组用能量6～12 MeV电子线照射12.5～20 Gy。结果两组手术死亡率与术后并发症发生率无差异，而局部复发率术中放疗组明显降低（27.0% vs 56.4%，$P<0.01$），中位无疾病生存期术中放疗组有延长趋势（13个月vs 8个月），但统计学无显著差异，生存率比较也无明显差异。提

示术中放疗可提高局部控制效果。

新辅助化放疗是常用的胰腺癌治疗策略，有助于提高局部控制率，对部分不能手术切除患者有可能降低分期，达到手术完全切除效果。132例行术前化放疗患者[27]，其中44例接受标准分割照射（总量50.4 Gy，1.8 Gy/分割，28次，共5.5周），88例接受快速低分割照射（总量30 Gy，3 Gy/分割，10次，共2周），其中105例同期5FU化疗，18例泰素化疗，9例吉西他滨化疗。新辅助化放疗结束后4周，影像学重新分期提示可手术切除的患者予行胰十二指肠切除术，其中74例接受10 Gy术中放疗，结果接受标准分割照射与术中放疗的25例患者，没有以局部复发为首发治疗失败病例，而多因素分析提示是否标准分割剂量及是否术中放疗均非影响生存的独立预后因素。由于未行随机对照分组，术中放疗价值仍无法确定。

Reni等分析胰腺癌联合术中放疗疗效[33]。结果49例局限期患者，联合术中放疗30例，中位生存期18.5个月，单纯手术组19例，中位生存期13个月，两组有统计学差异（P=0.01），联合术中放疗可降低局部失败率，延长局部失败与整体失败时间，多因素分析表明术中放疗为独立的影响因素；而154例局限进展期患者，联合术中放疗组与单纯手术组中位生存期比较无显著差异，而如果使用电子线能量>6 MeV，则局部失败率明显降低。整体来说，是否联合术中放疗的毒性反应与术中死亡率无显著差异。电子线能量增加可扩大有效照射范围，建议局部进展期患者术中放疗电子线能量>6 MeV，临床研究证实，合理应用术中放疗是安全有效的，有助于提高局部控制率，肯定结论有待前瞻性随机临床研究资料支持。

4. 不可手术切除的胰腺癌术中放疗

Shipley等报道29例不可切除胰腺癌患者外照射联合术中放疗及化疗获得了16.5个月的中位生存期[34]。Willett 等报道150例不可切除患者行外照射联合术中放疗及化疗[35]，结果8例肿瘤患者获得>3年的长期生存，其中5例>5年，提示联合术中放疗有望获得长期生存。西安交通大学第二附属医院报道的研究资料显示[36]，局部进展无法手术切除的胰腺癌81例患者，实行胆汁内引流术后，25例行外照射+术中放疗（IORT+EBRT），18例行术中放疗（IORT），16例行外照射（EBRT），22例行单纯胆汁内引流术（ID）。IORT+EBRT 组、IORT组、EBRT组及ID组中位生存期分别为12.2，10.7，7.0及5.1个月。统计学分析表明，联合术中放疗较单纯外照射可明显延长生存期（$P<0.05$）。该研究是针对1996—2001年间治疗的患者的回顾性非随机性资料进行的，其样本量较少，必须慎重对待联合术中放疗可延长生存期的结论。Roldan 等回顾性分析了剖腹探查术后确诊为不可切除胰腺癌的159例患者的治疗资料[37]，其中122例患者只行外照射40 ~ 60 Gy（XRT组），另一组37例患者于外照射45 ~ 55 Gy后，术中放疗推量20 Gy（XRT +IORT组），两组均接受5FU化疗，结果XRT+IORT组与XRT组的1年、2年局部控制率分别为82% vs 48%及66% vs 20%，联合术中放疗局部控制率明显提高（$P<0.000\,5$），但两组中位生存期相近（12.6个月vs 13.4个月，$P<0.05$）。分析治疗后失败的原因，XRT +IORT组与XRT组局部失败率分别为16%和72 %，腹腔失败率为（肝脏转移、腹腔种植或兼有）54%和56 %，肺转移率分别为22%和19 %，据此考虑联合术中放疗无生存获益，可能与腹腔失败及远处转移未得到有效控制有关。

（三）放射性粒子植入

放射性粒子植入治疗临床具有放射物理学及放射生物学方面的优势：①放射性粒子永久性植入是低剂量率射线对肿瘤区域的持续照射，其中，较常用的^{125}I粒子平均能量28 keV、半衰期60 d；^{103}Pd粒子平均能量22 keV、半衰期17 d；②剂量率降低可使氧增强比减少，即射线对肿瘤细胞杀伤时对氧的依赖性减少，部分克服了肿瘤细胞对放射的抗拒作用；③与分次的外照射治疗比较，治疗时间的缩短可减少肿瘤细胞增殖；④治疗靶体积外剂量迅速衰减，有利于保护正常组织。

粒子植入方法，通常用术中超声引导粒子的插植，并采用术中实时计划，以保证粒子空间分布均匀，剂量分布与肿瘤更适形。胰腺癌浸润性强，易发生远处转移，植入的放射性粒子照射的有效范围比较局限，通常用于体外放射治疗后推量照射，建议联合全身化疗。Syed等用碘粒子插植治疗18例局部晚期胰腺癌患者[38]，外照射30 Gy后行粒子插植，范围包括整个胰腺及区域性转移淋巴结，结果16例患者疼痛缓解，中位生存期达14个月，无术中死亡，这表明放射性粒子治疗晚期胰腺癌安全性较高，且有一定的疗效。而Whittington等报道18例行碘粒子插植治疗的局部晚期胰腺癌患者[39]，7例插植术前照射5 Gy，结果1例发生腹腔弥漫性腹腔种植转移；7例术前未行照射，5例发生腹腔弥漫性腹腔种植转移，表明粒子插植有明显引发种植转移风险；提示行粒子插植治疗前，应该先行外照射，抑制肿瘤细胞活性，减少种植转移机会。Dobelbower用^{125}I粒子插植、外照射及5FU联合治疗不能手术治疗胰腺癌12例[40]，与仅用外照射及5FU联合治疗相比，生存期无提高。另两宗病例报道显示[41, 42]，局部晚期胰腺癌行^{125}I粒子插植，配合外照射及5FU化疗，取得约60%疼痛缓解率、84%局部控制率。分析表明，即使配合化疗，远处转移率仍然高达64%，未能有效控制远处转移，可能是^{125}I粒子治疗未能获得生存获益的主要原因。尚无放射性粒子插植治疗的大宗随机临床研究资料，无法明确评价其疗效。现有相关报道，放射性粒子植入治疗是有创治疗手段，极易导致腹腔种植转移，此外，存在一定比例的治疗相关并发症，如胃肠道出血、瘘道形成、胃肠道梗阻、腹腔脓肿及深静脉血栓或肺栓塞，加之放射性粒子治疗过程复杂，因此，放射性粒子植入治疗胰腺癌尚需进一步的临床研究，目前不宜常规用于临床。

第三节　可切除胰腺癌放射治疗

完全切除患者5年生存率为5%～10%，肉眼切除后，复发率为30%～70%，主要原因为未能实现显微切除，肿瘤常向胰周侵犯，邻近或包绕大血管，向周围淋巴结转移，侵及血管淋巴管及神经周围间隙，而腹腔及肝脏转移是根治性切除失败的常见原因。可手术切除胰腺癌放疗方式通常有单纯化放疗、术后化放疗和术前化放疗。

一、单纯化放疗

可手术切除胰腺癌患者行单纯手术与单纯化放疗比较孰者更优？日本学者多中心随机临床证实[43]，44例局部侵犯胰腺包膜的可手术切除患者，随机分为手术治疗组与化放疗组，化放疗组照射总剂量为50.4 Gy，1.8 Gy/F，放疗同期持续静脉滴注5FU，200 mg/（m^2・d），化放疗结束后每周行5FU化疗1次，每周500 mg/m^2。结果手术切除较化放疗具有较明显的生存获益，1年生存率分别为62%和32%（P=0.05），中位生存期分别为17个月和11个月（P<0.03）。这表明即便发生胰腺包膜侵犯，仍然应该争取手术完整切除。临床已放弃应用单纯化放疗于可切除胰腺癌的治疗。

二、术后辅助放疗

美国胃肠道肿瘤研究组（GITSG）在20世纪70年代末及80年代初实施了一项前瞻性、随机临床对照研究[44]，首次肯定可切除胰腺癌术后综合治疗的生存获益。43例胰腺癌R_0切除患者，随机分为观察组（22例）与术后化放疗组（21例），术后化放疗组采用分段放疗方案，照射总剂量40 Gy，分2段，6周完成，常规分割，每次2 Gy，每周5次，每段20 Gy，两段中间休息2周，于每段放疗头3 d同期推注氟尿嘧啶（5FU），500 mg/（m^2・d）。放疗结束后，每周推注同样剂量5FU，持续2年，或者至疾病进展。术后治疗组中位生存时间为20个月，观察组为11个月，2年生存率分别为42%和15%，两者比较有显著差异。累计8年时间共收治病例43例，因收治速度太慢，术后化放疗组已经显示明显生存获益，试验因此提前终止。以后术后治疗组继续增加30个病例[45]，将术后治疗组中位生存时间调整为18个月，2年生存率调整为42%。据此，术后以5FU为基础的化放疗成为可手术切除胰腺癌的推荐治疗方案。但该试验结果受到质疑，原因为试验存在明显缺陷：①病例数太少，累积病例速度太慢，时间跨度太大；②只设两组，不能肯定术后化放疗组生存优势是单纯放疗或化疗，抑或化放疗联合的结果；③试验时采用的放疗技术比较粗糙，是简单的前后对穿野，而胰腺邻近敏感器官耐受量低，无法有效避免放射损伤；④照射剂量只有40 Gy，且为分段放疗，该治疗方式现已摒弃。胰腺癌是中等放射敏感肿瘤，根据常识判断，该处方剂量明显不足，是有明显缺陷的放疗技术。

GITSG临床试验募集胰腺癌病例速度太慢，病例数量太少，为进一步明确以5FU为基础的化放疗的价值，欧洲组织开展了两项大宗的胰腺癌随机临床试验研究。1987—1995年，欧洲EORTC胃肠道肿瘤协作组主持完成一项Ⅲ期胰腺癌随机临床研究[46]（EORTC 40891），共29个医疗中心参与，收治胰头癌及壶腹周围腺癌患者218例，其中11例不符合入组标准，随机分为观察组（103例）与治疗组（104例），其中胰头癌114例，观察组54例，治疗组60例，治疗组采用术后化放疗，方案与GITSG类似，主要差别为：化疗只在放疗同期进行；5FU持续滴注而非推注。结果显示，治疗组与观察组中位生存期分别为24.5个月与19个月（log-rank，P=0.208），分层分析显示，胰头癌治疗组与观察组中位生存期分别为17.1个月与12.6个月，2年生存率分别为37%与23%，2年生存率分别为20%与10%。统计结果表明，治疗组较观察组有生存期延长的倾向，但未达到统计学显著差异（log-rank，P=0.099）；治疗组与观察组无进展中位生存期分别为17.4个月与16个月，2年无进展生存率分别为37%与38%（log-rank，P=0.643），而且两组复发与转移方式无明显差异，治疗组毒性反应轻微，安全可耐受。该临床试验未能证实术后化放疗有明显生存及局部控制优势。经仔细分析，治疗组有21例未接受术后化放疗，2例无治疗资料，其余有1例仅接受放疗剂量20 Gy，5例30～43 Gy，太多病例未能按设计要求完成术后化放疗，而本着意向性治疗的原则，全部病例均归入治疗组分析，显然无法得出确切的结论。提倡术后化放疗的学者认为，该试验有致命纰漏，缺乏说服力。该试验长期随访（中位随访期11.7年）结果仍然提示[47]，两组间整体生存期及无进展生存期均无显著差异，对照组与治疗组中位生存期分别为1.6年及1.8年，5年生存率分别为22%与25%，10年生存率分别为18%与17%；对照组与治疗组中位无进展生存期分别为1.2年及1.5年，5年无进展生存率分别为20%与21%，10年无进展生存率分别为17%与17%。

为明确胰腺癌术后化放疗与化疗在治疗获益中各自的作用，比较单纯化疗与联用化放疗的差异，欧洲胰腺癌研究组于1994—2000年用2×2析因分析设计完成了一项前瞻性、多中心研究（ESPAC-1）[48]。共募集541例患者，其中289例归入析因分析组，68例归入术后化放疗组或观察组，188例归入术后化疗组或观察组。析因分析组285例患者随机分为4组，分别接受化放疗、化疗，或两者均接受或两者均不接受。化放疗方案为照射总剂量40 Gy，分2段，6周完成，每2周每段20 Gy，两段中间休息2周，每段放疗头3 d同期推注氟尿嘧啶（5FU），500 mg/（m^2·d）；化疗为静脉推注亚叶酸20 mg/m^2，然后静脉推注氟尿嘧啶（5FU），425 mg/（m^2·d），连续5 d，28 d 1周期，共6周期。化放疗与化疗均接受先行同期化放疗，然后再化疗。随访10个月结果显示，175例化放疗患者与178例未行化放疗者中位生存期无显著差异（15.5个月vs 16.1个月，P=0.24），化放疗无生存获益；238例化疗患者较235例未行化疗者中位生存期延长（19.7个月vs 14.0个月，P=0.000 5），化疗有明显生存获益。分层分析显示[49]，切缘阳性是明显影响生存的预后因素，R_0切除较R_1切除患者中位生存期延长（16.9个月vs 10.9个月，P=0.006）。无论切缘是否阳性，化疗均有明显生存获益，对R_0切除患者，化疗组较观察组整体中位生存期延长达5个月（20.7 vs 15.3个月，P=0.000 5）；而化放疗均未显示生存优势，R_0切除患者，化放疗组与观察组中位生存期分别15.9个月与16.9个月，而R_1切除患者，化放疗组与观察组中位生存期分别10.9个月与12.1个月。长期随访（47个月）资料显示[50]，接受化放疗与未接受化放疗患者中位生存期分别15.9个月与17.9个月（P=0.05），2年生存率分别为29%与41%，5年生存率分别为10%与20%，化放疗表现为损害生存获益；接受化疗与未接受化疗患者中位生存期分别20.1个月与15.5个月（P=0.009），2年生存率分别为40%与30%，5年生存率分别为21%与8%。该研究表明，可切除胰腺癌辅助化疗有明显生存获益，而术后化放疗对延长生存期不利，不推荐术后化放疗。该试验在试验设计方面未遵循完全随机原则，患者依从性差，在接受化放疗患者中，27%患者未按要求完成预定40 Gy放疗剂量，9%患者根本未接受化疗；在接受化疗患者中，33%患者未完成预定化疗周期，17%患者根本未接受化疗。另有学者分析认为，手术与化疗平均间隔为48 d，与化放疗平均间隔为62 d，化放疗延迟，可影响疗效，而且表明接受化放疗患者的体能状况较差，二者均可能对生存不利。因此，该研究的价值仍然受到广泛质疑。

以上试验均未能肯定胰腺癌化放疗确切疗效，甚至得出化放疗有损害效应的结论，去除试验设计、试验实施及结果分析方面存在瑕疵原因外，考虑与放疗技术落后有关。用常规放疗技术，照射范围大、照射剂量偏低、采用分段照射等方式均可能降低放疗效果，增加治疗相关毒性反应。随着适形放疗技术日益成熟，以后对胰腺癌放疗疗效的评价必须以运用适形放疗技术为基础。

RTOG 9704试验对可切除胰腺癌以5FU为基础的同步化放疗配合5FU或吉西他滨辅助化疗进行了疗效比较[51]，放疗剂量50.4 Gy，分割剂量1.8 Gy，靶区包括瘤床与淋巴引流区，CTV2行预防照射，照射剂量45 Gy，而CTV1可推量照射至50.4 Gy，同期5FU250 mg/（m^2·d）持续滴注，化放疗前3周、后12周加用吉西他滨（每周1 000 mg/m^2静注）或氟尿嘧啶［250 mg/（m^2·d）持续滴注］，结果胰头癌患者加用吉西他滨化疗较加用5FU化疗中位生存期及3年生存率有提高的趋势，分别为20.5个月vs 16.9个月及31% vs 22%（P=0.09）。综合考虑切缘状态、淋巴结是否阳性及肿瘤直径对生存影响，对胰头癌患者疗效行多因素分析，结果表明吉西他滨化疗可改善生存期（P=0.05）。该试验表明化放疗后用吉西他滨较用5FU维持化疗有生存获益优势，但仍然未确定放疗在胰腺癌治疗中的作用。

肝脏是最常见远处转移器官，肝脏预防照射是否有效？将胰腺癌术后患者分为3组[52]：①标准治疗组。瘤床外照射至4 000～4 500 cGy，同期联合氟尿嘧啶化疗，然后氟尿嘧啶维持治疗4个月；②强化治疗组：瘤床外照射至5 040～5 760 cGy，肝脏预防照射2 340～2 700 cGy，同期及后期用氟尿嘧啶联合亚叶酸化疗；③观察组，不行化疗或放疗。结果术后化放疗能明显延长生存期，中位生存期达19.5个月，而观察组只有13.5个月，强化治疗无生存优势，这表明肝脏预防照射对提高生存无益。肝脏照射2 340～2 700 cGy，达不到清除胰腺癌亚临床灶的目的，而却会给肝脏带来潜在损伤。

Stocken对5项随机临床试验进行汇总分析[53]，病例总数939例，有完整病例资料875例。分析结果表明，化疗较未化疗可降低25%的死亡风险（hazard ratio=0.75，CI：0.64～0.90，P_{strat}=0.001），而化放疗较未化放疗生存期比较无显著差异（hazard ratio=1.09，95% CI：0.89～1.32，P_{strat}=0.43），结果未能支持胰腺癌化放疗的生存优势。由于ESPAC-1试验在纳入汇总分析的5项临床试验的病例中占多数，汇总分析明显受ESPAC-1试验结果影响，该分析结果同样受到质疑。理论推断，胰腺癌联合放疗应该有利于局部控制，以后临床试验的终点指标应该包括局部控制、症状缓解及生存质量等方面，以更加全面评价放疗的效果。

胰腺癌辅助放射治疗是否有价值？在美国与欧洲放疗界长期存在争议。美国根据GITSG试验结果，习惯行术后化放疗，而欧洲根据EORTC 40891及ESPAC-1试验结果，认为术后化放疗较术后化疗无优势甚至损害生存获益。有学者依据美国监测、流行病学、结局数据库（Surveillance Epidemiology and End Results data，SEER）资料，选取1988—2003年共1 930例术后淋巴结阴性的胰腺癌患者资料作为研究对象[54]，单因素分析显示放疗组较未放疗组有生存获益，中位生存期分别为20个月 vs 15个月（P<0.001），将生存期<3个月的患者剔除后，多因素分析仍显示外照射是提高生存期的独立预测因素（P=0.044）；而将生存期过短患者剔除后，单因素分析显示外照射组较未外照射组生存期无延长，可对T分期行分层分析，T1与T2外照射组无生存优势，T3外照射组则生存期延长（20个月 vs 16个月，P=0.005）。该分析结果支持对术后淋巴结阴性的早期胰腺癌患者行放射治疗。由于接受放疗患者大多也接受化疗，无法确定患者生存获益是源于放疗还是化疗。

欧洲正在进行EORTC-40013临床试验[55]，将538例R_0切除患者随机分为化疗组与化放疗组，探讨化放疗较化疗是否有生存优势。化疗组接受4周期吉西他滨化疗，化放疗组接受2周期化疗，然后放疗50.4 Gy，同期300 mg/m^{2}吉西他滨化疗。该试验评价指标包括生活质量、复发部位、治疗毒性、无疾病生存期与总生存期，该试验结果有望为确定术后化放疗的地位提供依据。

三、术前新辅助放疗

（一）可手术切除胰腺癌术前辅助化放疗

实现术后切缘阴性对提高患者生存获益至关重要[56, 57]，切缘阳性是影响生存预后的重要因素。手术切除后如果切缘阳性，则其生存期与未能切除胰腺癌单行化放疗患者的生存期无明显差异[58]。行术前化放疗可提高胰腺癌术后切缘阴性比率，胰腺癌术前化放疗有以下理论优势[59, 60]：①降低肿瘤细胞活力，减少手术造成的肿瘤细胞种植和远处播散的可能性。②使肿瘤体积缩小，消灭肿瘤周围亚临床病灶，提高手术切除率及肿瘤局部控制率。③及时术前化疗，可有效控制微转移灶，增加治愈机会。④肿瘤区域血供未为手术破坏，化疗药物可有效到达。⑤肿瘤血供良好，乏氧肿瘤细胞较少，避免乏氧细胞的放射抵抗。⑥术后放疗，在胰十二指肠切除术后，胃肠重建部位在照射野内，限制剂量提高，可能导致该部位黏膜损伤或吻合口损伤；而术前放疗，受照射的十二指肠将予切除，用未照射的空肠重建，可有效避免胃肠后期损伤。⑦如果术前化放疗期间出现腹腔或肝脏等远处转移，即无手术指征，则可使该部分患者避免胰腺手术。胰腺癌手术操作难度较大，术后并发症及死亡率较高，围手术期死亡率高达10%～16%，约20%患者因为在术前化放疗出现远处转移而免除手术治疗[61]。⑧术前放疗，导致胰腺纤维化，胰液分泌减少，使胰腺吻合口漏发生率减少。⑨不会因为手术并发症而延缓放疗。术前化放疗也有潜在风险，部分胰腺癌可能对化放疗不敏感，延迟手术，可能导致肿瘤进展，丧失手术时机。

日本关西医科大学回顾分析了34例可切除胰腺癌患者接受新辅助化放疗疗效与毒性[62]，照射剂量40 Gy/20 F/4 周，同期联合氟尿嘧啶加顺铂或联合吉西他滨化疗，照射靶区包括GTV，腹腔干与肠系膜上动脉及腹主动脉旁淋巴管。治疗结束后3～4周重新分期评价，无远处转移即行手术治疗，结果24例手术切除患者3年生存率为29.4%，中位生存期20.5个月，未能手术切除患者3年生存率为0%，中位生存期5.5个月，而毒性反应可耐受。Breslin 分析了132例胰腺癌行术前化放疗患者资料[27]，其中36例曾欲行手术切除未能成功实施，经术前化放疗后，无R_2切除患者，116例达到R_0切除，只有16例患者腹膜后切缘显微阳性（R_1切除），腹膜后软组织邻近肠系膜上动脉是最常见切缘阳性部位。作者认为，切缘阳性率低与以下因素有关：准确的术前分期；标准手术技术及术前化放疗。虽然术后64例患者胰周淋巴结阳性，中位生存期仍达21个月，5年生存率达23%，生存获益不亚于术后化放疗患者。术后复发方式分析，局部复发率仅10%，表明术前化放疗可取得良好局部控制效果。

最近美国MD安德森肿瘤中心Ⅱ期术前化放疗临床试验令人鼓舞[63]，86例Ⅰ/Ⅱ期胰头癌患者，接受术前以吉西他滨为基础的同期化放疗，放疗总量30 Gy/2 W，3 Gy/d，化疗用吉西他滨（每周400 mg/m^2静注，共7周），化放疗结束后4～6周，重新分期，如果无疾病进展或体能状况恶化，即予手术治疗。结果73例化放疗后行手术治疗，其中64例成功实施胰十二指肠切除术，9例有胰腺外病变无手术指征，整体中位生存期22.7个月，5年生存率达27%。成功与未成功行胰十二指肠切除术患者的5年生存率分别为36%与0%。这提示术前化放疗后再分期可明确患者是否能由胰十二指肠切除术得益，术前化放疗可获得较满意的生存获益。

Spitz等比较了胰腺癌以5FU为基础的术前化放疗与术后化放疗效果[64]，142例影像学评价可切除胰头癌，术前化放疗剂量为50.4 Gy，1.8 Gy/d，或者30 Gy，3 Gy/d，术后化放疗剂量为50.4 Gy，1.8 Gy/d，均为每周5 d，同期持续静注5FU。结果，没有患者因术前化放疗耽误手术，却有24%患者因为胰十二指肠切除术后恢复延缓没有接受术后化放疗，两组患者化放疗后的毒性反应、复发方式及生存期比较均无差异。

（二）术前化放疗降低边缘可切除及局部进展胰腺癌的肿瘤分期

高性能CT的临床应用，有利于提高病变的分辨率，估计胰腺癌完全切除的可行性。通常将胰腺癌分为可切除、局部进展及远处转移3类。随着胰腺癌影像及手术技术的进展，部分胰腺癌病变特征介乎可切除与局部进展间，称为“边缘可切除（borderline resectable）”。MD安德森癌症中心根据CT显示的胰腺肿瘤侵犯邻近血管程度、能否血管重建及手术完整切除，制订胰腺癌切除可能性评判标准[65]（表6–4）。该标准与NCCN边缘可切除标准有些差异，它未将结肠和/或结肠系膜侵犯纳入边缘可切除范畴，认为结肠和/或结肠系膜侵犯是非量化指标，其次，虽然该情况下手术完整切除存在技术难度，可结肠和/或结肠系膜是否受侵犯与切缘阳性风险无关。边缘可切除概念为新辅助治疗的应用提供了理论依据，通过术前化放疗，降低肿瘤分期，以提高R_0切除概率，是目前研究的热点。

Ammori等分析了67例边缘可切除或局部进展胰腺癌患者行化放疗后手术切除的资料[66]，治疗前，18例为边缘可切除患者，49例为局部进展患者，接受以吉西他滨为基础的术前化放疗4～6周后，重新CT检查评价治疗反应。结果17例转变为可切除，11例为原边缘可切除患者，其中6例行手术切除；6例为原局部进展患者，3例行手术切除；共6例取得阴性切缘，中位生存期17.6个月，与未行手术切除者有显著差异（17.6个月 vs 11.9个月，P=0.013），表明部分边缘可切除或局部进展胰腺癌经新辅助化放疗后转变为可切除病变。但是，对局部进展胰腺癌能否经化放疗达到降低分期效果，有学者表示怀疑[67]，87例局部进展胰腺癌，化放疗后只有3例临床判断肿瘤明显退缩，值得手术探查，而探查重新分期表明，2例有广泛的血管侵犯或远处转移未能手术切除，最终1例达到R_0切除，而该患者术后仍复发。认为局部进展期胰腺癌化放疗后罕见能获得足够降期，以达到完全手术切除效果。也有术后组织病理学证据支持术前化放疗，回顾分析116例术前同期化放疗患者资料[68]，定量术后标本纤维化程度，结果行术前化放疗患者标本纤维化程度明显超过未行术前化放疗患者。统计结果表明，术前化放疗是提高生存的相关因素，术前化放疗组与未行化放疗组的中位生存期分别为23个月与16个月。

表6–4 MD安德森癌症中心胰腺癌可手术切除标准

血管	可切除	边缘可切除	局部进展
SMA	未侵及；动脉与肿瘤间脂肪层清晰	与肿瘤接触面≤180°；或管周网状接触；接触点外凸	包绕>180°
腹腔干/肝动脉	未侵及	短段包绕/与肝总动脉邻接（常在胃十二指肠动脉起点）；需血管切除/移植	包绕与无法血管重建，常因扩展至腹腔干/脾/左胃交界处或腹腔干起点
SMV/PV	通畅	短段阻塞，远近端血管开放，可行血管重建	阻塞，无法重建

注：SMA——肠系膜上动脉；SMV/PV——肠系膜上静脉/门静脉。

部分报道显示，术前化放疗可以提高胰腺癌手术切除率，提高局部控制率及改善生存获益。术前化放疗是目前临床研究的热点，各家报道的疗效各异，尚无明确结论。各研究机构如果能在评判胰腺癌可切除标准方面达成共识，并有相应的影像技术、手术技术及病理学诊断水平保障，则可为评价术前化放疗效果提供较可靠的临床依据。另外，部分对术前化放疗无效患者，可能于化放疗期间发生局部进展，使手术切除机会丧失。如何选择合适病例，使患者在术前化放疗中获益，是值得临床探讨的问题。

第四节　不能手术的局部晚期胰腺癌放射治疗

局部晚期胰腺癌患者远处转移率高，是危及生存的主要因素，然而局部有效控制仍然有重要临床价值。原发灶局部控制失败可导致疼痛、胃及十二指肠及胆道梗阻、上消化道溃疡及出血。单纯放疗可减轻50%患者的症状，使疼痛减轻或止痛药用量减少[69]。胰腺癌对射线中度敏感[5]，单纯放疗推荐根治剂量为≥70 Gy，而胰腺周围都是放射敏感器官，耐受剂量较低，予胰腺癌根治性照射无法实现。放疗与化疗是局部晚期胰腺癌的主要治疗手段，放射治疗是局部治疗手段，而化疗是全身治疗手段，同期化放疗可提高局部控制率，化疗并可控制远处，两者配合有利于提高生存质量，延长生存期。有大量局部晚期胰腺癌放射治疗的临床试验观察，以确定局部晚期胰腺癌治疗中放射治疗的作用及其与化疗的合理配合。

一、同步化放疗与支持治疗比较

Shinchi分析了局部进展期胰腺癌患者以5FU为基础的化放疗的前瞻性随机临床实验结果[70]。31例患者，随机分为2组。16例接受同期化放疗，放疗剂量50.4 Gy/28 F，每周5次，放疗期间持续静脉滴注5FU［200 mg/（m^2·d）］，放疗结束后1周，用5FU（每周500 mg/m^2）维持化疗，直至疾病进展。放疗靶区包括原发肿瘤灶与邻近淋巴引流区，用前后及两侧野照射。15例未接受任何放疗或化疗。结果中位生存期分别为13.2个月与6.4个月，1年生存率分别为53.3%与0%（P=0.000 9），化放疗组生活质量较观察组明显提高，化放疗组肝脏与腹腔转移率明显降低（31% vs 64%），化放疗组患者止痛率达到80%，而且中位缓解时间达5.2个月。这表明与支持治疗相比，化放疗可延长生存期，并明显提高生活质量。但该研究为Ⅱ期临床，目前暂没有Ⅲ期随机临床试验报道。

二、同步化放疗与单纯放射治疗比较

放射治疗只有局部控制作用，而胰腺癌有区域性淋巴结及远处转移倾向，化疗既可控制远处转移，同时有放射增敏作用，理论上是化放疗结合既能增强局部控制，又可以兼顾远处转移。GITSG于1981年报道了化放疗对局部进展期胰腺癌的治疗效果[71]，194例局部进展期胰腺癌患者随机分为3组：①单纯高剂量放疗组，接受60 Gy剂量；②中等剂量放疗加氟尿嘧啶化疗组，接受40 Gy剂量，同期化疗，放疗结束后1个月后继续维持化疗；③高剂量放疗加氟尿嘧啶化疗组，放疗与1组相同，化疗与2组相同。放疗用前后对穿野，每段20 Gy，2周完成，段间休息2周，前40 Gy照射范围包括肿瘤区与整个胰腺，接受高剂量放疗患者最后20 Gy缩野至肿瘤区。结果单纯放疗组中位进展时间12.6周，比含氟尿嘧啶化疗组短4～5个月，单纯放疗组中位生存期只有5.5个月，含氟尿嘧啶化疗组中位生存期则增加近1倍，达10个月，统计学有明显差异（log-rank，P<0.01），而2组与3组比较无明显差异（log-rank，P=0.19）。但该试验存在以下缺陷：①采用简单前后对穿野，靶区内剂量分布不均，对邻近

组织损伤较大；②未比较化放疗与单纯化疗的效果，不能回答化放疗组的生存优势是化放疗联合的优势，还是单纯化疗的作用；③用分段放疗模式，分段间肿瘤细胞再增殖可严重影响放疗效果，该模式无放射生物学优势，目前已遭摒弃。

Cohen等将114例局部进展期胰腺癌患者随机分为单纯外照射组（总量59.4 Gy，分割剂量1.8 Gy，每周5次）与化放疗组（化疗方案：5FU 1 000 mg/（m^2·d），于第2～5 d与第28～31 d连续4 d滴注；MMC 10 mg/m^2）[72]，结果化放疗组与单纯放疗组中位无疾病进展分别为5.1个月vs 5.0个月（P=0.19），中位生存时间分别为8.4个月vs 7.1个月（P=0.16），化放疗组无明显生存优势，而血液学毒性及非血液毒性均明显增加。化放疗组仅行同期化放疗，放疗结束后未行维持化疗，提示维持化疗对提高患者生存期是必要的。同步化放疗治疗模式优于单纯放射治疗。

三、同步化放疗与化疗比较

Klaassen于1985年报道了Ⅲ期临床试验结果[73]，91例局部进展期胰腺癌患者随机分为：①每周推注氟尿嘧啶化疗，500 mg/m^2；②40 Gy照射，同期及维持用氟尿嘧啶化疗，500 mg/m^2。结果两组中位生存期相似，单纯化疗组8.2个月，化放疗组8.3个月，严重毒性反应发生率单纯化疗组27%，化放疗组51%。提示同期化放疗无明显优势。该试验主要缺点仍为放疗技术太过简单，照射剂量仅40 Gy，氟尿嘧啶用推注而非滴注方式。

GITSG将43例局部进展期胰腺癌患者随机分为[74]两组：①化疗组，用链脲霉素、丝裂霉素及氟尿嘧啶联合（SMF）方案；②化放疗组，放疗同期用氟尿嘧啶，然后用SMF方案巩固化疗。结果中位生存期化放疗组与化疗组分别为42周和32周，1年生存率分别为41% 和19% （P=0.02），结果化放疗组有生存优势。该试验使用SMF方案，非治疗胰腺癌的公认方案，毒性过大，以该方案治疗结果来判断化疗效果，缺乏说服力。

改用吉西他滨化疗会有什么结果？Chauffert等将119例局部进展期胰腺癌患者随机分为[75]：①化疗组，用吉西他滨单药诱导化疗，每周1次，1 000 mg/m^2，连用7周，休息1周；②化放疗组，放疗60 Gy，同期用氟尿嘧啶300 mg/（m^2·d）持续滴注，每周连用5 d，第1、第5周用顺铂20 mg/（m^2·d），每周连续5 d。结束后两组均用吉西他滨单药维持化疗：每周1 000 mg/m^2，连续3周休息1周，直至疾病进展。结果化疗组较化放疗组有生存优势（14.3个月 vs 8.4个月），化放疗组3/4级血液学及非血液学毒性大多较化疗组明显增高，显示化放疗有损害作用。2008年更新结果[76]，化疗组较化放疗组仍然显示明显的生存优势（13个月 vs 8.6个月），而同期化放疗组3/4级治疗毒性明显增加，结论为同期化放疗方案毒性更大，疗效更低。化放疗反而损害生存获益，难于令人接受。原因可能为靶区过大，或者照射剂量过高，导致严重毒性反应；而放疗同期吉西他滨用量较低，降低化疗效果。该研究结果提示局部晚期胰腺癌可能仅需吉西他滨单药化疗。

同期化放疗较单纯化疗有无优势？回顾性分析181例患者的临床资料[77]，全部患者先予化疗3个月，然后行CT检查后评价，其中无疾病进展及体能状况恶化患者共128例，按治疗医师意愿，72 例行同期化放疗（CRT组），56 例继续化疗（CT组），两组病例特征基本均衡，结果CRT组及CT组中位无疾病进展生存时间分别为10.8个月及7.4个月（P=0.005），中位生存时间分别为15.0个月及11.7个月（P=0.000 9），这表明同期化放疗较单纯化疗有优势。由于属回顾性分析，CRT组治疗前预后因素评价趋向更优，而且治疗医师的判断可能有偏差，故结论未能明确肯定。

四、以5FU为基础的同步化放疗与以其他药物为基础的同步化放疗比较

GITSG比较局部进展期胰腺癌患者放疗联用氟尿嘧啶或联用阿霉素疗效[78]，结果证实，联用阿霉素与氟尿嘧啶生存期无明显差异（37周vs33周，$P>0.8$），而联合阿霉素化放疗毒性明显增加（$P<0.05$）。结果提示放疗联用阿霉素较氟尿嘧啶无优势。

台湾学者于2003年发表放疗联用吉西他滨或氟尿嘧啶疗效比较的临床试验结果[79]。34例局部进展期胰腺癌患者，随机分为两组：①放疗联合吉西他滨同期化疗组，放疗期间每周1次吉西他滨，600 mg/m^2，放疗前1h静滴，共6周；②放疗联合氟尿嘧啶同期化疗组，放疗期间每2周头3 d连续推注氟尿嘧啶，500 mg/（m^2・d）。放疗结束后用吉西他滨单药化疗，每周1次，1 000 mg/m^2，每连续3周休息1周。放疗采用三维适形技术，放疗剂量50.4～61.2 Gy，分割剂量1.8 Gy，CTV包括GTV及淋巴引流区，外加1.5～2.5 cm边界，CTV照射45 Gy，然后GTV根据患者状况推量5.4 ～16.2 Gy，周边敏感器官剂量限制：肝≤30 Gy，肾≤20 Gy，脊髓≤40 Gy。结果吉西他滨与氟尿嘧啶同期化放疗组中位生存期分别为14.5个月与6.7个月 （P=0.027），进展时间分别为7.1个月与2.7个月 （P=0.019），中位转移时间分别为6.1个月与3.1个月 （P=0.097），吉西他滨与氟尿嘧啶同期化放疗组反应率分别为50%（22%完全缓解，28%部分缓解）和13%，疼痛控制率分别为39%和6%，表明放疗同期联用吉西他滨更加有效，毒性无明显增加。因为病例数较少，每组只有16～18例患者，结果有待继续扩大样本确认。

然而，部分回顾性研究则未能得出类似结论。回顾性分析138例局部进展期胰腺癌患者资料[80]，其中26例行吉西他滨同期化放疗，56例行氟尿嘧啶同期化放疗，56例支持治疗，结果氟尿嘧啶同期化放疗组中位生存期为10.4个月，吉西他滨同期化放疗组中位生存期为11.3个月，支持治疗组为6.1个月，氟尿嘧啶同期化放疗组与吉西他滨同期化放疗组生存比较无明显差异，两组均无3/4级毒性反应。另一项回顾性分析比较吉西他滨同期与氟尿嘧啶同期化放疗局部进展期胰腺癌患者疗效[81]，照射靶区包括原发肿瘤灶及淋巴引流区（肝门区、腹腔干及肠系膜上动脉区），照射剂量30 Gy/10F，114例患者，53例接受吉西他滨同期化放疗，放疗期间每周1次吉西他滨，250～300 mg/m^2，共7周；61例接受氟尿嘧啶同期化放疗，放疗期间每周连续滴注氟尿嘧啶，300 mg/（m^2・d），连续5 d。结果两组中位生存期及1年生存率无明显差异，而吉西他滨同期组毒性明显增加。另有研究显示，以吉西他滨/顺铂为基础的同期化放疗较以5FU为基础的同期化放疗无明显优势[82]，是否因联合顺铂导致毒性增加而影响了治疗效果？这仍需进一步探讨。

五、同步化放疗后是否维持化疗比较

Brunner 等回顾性分析82 例局部进展期胰腺癌患者病例[83]，全部均接受同期化放疗，放疗用三维适形放射治疗技术，大体肿瘤照射DT 55.8 Gy，淋巴引流区照射DT 50.4 Gy，同步联合5FU与丝裂霉素或吉西他滨与5FU化疗，同步化放疗后，按治疗医师意愿，40例行吉西他滨巩固化疗，42 例未行巩固化疗，两组病例特征均衡。结果显示，行巩固化疗患者中位生存期明显高于未行巩固化疗的患者（13 个月vs 8 个月，$P<0.000\,1$），而严重毒性反应无明显增加，推荐化放疗后再行巩固化疗。

六、常规分割与低分割治疗比较

立体定向放射治疗（stereotactic radiotherapy）用体部支架固定，是精确放射治疗的方法，用单次或多次大分割剂量照射，通常与调强放疗联合。在一项Ⅱ期临床研究中[84]，16例局部进展期患者在原发灶与淋巴引流区接受45 Gy调强放疗后，再原发灶立体定向放疗加量照射25 Gy，结果15例患者最终无局部进展，有2例患者发生3度反应，立体定向放疗加量照射取得比较满意的局部控制效果，可生存期无延长。而另一项用立体定向低分割照射治疗22例患者[85]，用3个分割次数完成45 Gy照射剂量，结果发生无法耐受的治疗毒性，而中位生存期只有5.7个月，仅5%患者1年后仍生存，中位无进展时间4.8个月。研究表明，该分割照射方法无得益，胰腺癌是中度放射敏感组织，常规分割照射下，提高照射总剂量，可望获得良好治疗获益，不推荐用大分割剂量照射。

七、是否照射淋巴引流区比较

1997—2005年，密歇根大学74例无法手术切除的胰腺癌患者[19]，接受全量吉西他滨化疗联合同期放疗（36 Gy/15 F/3周），CTV为原发肿瘤灶外扩0.5 cm，不包括淋巴引流区，于放疗期间第1、第8、第15 d用全量吉西他滨（1 000 mg/m^2），放疗结束后3周用吉西他滨化疗直至疾病进展，通常联用顺铂或草酸铂。结果中位生存期11.2个月，全部患者临床疾病进展，发生影像学疾病进展48例，其中首发远处失败29例（60%）、局部失败15例（31%），虽未行淋巴引流区预防照射，只有4例（5%）发生胰周淋巴复发，且都在80%等剂量曲线范围内。结果表明，未行淋巴引流区预防照射未导致较高的区域淋巴结转移。1年、2年局部无进展生存率分别为64%和38%，发生≥3级胃肠毒性反应患者有16例（22%），且与PTV体积大小密切相关。因此目前证据不支持照射淋巴引流区。

八、化放疗与靶向治疗配合

联合靶向治疗能否增加局部进展期胰腺癌化放疗的疗效？34例患者行放疗+化疗+爱必妥联合的Ⅱ期临床试验的结果显示，治疗毒性反应较轻，整体耐受良好[86]，1年生存率达57%。该试验放疗用调强技术，CTV剂量为45 Gy，同步GTV剂量达54 Gy，其中部分缓解12例，病情稳定20例，治疗后21例适合行根治性切除，34例发生痤疮样皮疹。此外，12例患者行化放疗+贝伐单抗Ⅱ期临床试验[87]，放疗剂量36 Gy，分割剂量2.4 Gy，初步观察表明无严重毒性反应，整体耐受良好，放疗后CA 19-9明显下降，疗效仍有待继续观察。靶向治疗是否与化放疗有协同效应，仍然有待临床试验证实。

局部晚期胰腺癌预后较差，考虑以姑息性治疗为主，化放疗是主要治疗手段，哪种化放疗方案最优，化放疗是否较化疗更具优势，目前尚未获得共识，联用吉西他滨的化放疗方案似乎更具应用前景。

第五节 展　望

胰腺癌有明显远处转移倾向，是全身性疾病，综合治疗是合理的选择。目前循证医学证据已经肯定化疗在胰腺癌治疗中的价值，而于放射治疗的作用则仍然存在争议，这与以往临床试验放疗技术相对落后、临床试验各环节未严格执行规范、各医疗机构技术存在较大差异有关。以后研究的方向，重点要考虑以下几方面：①阐明化放疗在胰腺癌治疗中的地位，是否较单纯化疗有优势，评价指标应该包括生存期、局部控制率及生活质量等方面。②放疗同期联用何种化疗药物更加有效。目前多数研究围绕吉西他滨或以其为基础的联合方案，化疗控制远处转移效果越好，则放疗的局部控制作用显得更加重要，更有利于转化为生存获益。③合理的靶区范围。以往靶区范围多倾向于包括淋巴引流区，受周围敏感器官影响，照射剂量受到限制，同期化疗必须减少剂量，给治疗效果带来负面影响，目前多倾向将靶区限定在GTV，是否能提高疗效有待临床证实。④术前化放疗理论上似乎有优势，受到广泛重视，是当前研究的热点。⑤放疗与靶向治疗结合，已经取得初步临床效果，是否有优势则有待继续观察。⑥重离子治疗同时具备放射物理学与放射生物学优势，可能将为胰腺癌治疗带来曙光。

第六节　常见化放疗方案

目前尚无取得共识的胰腺癌化放疗方案，以下列举已报道的部分化放疗方案、适用人群及具体方法，可资临床借鉴。临床医生在应用的同时，应结合患者的实际情况、中国的国情，选择合适的治疗方案。为避免出现讹谬，敬请对照治疗方案原文。

一、新辅助化放疗

治疗方式：术前化放疗。

出　　处：Evans DB，Varadhachary GR，Crane CH，et al. Preoperative gemcitabine-based chemoradiation for patients with resectable adenocarcinoma of the pancreatic head［J］. J Clin Oncol，2008，26（21）：3496～3502.

数据来源：Ⅱ期临床试验。

纳入人群：共募集86例Ⅰ/Ⅱ期胰头癌患者。病理学证实为腺癌，CT检查提示潜在可切除：无胰腺外转移，无腹腔动脉及肠系膜上动脉侵犯，无肠系膜上静脉或门静脉汇合部阻塞。

治疗方案：每周吉西他滨化疗1次（400 mg/m^2，30 min静滴完，周五或周六），共7次，于第1次化疗结束后48～72h（周一）始放疗，照射总量30 Gy，分割剂量3 Gy，共10次，每周5次，于2周内完成，放疗靶区范围包括原发灶及淋巴结引流区。治疗结束后4～6周CT行再分期检查及手术切除。

疗效与不良反应：73例化放疗后行手术治疗，其中64例成功实施胰十二指肠切除术，9例有胰腺外病变无手术指征，整体中位生存期22.7个月，5年生存率达27%。成功与未成功行胰十二指肠切除术患者的5年生存率分别为36%与0%。53%患者因为毒性反应需要降低吉西他滨用量，≥3级血液学毒性反应发生率为53%，胃肠道毒性反应发生率为34%。

治疗方式：术前化放疗。

出　　处：Small W Jr，Berlin J，Freedman GM，Lawrence T，et al. Full-dose gemcitabine with concurrent radiation therapy in patients with nonmetastatic pancreatic cancer:

a multicenter phase Ⅱ trial［J］. J Clin Oncol，2008，26（6）：942～947.

数据来源：Ⅱ期临床试验。

纳入人群：任何分期，组织与细胞病理学证实为腺癌。

治疗方案：共募集39例，按NCCN指引评价，16例可切除，9例边缘可切除，14例不可切除。于同期化放疗前后各行吉西他滨3周方案化疗1周期（1000 mg/m^2，30 min静滴完，于d_1，d_8，后休息1周）；同期化放疗期间用4周方案化疗1周期（1 000 mg/m^2，30 min静滴完，于d_1，d_8，d_{15}，后休息1周），同期放疗，放疗总量36 Gy，分割剂量2.4 Gy，共15次，每周5次，于d_1～d_{19}期间完成，放疗靶区范围只包括GTV，未行淋巴结预防照射。治疗结束后2～3周重复分期检查，评价可切除患者于治疗结束后4～6周行手术切除。

疗效与不良反应：可切除患者1年生存率为94%，边缘可切除患者1年生存率为76%，不可切除患者1年生存率为47%。整体≥3级治疗毒性发生率为48.7%，只有1例因毒性反应退出治疗，最终33例完成治疗。1例CR，1例PR，31例SD，2例PD，治疗结束后17例可手术切除（原可切除13/16例，原边缘可切除3/9例，原不可切除1/14例）。

治疗方式：术前化放疗。

出　　处：Talamonti MS，Small W Jr，Mulcahy MF，et al. A multiinstitutional phase Ⅱ trial of preoperative full-dose gemcitabine and concurrent radiation for patients with potentially respectable pancreatic carcinoma［J］. Ann Surg Oncol，2006，13：150－158.

数据来源：Ⅱ期临床试验。

纳入人群：组织与细胞病理学证实为腺癌，CT检查示潜在可切除：无胰腺外转移，无腹腔动脉及肠系膜上动脉侵犯，无肠系膜上静脉或门静脉汇合部阻塞。

治疗方案：20例行术前化放疗，于同期化放疗前后各行吉西他滨3周方案化疗1周期（1 000 mg/m^2，30 min静滴完，于d_1，d_8，后休息1周）；同期化放疗期间用4周方案化疗1周期（1 000 mg/m^2，30 min静滴完，于d_1，d_8，d_{15}，后休息1周），同期放疗，放疗总量36 Gy，分割剂量2.4 Gy，共15次，每周5次，于d_1～d_{19}期间完成，放疗靶区范围只包括GTV，未行淋巴结预防照射，用LQ模式计算生物等效剂量，取肿瘤组织α/β值为10，则相当于生物等效剂量44 Gy。治疗结束后6周重复分期检查。

疗效与不良反应：20例患者全部顺利完成同期化放疗。17例行手术切除，手术并发症发生率为24%，无因手术死亡病例。16病理学阴性切缘，11例无淋巴结累及，1例手术标本无肿瘤残留，3例只有显微残留。中位随访18个月，行术前化放疗并手术切除患者中位生存期26个月，2年生存率为61%。

二、术后辅助化放疗

治疗方式：术后辅助化放疗。

出　　处：Regine WF，Winter KA，Abrams RA，et al. Fluorouracil vs gemcitabine chemotherapy before and after fluorouracil-based chemoradiation following resection of pancreatic adenocarcinoma：a randomized controlled trial［J］. JAMA，2008，299（9）：1019～26

数据来源：Ⅲ期临床试验

纳入人群：经病理学证实，$R_{0\sim1}$切除，术后3周内CT复查无残留、复发或远处转移，术后标本含淋巴结，KPS评分≥60分，T1-4N1-0M0（97分期）。

治疗方案：分A（氟尿嘧啶组）、B（吉西他滨组）两组，A组270例于化放疗前持续静脉滴注5FU，250 mg/（m^2·d），持续3周；B组268例于化放疗前3周每周静脉滴注吉西他滨，1000 mg/m^2，30 min完成，每周1次，持续3周。两组均在化疗结束后1～2周，行同期化放疗，放疗总量50.4 Gy，同期持续静脉滴注5FU，250 mg/（m^2·d），直至放疗结束，瘤床与淋巴结引流区照射剂量达45 Gy后，缩野至瘤床推量至50.4，分割剂量1.8 Gy，共28次，每周5次；然后A组于化放疗后持续滴注5FU共3个月［250 mg/（m^2·d），持续4周，休息2周，再重复1次］；B组于化放疗后吉西他滨化疗共3个月（1 000 mg/m^2，每周1次，持续3周，休息2周，再重复2次）。

疗效与不良反应：吉西他滨组中位生存期及3年生存率分别为20.5月及31%，氟尿嘧啶组相应为16.9及22%；吉西他滨组与氟尿嘧啶组局部复发率为28% vs 23%、区域复发率为7% vs 8%、远处转移率为71% vs 75%；吉西他滨组与氟尿嘧啶组整体≥3级毒性发生率为79% vs 62%，血液学≥3级毒性发生率为58% vs 9%。

三、局部晚期/转移性胰腺癌化放疗

治疗方式：单纯化放疗

出　　处：Murphy JD，Adusumilli S，Griffith KA，et al. Full-dose gemcitabine and concurrent radiotherapy for unresectable pancreatic cancer［J］. Int J Radiat Oncol Biol Phys，2007，57：98－104

数据来源：回顾性分析。

纳入人群：不可切除胰腺癌患者。

治疗方案：74例患者，按NCCN指引标准为不可切除胰腺癌。同期化放疗期间每周静滴吉西他滨，1 000 mg/m^2，30 min静滴完，于d_1，d_8，d_{15}完成，同期放疗，放疗总量36 Gy，分割剂量2.4 Gy，共15次，每周5次，于d_1起始，3周完成。放疗靶区范围只包括GTV，未行淋巴结预防照射。同期化放疗前后，多配合吉西他滨为基础的化疗，通常持续6个月，或于疾病进展、发生治疗限制性毒性时终止。

疗效与不良反应：中位随访10.6个月，中位局部进展时间6.4个月，1～2年无局部进展率分别为64%，38%，虽然未行淋巴引流区预防照射，只有4例发生胰周淋巴结复发，且均在80%等剂量曲线范围内；中位生存期11.2个月，1～2年生存率分别为46%，13%。≥3级急性血液学毒性发生率为24%，≥3级急性胃肠毒性发生率为11%，≥3级晚期胃肠毒性发生率为11%。

治疗方式：同期化放疗。

出　　处：Ben-Josef E，Shields AF，Vaishampayan U，et al. Intensity-modulated radiotherapy（IMRT）and concurrent capecitabine for pancreatic cancer［J］. Int J Radiat Oncol Biol Physics，2004，59：454～459.

数据来源：回顾性分析。

纳入人群：7例术后辅助化放疗，8例不可切除胰腺癌患者行单纯化放疗。

治疗方案：同期化放疗期间口服卡培他滨，1 600 mg/（m^2·d），每天分2次口服，每周5 d。靶区1范围包括GTV或瘤床，靶区2范围另兼淋巴引流区，用调强照射同时照射，术后患者靶区1处方剂量45～54 Gy，未行切除患者靶区1处方剂量54～55 Gy，靶区2处方剂量45 Gy。同期化放疗前后，73%配合以吉西他滨为基础的化疗。

疗效与不良反应：中位随访8.5个月，术后辅助治疗患者1例复发，无死亡病例；不可切除胰腺癌患者2例死亡，1年生存率为69%。只有1例发生≥3级毒性反应。

治疗方式：单纯化放疗

出　　处：Yamazaki H，Nishiyama K，Koizumi M，et al. Concurrent chemoradiotherapy for advanced pancreatic cancer：1 000 mg/m^2 gemcitabine can be administered using limited-field radiotherapy［J］. Strahlenther Onkol，2007，183（6）：301～306

数据来源：Ⅱ期临床试验。

纳入人群：共募集22例期胰腺癌患者。细胞学或病理学证实为腺癌，根据CT检查结果，考虑12例行术前化放疗，10例不可切除，行单纯化放疗。

治疗方案：用吉西他滨4周方案化疗（1 000 mg/m^2，30 min静滴完，于d_1，d_8，d_{15}，后休息1周），同期放疗，放疗总量50 Gy，分割剂量2 Gy，共25次，每周5次，放疗靶区范围只包括GTV，未行淋巴结预防照射。

疗效与不良反应：12例术前化放疗患者，其中9例化放疗后成功实施手术切除，随访4例肝脏转移，无区域淋巴结复发患者，1年生存率为78%。未手术切除术13例患者中位生存期14个月，失败方式为肝脏转移或局部复发，无区域淋巴结复发。≥3级血液学毒性反应发生率为36%，非血液学毒性反应发生率为5%。

治疗方式：单纯化放疗。

出　　处：Li CP，Chao Y，Chi KH，et al. Concurrent chemoradiotherapy treatment of locally advanced pancreatic cancer：gemcitabine vs 5-Fluorouracil，a randomized controlled trial［J］. Int J Radiat Oncol Biol Phys，2003，98-104

数据来源：前瞻性随机临床试验。

纳入人群：按AJCC分期为$Ⅳ_A$期，按NCCN标准评定为不可手术切除，共募集到34例胰腺癌患者。

治疗方案：随机分为2组：①放疗联合吉西他滨同期化疗组，放疗期间每周1次吉西他滨，600 mg/m^2，放疗前1h静滴，共6周；②放疗联合氟尿嘧啶同期化疗组，放疗期间每2周头3 d连续推注氟尿嘧啶，500 mg/（m^2·d）。放疗结束后用吉西他滨单药化疗，每周1次，1 000 mg/m^2，连续3周休息1周。放疗采用三维适形技术，放疗剂量50.4～61.2 Gy，分割剂量1.8 Gy，CTV包括GTV及淋巴引流区，外加1.5～2.5 cm边界，CTV照射45 Gy，然后GTV根据患者状况推量5.4～16.2 Gy。

疗效与不良反应：结果吉西他滨与氟尿嘧啶同期化放疗组中位生存期分别为14.5个月与6.7个月（P=0.027），进展时间分别为7.1个月与2.7个月（P=0.019），中位转移时间分别为6.1个月与3.1个月（P=0.097），吉西他滨与氟尿嘧啶同期化放疗组反应率分别为50%（22%完全缓解，28%部分缓解）和13%，疼痛控制率分别为39%和6%。吉西他滨与氟尿嘧啶同期化放疗组≥3级中性粒细胞减少发生率为34% vs 19%，血小板减少0% vs7%，恶心33% vs 31%，呕吐17% vs 19%。

治疗方式：化放疗。

出　处：Wilkowski R，Thoma M，Schauer R，Wagner A，Heinemann V. Effect of chemoradiotherapy with gemcitabine and cisplatin on locoregional control in patients with primary inoperable pancreatic cancer［J］. World J Surg，2004，28（10）：1011-1018.

数据来源：临床观察。

纳入人群：47例组织病理学证实胰腺癌患者，CT检查示不可切除：无胰腺外转移，有腹腔动脉、肠系膜上动脉或门静脉侵犯。

治疗方案：同期化疗用GP方案（吉西他滨300 mg/m^2，30 min静滴完；顺铂30 mg/m^2，60 min静滴完，于d_1，d_8，d_{22}，d_{29}，放疗后1 h）；同期化放疗结束后用4周GP方案化疗2周期（吉西他滨1 000 mg/m^2，30 min静滴完，顺铂50 mg/m^2，60 min静滴完，于d_1，d_{15}），同期放疗，CTV2（放疗靶区范围包括原发灶及胰周淋巴结引流区）放疗总量45 Gy，分割剂量1.5 Gy，共25次，每周5次，其中15例患者CTV1（只包括GTV）推量至50 Gy。治疗结束后8～10周重复分期检查，可切除患者行手术治疗。

疗效与不良反应：同期化放疗后，9例（19.1%）完全缓解，23例（48.9%）部分缓解，总有效率68%。27例转变为可手术切除，20例行根治性切除，13例获得阴性切缘。化放疗结束后中位随访25.7个月，整体无进展生存期7.8个月，中位生存期10.7个月，R_0切除患者中位生存期24.2个月；整体远处转移率为49%（其中13例肝转移，5例肺转移），只有4例患者局部进展。≥3级中性粒细胞减少发生率为68%，血小板减少发生率为61%。

治疗方式：化放疗联合术中放疗。

出　　处：Roldan GE，Gunderson LL，Nagorney DM，et al. External beam versus intraoperative and external beam irradiation for locally advanced pancreatic cancer

［J］. Cancer，1988，61：1110–1116.

数据来源：回顾性分析。

纳入人群：剖腹探查术后确诊为不可切除胰腺癌159例患者。

治疗方案：随机分为2组：①122例患者只行外照射40～60 Gy（XRT组），其中109例行分段照射，每段20 Gy；②37例患者于外照射45～55 Gy后，术中用18meV电子线推量照射20 Gy（XRT +IORT组）。两组均接受5FU同期化疗，于每段放疗头3 d推注500 mg/m^{2}氟尿嘧啶，放疗结束4周后，每周推注同样剂量5FU，持续2年，或者至疾病进展。

疗效与不良反应：XRT +IORT组与XRT组的1年、2年局部控制率分别为82% vs 48%及66% vs 20%，联合术中放疗局部控制率明显提高（$P<0.0005$），可两组中位生存期相近（12.6个月vs 13.4个月，$P<0.05$）。分析治疗后最后随访时的失败方式，XRT +IORT组与XRT组局部失败率分别为16%和72%，腹腔失败率（肝脏转移、腹腔种植或兼有）54%和56%，肺转移率分别为22%和19 %。

参考文献

［1］Gudjonsson B. Cancer of the pancreas：50 years of surgery［J］. Cancer，1987，60：2284–2303.

［2］Earle CC，Agboola O，Maroun J，et al. The treatment of locally advanced pancreatic cancer：a practice guideline［J］. Can J Gastroenterol，2003，17（3）：161–167.

［3］Willett CG，Lewandrowski K，Warshaw AL，et al. Resection margins in carcinoma of the head of the pancreas. Implications for radiation therapy［J］. Ann Surg，1993，217：144–148.

［4］Griffin JF，Smalley SR，Jewell W，et al. Patterns of failure after curative resection of pancreatic carcinoma［J］. Cancer，1990，66：56–61.

［5］Dobelbower RR Jr. The radiotherapy of pancreatic cancer［J］. Semin Oncol，1979，6：378–389.

［6］Chang SD，Main W，Martin DP，et al. An analysis of the accuracy of the cyberknife：a robotic frameless stereotactic radiosurgical system［J］. Neurosurgery，2003，52（1）：140–147.

［7］Koong AC，Le QT，Ho A，et al：Phase I study of stereotactic radiosurgery in patients with locally advanced pancreatic cancer［J］. Int J Radiat Oncol Biol Physics，2004，58：1017–1021.

［8］Kraft G. Tumor therapy with heavy charged particles［J］. Progr Particle Nucl Phys，2000，45：S473–S544.

［9］Thomas FJ，Krall J，Hendrickson F，et al. Evaluation of neutron irradiation of pancreatic cancer. Results of a randomized Radiation Therapy Oncology Group clinical trial［J］. Am J Clin Oncol，1989，12：283–289.

［10］Kozak KR，Kachnic LA，Adams J，et al. Dosimetric feasibility of hypofractionated proton radiotherapy for neoadjuvant pancreatic cancer treatment［J］. Int J Radiat Oncol Biol Phys，2007，68（5）：1557–1566.

［11］Linstadt D，Quivey JM，Castro JR，et al. Comparison of helium–ion radiation therapy and split–course megavoltage irradiation for unresectable adenocarcinoma of the pancreas. Final report of a Northern California Oncology Group randomized prospective clinical trial［J］. Radiology，1988，168：261–264.

［12］Kato H，Tsujii H，Miyamoto T，et al. Results of the first prospective study of carbon ion radiotherapy for hepatocellular carcinoma with liver cirrhosis［J］. Int J Radiat Oncol Biol Phys. 2004，59（5）：1468–1476.

［13］赵东晖. 重粒子束放疗技术进展［J］. 中日友好学报，1996，10（2）：183–186.

[14] Horst E, Micke O, Moustakis C, et al. Conformal therapy for pancreatic cancer: variation of organ position due to gastrointestinal distention–implications for treatment planning [J] . Radiology, 2002, 222: 681–686.

[15] Wilkowski R, Thoma M, Weingandt H, et al. Chemoradiation for ductal pancreatic carcinoma: Principles of combining chemotherapy with radiation, definition of target volume and radiation dose [J] . JOP, 2005, 6: 216–230.

[16] Brunner TB, Merkel S, Grabenbauer GG, et al. Definition of elective lymphatic target volume inductal carcinoma of the pancreatic head based on histopathologic analysis [J] . Int J Radiat Oncol Biol Phys, 2005, 62 : 1021–1029.

[17] Kayahara M, Nagakawa T, Futagami F, et al. Lymphatic flow and neural plexus invasion associated with carcinoma of the body and tail of the pancreas [J] . Cancer, 1996, 78: 2485–2491.

[18] Kayahara M, Nagakawa T, Ueno K, et al. Surgical strategy for carcinoma of the pancreas head area based on clinicopathologic analysis of nodal involvement and plexus invasion [J] . Surgery, 1995, 117: 616–623.

[19] Murphy JD, Adusumilli S, Griffith KA, et al. Full–dose gemcitabine and concurrent radiotherapy for unresectable pancreatic cancer [J] . Int J Radiat Oncol Biol Phys, 2007, 57: 98–104.

[20] Yamazaki H, Nishiyama K, Koizumi M, et al. Concurrent chemoradiotherapy for advanced pancreatic cancer: 1 000 mg/m^2 gemcitabine can be administered using limited–field radiotherapy [J] . Strahlenther Onkol, 2007, 183 (6) : 301–306.

[21] Small W Jr, Berlin J, Freedman GM, et al. Full–dose gemcitabine with concurrent radiation therapy in patients with nonmetastatic pancreatic cancer: a multicenter phase Ⅱ trial.J Clin Oncol. 2008, 26 (6) : 942–947.

[22] Ito Y, Okusaka T, Kagami Y, et al. Evaluation of acute intestinal toxicity in relation to the volume of irradiated small bowel in patients treated with concurrent weekly gemcitabine and radiotherapy for locally advanced pancreatic cancer [J] . Int J Radiat Oncol Biol Phys, 2003, 57: S383–384.

[23] Emami B, Lyman J, Brown A, et al. Tolerance of normal tissue to therapeutic irradiation [J] . Int J Radiat Oncol Biol Phys, 1991, 21: 109–122.

[24] Dawson LA, Ten Haken RK, Lawrence TS. Partial irradiation of the liver [J] . Semin Radiat Oncol, 2001, 11: 240–246.

[25] Ben–Josef E, Shields AF, Vaishampayan U, et al. Intensity–modulated radiotherapy (IMRT) and concurrent capecitabine for pancreatic cancer [J] . Int J Radiat Oncol Biol Physics, 2004, 59: 454–459.

[26] Symon Z, Rabin T, Levin D, et al. Tolerability of standard fractionation vs. hypofractionation in chemoradiotherapy of pancreatic cancer [J] . Int J Radiat Oncol Biol Phys, 2006, 66: S284.

[27] Breslin TM, Hess KR, Harbison DB, et al. Neoadjuvant chemoradiotherapy for adenocarcinoma of the pancreas: treatment variables and survival duration [J] . Ann Surg Oncol, 2001, 8 (2) : 123–132.

[28] Bosset JF, Pavy JJ, Gillet M, et al. Conventional external irradiation alone as adjuvant treatment in resectable pancreatic cancer: Results of a prospective study [J] . Radiother Oncol, 1992, 24: 191–194.

[29] Valentini V, Morganti AG, Macchia G, et al. Intraoperative radiation therapy in resected pancreatic carcinoma: long–term analysis [J] . Int J Radiat Oncol Biol Phys, 2008 , 70 (4) : 1094–1099.

[30] Nishimura Y, Hosotani R, Shibamoto Y, et al. External and intraoperative radiotherapy for resectable and

unresectable pancreatic cancer: analysis of survival rates and complications [J]. Int J Radiat Oncol Biol Phys, 1997, 39 (1): 39-49.

[31] Crane CH, Beddar AS, Evans DB. The role of intraoperative radiotherapy in pancreatic cancer [J]. Surg Oncol Clin N Am, 2003, 12 (4): 965-977.

[32] Zerbi A, Fossati V, Parolini D, et al. Intraoperative radiation therapy adjuvant to resection in the treatment of pancreatic cancer [J]. Cancer, 1994, 73 (12): 2930-2935.

[33] Reni M, Panucci MG, Ferreri AJ, et al. Effect on local control and survival of electron beam intraoperative irradiation for resectable pancreatic adenocarcinoma [J]. Int J Radiat Oncol Biol Phys, 2001, 50: 651-658.

[34] Shipley WU, Wood WC, Tepper JE, et al. Intraoperative electron beam irradiation for patients with unresectable pancreatic carcinoma [J]. Ann Surg, 1984, 200: 289-296.

[35] Willett CG, Del Castillo CF, Shih HA, et al: Long-term results of intraoperative electron beam irradiation (IOERT) for patients with unresectable pancreatic cancer [J]. Ann Surg, 2005, 241: 295-299.

[36] Ma HB, Di ZL, Wang XJ, et al. Effect of intraoperative radiotherapy combined with external beam radiotherapy following internal drainage for advanced pancreatic carcinoma [J]. World J Gastroenterol, 2004, 10: 669-771.

[37] Roldan GE, Gunderson LL, Nagorney DM, et al. External beam versus intraoperative and external beam irradiation for locally advanced pancreatic cancer [J]. Cancer, 1988, 61: 1110-1116.

[38] Syed AM, Puthawala AA, Neblett DL. Interstitial iodine-125 implant in the management of unresectable pancreatic carcinoma [J]. Cancer, 1983, 52: 808-813.

[39] Whittington R, Dobelbower RR, Mohiuddin M, et al. Radiotherapy of unresectable pancreatic carcinoma: A six year experience with 104 patients [J]. Int JRadiat OncolBiol Phys, 1981, 7: 1639-1644.

[40] Dobelbower RR Jr, Merrick HW 3rd, Ahuja RK, et al. 125I interstitial implant, precision high-dose external beam therapy, and 5FU for unresectable adenocarcinoma of pancreas and extrahepatic biliary tree [J]. Cancer, 1986, 58: 2185-2195.

[41] Mohiuddin M, Cantor RJ, Biermann W, et al. Combined modality treatment of localized unresectable adenocarcinoma of the pancreas [J]. Int J Radiat Oncol Biol Phys, 1988, 14: 79-84.

[42] Peretz T, Nori D, Hilaris B, et al. Treatment of primary unresectable carcinoma of the pancreas with I-125 implantation [J]. Int J Radiat Oncol Biol Phys, 1989, 17: 931-935.

[43] Imamura M, Doi R, Imaizumi T, et al. A randomized multicenter trial comparing resection and radiochemotherapy for resectable locally invasive pancreatic cancer [J]. Surgery, 2004, 136: 1003-1011.

[44] Kalser MH, Ellenberg SS. Pancreatic cancer. Adjuvant combined radiation and chemotherapy following curative resection [J]. Arch Surg, 1985, 120: 899-903.

[45] Gastrointestinal Tumor Study Group. Further evidence of effective adjuvant combined radiation and chemotherapy following curative resection of pancreatic cancer [J]. Cancer, 1987, 59: 2006-2010.

[46] Klinkenbijl JH, Jeekel J, Sahmoud T, et al. Adjuvant radiotherapy and 5-fluorouracil after curative resection of cancer of the pancreas and periampullary region: phase Ⅲ trial of the EORTC gastrointestinal tract cancer cooperative group [J]. Ann Surg, 1999, 230: 776-782.

[47] Smeenk HG, van Eijck CH, Hop WC, et al. Long-term survival and metastatic pattern of pancreatic and periampullary cancer after adjuvant chemoradiation or observation: long-term results of EORTC trial 40891

[J]. Ann Surg, 2007, 246: 734-740.

[48] Neoptolemos JP, Dunn JA, Stocken DD, et al. Adjuvant chemoradiotherapy and chemotherapy in resectable pancreatic cancer: a randomised controlled trial [J]. Lancet, 2001, 358: 1576-1585.

[49] Neoptolemos JP, Stocken DD, Dunn JA, et al. Influence of resection margins on survival for patients with pancreatic cancer treated by adjuvant chemoradiation and/or chemotherapy in the ESPAC-1 randomized controlled trial [J]. Ann Surg, 2001, 234: 758-768.

[50] Neoptolemos JP, Stocken DD, Friess H, et al. A randomized trial of chemoradiotherapy and chemotherapy after resection of pancreatic cancer [J]. N Engl J Med, 2004, 350: 1200-1210.

[51] Regine WF, Winter KA, Abrams RA, et al. Fluorouracil vs gemcitabine chemotherapy before and after fluorouracil-based chemoradiation following resection of pancreatic adenocarcinoma: a randomized controlled trial [J]. JAMA, 2008, 299 (9): 1019-1026.

[52] Yeo CJ, Abrams RA, Grochow LB, et al. Pancreaticoduodenectomy for pancreatic adenocarcinoma: postoperative adjuvant chemoradiation improves survival. A prospective, singleinstitution experience [J]. Ann Surg, 1997, 225: 621-633.

[53] Stocken D, Buchler M, Dervenis C, et al. Meta-analysis of randomized adjuvant therapy trials for pancreatic cancer [J]. Br J Cancer, 2005, 92: 1372-1381.

[54] Artinyan A, Hellan M, Mojica-Manosa P, et al. Improved survival with adjuvant external-beam radiation therapy in lymph node-negative pancreatic cancer: a United States population-based assessment [J]. Cancer, 2008, 112 (1): 34-42.

[55] Van Laethem J, Van Cutsem E, Hammel P, et al. Adjuvant chemotherapy alone versus chemoradiation after curative resection for pancreatic cancer : feasibility results of a randomised EORTC/FFCD/GERCOR phase Ⅱ/Ⅲ study (40013/22012/0304) [J]. J Clin Oncol. 2008, 26 (Suppl 15): A-4514.

[56] Millikan KW, Deziel DJ, Silverstein JC, et al. Prognostic factors associated with resectable adenocarcinoma of the head of the pancreas [J]. Am Surg, 1999, 65: 618-623.

[57] Sohn, TA. Resected adenocarcinoma of the pancreas-616 patients: results, outcomes, and prognostic indicators [J]. J Gastrointest.Surg, 2000, 4 (6), 567-579.

[58] Li D, Xie K, Wolff RA, et al. Pancreatic cancer [J]. Lancet, 2004, 363: 1049-1057.

[59] Pisters PW, Wolff RA, Crane CH, et al. Combined-modality treatment for operable pancreatic adenocarcinoma [J]. Oncology, 2005, 19: 393-404

[60] Wayne JD, Abdalla EK, Wolff RA, et al. Localized adenocarcinoma of the pancreas: the rationale for preoperative chemoradiation [J]. Oncologist, 2002, 7 (1): 34-45.

[61] Hoffman JP, Lipsitz S, Pisansky T, et al. Phase Ⅱ trial of preoperative radiation therapy and chemotherapy for patients with localized, resectable adenocarcinoma of the pancreas: an Eastern Cooperative Oncology Group Study [J]. J Clin Oncol, 1998, 16: 317-323.

[62] Takai S, Satoi S, Yanagimoto H, et al. Neoadjuvant Chemoradiation in Patients With Potentially Resectable Pancreatic Cancer [J]. Pancreas, 2008, 36: e26-e32.

[63] Evans DB, Varadhachary GR, Crane CH, et al. Preoperative gemcitabine-based chemoradiation for patients with resectable adenocarcinoma of the pancreatic head [J]. J Clin Oncol, 2008, 26 (21): 3496-3502.

[64] Spitz FR, Abbruzzese JL, Lee JE, et al. Preoperative and postoperative chemoradiation strategies in

patients treated with pancreaticoduodenectomy for adenocarcinoma of the pancreas [J]. J Clin Oncol, 1997, 15: 928-937.

[65] Varadhachary GR, Tamm EP, Abbruzzese JL, et al. Borderline resectable pancreatic cancer: definitions, management, and role of preoperative therapy [J]. Ann Surg Oncol, 2006, 13 (8): 1035-1046.

[66] Ammori, JB. Surgical resection following radiation therapy with concurrent gemcitabine in patients with previously unresectable adenocarcinoma of the pancreas [J]. J Gastrointest. Surg, 2003, 7 (6): 766-772.

[67] Kim, HJ. Does neoadjuvant chemoradiation downstage locally advanced pancreatic cancer? [J]. J Gastrointest Surg, 2002, 6 (5): 763-769.

[68] Sasson, AR. Neoadjuvant chemoradiotherapy for adenocarcinoma of the pancreas: analysis of histopathology and outcome [J]. Int J Gastrointest Cancer, 2003, 34 (2-3): 121-128.

[69] Haslam JB, Cavanaugh PJ, Stroup SL. Radiation therapy in the treatment of irresectable adenocarcinoma of the pancreas [J]. Cancer, 1973, 32: 1341-1345.

[70] Shinchi H, Takao S, Noma H, et al. Length and quality of survival after external-beam radiotherapy with concurrent continuous 5-Fluorouracil infusion for locally unresectable pancreatic cancer [J]. Int J Radiat Oncol Biol Phys, 2002, 53: 146-150.

[71] Moertel CG, Frytak S, Hahn RG, et al. Therapy of locally unresectable pancreatic carcinoma: a randomised comparison of high dose (6 000 rads) radiation alone, moderate dose radiation (400 rads +5-fluorouracil), and high dose radiation+5-fluorouracil: Gastrointestinal Tumour Study Group [J]. Cancer, 1981, 48: 1705-1710.

[72] Cohen S, Dobelbower R, Lipsitz S, et al. A randomised phase Ⅲ study of radiotherapy alone or with 5-fluorouracil and mitomycin C in patients with locally advanced adenocarcinoma of the pancreas: Eastern Cooperative Oncology Group Study E8282 [J]. Int J Radiat Oncol Biol Phys, 2005, 62: 1345-1350.

[73] Klaassen DJ, MacIntyre JM, Catton GE, et al. Treatment of locally unresectable cancer of the stomach and pancreas: a randomized comparison of 5-fluorouracil alone with radiation plus concurrent and maintenance 5-fluorouracil—an Eastern Cooperative Oncology Group study [J]. J Clin Oncol, 1985, 3: 373-378.

[74] Gastrointestinal Tumor Study Group. Treatment of locally unresectable carcinoma of the pancreas: comparison of combined-modality therapy (chemotherapy plus radiotherapy) to chemotherapy alone [J]. J Natl Cancer Inst, 1988, 80: 751-755.

[75] Chauffert B, Mornex F, Bonnetain F, et al. Phase Ⅲ trial comparing initial chemoradiotherapy (intermittent cisplatin and infusional 5FU) followed by gemcitabine vs. gemcitabine alone in patients with locally advanced non metastatic pancreatic cancer: A FFCD-SFRO study [C]. ASCO Annual Meeting 2006, 24: (Abstract 4008).

[76] Chauffert B, Mornex F, Bonnetain F, et al. Phase Ⅲ trial comparing intensive induction chemoradiotherapy (60 Gy, infusional 5FU and intermittent cisplatin) followed by maintenance gemcitabine with gemcitabine alone for locally advanced unresectable pancreatic cancer. Definitive results of the 2000-01 FFCD/SFRO study [J]. Ann. Onc, 2008, 19 (9): 1592-1599.

[77] Huguet F, André T, Hammel P, et al. Impact of Chemoradiotherapy After Disease Control With Chemotherapy in Locally Advanced Pancreatic Adenocarcinoma in GERCOR Phase Ⅱ and Ⅲ Studies [J].

J Clin Oncol，2007，25（3）：326-331.

[78] Gastrointestinal Tumor Study Group. Radiation therapy combined with adriamycin or 5-fluorouracil for the treatment of locally unresectable pancreatic carcinoma [J]. Cancer，1985，56：2563-2568.

[79] Li CP，Chao Y，Chi KH，et al. Concurrent chemoradiotherapy treatment of locally advanced pancreatic cancer：gemcitabine vs 5-Fluorouracil，a randomized controlled trial [J]. Int J Radiat Oncol Biol Phys，2003，98-104.

[80] Park JK，Ryu JK，Lee JK，et al. Gemcitabine chemotherapy versus 5-fluorouracil-based concurrent chemoradiotherapy in locally advanced unresectable pancreatic cancer [J]. Pancreas，2006，33（4）：397-402.

[81] Crane CH，Abbruzzese JL，Evans DB，et al. Is the therapeutic index better with gemcitabine-based chemoradiation than with 5-fluorouracil-based chemoradiation in locally advanced pancreatic cancer? [J]. Int J Radiat Oncol Biol Phys，2002，52：1293-1302.

[82] Wilkowski R，Rau H，Bruns C，et al. Randomised phase Ⅱ trial comparing gemcitabine/cisplatin-based chemoradiotherapy to 5FU based chemoradiotherapy in patients with locally advanced pancreatic cancer [J]. J Clin Oncol，2006，24：4038.

[83] Brunner TB，Tinkl D，Grabenbauer GG，et al. Maintenance chemotherapy after chemoradiation improves survival of patients with locally advanced pancreatic carcinoma：a retrospective analysis of prospectively recruited patients [J]. Strahlenther Onkol，2006，182（4）：210-215.

[84] Koong AC，Christofferson E，Le QT，et al. Phase Ⅱ study to assess the efficacy of conventionally fractionated radiotherapy followed by a stereotactic radiosurgery boost in patients with locally advanced pancreatic cancer [J]. Int J Radiat Oncol Biol Phys，2005，63：320-323.

[85] Hoyer M，Roed H，Sengelov L，et al. Phase-Ⅱ study on stereotactic radiotherapy of locally advanced pancreatic carcinoma [J]. Radiother Oncol，2005，76：48-53.

[86] Krempien R，Muenter MW，Huber PE，et al. Cetuximab in combination with intensity modulated radiotherapy（IMRT）and gemcitabine for patients with locally advanced pancreatic cancer：A prospective phase Ⅱ trial [PARC-Study ISRCTN56652283] [J]. BMC Cancer，2005，5：131.

[87] Small W. Mulcahy M Jr，Benson A，et al. A phase Ⅱ trial of weekly gemcitabine and bevacizumab in combination with abdominal radiation therapy in patients with localized pancreatic cancer [J]. ASCO Meeting Abstracts，2007：15043.

（邱幸生　谢德荣）

第七章 分子靶向药物治疗

第一节 概 述

胰腺癌发病隐匿，确诊时多数已是晚期，传统的治疗方法如化疗和放疗，虽然近年来有了较大的发展，但在晚期胰腺癌的治疗上，并没有带给我们多少惊喜。随着对肿瘤分子生物学、分子细胞学和遗传学的认识，对细胞信号转导途径研究的不断深入，目前分子靶向治疗越来越成为研究的热点，并且在肺癌、大肠癌、乳腺癌等实体瘤的治疗上取得了令人鼓舞的效果。那么应用分子靶向治疗胰腺癌的效果如何呢？目前也进行了较多的研究，本文对胰腺癌的分子靶向治疗作一综述。

所谓分子靶向治疗（molecularly targeted therapies），就是利用干扰肿瘤发生和/或生长的特定分子机制的药物，阻止肿瘤的生长和扩散。理想的分子靶向药物应该只作用于肿瘤细胞特异的分子和细胞的位点，对肿瘤细胞具有高度的选择性杀伤作用，同时不损伤正常细胞。细胞信号传导系统、细胞周期、细胞凋亡和端粒酶等中的各个环节都有可能成为肿瘤的分子靶点。常见的分子靶点有生长因子的配体、受体、蛋白酶体、癌基因、抑癌基因、细胞周期素和信号传导通路中各种激酶等，如表皮生长因子（EGF）、转化生长因子（TGF）、血小板衍生生长因子（PDGF）、表皮生长因子（EGFR）、肿瘤坏死因子受体（TNFR）、酪氨酸激酶家族和受体蛋白的酪氨酸磷酸酶（RPTP）等。目前，已有许多分子靶向治疗药物在单独或联合治疗胰腺癌的过程中初步显示出抗肿瘤作用。

第二节 靶向作用表皮生长因子受体

表皮生长因子受体是一种糖蛋白的跨膜受体，这个家族一共有4个成员，分别为EGFR（erbB-1）、HER-2（erbB-2），HER-3和HER-4。现在已知这些受体在肿瘤细胞的生长、修复和存活等方面起着极重要的作用。胰腺癌组织中表皮生长因子（EGF）和EGFR都呈高度表达，EGF与其相应受体结合后能促进DNA合成，在体内外实验中均能刺激胰腺癌细胞的增殖[1]。

一、小分子酪氨酸激酶抑制剂

目前临床应用较多的小分子酪氨酸激酶抑制剂有厄洛替尼（erlotinib）、吉非替尼（gefitinib）等，它们与EGFR的胞内部分结合能阻断细胞内信号转导，阻断EGF介导的细胞增殖和EGFR的磷酸化，从而抑制肿瘤细胞的生长和侵袭。

（一）厄洛替尼

Proterfield[2]等报道了吉西他滨加厄洛替尼治疗14例晚期胰腺癌的I期临床试验，结果14例患者中CR1例，PR 3例，SD 6例，总的疾病控制率（CR+PR+SD）为70%，并且不良反应可以耐受。另外，两个Ⅰ期临床试验均是厄洛替尼与化放疗联合使用治疗局部晚期胰腺癌，结果显示中位生存期分别为14个月和18.7个月[3, 4]。初步显示厄洛替尼治疗晚期胰腺癌有一定的疗效，这促使人们进行Ⅲ期临床研究。2005年ASCO年会报告了加拿大等国进行厄洛替尼联合吉西他滨（GEM）用于晚期胰腺癌的Ⅲ期临床试验（PA3试验）[5]，试验共纳入569例患者，随机分成两组，观察组接受厄洛替尼（100～150 mg/d ）和吉西他滨（1 000 mg/m^2，每周1 次，连用7 周，休息1周；然后每周1次，连用3周，休息1周），对照组接受吉西他滨（同上）+安慰剂 。试验结果表明，厄洛替尼联合吉西他滨的中位生存期有所延长（6.37个月 vs 5.91个月，P=0.034），1年生存率也有所改善（24% vs 17%，P=0.023），无进展存活亦有显著差别（P=0.003），两组肿瘤控制率分别为57%和49%。加用厄洛替尼后出现轻度皮疹、腹泻和骨髓毒性略有增多，Ⅲ/Ⅳ度毒性罕见。提示厄洛替尼联合吉西他滨可以改善疗效，但是这个结果备受争论，虽然有统计学差异，中位生存期的绝对值仅增加1.5周左右，有学者质疑这一结果是否具有真正的临床意义，特别是结合我国的实际情况。但也有观点认为，在大多数癌症中，这一差别或许并无多大的临床价值，但在胰腺癌则不同，因为晚期胰腺癌的预后极差，目前没有其他更好的治疗建议，单药吉西他滨的疗效有限，联合用药的毒性可以接受。再者，HR=0.82，意味着死亡风险下降18%，总生存改善22%，1年生存率的改善反映了与埃罗替尼联合于某些个体患者可能获益[5]。而正是这一临床试验结果，促使美国FDA于2005年11月批准了埃罗替尼联合吉西他滨用于晚期胰腺癌的一线治疗。尽管如此，我们分析了近期几个颇受关注的联合化疗方案治疗晚期胰腺癌的资料（表7-1），所有试验的对照组吉西他滨的给药方式及剂量、时程均相同，不同的是联合组与吉西他滨联合的药物以及吉西他滨的给药方式及剂量、时程。值得注意的是，各个试验中对照组吉西他滨的疗效基本相同，但是吉西他滨联合埃罗替尼的疗效并不优于吉西他滨联合卡培他滨或奥沙利铂。由于埃罗替尼要比卡培他滨或奥沙利铂昂贵，在中国当前的实际情形下，吉西他滨联合埃罗替尼治疗晚期胰腺癌的实际意义值得商榷。

表7-1　部分晚期胰腺癌联合治疗试验的治疗效果总结

研究	分组	客观缓解率	半年生存率	1年生存率	中位生存期
Moore MJ 2007[5]	GEM	8%	44.5%	17%	5.91月
	GEM+Erlotinib	8.6%	46%	23%	6.24月
Herrmann R 2007[6]	GEM	7.8%	61%	30%	7.2月
	GEM+Capecitabine	10%	60%	32%	8.4月
Poplin E 2006[7]	GEM	5%	35%	17%	4.9月
	GEM+Oxaliplatin	9%	50%	21%	5.9月
Louvet C 2005[8]	GEM	17.3%	70%	27.8%	7.1月
	GEM+Oxaliplatin	26.8%	72%	34.7%	9月

（二）吉非替尼

吉非替尼的2个Ⅰ期临床试验中，一个试验[9]将吉非替尼与吉西他滨固定剂量率输注联用治疗晚期胰腺癌，中位疾病进展期及总生存期分别为4.57个月和7.13月。另一个试验[10]则将吉非替尼与化放疗联合使用治疗局部晚期胰腺癌，结果中位生存期为7.5月，两个试验结果均显示吉非替尼的可耐受性，其主要不良反应是Ⅰ/Ⅱ度皮疹。2008年发表的一个Ⅱ期临床试验[11]，联合使用吉非替尼（250 mg QD）与吉西他滨一线治疗晚期胰腺癌，共53例患者入组，结果显示中位PFS和中位生存期分别为4.1个月和7.3个月，半年和1年的生存率分别为30%和27%。这3个临床试验的中位生存期非常接近，达7.3个月左右，提示吉西他滨联合吉非替尼，相对吉西他滨单药似乎有一定优势，这似乎值得期待有进一步的临床试验。Iqnatiadis M等[12]的Ⅱ期临床试验，使用吉非替尼与紫杉醇联合应用于吉西他滨耐药的患者，结果显示有50%的患者发生了Ⅰ/Ⅱ级的皮疹反应，而中位生存期仅2.9个月，结果非常令人失望。目前吉非替尼治疗胰腺癌仅限于临床试验，尚没有资料支持应用于临床常规。

二、单克隆抗体

（一）西妥昔单抗

西妥昔单抗（cetuximab）是一个重组的人鼠嵌合单克隆抗体，由鼠的抗EGFR抗体可变区和人的IgG1重链和轻链的恒定区组成，分子量大约152 kD。它可以竞争性与EGFR胞外部分结合，从而阻断EGF或TNFa（肿瘤坏死因子a）与EGFR的结合。这一竞争性结合的结果是抑制了受体与配体结合后引起的酪氨酸激酶磷酸化，干扰EGFR介导的信号传导通路，从而抑制肿瘤生长，促进细胞凋亡。同时，它还可以通过下调VEGF等相关因子间接抑制血管生成及肿瘤转移。

1. 西妥昔单抗和吉西他滨联合

MD Anderson肿瘤中心进行了西妥昔单抗和吉西他滨联合治疗晚期胰腺癌的Ⅱ期临床试验[13]，共纳入61例不能手术切除、未接受过化疗的局部晚期或转移的胰腺癌病人，免疫组化法检测出95%的病人EGFR阳性，41例病人被选择入实验组。西妥昔单抗首次剂量为400 mg/m^2，此后每周250 mg/m^2，共7周。吉西他滨每周1 000 mg/m^2，共7周，休息1周。以后西妥昔单抗、吉西他滨每周1次，连续3周，休息1周，4周为1个周期，直至疾病进展。研究结果显示，41名患者中，5人（12 %）达PR，26人（63.4 %）SD，TTP为3.8个月，中位OS为7.1个月，1年平均生存率为31.7 %。治疗相关的3/4级不良反应有粒细胞减少（39.0%）、乏力（22.0%）、腹痛（22.0%）、血小板减少（17.1%）。结果令人鼓舞，认为西妥昔单抗联合吉西他滨治疗晚期胰腺癌可以显著改善病人生存期。根据这一结果而设计的吉西他滨联合西妥昔单抗或安慰剂治疗不能手术切除的局部晚期和远处转移胰腺癌的Ⅲ期临床试验SWOG S0205[14]，也在2007年的ASCO会议上公布了研究结果。该研究入选735例未进行过系统化疗及抗EGFR治疗，PS评分0～2分的病人，随机分配到实验组和对照组，主要研究终点是OS，次要终点是客观反应率、进展时间、疼痛控制和生活质量。实验组西妥昔单抗首次剂量400 mg/m^2，第1周，然后每周250 mg/m^2，吉西他滨1 000 mg/m^2，每周1次，连用7周，休息1周，然后每周1次，连用3周，休息1周。试验结果表明，加用西妥昔单抗组与吉西他滨单药组相比，两组中位生存期无显著差别，分别为6.5个月和6个月（HR=1.09，P=0.14）；PFS也相似，分别为3.5个和3个月（HR=1.13，P=0.058）；702例病人出现毒性反应，其中90例至少出现一次Ⅳ度毒性（试验组14%，对照组11%），试验结果显示吉西他滨加上西妥昔单抗并不能改善总生存率及PFS，却增加了不良反应。提示晚期胰腺癌在吉西他滨标准治疗的基础上，联合使用西妥昔单抗无助于改善疗效。

2. 西妥昔单抗联合吉西他滨/铂类

2008年发表[15]的一篇随机的、多中心的Ⅱ期临床试验，西妥昔单抗联合吉西他滨/顺铂与吉西他滨/顺铂相比较，共84名患者入组，西妥昔单抗的用法为第1周400 mg/m^2，然后每周1次为250 mg/m^2，吉西他滨/顺铂为常规用法，结果显示联合单抗组和不联合单抗组的中位疾病无进展生存期分别为3.4个月和4.2个月，中位总生存期分别为7.5个月和7.8个月，两者比较均无统计学意义。研究结论认为，虽然毒性反应并没有因为联合单抗而增加，但是西妥昔单抗联合吉西他滨/顺铂也并没有提高患者的生存期。不过2007年ASCO会议上报道的另一篇的西妥昔单抗联合吉西他滨/奥沙利铂的Ⅱ期临床试验[16]结果却显示，联合单抗组，其有效率和半年生存率均有所提高。此研究纳入的转移性胰腺癌病人（中位KPS评分70）接受西妥昔单抗（首剂400 mg/m^2，此后每周250 mg/m^2）联合吉西他滨（1 000 mg/m^2，d_1，每2周用药1次）及奥沙利铂（100 mg/m^2，d_2，每2周用药1次），共有64例病人入组。43例病人接受了近期疗效评估和毒性分析。结果显示，RR为38%，包括1例CR，12例PR；疾病稳定率为24%；疾病进展率为38%；TTP 为155 d，初步评估6个月的生存率为54%。观察到Ⅲ/Ⅳ级不良反应包括：粒细胞减少（10%）、贫血（15%）、血小板减少（12%）、腹泻（7%）、恶心（17%）、感染（16%）、过敏（6%）。西妥昔相关3级皮肤反应的发生率为5%。研究显示，在GEMOX的基础上加用西妥昔单抗有效率提高，病人耐受性良好，在转移性胰腺癌一线治疗中显示了较好的疗效。不过有意思的是，抛开西妥昔单抗，吉西他滨联合奥沙利铂其有效率也有明显提高，（见表7-1），我们的一篇Meta分析也显示吉西他滨联合奥沙利铂与吉西他滨单药相比，其半年生存率提高9%（P=0.005），1年生存率提高5%（P=0.08），也有改善的趋势；客观有效率提高6%（P=0.006）[17]。因此疑问在于联合用药疗效的改善是得益于西妥昔单抗、还是奥沙利铂的作用。监于目前尚没有Ⅲ期临床研究的资料，以及SWOG S0205临床试验阴性结果，西妥昔单抗联合吉西他滨/铂类不推荐临床常规使用。

3. 西妥昔单抗联合奥沙利铂和伊立替康（OIC）

2007年ASCO会议上，Lee等回顾性研究评估了OIC方案治疗转移性胰腺癌病人的疗效[18]。研究中共有37名晚期胰腺癌患者，其中有11位患者使用了OIC方案，结果发现OIC方案组和非OIC方案组的生存期分别为4～28个月和1～28个月，中位生存期分别为10个月和5个月。Lee等的另一回顾性报告共入组12例晚期胰腺癌患者[19]，其中2例病人既往吉西他滨为基础的治疗后疾病进展。12例病人中有1例由于使用了贝伐单抗而未进行最终评估。具体用药方案为奥沙利铂 60 mg/m^2，伊立替康 90 mg/m^2，西妥昔单抗250 mg/m^2，均为每2周用药。主要研究终点为客观有效率，次要终点为总生存期。结果显示，根据肿瘤标志物评估有7例（64%）病人PR（CA199和CEA水平降低＞90%者4例，＞70%者2例，＞60%者1例）。CT扫描显示有6例病人肿瘤体积缩小。根据RECIST评估标准有4例病人PR，但未见CR。中位疗效持续时间为5个月，中位生存期为7个月。2例病人出现3级中性粒细胞减少，未出现其他3/4级血液学毒性，也未见3/4级神经毒性或腹泻。有6例（55%）病人因食欲减退和乏力需要延迟治疗、减少剂量或中止治疗。这两个结果提示，奥沙利铂、伊立替康联合西妥昔单抗应用治疗转移性胰腺癌似乎具有较高的近期有效率，可以在此基础上开展进一步的临床研究，但不宜作为临床常规。

现有的证据不支持西妥昔单抗用于晚期胰腺癌的治疗。最近研究显示，晚期结直肠癌患者，只有K-ras基因为野生型者才可能从西妥昔单抗治疗中获益，K-ras突变型的很难从西妥昔单抗治疗中获益。那么西妥昔单抗治疗胰腺癌是否也存在同样情况？有研究表明，胰腺癌中85%的细胞可以检测到突变的K-ras 基因[20]，是否因为胰腺癌细胞的K-ras基因突变率高而影响了西妥昔单抗在胰腺癌中的应用？在应用西妥昔单抗前是否有必要进行K-ras基因的检测？这些问题有待进一步研究。

（二）完全性人源化的抗体帕尼单抗、尼妥珠单抗

帕尼单抗（panitumumab）和尼妥珠单抗（nimotuzumab）是靶向表皮生长因子受体（EGFR）的全人源化单克隆抗体。由于机体的免疫系统可自嵌合型抗体中识别出鼠蛋白，因此会引发免疫响应并以输注反应和变态反应等形式表现出来。不含鼠蛋白的全人源化单克隆抗体的优势在于使这类免疫响应潜力降至最低程度。帕尼单抗已被FDA批准用于那些已经进行标准化疗方案治疗失败之后转移性结肠直肠癌患者。帕尼单抗治疗胰腺癌的Ⅱ期临床试验和尼妥珠单抗作为胰腺癌治疗方案的Ⅱ/Ⅲ期临床研究正在进行中。近期已发表的一篇文章显示[21]，尼妥珠单抗联合吉西他滨、顺铂治疗晚期不可切除的12例胰腺癌，5例患者（41.67%）完全缓解（CR），4例患者（33.33%）部分缓解（PR），2例患者（16.67%）疾病稳定（SD），1 例患者（8.33%）疾病进展（PD）。中位无进展生存期（PFS）为22周（12～30周），中位缓解时间为15周（5.6～60周）。中位随访时间至第9.4个月时，患者其无病存活率与总存活率分别为33.33%和58.33%。4 例患者（33.33%）出现Ⅲ或Ⅳ级贫血（WHO分级），3例患者（25%）出现Ⅲ或Ⅳ级嗜中性白细胞减少症，1例患者（8.33%）出现Ⅲ或Ⅳ级全血细胞减少症（经验分级），1例患者（8.33%）出现与尼妥珠单抗相关的低血压。患者获益显著，耐受性良好。我们期待Ⅱ/Ⅲ期临床研究结果能带来惊喜。

（三）曲妥珠单抗（trastuzumab）

曲妥珠单抗是针对Her-2蛋白而研制的单克隆抗体。根据一个对123例标本的检测结果，其中过度表达者（即免疫生化检测++或+++） 占17%[22]。Safran[23]等用吉西他滨联合曲妥珠单抗治疗34例晚期胰腺癌患者，其中30例Her-2为++，4 例为+++。结果表明，吉西他滨联合曲妥珠单抗组与吉西他滨单药组治疗晚期胰腺癌有效率相近，患者中位生存期为7个月，1 年生存率为19%。不良反应也与吉西他滨单药组相似，提示曲妥珠单抗联合吉西他滨并无优于吉西他滨单药。目前尚无其他相关临床试验结果。

第三节　靶向作用血管内皮生长因子

新生血管形成对肿瘤的生长和转移起着关键性作用。因此，研究肿瘤血管生成对了解恶性肿瘤发生、发展、侵袭和转移的生物学特征和机理以及抗肿瘤血管生成治疗有重要的理论意义和临床应用价值。目前，研究发现与肿瘤血管生成有关的因子有30余种，如VEGF、血管抑素、内皮抑素、纤维蛋白生长因子等，其中VEGF或血管渗透因子，与VEGFR结合能特异性地促进细胞分裂、增殖及迁移，在肿瘤新生血管生成过程中起着至关重要的作用，因而成了抗血管生成研究中最重要的靶点。

一、贝伐单抗（bevacizumab）

1. 贝伐单抗联合吉西他滨

贝伐单抗是重组人抗VEGF单克隆IgG1抗体，与VEGFR结合，阻断肿瘤血管细胞信号

传导，抑制肿瘤血管生长和肿瘤细胞增殖。研究发现，VEGF及其信号传导通路在许多实体瘤包括胰腺癌的新血管生成中起关键性作用并与胰腺癌的预后不良有关[24]。Kindler[25]等在进行一项评价贝伐单抗联合吉西他滨治疗晚期胰腺癌的多中心Ⅱ期临床试验中，共纳入52例未接受过其他治疗的Ⅳ期胰腺癌病人，其中83%有肝转移，在治疗前检测血清VEGF水平。吉西他滨1 000 mg/m^2，d_1，d_8，d_{15}，每28 d为1个周期；贝伐单抗10 mg/kg，在吉西他滨后给予d_1，d_{15}。每2周期评价疗效。研究结果显示，11例（21%）达PR，24例（46%）SD，TTP 5.4个月，6个月平均生存率为77%，MST为8.8个月，血清VEGF水平与治疗结果无明显相关性。治疗相关的3/4级不良反应包括血压升高（19%）、血栓形成（13%）、腹腔脏器穿孔（8%）、出血（2%），初步结果认为贝伐单抗联合吉西他滨治疗晚期胰腺癌可以显著改善病人生存期。根据这一结论，CALGB 启动一项Ⅲ期临床试验[26]，对602例不能行手术切除的局部晚期和远处转移胰腺癌病人，应用吉西他滨联合贝伐单抗或安慰剂治疗。遗憾的是在2007年ASCO年会上报告本项临床研究并未取得理想的结果：联合单抗组与安慰剂组的中位生存期分别为5.7个月和6.0个月。贝伐单抗联合吉西他滨治疗晚期胰腺癌与单药吉西他滨比较，并未延长病人的生存期。

2. 贝伐单抗联合其他靶向药物

贝伐单抗联合其他靶向药物治疗晚期胰腺癌的临床试验也相继开展。2007年ASCO年会上报告一项贝伐单抗联合厄洛替尼和吉西他滨治疗进展期胰腺癌的Ⅰ期临床试验研究[27]，纳入12例病人中，2例PR，7例SD，疾病控制率75%，未观察到剂量限制性毒副反应，研究认为，病人可以耐受贝伐单抗联合厄洛替尼和吉西他滨（GBE）治疗。2008年的ASCO年会上报告了2篇相关文献，一篇是Ⅱ期临床[28]，评价贝伐单抗联合厄洛替尼或西妥昔单抗和吉西他滨治疗晚期胰腺癌，结果显示GBC和GBE的中位生存期分别为7.8个月和7.2个月；一年生存率分别为35%和30%，治疗组皮疹的严重程度可能与疗效存在相关性。GBE组皮疹2级或以上的患者生存期较无皮疹或皮疹1级的患者生存期延长明显，分别为10.5个月和6.5个月（P=0.91）。研究结论指出，虽然GBC/GBE的PR，PFS和OS均高于G单药，但无统计学意义，没有足够的证据支持进一步开展Ⅲ期临床。

另一项随机的、双盲的Ⅲ期临床试验研究[29]，共纳入607名患者，其中贝伐单抗联合厄洛替尼和吉西他滨组306人，厄洛替尼和吉西他滨组301人，贝伐单抗应用方法：5 mg/kg，每2周1次；厄洛替尼100 mg/d；吉西他滨常规每周使用。结果显示，贝伐单抗联合厄洛替尼和吉西他滨组的客观缓解率和稳定率分别为12.8%和49.2%；厄洛替尼和吉西他滨组客观缓解率和稳定率分别为8.6%和45.2%，贝伐单抗联合组与非联合组的中位疾病无进展生存期分别为4.6个月和3.6个月（P=0.000 2），中位总生存期分别为7.1月和6.0月（P=0.208 7）。毒副反应方面，贝伐单抗联合组的皮疹发生率稍高（8% vs 3%）。此试验结果显示，在厄洛替尼联合吉西他滨的基础上加上贝伐单抗，中位疾病无进展生存期有显著延长，中位生存期的绝对值延长了1个月。虽然生存期的延长无统计学意义，但给我们一个提示：是否在化疗的基础上加用多个靶向药物，作用多个靶点其疗效会更好。这也给下文提到的多靶点药物在胰腺癌中的应用前景带来一些期望。

二、Axitinib

Axitinib是一种靶向VEGF 的小分子酪氨酸激酶抑制剂。一项随机Ⅱ期临床研究报道了axitinib联合吉西他滨对进展期胰腺癌的结果[30]。103例病人入组，69例接受axitinib联合吉西他滨，34例单用吉西他滨，结果联合组有效率7%，单用吉西他滨为0%；联合方案耐受性良好，比单用吉西他滨死亡率下降26%（HR0.74）。目前正准备开展Ⅲ期临床试验进一步评价axitinib联合吉西他滨对局部晚期和进展期胰腺癌的效果。结果值得期待。

第四节 基质金属蛋白酶抑制剂和法呢基转移酶抑制剂

一、基质金属蛋白酶抑制剂

基质金属蛋白酶（MMPs）属于内肽酶家族成员，是锌离子依赖的内分泌蛋白酶。MMPs通过降解细胞外基质和基底膜，调节细胞间的粘附，促进肿瘤细胞的侵袭和转移，促进肿瘤组织中新生血管的形成，从而增强了肿瘤侵袭能力和转移能力。MMPs过表达与肿瘤生长、侵袭和转移有密切关系，与恶性肿瘤的预后不良有关。marimastat 是一类口服广谱MMPIs。Ⅰ期临床试验显示其剂量限制性毒性是多发性关节炎[31]，Ⅱ期临床试验表明[32]，marimastat 治疗后CA199 稳定或下降（占30 %）的胰腺癌患者生存期较CA199 升高的患者长（245 d vs 128 d）。在此基础上，Bramhall 等[33]进行了Ⅲ期临床试验，对414名晚期胰腺癌患者用吉西他滨或不同剂量marimastat（5 mg，2次/d，10 mg，2次/d，或25 mg，2次/d）治疗，结果显示，25 mg组marimastat的中位生存期低于吉西他滨组（125 d vs 167 d），但log-rank分析显示两组的生存曲线无明显差别。5 mg组和10 mg组患者中位生存期则更低。Marimastat组的中位疾病无进展生存期仅是吉西他滨组的一半。前组的总反应率与后组的反应率分别为（3% vs 26%），毒副反应方面，Marimastat组肌与骨骼毒性不同剂量组的发生率在39%～55%之间，但是3～4级的不良反应发生率分别为7%和12%。另一项双盲、随机的Ⅲ期临床研究[34]，对239 名胰腺癌患者用吉西他滨联合marimastat（10 mg，2次/d）或安慰剂治疗，结果显示两组的中位生存期分别为165.5 d和164 d。1年生存率分别为18%和17%，两组的生存曲线分析也无明显差别，HR分别为0.99，0.95。上述试验结果表明，marimastat无论单独使用或是与吉西他滨联合使用治疗胰腺癌，其疗效都不优于吉西他滨单药。另一种MMPI 的代表药物是BAY12-9566。在一个有277 名晚期胰腺癌患者参加的随机临床试验中，BAY12-9566组和吉西他滨组的中位生存期分别为3.74个月和6.59个月（$P<0.001$）。证实疗效不及吉西他滨[35]。

因此，迄今为止进行的MMPIs治疗晚期胰腺癌的临床试验，均未能证实该药有效。不过有作者指出[36]，上述的两个一线应用MMPI药物的临床试验都有一个设计缺陷，即试验中包括了大量远处转移的胰腺癌患者（marimastat试验中有65%，BAY12-9566试验中有82%），有远处转移的患者与局部晚期患者相比，可能无法获得相同的利益，这个可以从亚组分析中（marimastat试验中，亚组分析显示marimastat组局部晚期胰腺癌的生存期较远处转移的患者长，而吉西他滨组局部晚期和远处转移组的生存期无明显差别）得到证实。这也给以后的研究提供了一个线索，也许可以将MMPI应用于肿瘤负荷低的患者比如局部晚期胰腺癌或是术后胰腺癌辅助治疗，当然这需要进一步的试验研究。

二、法呢基转移酶抑制剂

Ras是一类分子量为21 kD、由3 种不同的基因（H-ras，K-ras，N-ras）编码的蛋白[37]。其中，K-ras 在实体瘤最为常见，胰腺癌中85 %的细胞可以检测到突变的K-ras 基因[38]，这些突变可以导致蛋白质结构的活化。正常的Ras 蛋白位于细胞膜内侧面，在信号传导中起重要作用。而FPT是Ras蛋白合成的关键酶，因此通过抑制FPT进而抑制Ras蛋白的表达可能用于胰腺癌的治疗。目前已合成一些小分子口服法呢基转移酶抑制剂，如tipifarnib（R115777），lonafarnib（SCH66336）等。

在Ⅰ期临床试验中，lonafarnib（SCH 66336）和tipifarnib（R115777）都显示了很好的安全性和体内阻止蛋白法呢基化的能力[39~41]。但随后的Ⅱ期临床的试验结果却让人失望，tipifarnib的两个Ⅱ期临床试验中，tipifarnib根据Ⅰ期试验结果应用剂量为300 mg，2次/d，连服21 d，28 d为1周期，然而其中位生存期分别仅为4个月[42]和2.7个月[43]，这两个试验的中位疾病无进展时间大约只有5周。北美、欧洲和亚洲共14个国家进行的Ⅲ期临床试验[44]，对688名晚期胰腺癌患者用吉西他滨联合tipifarnib或安慰剂治疗，两组患者总生存期分别为193 d和182 d，6个月和1年生存率均无显著差异，而tipifarnib 组骨髓抑制、腹泻和低钾血症发生率较安慰剂组多。Tipifarnib对晚期胰腺癌疗效不佳的原因尚不明确，可能的原因有：①法呢基转移酶抑制剂不足以完全阻断Ras 蛋白的功能；②临床前研究中表达野生型，Ras 或突变的N-ras，H-ras 的肿瘤细胞较表达突变K-ras 的肿瘤细胞对tipifarnib更为敏感，而突变K-ras在胰腺癌中更为常见；③临床研究中患者能耐受的tipifarnib剂量不能充分抑制法呢基转移酶等等。另一种FPT抑制剂BMS-214662的研究目前均只完成Ⅰ期试验[45]。Ⅰ期试验中报道，有1例接受BMS-214662治疗的晚期胰腺癌患者生存期>3.5年。尚需进一步的研究结果。

第五节　多靶点作用药物和其他

肿瘤的信号转导是一个复杂的、多因素、多途径、交叉对话的蛋白网络系统，因此针对某一个单一靶点往往不足以遏制肿瘤的进展。临床试验结果显示，多靶点抑制剂在治疗效果方面要明显优于单靶点制剂，因此，应用多靶点药物联合阻断信号传导将是未来肿瘤靶向治疗和药物研发的新方向。具有代表性的药物如：索拉非尼、舒尼替尼等。

一、索拉非尼

索拉非尼（sorafenib）具有双重的抗肿瘤作用，一方面通过抑制RAF/MEK/ERK信号传导通路直接抑制肿瘤生长；另一方面通过抑制VEGFR和PDGFR而阻断肿瘤新生血管的形成，间接地抑制肿瘤细胞的生长。在体外，索拉非尼是cRAF、野生型和突变型bRAF的强效抑制剂，能抑制cRAF和bRAF的丝氨酸/苏氨酸激酶的活性。RAF是刺激肿瘤细胞生长的信号传导通路中的一个重要的激酶。大多数生长因子，包括EGF、PDGF、VEGF等，与细胞膜表面的受体结合后首先激活Ras，Ras可进一步激活RAF/MEK/ERK信号传导通路，最终调节基因转录和促进细胞增殖。生长因子酪氨酸激酶活性的增加、Ras过度表达或突变、Ras下游信号通路蛋白，如bRAF的突变都可导致细胞的过度增殖。索拉非尼正是通过抑制RAF激酶的活性而抑制促进细胞增殖的RAF/MEK/ERK信号传导通路，因此能直接抑制肿瘤细胞的增殖。索拉非尼同时还是多种受体酪氨酸激酶的抑制剂，包括VEGFR和PDGFR-B，Flt3和c-Kit。而VEGF和PDGF是促进血管生成的重要调节因子。因此索拉非尼可以通过抑制VEGFR和PDGFR的活性来抑制肿瘤新生血管的形成，从而切断肿瘤细胞的营养供应。Flt和c-Kit受体的活化参与了肿瘤的演进和增殖，索拉非尼对这两种受体酪氨酸激酶活性的抑制从另一方面直接抑制了肿瘤细胞的增殖。Ⅰ期临床试验中[46]，索拉非尼联合吉西他滨治疗晚期胰腺癌，稳定率达到56.5%（13/23），毒副反应可以耐受。Wallace[47]等进行了一项索拉非尼联合吉西他滨治疗进展期胰腺癌的Ⅱ期临床试验，索拉非尼单药400 mg，2次/d，28 d，吉西他滨1 000 mg/m^2，d_1，d_8，d_{15}，每4周为1个周期，共选入17例病人，结果SD3例（23%），其中有1例在治疗12周期后仍保持SD，中位生存期（95% CI：3.4～5.9个月）。目前Ⅲ期临床试验正在进行中。

二、舒尼替尼

舒尼替尼（sunitinib）是一种口服的小分子药物，能够抑制VEGF-R2，VEGF-R3和VEGF-R1以及PDGFR-B，Flt3，Kit和RET的酪氨酸激酶活性，通过特异性阻断这些信号传导途径达到抗肿瘤的效应。目前，此药已在多种类型肿瘤中进行了Ⅱ期和（或）Ⅲ期临床试验，在晚期肾细胞癌、胃肠道间质瘤、神经内分泌瘤等肿瘤的研究中，都取得很好的疗效。2006年被美国FDA 批准上市，用于治疗晚期肾癌（ARCC）和胃肠道间质瘤（GIST）。目前正在进行舒尼替尼治疗转移性胰腺癌的Ⅱ期临床研究。

从目前Ⅱ期和Ⅲ期临床试验结果看，针对EGFR和VEGFR的分子靶向药物联合化疗对转移性胰腺癌的疗效并不令人满意，需要寻找新的靶标进行探索。多靶点抑制剂理论上治疗效果优于单靶点抑制剂，期待目前进行的相关临床试验带来阳性结果。

三、其他药物

（一）环氧化酶抑制剂

环氧化酶抑制剂（cyclooxygenase，COX）是前列腺素合成过程中一个重要的限速酶，可将花生四烯酸代谢成各种前列腺素产物，从而维持机体各种病理生理过程。哺乳动物的COX包括COX-1和COX-2两种同工酶。COX-1为结构型基因，在正常组织和细胞内表达，参与维持其正常的生理功能。COX-2为诱导型基因，静息时不表达，当细胞受到各种诱导因子刺激时表达上调，迅速合成，是炎症过程中一个重要的诱导酶，并参与肿瘤的发生及发展，研究发现，COX-2过表达与肿瘤新生血管的形成及侵袭行为有关。COX-2能刺激前列腺素释放，其可诱导内皮细胞迁移和管状样结构形成，同时COX-2还可上调VEGF表达及抑制内皮细胞凋亡，促进肿瘤新生血管形成，继而促进肿瘤细胞生长和转移。已有研究表明，COX-2抑制剂可抑制胰腺癌细胞的生长，且呈浓度依赖性。Celecoxib（塞来昔布）是第1个选择性COX-2抑制剂。目前有关的临床试验均是Ⅰ/Ⅱ期，而且都是与化疗联合使用。Ⅰ期临床试验表明[48]，Celecoxib 与吉西他滨联合会增加吉西他滨的骨髓抑制作用，不过应用这一方案进行的Ⅱ期临床试验未发现预料中的不良反应，17%的患者获PR.[49]。Ferrari等[50]进行的一项Ⅱ期临床研究，观察了塞来昔布联合吉西他滨治疗晚期胰腺癌的疗效。共入选42例患者，结果RR为9%，SD为62%，临床获益有效率为54.7%，中位生存期达9.1个月，毒副反应较低。另一项美国Ⅱ期临床研究[51]观察了塞来昔布联合吉西他滨、顺铂对晚期胰腺癌的疗效，结果显示塞来昔布并不增加化疗的疗效，生存期也无明显改善。2008年发表的一篇Ⅱ期临床试验结果也显示塞来昔布联合吉西他滨1年生存率仅15%.[52]。另外关于塞来昔布联合5FU二线治疗胰腺癌的初步研究结果显示有较好的耐受性和一定的可行性[53]。综上所述，COX-2抑制剂在胰腺癌中的应用尚需要进一步的研究。

（二）沙利度胺

沙利度胺（thalidomide）通过下调VEGF而发挥抑制血管生成的作用。此外还有其他多种抗肿瘤效应，如降低肿瘤坏死因子的水平，诱导凋亡，调节自然杀伤细胞和T细胞的活性。Ⅰ期临床试验将沙利度胺与化疗联用，显示较好的耐性性。一项双盲的随机试验显示沙利度胺能明显改善晚期胰腺癌患者的体质，较少恶病质的发生[54]。

结语：目前关于胰腺癌的靶向治疗，除了厄洛替尼联合吉西他滨的Ⅲ期临床试验证实可能优于吉西他滨单药外，其他的Ⅲ期试验结果都是失败的。2008年ASCO会议上的一篇Meta分析[55]，该研究共涉及8个RCT，3 698例患者，结果显示，吉西他滨联合靶向药物并不优于吉西他滨单药，无论在总生存期（RR=0.97，95% CI：0.82～1.15，P=0.76）还是疾病无进展生存期（RR=0.98，95% CI ：0.87～1.10，P=0.75）均无优势；而单用靶向药物对患者生存则有不利的影响，总生存期绝对值下降6.4%（RR=1.45，95% CI：1.01～2.09，P=0.043）、疾病无进展生存期绝对值下降15.2%（RR=1.79，95% CI：1.38～2.32，P<0.001）。文中分析治疗失败的原因可能是：有些靶向药物在没有经过充分前期临床测试就迅速地进入临床试验；没有适当的选择病人；对胰腺癌的生物特性缺乏足够的了解，对胰腺癌的特异靶点缺乏前期检测。尽管胰腺癌的靶向治疗进展缓慢，但人们对胰腺癌的靶向治疗仍然寄予厚望。寻找靶向治疗的分子标志、根据不同期别设计不同的治疗方案、化疗与不同机制分子靶向药物的联合、开发针对胰腺癌其他新靶点的新的靶向药物等，是今后临床研究的重点。

参 考 文 献

[1] Robertson JF，Watson SA，Hardcastle JD. Effect of gastrointestinal hormones and synthetic analogues on the growth of pancreatic cancer［J］. Int J Cancer，1995，63（1）：69-75.

[2] Porterfield BW，Dragovich T，Patnaid A，et al. Erlotinib +gemcitabine in patients with unresectable pancreatic carcinoma：Results from a phase IB trial［C］. Proc Am Soc Clin Oncol，2004，23：Abstract 4110.

[3] Iannitti D，Dipetrillo T，Akerman P，et al. Erlotinib and chemoradiation followed by maintenance erlotinib for locally advanced pancreatic cancer：a phase I study［J］. Am J Clin Oncol，2005，28：570-575.

[4] Duffy A，Kortmansky J，Schwartz GK，et al. A phase I study of erlotinib in combination with gemcitabine and radiation in locally advanced，non-operable pancreatic adenocarcinoma［J］. Ann Oncol，2008，19（1）：86-91.

[5] Moore MJ，Goldstein D，Hamm J，et al. Erlotinib p lus gemcitabine compared to gemcitabine alone in patients with advanced pancreatic cancer：A phase Ⅲ trial of the National Cancer Institute of Canada Clinical Trials［ ］Group［C］. Proc Am Soc Clin Oncol，2005，25（15）：1960-1966.

[6] Heinemann V，Wilke H，Possinger K，et al. Gemcitab ine and cisplatin in the treatment of advanced or metastatic pancreatic cancer［J］. Ann Oncol，2000，11（11）：1399-1403.

[7] Poplin E，Levy DE，Berlin J，et al. Phase Ⅲ trial of gemcitabine（30-minute infusion）versus gemcitabine（fixed-dose-rate infusion［FDR］）versus gemcitabine +oxaliplatin（GEMOX）in patients with advanced pancreatic cancer（E6201）［C］. J Clin Oncol，2006，24（18suppl）：LBA4004.

[8] Louvet C, Labianca R, Hammel P, et al. Gemcitabine in combination with oxaliplatin compared with gemcitabine alone in locally advanced or metastatic pancreatic cancer: results of a GERCOR and GISCAD phase Ⅲ trial [J]. J Clin Oncol, 2005, 23 (15): 3509-3516.

[9] Carneiro BA, Brand RE, Fine E, et al. Phase I trial of fixed dose rate infusion gemcitabine with gefitinib in patients with pancreatic carcinoma [J]. Cancer Invest, 2007, 25: 366-371.

[10] Maurel J, Martin-richard M, Conill C, et al. Phase I trial of gefitinib with concurrent radiotherapy and fixed 2-h gemcitabine infusion, in locally advanced pancreatic cancer [J]. Int J Radiat Oncol Biol Phys, 2006, 66: 1391-1398.

[11] Fountzilas G, Bobos M, Kalogera-Fountzila A, et al. Gemcitabine combine with gefitinib in patiens with inoperable or metastatic pancreatic cancer: a phase Ⅱ study of the Hellenic Cooperative Oncology Group with biomarker evaluation [J]. Cancer Invest, 2008, 26: 784-793.

[12] Iqnatiadis M, Polyzos A, Stathopouls GP, et al. A multicenter phase Ⅱ study of docetaxel in combination with gefitinib in gemcitabine-pretreated patients with advanced/metastatic pancreatic cancer [J].Oncology, 2006, 71: 159-163.

[13] Xiong HQ, Rosenberg A, LoBuglio A, et al. Cetuximab, a monoclonal antibody targeting the epidermal growth factor receptor, in combination with gemcitabine for advanced pancreatic cancer: a multicenter phase Ⅱ trial [J]. J Clin Oncol, 2004, 22 (13): 2610-2616.

[14] Philip, Benedetti, Fenoglio-Preiser, et al. Gemcitabine with or without cetuximab as first-line therapy in treating patients with locally advanced unresectable or metastatic adenocarcinoma of the pancreas. [C].J Clin Oncol, 2007 ASCO Annual Meeting Proceedings Part I. Vol 25, No. 18S (June 20 Supplement), 2007: LBA4509.

[15] Cascinu D, Berardi R, Labianca R, et al. Cetuximab plus gemcitabine and cisplatin compared with gemcitabine and cisplatin alone in patients with advanced pancreatic cancer: a randomised, multicentre, phase Ⅱ trial [J]. Lancet Oncol, 2008, 9: 39-44.

[16] Kullmann F, Hollerbach S, Dollinger M, er al. Cetuximab plus gemcitabine/oxaliplatin (GEMOXCET) in 1th line metastatic pancreatic cancer.first results from a multicenter phase Ⅱ study [C]. 2007 Gastrointestinal Cancer Symposium, Abstract No: 128.

[17] 谢德荣，梁汉霖，杨琼，等. 吉西他滨联合化疗与吉西他滨单药治疗晚期胰腺癌：亚组生存结果的meta分析 [J]. 中山大学学报（医学科学版），2007，28（5）：565-569.

[18] Lee F, Roach M, Duong L, et al. Improved survival with combination Improved survival with combination oxaliplatin, irinotecan, cetuximab for metastatic pancreatic cancer [C]. Journal of Clinical Oncology, 2007 ASCO Annual Meeting Proceedings Part I. Vol 25, No. 18S (June 20 Supplement), 2007: 15180.

[19] Lee F, Roach M, Duong L, et al. Biweekly oxaliplatin, irinotecan, and cetuximab for metastatic pancreatic cancer [C]. 2007 Gastrointestinal Cancer Symposium, Abstract No: 226.

[20] Caponigro F, Casale M, Bryce J. Farnesyl transferase inhibitors in clinical development [J]. Expert Opinin Investig Drugs, 2003, 12 (6): 943-954.

[21] Koner S, Gupta P, Sen A, et al. Combination of Nimotuzumab, gemcitabine and cisplatin chemotherapy in unresectable pancreatic cancer [C]. Ann J Oncol, 2008, 19 (S): 3.

[22] Safran H, King T, Steinhoff M, et al. Her-2/neu over expression in pancreatic adenocarcinoma [C]. Proc Annu Meet Am Soc Clin Oncol, 2000, A1251.

[23] Safran H , Iannitti D. Herceptin and gemcitabine for metastatic pancreatic cancers that overexpress HER - 2/neu [J] . Cancer Invest, 2004, 22 (5) : 706.

[24] Ferrara N. Vascular endothelial growth factor: basic science and clinical progress [J] . Endocr Rev, 2004, 25 (4) : 581-611.

[25] Kindler HL, Friberg G, Singh DA, et al. Phase Ⅱ trial of bevacizumab plus gemcitabine in patients with advanced pancreatic cancer [J] . J Clin Oncol, 2005, 23 (31) : 8033-8040.

[26] Kindler HL, Niedzwiecki D, Hollis D, et al. A double-blind, placebo controlled, randomized phase Ⅲ trial of gemcitabine (G) plus bevacizumab (B) versus gemcitabine plus placebo (P) in patients (pts) with advanced pancreatic cancer (PC) : A preliminary analysis of Cancer and Leukemia Group B (CALGB) 80303 [C] . ASCO Gastrointestinal Cancers Symposium 2007. Abstract No: 108.

[27] Gomez-Martin C, Camara JC, Cortes H, et al. A phase I study of erlotinib, bevacizumab and gemcitabine in patients with advanced pancreatic cancer [C] . Journal of Clinical Oncology, 2007 ASCO Annual Meeting Proceedings Part I. Vol 25, No. 18S (June 20 Supplement) , 2007: 4611.

[28] Kindler HL, Gangadhar T, Karrison T, et al. Final analysis of a randomized phase Ⅱ study of bevacizumab (B) and gemcitabine (G) plus cetuximab (C) or erlotinib (E) in patients (pts) with advanced pancreatic cancer (PC) [C] . J Clin Oncol 26: 2008 (May 20 suppl, abstr 4502) .

[29] Saif MW. New developments in the treatment of pancreatic cancer. Highlights from the "44th ASCO Annual Meeting" [J] . JOP, 2008, 9: 391-397.

[30] Spano JP, Chodkiewicz C, Maurel J. Efficacy of gemcitabine plus axitinib compared with gemcitabine alone in patients with advanced pancreatic cancer: an open-label randomised phase Ⅱ study [J] . Lancet, 2008, 371: 2101-2108.

[31] Rosemurgy A, Harris J, Langleben A, et al. Marimastat in patients with advanced pancreatic cancer: a dose-finding study [J] . Am J Clin Oncol. 1999, 22: 247-252.

[32] Evans JD, Stark A, Johnson CD, et al. A phase Ⅱ trial of marimastat in advanced pancreatic cancer [J] . Br J Cancer, 2001, 85: 1865.

[33] Bramhall SR, Rosemurgy A, Brown PD, et al. Marimastat as first-line therapy for patients with unresectable pancreatic cancer: A randomized trial [J] . J Clin Oncol, 2001, 19: 3447.

[34] Bramhall SR, Schulz J, Nemunaitis J, et al. A double blind placebo-controlled, randomized study comparing gemcitabine and marimastat with gemcitabine and placebo as first line therapy in patients with advanced pancreatic cancer [J] . Br J Cancer, 2002, 87 (2) : 161-167.

[35] Moore M, Hamm J, Eisenberg P, et al. Comparison of gemcitabine versus the matrix metalloproteinase inhibitor BAY 12-9566 in patients with advanced or metastatic adenocarcinoma of the pancreas: a phase Ⅲ trial of the National Cancer Institute of Canada Clinical Trials Group [J] . J Clin Oncol, 2003, 21: 3296-3302.

[36] Bloomston M, Zervos EE, Rosemurgy AS 2nd. Matrix metalloproteinases and their role in pancreatic cancer: a review of preclinical study and clinical trials [J] . Ann Surg Oncol, 2002, 9: 668-674.

[37] Longnecker DS, Terhune PG. What is the true rate of K-ras mutation in carcinoma of the pancreas? [J] . Pancreas, 1998, 17: 323.

[38] Adjei AA, Erlichman C, Davis JN, et al. A phase I trial of the farnesyltransferase inhibitor SCH66336: evidence for biological and clinical activity [J] . Cancer Res. 2000, 60: 1871-1877.

[39] Zujewski J，Horak ID，Bol CJ，et al. Phase I and pharmacokinetic study of farnesyl protein transferase inhibitor R115777 in advanced cancer [J] . J Clin Oncol，2000，18：927–941.

[40] Karp JE，Lancet JE，Kaufmann SH，et al. Clinical and biologic ctivity of the farnesyltransferase inhibitor R115777 in adults with refractory and relapsed acute leukemias：a phase 1 clinical–laboratory correlative trial [J] . Blood，2001，97：3361–3369.

[41] Cohen SJ，Ho L，Ranganathan S，et al. Phase Ⅱ and pharmacodynamic study of the farnesyltransferase inhibitor R115777 as initial therapy in patients with metastatic pancreatic adenocarcinoma [J] . J Clin Oncol，2003，21：1301–1306.

[42] Macdonald JS，Chansky K，Whitehead R，et al. A phase Ⅱ study of farnesyl transferase inhibitor R115777 in pancreatic cancer：a Southwest Oncology Group（SWOG）study [C] . Proc Annu Meet Am Soc Clin Oncol，2002，548.

[43] Van Cutsem E，Karasek P，Oettle H，et al. Phase Ⅲ trial comparing gemcitabine +R115777（Zarnestra）versus gemcitabine +placebo in advanced pancreatic cancer [C] . Proc Annu Meet Am Soc Clin Oncol. 2002：517.

[44] Ryan DP，Eder JP Jr，Puchlaski T，et al. Phase I clinical trial of the farnesyltransferase inhibitor BMS–214662 given as a 1–hour intravenous infusion in patients with advanced solid tumors [J] . Clin Cancer Res，2004，10：2222–2230.

[45] Okami J，Yamamoto H，Fujiwara Y，et al. Over expression of cyclooxygenase–2 in carcinoma of the pancreas [J] . Clin Cancer Res，1999，5（8）：2018–2024.

[46] Siu LL，Awada A，Takimoto CH. Phase I trial of sorafenib and gemcitabine in advanced solid tumors with an expanded cohort in advanced pancreatic cancer [J] . Clin Cancer Res，2006，12：144–151.

[47] Wallace JA，Locker G，Nattam S，et al. Sorafenib（S）plus gemcitabine（G）for advanced pancreatic cancer（PC）：A phase Ⅱ trial of the University of Chicago Phase Ⅱ Consortium [C] . ASCO Gastrointestinal Cancers Symposium，2007. Abstract No：137.

[48] Xiong HQ，Du M，Wolff RA，et al. Pharmacology study of celecoxib in combination with gemcitabine for advanced pancreatic cancer [C] . Proc Annu Meet Am Soc Clin Oncol，2002：448.

[49] Smith SE，Burri HA，Loehrer PJ，et al.Preliminary report of a phase Ⅱ trial of gemcitabine combined with celecoxib for advanced pancreatic cancer [C] . Proc Annu Meet Am Soc Clin Oncol，2002：1502.

[50] Ferrari V，Valcamonico F，Amoroso V，et al. Gemcitabine p lus celecoxib（GECO）in advanced pancreatic cancer：a phase Ⅱ trial [J] . Cancer Chemother Pharmacol，2006，57（2）：185–190.

[51] ElRayes BF，Zalup skiMM，ShieldsAF，et al. A phase Ⅱ study of celecoxib，gemcitabine，and cisplatin in advanced pancreatic cancer [J] . Invest New Drugs，2005，23（6）：583–590.

[52] Dragovich T，Burris H 3rd，Loehrer P，et al. Gemcitabine plus celecoxib in patients with advanced or metastatic pancreatic adenocarcinoma：results of a phase Ⅱ trial [J] . Am J Clin Oncol，2008，31：157–162.

[53] Milella M，Gelibter A，Di Cosimo S，et al. Pilot study of celecoxib and infusional 5–fluorouracil as second–line treatment for advanced pancreatic carcinoma [J] . Cancer，2004，101：133–138.

[54] Shan YS，Lin PW. A phase I study of combination of intravenous gemcitabine，oxaliplatin，and 5FU with daily oral thalidomide（GOFT）in metastatic/locally advanced pancreatic carcinoma patients [J] . Hepatogastroenterology，2007，54：2141–2145.

[55] Milella M, Bria E, Cuppone F, et al. Current status of targeted agents (TA) in advanced pancreatic cancer (APC): Meta-analysis of randomized clinical trials (RCT) [C]. J Clin Oncol, 2008, abstr 4637.

（王 羽 邹雨荷 汪森明）

第八章 热 治 疗

第一节 概 述

一、肿瘤热疗的分类

肿瘤热疗是指用各种方法提高全身和/或肿瘤组织局部的温度，利用热作用及其继发效应来治疗恶性肿瘤。这种疗法被认为是继手术、放疗、化疗和生物疗法后的第5种肿瘤治疗方法。热疗通常分为全身热疗和局部热疗。

（一）全身热疗

在古代，古希腊、埃及、中国和日本都有使用热水浴治疗各种疾病的记载。众所周知，感染性疾病在发热后机体会产生免疫。直到抗生素诞生之前，热疗一直是治疗各种感染性疾病的常用方法。奥地利医生Jauregg曾给一些病人接种疟疾患者的血液，造成其疟疾感染，诱发高热，用以治疗中枢神经系统的梅毒感染，后来此方法成为当时治疗中枢神经系统梅毒感染的标准疗法，挽救了不少患者的生命。Jauregg也因此而获得1927年度诺贝尔医学及生理学奖。20世纪初用Coley毒素注射使肿瘤患者发热对部分患者起了治疗作用。回顾医学史记载肿瘤自然消退的病例常发生于细菌感染高热之后。其实肿瘤热疗是在经历了默默无闻的百余年的发展之后才走上舞台成为一门值得关注的肿瘤治疗方法的。近年来热疗基础研究更新了许多概念，填补了一些空白，热疗与免疫、热疗与热休克蛋白（Hsp）等的产生、肿瘤特异性抗原等之间的关系正在不断被揭示。传统的肿瘤热疗只作为化放疗增敏剂的概念已被打破。

全身热疗（whole body hyperthermia，WBH）属于温热治疗，它是利用物理、生物的方法使人体核心温度达到41.8 ~ 42 ℃，利用热效应来杀灭癌细胞，抑制和预防肿瘤复发、转移的治疗方法。目前主要采用红外线体表照射和体外循环加热两种方法。20世纪80年代以前，人们往往还仅偏重于局部或区域热疗的应用研究，由于当时只注重肿瘤的局部控制和杀灭，并且缺乏安全和精确的全身加温和测、控温设备，肿瘤全身热疗的发展很受限制。20 世纪80年代以后，人们逐步认识到恶性肿瘤是一种潜在的全身性疾病，局部或区域热疗对深部肿瘤、亚临床期肿瘤及转移性肿瘤无效。随着肿瘤多学科综合治疗的发展，以及一些欧美国家相继研制出安全、精确、可靠的全身热疗设备，全身热疗重新得到了人们的重视，并在许多国家迅速发展且取得了良好的疗效。近年来，大量研究表明，全身热疗能够增强机体免疫系统功能、抑制肿瘤生长并转移、增强化放疗和免疫治疗的疗效，尤其与其他手段联合应用更有着广阔的前景。

（二）局部热疗

局部热疗是通过物理方法，包括电（微波和射频）、光（红外和激光）、声（超声）

等，使肿瘤局部组织加热至杀灭癌细胞的一种治疗方法。其分为温热疗法和高温疗法。前者加温至42～46 ℃，并维持较长时间，组织多引发不可逆细胞损伤，一般作为辅助疗法；后者又称为热消融，是在现代影像学技术（如超声、CT，MRI等）问世以后发展起来的微创的肿瘤原位灭活新技术。肿瘤局部热疗的发展经历了一段曲折的过程。19世纪末期随着电的应用，相关的加热技术开始兴起，1898年Westermark首次使用射频线圈做辐射器对宫颈癌进行热疗，1936年Denier首次使用微波进行热疗。但随着20世纪中叶X线治疗及化学治疗的相继问世，人们的注意力逐渐移向放疗和化疗，加上加温方法和设备的限制，使肿瘤热疗的早期发展阶段近乎停滞。直到20世纪70年代以后，基于热物理、热生化等学科研究的快速进展，肿瘤热疗才有了坚实的理论基础。随着热疗联合化放疗明显效果的不断报道，人们又开始关注热疗并开始投入了更大的热情进行广泛深入的研究。近20多年来，由于大量高新工程技术的渗入，许多相关技术问题逐步得到了解决，涌现出许多可靠的加热方法和装置，热疗手段得到了快速发展并呈现多样化，在临床应用上也取得了重大进展。如今肿瘤热疗这一古老的治疗手段被赋予了崭新的意义，其应用价值也在被重新认识。目前肿瘤局部热疗方法包括射频、微波、激光、高强度聚焦超声（high intensity focused ultrasound，HIFU）消融治疗等。其中以HIFU为代表的超声实用新技术发展势头最为迅猛。HIFU又称体外聚焦热疗（FEP），不同于传统意义上的高温治疗，其通过体外发射的高能超声在体内聚焦形成70 ℃以上的局部高温区，造成癌组织的凝固性坏死，真正达到了高温、高效和无创的治疗目的，在众多的肿瘤热疗技术中脱颖而出并代表了肿瘤热疗学的发展方向。早在1942年Lynn就提出高强度聚焦超声的概念。1956年Burov提出，在治疗肿瘤时，短时间高强度的超声波比低强度的超声波有更好的疗效。但由于当时的工程技术尚无法很好地解决声束导向、靶点定位和影像学监测等一系列技术难题，故超声热疗在相当长时间里停留于平面超声热疗（温热治疗）水平。1961年Hickey等首次用HIFU对5例晚期乳腺癌患者进行脑垂体的破坏术，作为晚期乳腺癌的辅助治疗。之后，HIFU装置经历了多次改进，功率不断加大。20世纪80年代以后，随着现代影像学设备和技术的飞速发展，国际上再次兴起了研究HIFU技术的热潮。世界上出现了以更高的温度治疗肿瘤的设备，治疗的温度达到60～100 ℃，在临床上出现了令人惊讶的治疗效果，在人类热疗研究史上划出了一个分界线。目前人们一致公认，利用41～44 ℃温度治疗肿瘤的方式被统称为"高温治疗"，而60 ℃以上治疗肿瘤的方式确定为"热疗"（pyrotherapy）。超声波聚焦性能好，指向性强，穿透性能好，脂肪不过热，浅深层均可加热，而且容易测温，因此超声波适宜作为体外聚焦热疗的能源使用。20 世纪90 年代初兴起的高能聚焦超声无创外科，被看作是21 世纪治疗肿瘤的高新技术[1]并且在临床肿瘤治疗上取得了较广泛的应用。

二、肿瘤治疗潜在的问题

（一）原发肿瘤手术切除后微转移瘤生长加速

早在1965年，Thomford等[2]首次对205例肺转移瘤进行了切除，但后来导致了某些患者的病情恶化。另外发现一些患者首次切除肺原发肿瘤后，转移瘤很快出现，而且迅速增大。Li等[3]证实，肿瘤可直接产生血管抑素，手术切除肿瘤后血液中的血管抑素迅速消失。原发肿瘤灶可抑制其转移灶的生长，这种抑制作用随着原发肿瘤灶的祛除而消失。原发肿瘤切除后，其转移肿瘤灶内的血管生成增加，肿瘤细胞生长指数提高，肿瘤细胞凋亡减少。Sckell等[4]应用PC-3前列腺癌细胞也证实原发肿瘤灶可抑制其远处转移灶的生长，而且这种抑制作用会随着原发肿瘤灶的增大而增强，手术祛除原发肿瘤后可使这种抑制作用逆转。

（二）原发肿瘤放疗后转移瘤生长加速

Camphausen等[5]的实验已经证实，原发Lewis肺癌细胞（LLC-LM）能产生血管抑素，用放疗方法祛除小鼠局部Lewis肺癌，实验18 d后处死小鼠，可观察到其休眠状态的肺转移瘤生长加速。应用纤维肉瘤细胞T241进行同样方法的试验也得到了同样的结论。同样的实验结论也被其他学者所证实[6]。众多的研究发现，包括鼻咽癌组织在内的多种肿瘤组织及血液中具有VEGF的过度表达，有淋巴结转移者要高于无转移者且远处转移者要高于局部转移者，这表明VEGF在肿瘤的淋巴和远处转移中起着重要的作用[7~10]。Gorski等发现放疗可增加肿瘤内的VEGF-mRNA的水平[11]，提示这些血管生成促进因子可能在原发瘤对转移瘤的作用中发挥作用。

以上事实表明，需要一种新的治疗方法来多方位控制这种“肿瘤祛除后效应”。近年来有关辅助化疗与手术、放疗的综合治疗，对控制微小转移和已存在的转移病变显示了一定的效果。众所周知，恶性肿瘤即使在得到完全缓解的情况下，机体内仍有10^4个肿瘤细胞，另外，肿瘤化疗存在一定的毒副作用，尤其是对免疫功能的损害。如何消灭这些残留的肿瘤细胞和重建机体的免疫功能，从而有效阻断肿瘤的复发转移是目前肿瘤治疗的难题。近年来，随着肿瘤热疗物理学、生物学等基础研究的不断深入，肿瘤热疗这一古老而又新兴的治疗手段由于其具有别于其他常规治疗手段的机制，越来越显示出其在肿瘤治疗中的地位。

三、肿瘤热疗基础理论研究进展

近年来大量动物实验和临床实践表明，癌细胞致死所需温度条件最好是42 ℃以上，温度越高或作用时间越长疗效呈指数性增加。但是全身温度升高后会引发一系列明显的生理反应，因而提高治疗温度和延长治疗时间也同时会增加治疗的副作用和危险性。人体难以长时间耐受43 ℃以上的超高体温，所以目前全身热疗设的温度一般为41.8 ~ 42 ℃。

高温可改变细胞核DNA结构，破坏细胞质膜和胞间连接，直接杀伤肿瘤细胞，同时使细胞骨架结构紊乱，促进细胞凋亡。大多数肿瘤细胞在39 ~ 41.5 ℃时，生长明显受到抑制，存活率迅速下降；在41.5 ~ 43 ℃时，会在短期内死亡；在70 ~ 120 ℃时，肿瘤细胞可瞬间破裂。但全身热疗的温度一般控制在42 ℃以下，推测热直接杀伤作用可能不是其发挥抗肿瘤作用的主要机制。已发现的热治疗肿瘤的主要原理包括：增强化疗和放疗疗效、抑制肿瘤血管生成和转移倾向、刺激与增强机体免疫系统的功能和诱导肿瘤细胞凋亡等。抗肿瘤原理为热疗的应用与发展奠定了基础。

（一）对化疗的增敏作用

全身热疗时体温升高，破坏了细胞膜的稳定性，使其通透性增加，另外温度升高，肿瘤组织的血管扩张，均有利于化疗药物的渗透和吸收，增加肿瘤内部化疗药物的浓度。2003年Mohamed等证实，41.8 ℃时恒温1 h可使动物肿瘤组织内部化疗药物异环磷酰胺和奥沙利铂的浓度提高3倍以上。部分化疗药物在一定的温度条件下其细胞毒作用增强，甚至随温度升高呈线性增加，这部分化疗药物包括烷化剂及铂类等，主要通过与癌细胞DNA分子的化学反应，影响癌细胞DNA的复制和转录，终导致癌细胞的凋亡。

肿瘤细胞产生多药耐药是化疗失败的根本原因。肿瘤细胞对化疗药物的耐药是一个多基因、多因素的复杂过程，其与多药耐药相关蛋白（MRP）及P-糖蛋白（P-gp）的高表达有关。P-gp作为一种ATP酶活性的跨膜泵，将进入细胞内的化疗药物泵出，以维持细胞内化疗药物的低浓度水平，而MRP主要分布于细胞膜，MRP的过度表达则使细胞毒性物质被隔离于细胞膜外或被转运到细胞外，从而降低化疗药物或其代谢产物的细胞毒作用。而在一定的温度条件下化疗更能抑制P-gp、MRP的表达，逆转肿瘤细胞的多药耐药性及诱导细胞的凋亡[12, 13]，抑制癌细胞DNA损伤的修复。

（二）对放疗的增效作用

由于肿瘤组织，特别是其中心区域常常处于低氧、低营养和低pH状态，放疗后中心部位的乏氧细胞不能形成足够的氧自由基而对放疗不敏感。但恰恰相反，低氧、低营养和低pH状态是细胞对热敏感的良好环境。

大量基础及临床研究表明，肿瘤热疗和放疗之间具有协同作用。热疗和放疗的联合应用可以使肿瘤细胞在较低的温度（<42 ℃）作用下被杀灭。同时，热作用也可以使细胞对射线更加敏感，降低达到50%的肿瘤治愈率所需的射线剂量（TD_{50}）。热疗与放疗联合应用时，热疗温度、热放疗之间的时间间隔和治疗的序贯都会对治疗效果产生影响。实验表明，放疗前、中、后加热都可以使细胞对放疗的敏感性增加，但放疗与加温同时进行的增强作用比放疗前、后进行的都强。

另一方面，处于DNA合成期（S期）的肿瘤细胞通常对射线抗拒，但对热疗敏感，两种治疗方法的联合应用无疑会降低肿瘤细胞的存活率，增强疗效。同时，热疗扩张肿瘤内部血管，相对促进了肿瘤内部的血液循环，降低肿瘤组织缺氧细胞的比率，使放疗后癌细胞内能形成足够的氧自由基，从而增强放疗的疗效。

（三）抑制肿瘤血管形成和转移倾向

肿瘤细胞分泌的血管内皮生长因子（VEGF）在肿瘤血管形成过程中发挥着重要的作用，肿瘤内部血管形成是肿瘤及转移瘤发生、发展的基本条件。Sawajt等通过人体动物实验证明，全身热疗（41.8 ℃、60 min）可以抑制VEGF基因的表达，减少VEGF的合成，国内王远东等对非小细胞肺癌术后进行辅助全身热化疗，亦观察到外周血VEGF水平明显低于治疗前，虽然单纯化疗组VEGF水平亦低于治疗前，但无统计学意义。

恶性肿瘤的转移和种植播散有赖于癌细胞分解细胞外基质、突破肿瘤基底膜。癌细胞分泌的基质金属蛋白酶（MMP）是肿瘤侵袭转移过程中降解细胞外基质的重要酶类，基质金属蛋白酶的活性与肿瘤侵袭转移密切相关。实验证明，把肿瘤细胞加温至42 ℃，维持3 h能降低肿瘤细胞内部cAMP浓度，因而明显抑制肿瘤细胞Ⅰ型基质金属蛋白酶的基因表达和蛋白合成，进一步抑制明胶酶原A的激活。同时体外肿瘤细胞的侵袭性研究表明，42 ℃、3 h的热效应能明显抑制肿瘤细胞的侵袭活动，从而抑制肿瘤的转移倾向[14]。上述实验为全身热疗与其他方法相结合，治疗和预防肿瘤及转移瘤奠定了理论基础。

（四）上调机体免疫功能

肿瘤的发生部分是由于机体免疫监视功能失常而引起，肿瘤的生长、转移很大程度取决于机体的免疫系统状态。增强机体的免疫功能对提高肿瘤的局部控制率、远期生存率和降低复发率起着重要的作用。

（五）HIFU作用机制

HIFU除具有以上作用机制外，还有如下几个方面的作用：

1. 瞬间超高温效应

组织达到热固化的剂量取决于温度和时间，当温度达到43 ℃时需12 h，70 ℃时需0.25s，100 ℃时需0.1s。一般认为65 ℃是迅速灭活肿瘤细胞的最佳温度。有实验表明，对肿瘤细胞悬液发射超声后测得温度＞65 ℃的实验组，照射后连续5 d细胞培养计数为0且显微镜下观察培养孔内未见活细胞；而≤65 ℃的其他组可见不同数量的肿瘤细胞存活、复制。这一高温是普通热疗难以达到的。HIFU可使靶区内温度瞬间升至60 ~ 100 ℃，靶区内细胞蛋白质迅速发生凝固性坏死，而靶区以外的周围正常组织因温度不高而不至于受损伤。靶区与周围组织界限十分清晰。

2. 空化效应

超声波传入组织中，生成无数极为细小的气泡，微气泡在完全闭合时会产生自中心向外的内爆，其具有的强大压力使细胞的膜性结构以及其他的细胞器在超声波的作用下震荡、收缩，最后导致细胞崩溃，使质膜、核膜失去连续性，细胞器破裂等细胞的不可逆损伤，最终导致坏死。但有学者认为，空化损伤是非可控制的，而且它对组织的作用表现为机械性损伤，容易引起出血。因此，为使病灶周围正常组织不受损伤，应精确定位，避免空化作用的发生。只是在某些特殊的治疗中，如治疗良性前列腺增生症时，为使热凝因坏死的组织尽快排出，可加强超声空化，同时利用超声空化的机械性破坏作用，粉碎热凝固的组织并从尿液中排出。

空化机制是指液体中存在的微小气泡（空化核），在超声波作用下被激活所表现出的振荡、生长、收缩、崩溃等一系列动力学过程。声空化过程把声场能量高度集中于极小的空化泡内，在空化泡崩溃瞬间将其释放出来，形成局部高温（＞5 000 K）、高压（＞5 × 107 Pa）、强冲击波、射流等极端物理条件，使其周围的组织细胞遭到破坏。在低频超声外科、冲击波碎石和超声药物渗透的治疗中，超声空化机制起了积极作用。但在HIFU 切除肿瘤中，是否有声空化机制参与作用，它是在什么条件下才发生的，以及对它的作用该做如何评价等等，都还是有待进一步深入研究的问题。曹发德等通过电镜发现，经HIFU辐照过的癌细胞遭到不可逆损伤，会出现一片电子密度均匀、结构或大小不等的小泡样结构，部分小泡融合为较大空泡。他们认为瞬态高温效应与空化效应为原发性损伤机理，而HIFU 对癌灶内血管破坏致灶区缺血是继发性损伤机理[15]。Ter Hear G R等报道HIFU“切除”肿瘤原发机制是热机制，在HIFU 的焦域中形成高热（烧蚀）致靶组织固化坏死。若声强过高，焦域中组织过热而汽化，形成微小气泡，导致声空化发生，从而产生空化损伤，使整个损伤域超出焦域，且其大小与形状都不确定[16]，认为在用HIFU 进行肿瘤“切除”治疗时，应力求使用热损伤，而避免空化损伤，以保证“切除”的准确性。若出现空化损伤，就会产生所谓“损伤与损伤的相互作用”，使损伤范围超出焦域，向组织表面方向扩展，从而影响到对整个肿瘤的完全“切除”。Vykhodtseva 等[17]报道适当选取HIFU 辐照参数（如辐照时间为0.5～2 s 及相应的声强），就可以得到单纯的热损伤，而且其损伤范围与基于热损伤理论模型计算出的范围很接近。如果缩短辐照时间，提高声强＞4 400 W/cm^2（0.936 MHz）及6 500 W/cm^2（1.7 MHz）时，就会引起空洞型损伤，并伴有出血和强次谐波发射，这表明瞬态空化已经发生。认为应极力避免空化型损伤发生。

3. 导致微血管栓塞、凝固性坏死

实验表明，HIFU能破坏直径＜0.2 mm的肿瘤血管。对于大血管则由于血流丰富和迅速而相对安全。由于HIFU造成肿瘤组织凝固性坏死，因此可阻止肿瘤产生血管再生因子，或使血管再生因子失活，破坏再生的血管内皮细胞，从而在多环节阻断血管的再生，能更有效地抑制肿瘤再生和浸润转移。加外，HIFU的高温效应可以导致肿瘤内部以及周边组织的营养血管封闭，阻断肿瘤的微循环血供，造成肿瘤组织内缺血缺氧，变性坏死，故HIFU技术又被称为“不流血的切除”。

4. 其他效应

包括瞬间强大机械波的作用，导致组织细胞压缩与快速膨胀交替变换；声化学反应，机械波导致细胞器发生各种化学反应；肿瘤组织在HIFU治疗后产生变性或坏死而成为自身瘤苗，可以刺激机体发生免疫反应，对肿瘤病灶转移有抑制作用。

第二节 热疗在胰腺癌治疗中的价值

热疗一开始就以肿瘤姑息治疗手段面世，“药物不能治的可用手术治，手术不能治的可用热疗治，热疗不能治的就确实无法治了”。由于全身热疗的研究多为混合多病种的Ⅳ期病人，预后参差不齐，文献的总体质量较低，目前疗效评价十分困难。

有关热化疗的临床试验，往往是从治疗对常规化疗耐药的肿瘤病例开始的。使用热化疗为出现耐药的肿瘤患者提供解救方法的疗效和可行性已得到相应的临床实验证实。Hegewisch-Becker S等[18]使用41.8 ℃全身热疗联合奥沙利铂/5FU/LV治疗44例经5FU/LV、伊立替康单药或5FU/LV联合伊立替康治疗后复发的转移性大肠癌患者。化疗方案为：奥沙利铂85 mg/m^2，LV 200 mg/m^{2}和5FU 3 g/m^2，48 h持续静滴，两周一次。另外每4周进行一次全身热疗。在可评定疗效的41例患者中，共接受130次全身热化疗（平均每人3.2次）。结果：在上述剂量强度下，全身热疗不增加化疗的各种毒副反应的发生率；治疗的总反应率为20%（2例CR，6例PR），中位生存时间为50周（95%置信区间39～61周），肿瘤控制率（CR+PR+SD）为76%。Westermann AM等[19]使用41.8 ℃全身热疗+ICE方案治疗转移性软组织肉瘤，共108例患者，95例可以评价疗效。总有效率为28.4%（4例CR，23例PR）；中位生存期393 d（95%置信区间327～496 d）。其中初次化疗患者的有效率为36%，复治患者的有效率为24%。同文献报道相比，明显提高了疗效。

虽然胰腺癌的发病率不高，但确诊时80%以上的患者已无手术指征，而内科治疗如化疗的有效率极少＞20%，1年生存率也不足10%[20]。即使到了20世纪末，其5年生存率亦仅接近5%[21]。因此，近年来，很多肿瘤学专家在努力尝试能提高胰腺癌疗效的方法。

由于多种方法均未能提晚期胰腺癌的生存率，因此缓解其临床症状，提高患者的生存质量则成为众多肿瘤学家努力的方向。既然已证实热疗在多种恶性肿瘤中的作用，那么热疗在晚期胰腺癌治疗中就成为一个较好的选择。

国内近年对热疗在胰腺癌治疗的研究集中在改善症状，提高患者的生存质量上。2003—2006年，国内陈冬波等[22]使用远红外线ET-SPASE全身热疗机（太空舱）联合PF方案治疗晚期胰腺癌患者17例，有效率为29%，临床获益率为77%，14例伴有不同程度癌痛的患者，经过全身热化疗，结果有11例疼痛缓解，缓解率78.6%，生活质量得到明显改善；有肿瘤标志物异常增高者10例，治疗后各项数值下降＞50%的有6例。TTP 为3.2个月，1年生存率为23.5%（5/17）。认为热疗在提高胰腺癌治疗有效率、减少患者的痛苦、改善生活质量、延长寿命，尤其是在改善患者疼痛上有较明显的疗效。彭晶晶、徐叶青等[23, 24]各应用FEP-BYO1高能聚焦超声肿瘤热疗机对42例和37例合并明显疼痛的晚期胰腺癌患者进行热疗，以观察其对胰腺癌引起的癌性疼痛的疗效。采用HIFU治疗病灶及腹腔神经丛的方法，观察治疗前后患者疼痛改变情况。共79例患者，治疗后疼痛消失9例，占11.4%；疼痛减轻41例，占51.9%。JAMES评分：治疗前后评分差异存在显著意义。国内王晓[25]及顾勇主等[26]以HIFU治疗13例及45例胰腺癌患者，100%及94.8%的患者原有疼痛消失或缓解，均认为HIFU治疗能有效地缓解晚期胰腺癌患者的疼痛。认为肿瘤经HIFU体外热疗后发生变性、凝固性坏死，从而消除了肿瘤浸润神经引起的癌性疼痛。由于HIFU 治疗胰腺癌时的治疗范围包括围绕在腹腔干和肠系膜上动脉周围的神经丛，热疗能够破坏腹腔神经丛，阻断了痛觉的神经冲动传入[27]，从而使患者的疼痛减轻或消失。贾林[28]检索了2001—2007年2月期间国内利用HIFU治疗胰腺癌疼痛的资料较为齐全的文献16篇共413例进行临床Meta分析，着重分析了治疗后胰腺癌疼痛缓解率和消失率以及不良反应发生率等指标，结果显示，胰腺癌疼痛缓解率为31.3%～100%（中位缓解率为80.0%），疼痛消失率为10.8%～88.9%（中位消失率为28.0%）；联合化疗可显著增强其镇痛作用，不良反应少。认为HIFU为缓解胰腺癌疼痛的安全有效措施。

而最新有关的理论可能更支持用于局部晚期而临床治疗达到完全缓解后的治疗，从而减少转移和复发。

晚期胰腺癌治疗失败的原因之一是局部肿瘤未能控制，因此加强局部肿瘤治疗可能可提高疗效，延长胰腺癌患者的生存期。王琨等[29]通过对7例不能手术的胰腺癌患者进行HIFU治疗，分析了其临床症状、实验室检查、影像学变化、并发症情况等，结果治疗后部分患者临床疼痛症状减轻、CA199降低、MRI检查显示HIFU治疗区内组织呈凝固性坏死表现，无胃肠穿孔等严重并发症出现，认为HIFU是一种安全、有效和非侵入性治疗胰腺癌的方法。谢德荣等[30]对HIFU治疗晚期胰腺癌进行了系列研究，首先用HIFU治疗13例晚期胰腺癌，其中4例同时应用小剂量5FU单药化疗。结果显示CR2例、PR4例，有效率46.2%；临床获益反应率（CBR）高达92.3%；中位生存期7.0个月；除1例HIFU治疗后5个月出现阻塞性黄疸外，未见其他副作用。鉴于HIFU治疗晚期胰腺癌能取得一定的疗效且治疗安全性高，作者将其与吉西他滨联合应用治疗晚期胰腺癌。研究共纳入29名晚期胰腺癌患者，其中15例接受HIFU及吉西他滨治疗，14例仅接受吉西他滨治疗。治疗结束后，联合组有效率是33.3%，吉西他滨组14.3%（P=0.390）；临床获益率80.0%，高于吉西他滨组28.6%（P=0.016）；中位生存期两组分别是26周和25周（P=0.496 2）。两组毒副作用轻微[31]。另外一个多中心非随机病例对照研究共入选41例患者，其中24例进入单用HIFU治疗组，17例进入HIFU联合吉西他滨综合治疗组。结果显示HIFU组临床获益率、平均生存期与综合组相似，而且安全性高，治疗费用相对较低。Cox回归分析显示吉西他滨对生存期无影响[32]。综合上述研究，HIFU治疗晚期胰腺癌安全，病人临床获益率高，疗效可能与吉西他滨相媲美。

值得注意的是，上述试验均为非随机试验，样本量小，证据级别不高，参考价值有限，HIFU的疗效应该进一步临床评价。目前未见有关热疗治疗胰腺癌的大宗的、证据级别高的临床试验报告。

第三节　热疗在胰腺癌治疗中的争议

一、全身热疗与局部热疗比较

有关胰腺癌的全身热疗的报道不多，国内张蓓等[33]利用体外循环中热交换器将血液加温到一定温度（41～43 ℃）后再输回体内的方法联合5FU单药治疗了21例晚期胰腺癌患者，不论是效率还是临床获益率，热疗组与对照比较均有明显统计学意义。他们认为温热可使细胞间连接破坏，细胞膜的通透性增加，促进化疗药物与靶细胞结合并进入细胞内发挥杀伤作用，使其活性增强。而陈冬波等[22]则使用深圳一体公司生产的远红外线ET-SPACE全身热疗机，对17例晚期胰腺癌患者进行全身热化疗，有效率为29%，临床获益率为77%。14例伴有不同程度癌痛的患者，经过全身热化疗，疼痛缓解率78.6%，生活质量得到明显改善；TTP 为3.2个月，1年生存率达23.5%（5/17）。热化疗的副作用发生率低，联合治疗并不增加化疗的毒性反应，亦无烫伤等病例发生。可认为全身热化疗可提高晚期胰腺癌治疗的有效率、减少患者的痛苦、改善生活质量、延长寿命，尤其是在改善患者疼痛上有较明显的疗效。

相对地，胰腺癌的局部热疗的报道则较多。国内熊六林等[34]在进行高能聚焦超声热疗临床前实验研究的基础上进一步进行了临床研究，采用FEP-BY01 型超声热疗机对21 例晚期胰腺癌患者进行HIFU治疗，结果治疗后88 %（15/17）患者疼痛症状明显缓解，癌组织超声回声都出现不同程度的增强，血供明显减少或消失，但是治疗后肿瘤大小及CT值无明显改变，正电子发射计算机断层显像（PET）检查提示癌组织已被杀死。未发生皮肤烧伤、胰瘘、出血、胰腺炎、胃肠道穿孔等并发症。HIFU 后该组平均生存期为7.6 个月。认为HIFU可作为晚期胰腺癌的一种新的局部治疗方法[35]。谢德荣等[30]对HIFU治疗晚期胰腺癌进行了系列研究后认为对晚期胰腺癌，不管是单独应用HIFU，还是联合全身化疗，与单纯化疗相比，在提高治疗有效率、减少患者的痛苦、改善生活质量、延长生存期方面均有显著意义。

目前资料显示热疗可缓解晚期胰腺癌患者疼痛，改善其生存质量，对生存率均有积极作用。至于应用全身热疗还是局部热疗，目前仍存在争议。全身热疗设备复杂，技术条件要求较高，患者需全身麻醉，费用昂贵；而局部热疗相对设备简单，技术条件要求较低，不必麻醉，而且费用不高。因此，可根据患者的病情，经济状况及医院条件为患者制订热疗计划。

二、单一热疗与热疗联合全身化疗比较

由于提高胰腺癌治疗疗效的方法不多，局部热疗的安全性也得到了共识，且应用的次数和剂量的限制并不严格，并且可通过增加瘤内血管的血流以增强多种化疗药物的活性。因此，意图通过局部热疗联合全身化疗提高胰腺癌的疗效就成为人们研究的热点。

近年大多数临床研究都建立在热疗联合全身化疗的基础上，治疗的结果显示，较单纯化疗不论在提高有效率、减少患者的痛苦、改善生活质量、延长生存期方面均有意义。谢德荣等[32]比较了24例单用HIFU治疗及17例HIFU联合吉西他滨治疗，结果显示HIFU组临床获益率、平均生存期与联合治疗组相似，而且安全性高，治疗费用相对较低。Cox回归分析显示吉西他滨对生存期无影响，认为单纯HIFU治疗亦能达到联合治疗的效果。Kouloulias等[36]亦探索了热疗在胰腺癌综合治疗中的作用，结果显示加用热疗的综合治疗组较对照组平均生存期显著延长，生活质量评分、疼痛评分显著改善。现有大量研究结果显示热疗与化疗有协同作用，在2008年的ACSO年会上，Yasuda等[37]报告了一组相对大宗的一组病例。2002—2008年，Yasuda等将79例晚期胰腺癌患者分成3组，单纯局部热疗组23例，单纯吉西他滨（gemcitabine，GEM）组40例，GEM联合局部热疗组16例，观察其有效率、生存时间及毒性反应，结果3组的中位生存期分别为4.1个月、7.6个月和12.2个月，而1年生存率分别为29%、25%和48%，联合治疗组的中位生存期和1年生存率与其余两组比较均有统计学意义，而且未观察到严重并发症。研究认为GEM联合局部热疗治疗晚期胰腺癌是安全的，较单纯热疗及单纯GEM化疗更能延长生存期及改善1年生存率。在同一个会议上，Tschoep KE等[38]亦报道了来自于ESHO（欧洲肿瘤热疗学会）的单中心Ⅱ期试验，入选经一线以吉西他滨（GEM）为基础的化疗失败后病例22例，其中转移性胰腺癌19例，局部晚期胰腺癌3例。患者中位年龄59岁，WHO-PS：1分（55%），2分（45%）。主要的研究终点为无进展生存期（progression free survival，PFS），次要指标为有效率和总生存期（OS）。治疗过程中第1天给予GEM 1 000 mg/m^2和顺铂（CIS）25 mg/m^2，第2、第4天联合区域热疗（region-alhyperthermia，RHT）每周2次，共4周。以CT扫描评价疗效。所有患者随访至2007年11月，中位随访时间14.2个月。中位TTP为4.2个月（95% CI：2.1～7.7），TTP2≥4个月达12例（54.6%，95% CI：32.2～75.6）。45%（1CR，1PR，8SD）患者临床获益。中位OS 16.9个月（95% CI：11.8～22.0）。2 级毒性包括贫血（59%）、粒细胞减少（32%）、中性粒细胞减少（18%，伴发热9%）、血小板减少（5%）及恶心呕吐（68%）。认为GEM+CIS联合RHT作为GEM难治性胰腺癌的二线治疗是有意义的，毒性也可耐受。基于上述资料，一项一线热化疗治疗胰腺癌Ⅲ期随机临床试验正在开始。

三、腹腔热灌注化疗

腹腔内复发和转移是腹腔恶性肿瘤，尤其是胃肠道癌术后最主要的致死原因，至今仍无行之有效的防治方法。国内外学者对此做了大量研究，胃癌出现腹膜转移后平均生存期为3.1个月，结直肠癌为5.2个月，胰腺癌为2.1个月，且静脉化疗对生存期没有明显提高。

1988年Fujimoto等在腹腔化疗（intraperitoneal chemotherapy，IPC）的基础上，利用热疗能增加抗癌药疗效的热动力效应，综合性地把热疗和化疗相结合，首次利用腹腔热灌注化疗（intraperitoneal chemohyperthermia，IPCH）技术治疗腹腔恶性肿瘤，为腹腔恶性肿瘤的治疗提供了新途径。近年来国内外学者对IPCH在胃肠恶性肿瘤防治方面做了广泛深入的研究，使IPCH在理论、方法以及临床应用方面进一步得到完善，使该疗法成为预防和治疗恶性肿瘤腹腔复发的重要防治措施。

IPCH的药代动力学优势：①局部提供大容积高浓度的化疗药物，使腹腔游离癌细胞和术后残存的微小癌灶直接浸泡在高浓度的抗癌药液中；②抗癌药在腹腔内给药，代谢较慢，高药物浓度保持时间较长，杀伤肿瘤细胞效果好；③经门静脉系转移入肝被认为是大肠癌最主要的转移途径，热灌注化疗时，绝大多数抗癌药经门脉系吸收入肝，也使转移至肝脏的癌细胞受到高浓度抗癌药的攻击；④大多数抗癌药腹腔化疗具有高选择性区域化疗药代动力学特点，能在腹腔液内、门静脉血和肝中提供恒定持久高浓度的抗癌药，仅少量药进入体循环，全身毒副作用小。

IPCH流体动力学优势：①大容量腹腔持续灌注通过机械冲刷作用清除腹腔内残留的癌细胞；②因高温的化疗液不断冲刷，术野内渗出的纤维蛋白难以形成保护癌细胞的纤维素样凝固物隔离层，有利于机体免疫活性细胞吞噬消灭恶性肿瘤细胞。

腹腔热灌注化疗可使腹腔内药物温度保持41～42 ℃。腹腔热灌注化疗大剂量的温热化疗液能够使腹腔的微小癌转移灶更充分地与化疗药物接触，减少腹腔内粘连，腹腔内器官直接浸泡在高浓度化疗药物中能提高药物对游离癌细胞和微小转移灶的杀伤能力，而同时灌注过程中化疗液对腹腔的游离癌细胞起到了一个机械的清除作用，加上温热与化疗的协同作用，使腹腔热灌注化疗较单纯腹腔化疗治疗恶性肿瘤有明显的优势[39]。

国内于世英等[40]采用GP方案行腹腔温热化疗并全身化疗治疗晚期胰腺癌26例，其有效率为38.5%，中位无进展生存期5个月，中位生存期8个月，1年生存率为32.9%。这说明局部热疗可以加强化疗的作用，认为采用静脉、腹腔双路化疗同时腹腔局部温热疗法能充分发挥其各自的抗肿瘤作用，相互协调，使其达到最佳的作用。另外，该方法设备要求较低，成本低，减轻患者负担，有利于在基层推广。同时，作者还发现，GP方案行腹腔温热灌注化疗并全身化疗中，虽然腹腔内顺铂的剂量较大，但骨髓抑制及胃肠道反应等毒副反应仍较低，这可能与在腹腔给药的同时，静脉滴注了顺铂的解毒剂硫代硫酸钠（STS）有关，说明双路温热灌注化疗并全身化疗可以减轻顺铂的毒副作用。研究认为GP方案行腹腔温热灌注化疗对晚期胰腺癌具有较好的治疗效果、耐受性和安全性，对晚期胰腺癌可起到提高生存质量、延缓病情发展、延长生存期的目的。有学者认为，腹腔温热灌注化疗加高频其温度的恒定不如全身热疗等其他热疗，但只要很好地掌握技巧，同样可以达到并保持较好的温度。这是否在统计学上优于其他治疗方法，则还有待进一步探讨。

综上所述，腹腔热灌注化疗对晚期胰腺癌可起到提高生存质量、延缓病情发展、延长生存期的作用。但是由于上述研究样本例数有限，且并非随机临床对照研究，还没有足够的证据将腹腔灌注化疗作为临床常规。再加上IPCH的可能的毒副作用，如呼吸功能、肾功能受损[41]、血流动力学改变[42]以及迟发性硬化包裹性腹膜炎[43]等，因此目前无证据推荐腹腔热灌注化疗作为晚期胰腺癌的常规治疗。至于腹腔热灌注化疗最合适的化疗药物、灌注液、持续时间、温度以及适应证和禁忌证等问题，尚有待于更多的前瞻性随机对照研究，包括动物实验和临床研究，以取得更多的循证医学证据。

四、热化疗同步与序贯比较

已有较多基础及临床研究回答这一问题。目前已经证实，热疗治疗肿瘤不但是利用热的作用，更重要的是利用其继发热效应，这已在前述。热疗与化疗药物可发挥协同抗肿瘤作用。对于特定的化疗药物而言，化疗与热疗的协同的机理有一定的特殊性，但统而言之，可有以下共性机理[44]：①热疗促进药物进入肿瘤细胞。药物在肿瘤细胞内达到一定有效药物浓度是发挥作用的前提。细胞通常可以通过药泵将药物泵出细胞外，保护细胞免受损伤。热疗可以促进药物通过细胞膜，进入细胞。②热疗促进药物诱发肿瘤细胞凋亡。很多化疗药物可以通过不同机理最终诱发细胞凋亡，热疗可以促进这一进程。③热疗易在肿瘤组织中心部位达到较高的温度，中心部位酸性环境下热疗更易诱发肿瘤细胞凋亡。肿瘤周边部位血供较多，化疗药物容易到达，对周边部位化疗具有优势。因此，热疗与化疗联合可覆盖肿瘤病灶的全部。

迄今已经证实可与热疗发挥协同作用的药物见表8-1。

表8-1 与热疗协同作用的抗癌药

抗癌药分类	药　名
Alkylating agents	Lomustine
	Cyclophosphamide
Antineoplastic antibiotics	Mitomycin C
	Epirubicin
	Adriamycin
Pltinum compound	Cisplatin
	Carboplatin
	Oxaliplatin
Taxine	Paclitaxel
Pyrimidine analogue	Gemcitabine
Vinca alkaloide	Vinblastine
Topoisomerase Ⅰ inhibitors	Camptothecin
	Irinotecan（CPT-11）
Topoisomerase Ⅱ inhibitors	Etoposide（VP-16）
	Teniposide（VM-26）

顺铂是最早发现与热疗有协同作用的药物之一。该药通过与DNA结合引起内部或DNA之间交连和/或DNA与蛋白质之间交连，发挥细胞毒作用。热疗可以促进DNA与铂的结合，并可使药物到达细胞内的浓度增加，还可以抑制顺铂作用后细胞对DNA的修复过程。对于顺铂耐药的肿瘤细胞，热疗也能够增加细胞内药物的浓度，有助于克服耐药。顺铂在41～43 ℃发挥与热疗的协同效应较为理想。卡铂和草酸铂与热疗联合，细胞毒性也有所增加[45, 46]。喜树碱、羟基喜树碱及其衍生物是拓扑异构酶Ⅰ抑制剂。早在1980年我国学者就研究发现喜树碱与热疗联合应用对人食管癌细胞生长有协同作用。肿瘤细胞单独接受热疗或喜树碱治疗，细胞生长在一段时间内受阻，但是经过大约15 d生长又开始活跃起来。两者联合则细胞丧失恢复增殖能力。羟基喜树碱衍生物（CPT-11）是近年开发的抗肿瘤新药，对大肠癌和肺癌等肿瘤治疗有效。对该药与热疗的研究也有文献报道，发现在低浓度（5 μg/mL）下热疗可发挥增效作用，高浓度（50 μg/mL）则相反[47]。临床上有采用低剂量CPT-11联合热疗取得理想效果的报道[48]。

但是，并非所有药物均与热疗有同步协同作用。足叶乙甙（VP-16）和替尼铂甙（VM-26）是拓扑异构酶Ⅱ抑制剂。研究表明，VP-16与热疗同步进行，协同作用不明显；但是在43 ℃ 1 h，结束后3～12 h内拓扑异构酶Ⅱ含量与活性明显增强，此时给予VP-16可发挥显著的协同效果。VP-16可以使细胞周期阻滞于G2+M期，热疗可以明显促进这一过程。热疗对VM-26的细胞毒性也有增强作用[49, 50]。健择是新一代抗代谢药，在体内经过核苷激酶的作用转化为活性二磷酸及三磷酸核苷而发挥作用。主要作用于DNA合成期，在一定条件下，可阻止细胞有G1期向S期进展。目前，该药已广泛用于乳腺癌、肺癌、胰腺癌等肿瘤的治疗。近年来，体外实验发现，健择与热疗同时进行，热疗能够干扰健择的活性转化，抑制健择的细胞毒性；但是，健择与肿瘤细胞接触4 h后，间隔20 h再给予热疗43 ℃ 1 h，药物的细胞毒性可明显增加。动物实验也证实，当健择应用48 h后给予热疗，能够延迟肿瘤生长[51]。

胃癌易发生腹腔内播散转移。腹腔内热化疗是最常用的综合治疗方式之一。腹腔化疗可以使化疗药物在腔内达到较高浓度，热疗一方面可以增强药物对肿瘤组织的穿透力，另一方面对化疗药物的细胞毒性有增强效应，而对腹膜没有损伤作用。热化疗对散在的多发性小的种植病灶效果较好。一项对141例胃癌的前瞻性随机对照研究表明，热化疗组腹腔复发率只有1.4%（1/71），未接受治疗的对照组却高达22.5%（16/70），4年生存率也有明显差异（76% vs 58%）[52]。

对于直肠癌患者术前采用热疗联合化放疗的临床研究国外已经有多篇报道。发现术前采用热疗联合化放疗组，5年生存率为91.3%，对照组为64.0%，差异显著。Ohno[53]分析了大量直肠癌热疗、化疗、放疗等文献，发现以下规律：术前热放化治疗可以显著提高手术切除率，减少局部复发，延长生存期；术前热放化治疗不增加术后并发症；术中、术后加用热疗者局部复发率明显降低；复发切除的局部复发者，加用热疗更容易达到缩小病灶、减轻痛苦的目的。热疗用于直肠癌的治疗有巨大潜力。

Kouloulias[54]探索了热疗在胰腺癌治疗中的作用。他们对27例Ⅳ期胰腺癌患者进行化疗—改道手术—化放疗模式治疗，对另外10例患者在术中对病灶区域进行热疗（43～45 ℃），结果，加用热疗者平均生存期显著延长，生活质量评分、疼痛评分显著改善，肿瘤标志CEA和CA199明显降低。研究者采用热化疗模式治疗胰腺癌患者，疼痛及肿瘤标志物均可获得改善。

温敏脂质体（theromosensitive liposome）介导的肿瘤靶向热化疗是近年肿瘤热化疗的一个新方向。温敏脂质体是指在高于生理温度的条件下有效地释放药物到靶位的脂质体。构建脂质体的磷脂都有特定的相变温度（transition temperature，Tm），低于Tm时脂质保持稳定，达到Tm时磷脂分子由原来排列紧密的全反式构象变为结构疏松歪扭构象，膜流动性和通透性增加，包封的药物释放速度增大。通常制备的温敏脂质体可以在41 ℃的条件下诱发药物释放，但是仍然存在药物注入体内易被单核吞噬系统摄取消除和向病变部位释放程度差异大等不足。2001年，美国Dewhitst课题组[55]建立了一种新型温敏脂质体。其特点如下：①变相温度设在39～40 ℃，该温度在临床上更易达到；②制备上加入了DSPE-PEG-2000，使脂质体可在血循环中长时间存在而避免单核吞噬细胞的快速摄取；③确定了脂质体颗粒为100 nm时可使脂质体在加热的肿瘤组织局部有最有效穿入并获最大幅度的药物释放；④首次证实这种大小的脂质体只穿透肿瘤组织的血管，而不能够穿透正常组织的血管，从而保证了释放的靶向性。一系列的体外和动物实验表明，该脂质体与常规温敏脂质体比较，能有效地提高阿霉素的靶向释放（阿霉素浓度由7.28增至25.61）程度，显著提高肿瘤的局部控制率[2, 5]。因此，该脂质体在肿瘤靶向热化疗领域有较大的潜在应用价值。

肿瘤热化疗作为肿瘤综合治疗的一种新模式，已经在国内很多医院逐渐开展起来。热疗与全身化疗的具体联合模式现在仍在探索中，未有定论。至于热化疗是同步还是序贯应用，通过对肿瘤热化疗基础研究的不断深入，结合国外热化疗临床应用的成功经验，相信对热化疗的临床设计与应用将更加规范与合理，使更多的肿瘤患者从中受益。

五、热疗的温度对化疗疗效的影响

全身加温的温度范围目前还无定论，但是一般认为体心温度（食道或直肠）的安全上限为42 ℃，尽管有人进行过更高温度的临床实验（42.6 ℃，120 min，10例）并没出现较严重的并发症。全身热疗其机理与常规热疗不全相同，其临床热剂量要求不能套用局部热疗温度越高越好的建议，人的脑、心、肝等脏器对过高体温将难以忍受，因而热剂量（温度与时间）的选择首先应是以安全治疗为前提，且不能引发明显的生理反应，应使病人乐于接受治疗。对全身热疗临床试验的热剂量较科学的要求有两种观点：

1. 极限性全身热疗

又称短时高温全身热疗，即要求体心温度达41.8～42 ℃并维持60～120 min，至今多数临床试验以此为标准。大量动物实验和临床实践表明，机体可以长时间耐受42 ℃的全身热疗治疗而无明显的毒性反应，而且42 ℃、60 min足以诱导化疗药的热增强效应。已证实全身热疗确能增强肿瘤化疗疗效并增强机体免疫功能。Bremer对常规化疗失败而复发的乳腺、卵巢、结肠转移癌进行全身热化疗，其缓解率达47 %，另有36%患者肿瘤受控而不再扩展；日本几家医院联合治疗肺癌的各种转移癌，完全缓解率达30%。但近年随着对全身热疗机理研究的深入，又掀起了一场主张较低温度、较长时间的亚高温治疗的热潮。

2. 亚高温全身热疗（mild hyperthermia）

即要求体心温度达39.5～41.5 ℃，并维持3～6 h以上。近年发现全身热疗与常规热疗的作用机理有所不同，它主要不是依赖热效应对癌细胞的直接杀伤，其杀伤作用主要是由于全身加温能刺激激发机体免疫防御系统的活性、增强化疗疗效及抑制肿瘤原发灶和转移灶的血管形成和肿瘤转移等。许多学者主张不再追求一再提高治疗温度的要求，而主张采用较低温度、较长时间的全身亚高温热疗，认为时间较长才能充分调动人体自身的生理热应激反应，从而激发机体免疫活性的提高；其中又有人主张采用模仿Coleys的低温长时间（LL）热疗（low temperature-long duration WBH），又称为类发热全身热疗（fever-like WBH）的方案。LL治疗温度为（39.8 ± 0.2）℃，持续6 h以上，以模仿机体的发热状态，观察免疫系统以及热疗与化疗对肿瘤的协同作用与效果。此法有众多的优点，如病人乐于接受、无需几个治疗人员、无需麻醉、操作简单、成本也低等。目前已完成LL-WBH+化疗与HS-WBH（high temperature short duration WBH，高温-短时间全身热疗：41.8 ℃、120 min）联合化疗疗效比较的动物实验研究，并且已进入Ⅰ期临床试验，如Pontiggia等对常规化疗失败而复发的59例的乳腺转移癌（肿瘤已分别转移到脑、肺、肝、骨、软组织等处），采用全身40 ℃加局部热疗结合免疫（α-干扰素）及低剂量化疗（博来霉素、环磷酰胺）方案治疗，获完全缓解率（CR）达39%的显著效果。

六、热疗的时间问题

目前热疗没有标准的治疗温度和治疗时间。其确立的原则：安全有效，即在保证病人安全和损伤最小的基础上，获得最佳治疗效果。因此，精解调节和控制温度是全身热疗安全有效的关键。

体外实验表明，温度越高或热作用时间越长，对肿瘤的杀伤效果越好。但是，提高治疗温度和延长热作用时间也必将同时增加治疗的危险性和副作用。全身体温升高后会引发一系列明显的生理反应，因此全身热疗的治疗温度必须严格控制，以保证治疗的安全。

大量的动物实验和临床实践显示，机体可以较长时间耐受41.8 ℃的全身热温度而无明显的毒副作用。亦有多数学者观察到，进一步提高治疗温度到42.5～43 ℃并不能明显增强全身热疗对肿瘤的杀伤效应。加之全身热疗治疗肿瘤不但是由于热作用对肿瘤细胞的直接杀伤，而且尚有热作用的继发效应。核心温度达到42.2 ℃时，对人体来说是安全的，但当接近42.5 ℃时，由于人体的高代谢而自身产热增加，其实际温度将＞42.5 ℃，从而引起器官的损伤和失代偿机会大增加，所以41.8～42 ℃是目前被广泛接受为全身热疗的治疗温度。

全身热疗的恒温治疗时间仍有争议，但集中在两个方案：60 min和120～240 min。采用60 min恒温时间的学者认为，在42 ℃左右的温度条件下，60 min的治疗时间已足够以诱导化疗药的热增强效应，达到治疗效果。而有的热疗医师之所以选择120～240 min的恒温期治疗方案，是希望通过延长热疗时间，延长其对肿瘤的直接的杀伤效应，进一步降低肿瘤细胞的存活率。有报道，在41.8 ℃全身热化疗的条件下，虽然120 min恒温时间比持续60 min对肿瘤的杀伤作用更强一些，却无统计学意义。而且120 min恒温时间诱导正常组织细胞（特别是胸腺、小肠细胞）凋亡的作用更强，因此，目前国内外全身热疗采用的恒温时间一般为60～90 min。

七、热耐受问题

在突然升温和其他应激的条件下，一切生物细胞包括原核细胞及真核细胞都合成了一系列蛋白质，这些蛋白质称为热休克蛋白（heat shock protein，HSP），又称为应激蛋白。

细胞或组织受到一过性的亚致死性加温后，一旦这些细胞或组织再次受到温热，便会产生对温热的抵抗能力，即出现热耐受（thermotolerance）现象。有研究表明，肿瘤细胞的热耐受与HSP家族有关。在临床应用过程中发现，两种加温方式产生热耐受性，一是当细胞长时间（2 h以上）43 ℃以下加温时，细胞生存率曲线斜率会慢慢趋向平坦；另一种为细胞经初次加温后，回到41 ℃以下的温度，经过数小时或更长时间的培养后，细胞对此后的第二次加温会产生较强的耐热性，这种为分次加温耐热性。Roccheri等[56]研究也发现，热耐受现象的发生与HSP70的诱导表达相关。热耐力是无特异性的，对其他能引起应激反应的刺激原也同样产生耐受，即所谓交叉耐受性。而且HSP增加的速度很快，一般几分钟，最多30 min即可达到高水平。Mcully将42 ℃高温灌注液直接灌注离体鼠心与对照组相比，HSP-mRNA的水平于15 min增加5倍，30 min增加了近10倍；HSP-72KDA 于60 min增加2倍，这表明预应激能迅速取得高水平HSP。HSP家族中的HSP70与细胞在温热作用中的自身保护、热损伤后的修复以及热耐受性的形成有密切关系，HSP70的表达量直接决定热耐受性的程度。陈斌等[57]的实验结果提示，胃癌细胞在41 ℃诱导后产生的热耐受性可分两部分，一为非HSP70依赖性细胞热耐受性，于温热作用后立即产生，与HSP70表达增加无关，持续时间较短；另一为HSP70依赖性细胞热耐受性，出现较前者迟，热耐受性的高低与HSP70表达量平行，持续时间较长。有研究表明，除HSP70外，HSP 家族的其他成员和细胞膜也参与热耐受性的产生。胡永成等研究发现，虽然热疗过程中热应激使HSP70高表达易于产生热耐受，降低再次热疗效果，但高表达的HSP70可显著提高机体抗肿瘤免疫作用。

虽然一次WBH的整个过程约需4～6 h，甚至更长，但因人体热耐受现象在治疗后48～72 h后才明显消退，120～144 h完全消退。一般的WBH疗程间隔时间都设定在一周以上（1～4周），以避开热耐受现象对治疗的影响。

八、疗效评价

人体组织可耐受的温度极限是45 ℃，50 ℃以上发生不可逆转的组织变性和凝固坏死，温度越高，凝固坏死的发生机会越大，100 ℃以上则发生溶解坏死。HIFU 热疗机也如上所述，在高温低水平下可发生组织变性和凝固坏死，在高温高水平下可发生凝固坏死含溶解坏死，坏死组织内的成纤维母细胞增生，其不断增生的结果导致纤维化，实质脏器的坏死灶核心内坏死组织，轻者纤维增生，重者出现组织液化，液化组织缓慢吸收，纤维化自外而内进展，导致最终的纤维化[58]。由于胰腺为实体脏器，其肿瘤坏死后不会立即产生脱落、萎缩，判断疗效的标准应重点考虑肿瘤细胞被热杀灭的比率、实验室检查和临床症状三大方面。显效：①疼痛缓解，停用止痛药；②B超显示肿瘤回声全部增强或出现液性暗区；③多点穿刺显示大部分细胞坏死；④PET 检查示肿瘤区PDE不显影。有效：①疼痛部分缓解，止痛药用量减半；②B超显示肿瘤回声部分增强；③多点穿刺显示部分细胞坏死；④PET检查示肿瘤区PDE 小部分显影。无效：①疼痛不缓解，止痛药用量不减；②B超显示肿瘤回声无改变；③多点穿刺显示无细胞坏死；④PET检查示肿瘤区PDE 浓聚。

HIFU治疗后胰腺癌的萎缩过程非常缓慢，究其原因，一方面是因为胰腺是实质性脏器，当胰腺肿瘤被热杀灭后，不像空腔脏器肿瘤那样坏死脱落[59]，而是依靠坏死组织的缓慢吸收和纤维化，而热疗造成微血管栓塞又导致吸收困难，该过程需要多长时间目前还不清楚；另一方面也可能是因为胰腺位置过深，胰腺前方是胃和横结肠，腹壁厚度个体差异较大，超声波经皮肤到达胰腺过程中衰减过大，造成肿瘤靶区温升降低，这种温升及所持续的时间不足以引起肿瘤组织的凝固性坏死，而是起到抑制肿瘤生长的作用。因此评价胰腺癌HIFU效果时，不应简单地以肿瘤大小来判断，而应对肿瘤的死活状态进行判断。由于对胰腺组织穿刺活检较困难，而通过患者疼痛的缓解程度、B超回声改变、肿瘤血流变化及PET检查可对其进行大致的判断。

对于HIFU治疗胰腺癌的疗效目前尚无肯定的判断标准，肿瘤大小的改变、B超回声改变、CT值的改变及多普勒超声显示肿瘤血流变化等只能进行大致的判断。熊六林等报道，胰腺癌治疗前后肿瘤大小及CT值改变无显著性差异，而胰腺组织穿刺活检又十分困难，因而如何判定治疗效果，需要今后继续探索。

第四节 问题与展望

一、存在问题

近年来热疗的基础研究进展很大，已跃出既往作为化放疗增敏剂的圈子。重新审视热疗在肿瘤治疗中的作用是必要的。加强热疗基础理论的研究，从而更加支持热疗的临床应用，同时我们有必要找出既往临床研究中的问题。尽管有关热疗的临床报道不少，但认真分析起来存在以下问题：

1）由于旧的热生物学观念的束缚，在治疗中一味追求＞41.5 ℃的高温，于是造成高温下化疗药物的毒性增加，从而降低了治疗效益比。

2）在联合治疗中仅把热疗作为“化疗的增敏剂”，而忽略了热疗的继发作用，这可能使热疗在肿瘤治疗中未能发挥最大的作用。

3）全身热疗的研究多为混合多病种的Ⅳ期病人，预后参差不齐，疗效难以判断。而最新有关的理论可能更支持用于局部晚期而临床治疗达到完全缓解后的治疗，从而减少转移和复发。

4）缺乏不同温度梯阶和分割方案的研究以找出最佳方案。

5）较少单病种严格的随机对照临床研究和多中心研究资料，以及没有严格的质量控制（QC）措施，从而导致治疗病人疗效差异巨大。

二、展望

热疗从原始的火针、烙铁、针灸，到19世纪末用丹毒毒素进行全身热疗乃至今日发展成为一门独立的学科，虽然经历了漫长的历史过程，但作为一门独立的学科，目前仍显得幼稚和不够成熟。同时目前仍有许多医务工作人员对热疗了解不深，缺乏所需的知识，以致在工作中出现失误、疗效不佳，甚至导致不良后果。可是这丝毫不影响它作为肿瘤治疗的一种极具有前途的治疗方式。因为它不同于放疗、化疗而具有自身的特点。热疗目前已引起越来越多的医生、生物学家、免疫学家、生物工程学家的浓厚兴趣。

放射治疗研究中放射物理学的研究一直得到重视，而放射生物学的研究远远跟在设备和临床经验之后。热疗与放射治疗学的发展不同的是：热疗的生物学进展远超过物理学，一直在指导着肿瘤热疗的发展，而热疗技术的不成熟则一直影响着热疗的发展，甚至导致人们对热疗的有效性产生怀疑。目前，热疗设备有了长足的发展，但热疗在肿瘤治疗中究竟应扮演什么角色，这需要大量的高质量的临床数据来回答。可以预见，随着基础和临床研究的不断深入，肿瘤热疗这一古老而又新兴的学科将越来越得到肿瘤工作者的认同并在肿瘤综合治疗中奠定其重要地位。

参考文献

[1] CrumL A，Bailey M，Beach K，et al. Therapeutic ultrasound［J］. J AcoustSoc A，1998，103（5）pt. 2：2830.

[2] Thomford NR，Wooler LB，Clagett OT. The surgical treatment of metastatic tumors in the lungs［J］. J Thoracic Cardiovasc Surg，1965，49：357-363.

[3] Li TS，Kaneda Y，Ueda K，et al. The influence of tumor resection on angiostatin levels and tumor growth-an experimental study in tumour-bearing mice［J］. Eu J Cancer，2001，37（17）：2283-2288.

[4] Sckell A，Safabakhsh N，Dellian M，et al. Primary tumor size-dependent inhibition of angiogenesis at a secondary site：An intravital microscopic study in mice［J］. Cancer Res，1998，58（24）：5866-5869.

[5] Camphausen K，Moses MA，Beecken WD，et al. Radiation therapy to a primary tumor accelerates metastatic growth in mice［J］. Cancer Res，2001，61：2207-2211.

[6] Gorski DH，Mauceri HJ，Salloum RM，et al. Potentiation of the antitumor effect of ionizing radiation by brief concomitant eaposures to angiostatin［J］. Cancer Res，1998，58（24）：5686-5689.

[7] Sawaji Y，Sato T，Takeuchi A，et al. Anti-angiogenic action of hyperthermia by suppressing gene -expression and production of tumour-derived vascular endothelial growth factor in vivo and invitro［J］. Br J Cancer，

2002，86（10）：1597–1603.

[8] Huang GW，Masanori S，Li JE，et al. The relationship between microvessel density，the expression of vascular endothelial growth factor（VEGF），and the extension of nasopharyngeal carcinoma [J]. Laryngoscope，2000，110：2066–2069.

[9] Duff SE，Li C，Renehan A，et al. Immunodetection and molecular forms of plasma vascular endothelial growth factor–C [J]. Int J Oncol，2003，22：339–343.

[10] Akbulut H，Altuntas F，Akbulut KG，et al. Prognostic role of serum vascular endothelial growth factor，basic fibroblast growth factor and nitric oxide in patients with colorectal carcinoma [J]. Cytokine，2002，20：184–190

[11] Gorski D，Beckett M，Jaskowiak N，et al. Blockade of the vascular endothelial growth factor stress response increases the antitumor effects of ionizing radiation [J]. Cancer Res，1999，59（14）：3374–3378.

[12] Wiedemann GJ，Robins HI，Katschinski DM，et al. Systemic hyperthermia and ICE chemotherapy for sarcoma patients：rationale and clinical status [J]. Anticancer Res，1997，17（4B）：2899–2902.

[13] Hildebrandt B，Wust P，Ahlers O，et al. The cellular and molecular basis of hyperthermia [J]. Crit Rev Oncol Hematol，2002，43（1）：33–56.

[14] Moses M，Wiederschain D，Loughlin K，et al. Increased incidence of matrix metalloproteinases in urine of cancer patients [J]. Cancer Res，1998，58：1395–1399.

[15] 曹友清，伍烽，陈文直，等. 高强聚焦超声治疗原发性肝癌的病理学研究 [J]. 临床超声医学杂志，2000，2（增刊）：250.

[16] Malcolm AL，ter Hear G R. Ablation of tissue volumes using high intensityfocused ultrasound [J]. Ultrasound Med Biol，1996，22（5）：659–669.

[17] Vykhodtseva N I，Hynynen K，Damianou C. Pulse duration and peak intensity during focused ultrasound surgery：theoretical and experimental effectsin rabbit brain in vivo [J]. Ultrasound Med Biol，1994，20（9）：987–999.

[18] Hegewisch–Becker S，Gruber Y，Corovic A，et al. Whole–body hyperthermia（41.8 degrees C）combined with bimonthly oxaliplatin，high–dose leucovorin and 5–fluorouracil 48–hour continuous infusion in pretreated metastatic colorectal cancer：a phase Ⅱ study [J]. Ann Oncol. 2002，13（8）：1197–1204.

[19] Westermann AM，Wiedemann GJ，Jager E，et al. Systemic Hyperthermia Oncologic Working Group. A Systemic Hyperthermia Oncologic Working Group trial. Ifosfamide，carboplatin，and etoposide combined with 41.8 degrees C whole–body hyperthermia for metastatic soft tissue sarcoma [J]. Oncology，2003，64（4）：312–321.

[20] Warshaw AL，Fernandez–del Castillo C. Pancreatic carcinoma [J]. N Engl J Med，1992，326：455–465.

[21] Ahmedin Jemal，Rebecca Siegel，Elizabeth Ward，et al. Cancer Statistics，2007 [J]. CA Cancer Journal of Clinical，2007，57（1）：43–66.

[22] 陈冬波，王保庆，张世强，等. 热化疗在晚期胰腺癌治疗中的应用 [J]. 临床肿瘤学杂志，2007，12（8）：621–622.

[23] 彭晶晶，张涛. 高强度聚焦超声用于晚期胰腺癌病人的止痛作用研究 [J]. 西南军医，2005，7（6）：23–24.

[24] 徐叶青，王国民，顾勇主，等. 高强度聚焦超声治疗晚期胰腺癌中的止痛作用 [J]. 中国临床医

学，2003，10（3）：322-323.

[25] 王晓，孙靖中，毕冬松. 高能聚焦超声缓解晚期胰腺癌疼痛的疗效分析［J］. 癌症，2002，21（5）：554.

[26] Gu YZ，Wang GM，Xia HS，et al. Application of High Intensity Focused Ultrasound in Treating 45 Cases of Carcinoma of Pancreas［J］. Journal of Shanghai Medica（University），2004，31（2）：135-137.

[27] 张秀国. 高能聚焦超声治疗胰腺癌的临床应用进展［J］. 中国现代普通外科进展，2002，5（4）：208-230.

[28] 贾林，谢飚. 高强度聚焦超声治疗晚期胰腺癌疼痛的荟萃分析［J］. 中华胰腺病杂志，2008，8（1）：13-15.

[29] 王琨，刘鲁明，孟志强，等. HIFU治疗胰腺癌的初步临床研究［J］. 中国超声医学杂志，2006，22（10）：796-798.

[30] 谢德荣，姚波，陈积圣，等. 高强度体外聚焦超声热疗治疗晚期胰腺癌近期疗效观察［J］. 肿瘤防治杂志，2001，8（5）：510-512.

[31] 谢德荣，陈岱佳，滕虹，等. HIFU联用双氟他滨治疗晚期胰腺癌的初步临床研究［J］. 岭南现代临床外科，2001，1（4）：226-228.

[32] 谢德荣，陈岱佳，滕虹，等.高强度体外聚焦超声热疗治疗局部晚期胰腺癌的多中心临床研究［J］. 中国肿瘤临床，2003，30（9）：631-633，637.

[33] 张蓓，刘志书，罗先文，等. 全身热化疗治疗晚期胰腺癌的临床观察［J］. 胸部外科，2005，18（2）：92-93.

[34] 何申戌，熊六林，姚松森，等. 高能聚焦超声热疗临床前实验研究［J］. 北京医科大学学报，1999，31：573-576.

[35] 熊六林，赫崇军，姚松森，等. 高强度聚焦超声热疗治疗晚期胰腺癌的初步临床应用［J］. 中华普通外科杂志，2001，16（6）：345-347.

[36] Kouloulias VE，Kouvaris JR，Nikita KS，et al. Intropertive hyperthermia in conjunction with multi schedule chemotherapy（pre，intra and post operative），by pass surgery，and postoperative radiotherapy for the managmnent of unresectable pascreatic adenocarcinoma［J］. Int J Hyperthermia，2002，18（3）：233-252.

[37] M. Yasuda，M. Kondo，S. Kokura，et al. Comparison of concomitant gemcitabine chemotherapy and local hyperthermia，gemcitabine monochemotherapy，and local hyperthermia monotherapy for inoperable progressive pancreatic cancer［C］. J Clin Oncol，26：2008（May 20 suppl，abstr 15672）.

[38] K. E. Tschoep，S. Boeck，F. Berger，et al. Regional hyperthermia（RHT）combined with gemcitabine（GEM）+cisplatin（CIS）in patients with GEM-refractory advanced pancreatic cancer：Results of the ESHO phase Ⅱ trial［C］. J Clin Oncol，26：2008（May 20 suppl，abstr 4635）.

[39] 殷娟，戴鹏，谢正强. 腹腔热灌注治疗联合高频热疗治疗恶性腹水［J］. 武汉大学学报（医学版），2007，28（2）：249-250.

[40] 王冰，于世英，周珞华，等. GP方案双路腹腔温热灌注化疗并全身化疗治疗晚期胰腺癌临床观察［J］. 肿瘤防治研究. 2007，34（8）：620-622.

[41] Akiyama H，Kunisaki C，Nomura M，et al. Effectiveness of continuous hyperthermic peritoneal perfusion for the peritoneal dissemination of gastric cancer［J］. Gan To Kagaku Ryoho，2002；29（12）：2168-2173.

[42] Shime N, Lee M, Hatanaka T. Cardiovascular changes during continuous hyperthermic peritoneal perfusion [J]. Anesth analg, 1994; 78 (5): 938–942.

[43] Aihara H, Maruoka H, Kiyozaki H, et al. Sclerosing Encapsulating Peritonitis (SEP) as a delayed complication of Continuous Hyperthermic Peritoneal Perfusion (CHPP): Report of a Case [J]. Surg Today, 2003; 33 (3): 232–236.

[44] Takahashi I, Emi Y, Hasuda S, et al. Clincal application of hyperthermia combined with anticancer drugs for the treatment of solid tumors [J]. Surgery, 2002, 131 (1S): S78–84.

[45] Westermann AM, Grosen EA, Katschinski DM, et al. A pilot study of whole body hyperthermia and carboplatin in platinum–resistant ovarian cancer [J]. Eur J Cancer, 2001, 37 (9): 1111–1117.

[46] Rietbroek RC, van de Vaart PJ, Haveman J, et al. Hyperthermia enhances the cytotoxicity and platinum–DNA adduct formation of lobaplatin and oxaliplatin in cultured SW1573 cells [J]. J Cancer Res Clin Oncol, 1997, 123 (1): 6–12.

[47] Kondo T, Ueda K, Kano E. Combined effects of hyperthermia and CPT–11 on DNA strand breaks in mouse mammary carcinoma FM3A cells [J]. Anticancer Res, 1995, 15 (1): 83–86.

[48] Nishida Y, Hamaji M, Miyazaki S, et al. Thermo–chemotherapy using low dose CPT–11 in a patient with local recurrence of rectal cancer [J]. Gan To Kagaku Ryoho, 1999, 26 (4): 549–552.

[49] Hirohashi Y, Hidaka K, Sato S, et al. Biomodulation by hyperthermia of topoisomeraes Ⅱ–targeting drug in human colorectal cancer cells [J]. Jpn J Cancer Res, 1995, 86 (11): 1097–1105.

[50] Van Heek–Romanowski R, Putter S, Trarbach T, et al. Etoposide toxicity on human neuroblastoma cells in vitro is enhanced by preceeding hyperthermia [J]. Med Pediatr Oncol, 2001, 36 (1): 197–198.

[51] Van Bree C, Beumer C, Rodermond HM, et al. Effectiveness of 2', 2' difluorodeoxycytidine (Gemcitabine) combined with hyperthermia in rat R–1 rhabdomyosarcoma in vitro and in vivo [J]. Int J Hyperthermia, 1999, 15 (6): 549–556.

[52] Fujimoto S, Takahashi M, Mutou T, et al. Successful intraperitoneal hyperthermic chemoperfusion for the prevention of postoperative peritoneal recurrence in patients with advanced gastric carcinoma [J]. Cancer, 1999, 85: 529–534.

[53] Ohno S, Sumiyoshi Y, Mori M, et al. Hyperthermia for rectal cancer [J]. Surgery 2002, 131 (1S): 121–127.

[54] Kouloulias VE, Kouvaris JR, Nikita KS, et al. Intraoperative hyperthermia in conjunction with multi–schedule chemotherapy (pre–, intra–and post–operative), by–pass surgery, and post–operative radiotherapy for the management of unresectable pascreatic adenocarcinoma [J]. Int J Hyperthermia, 2002, 18 (3): 233–252.

[55] Kong G, Braun RD, Dewhirst MW. Characterization of the effect of hyperthermia on nanoparticle extravation from tumor vasculature [J]. Cancer Res, 2001, 61 (7): 3027–3032.

[56] Roccheri M C, Onorato K, Tipa C, et al. EGTA treatment causes the synthesis of heat shock proteins in sea urchin embryos [J]. Mol Cell Biol Res Commun, 2003, 3 (5): 306–311.

[57] 陈斌，杨虎川，杨耀琴，等. 吐温80合并温热对人胃癌细胞热耐受性和HSP70表达的影响 [J]. 癌症，1999，18 (S1)：67–70.

[58] 何申戌，熊六林，于晋生，等. 高强度体外聚焦超声治疗腹腔和盆腔恶性肿瘤140例初步报告 [J]. 中华普通外科杂志，2000，15 (8)：480–482.

[59] Vallancien G, Harouni M, Guillonneau B, et al. Ablation of superficial bladder tumors with focused extracorporeal pyrotherapy [J]. Urology, 1996, 47: 204-207.

（林显敢）

第九章 介 入 治 疗

第一节 疼痛的介入治疗

一、概述

约30%～60%的早期和>80%的进展期胰腺癌患者有癌痛体验，患者死亡前的癌痛发生率更高达90%[1]，胰腺癌疼痛多表现为是严重的腹痛伴腰背部的放射痛，疼痛是影响患者生存质量的重要因素[2]。胰腺癌疼痛源自感觉神经纤维接受的伤害性刺激，形成神经冲动由交感神经传导。尽管胰腺实质内神经分布及走行复杂，但离开胰腺后都与上腹部其他脏器的神经融合成腹腔神经丛，在腹腔神经节换元后向中枢投射，最终产生疼痛反应。因此，任何具有破坏该神经节的技术，在理论上应可缓解胰腺癌所致的疼痛。胰腺癌疼痛性质多为神经病理性疼痛。尽管应用现有的药物可以有效控制绝大多数癌性疼痛，但仍有5%～10%患者为难治性疼痛，药物无法很好控制。阿片类药物治疗癌痛，多数情况下无封顶效应，剂量无上限[3]。但是，神经病理性疼痛对阿片类药物的反应性较差，疼痛控制不良时阿片类药物剂量无上限的原则不适用于胰腺癌疼痛的治疗，必须应用有创的治疗手段才能达到满意控制疼痛的目的。

二、腹腔神经丛阻滞术

利用介入手段，在CT、MR及B型超声引导下，或腹腔镜、手术直视下行腹腔神经丛阻滞术（neurolytic celiac plexus block，NCPB）治疗胰腺癌疼痛可取得较好效果。腹腔神经丛阻滞术的治疗原理是经影像设备引导穿刺或开腹直视下，在腹腔神经丛周围注射无水乙醇。利用高浓度无水乙醇使腹腔神经节和周围神经纤维的脂蛋白和黏蛋白变性，以及“萃取”神经膜的胆固醇、磷脂和脑苷脂，使神经细胞脱水、变性，细胞凝固和神经纤维脱髓鞘而破坏神经节及其纤维，从而阻断疼痛的传导通路，以达到止痛的目的[4, 5]。目前国内外大多数学者倾向于选择无水乙醇作为腹腔神经丛阻滞术的神经破坏药物。无水乙醇的浓度为50%～100%，50%以上浓度的乙醇均可造成神经节和纤维不可逆的损伤。腹腔神经丛阻滞术与应用的乙醇剂量无关，而与无水乙醇的浓度及其在腹腔神经丛的分布是否完全和均匀程度关系密切[6]。腹腔神经丛阻滞术的进针途径包括经腹前壁穿刺和经脊柱旁穿刺两种。前者的优点是能在腹腔动脉两侧形成较好的药物弥散，且穿刺容易；后者的优点是穿刺路线短、不损伤腹腔脏器和并发症少，但受穿刺角度的限制（穿刺针在脊柱与肾上腺之间），使穿刺针位于腹腔动脉干的一侧，注入无水乙醇也只能在一侧弥散，且穿刺多只能从右侧进针，此外进针将难以避开肾脏下的下腔静脉，这些因素都将影响腹腔神经丛阻滞术的止痛效果[5, 6]。

（一）经皮腹腔神经丛阻滞术

目前国内外已有较多应用腹腔神经丛阻滞术治疗胰腺癌顽固性疼痛的报道。上海交通大学瑞金医院童国海等报道腹腔神经丛阻滞术治疗胰腺癌顽固性疼痛取得了良好的止痛效果[7]。97%顽固性疼痛的患者在一次成功注射无水乙醇后，其疼痛消失或缓解可持续至临终。2007年又对资料进行更新[8]，共有123例患者接受腹腔神经丛阻滞术治疗，这是目前国内病例数最多的研究。其中胰腺癌62例，经腹前壁途径腹腔神经丛阻滞术治疗43 例，经脊柱旁途径治疗胰腺癌19 例，结果短期和长期疼痛有效控制率分别为93.5%和90.3%。未见严重并发症。前路进针术定位准确，无水乙醇弥散程度好，且长期治疗效果和后路进针无显著差异。国外学者也证实，经皮腹腔神经丛阻滞术是治疗不可切除胰腺癌顽固定疼痛的有效方法[9-12]。

（二）术中腹腔神经丛阻滞术

术中是否进行腹腔神经丛阻滞尚有争论。有报道，在术中直视下对122例肿块不能切除、伴有消化道梗阻、腹部和/或腰背部癌性疼痛的胰腺癌患者，其中姑息手术加腹腔神经丛阻滞术80例患者，仅行姑息手术42例患者。结果术后2周疼痛完全缓解率分别为52.5%和11.9%，总有效率分别为96%和47.6%；半年疼痛完全缓解率分别为20.7%和0%，总有效率分别为68.9%和11.1%；两者在术后各时间点（2周、1个月、3个月、6个月）之间差异有统计学意义（$P<0.05$）。接受术中腹腔神经丛阻滞术治疗患者KPS 评分明显改善（$P<0.05$），两组治疗前后KPS 评分差值比较亦有统计学意义（$P<0.05$）。两组均无严重并发症和手术死亡。认为经腹行腹腔神经丛阻滞术具有直视下定位准确、疼痛缓解满意、安全程度较高等优点，能有效改善患者的生活质量[13]。国外临床研究也证实术中腹腔神经丛阻滞术的价值[14]。NCCN指引也将术中腹腔神经丛阻滞术作为2B级证据加以推荐。

（三）经皮或术中腹腔神经丛阻滞术比较

目前没有直接比较经皮或术中腹腔神经丛阻滞术的临床试验，无法回答优劣问题。有临床试验表明，晚期胰腺癌实施开放性、姑息性手术常使患者的病情更加严重[15, 16]。因此，对于剖腹探查的患者，可考虑术中腹腔神经丛阻滞术，但对于无剖腹探查指征的患者，则经皮腹腔神经丛阻滞术可能较好。

（四）腹腔神经丛阻滞术与药物止痛比较

目前证据提示，不管经皮还是术中腹腔神经丛阻滞术，均能有效控制不可手术切除胰腺癌疼痛。但我们关心的是腹腔神经丛阻滞术是否优于药物止痛，因为药物止痛更为简单方便。有研究比较术中腹腔神经丛阻滞术与药物止痛治疗不可手术胰腺癌疼痛的效果[17]，结果手术组阿片药物消耗量明显低于药物治疗组，不良反应手术组有较多的一过性腹泻、低血压，但差别无统计学意义，无手术相关死亡；相反，药物治疗组出现更多的与药物相关的不良反应，如便秘、恶心和呕吐等，且差别达到了统计学意义。结果提示术中腹腔神经丛阻滞术是一种安全有效的方法。

最近有人对不能手术切除胰腺癌行腹腔神经丛阻滞术与药物止痛比较的文献进行了系统评价[18]，共纳入5个临床研究，302例患者，其中腹腔神经丛阻滞术147例，对照组155例。与对照组相比，腹腔神经丛阻滞术组在术后2，4，8周疼痛评分明显低于对照组（WMD：−0.60，95% CI −0.82 ~ −0.37），阿片药物用量下降（WMD：−85.9，95% CI −144.0 ~ −27.9），便秘发生率减少33%（RR=0.67，95% CI：0.49 ~ 0.91），生存期两组无差别。提示腹腔神经丛阻滞术可有效地控制疼痛，有助于减少阿片药物的用量及便秘的发生。

现有的证据表明，对于晚期胰腺癌顽固性疼痛，腹腔神经丛阻滞术优于药物止痛。

三、腹腔神经丛切除术

腹腔神经丛直接切除术也有报道。由于该技术较复杂且无前瞻性随机临床研究的资料，不能证明其较经皮或术中腹腔神经丛阻滞术有优势，目前不推荐临床应用。

四、高能聚焦超声热疗

高能聚焦超声热疗（HIFU）治疗胰腺癌疼痛也有一定的疗效[19-22]，但这些研究均为单中心、小样本、非随机对照研究。HIFU能有效地缓解晚期胰腺癌患者的疼痛，这可能与肿瘤经HIFU热治疗后发生变性、凝固性坏死，从而消除了肿瘤浸润神经引起的癌性疼痛有关。HIFU 治疗胰腺癌时的治疗范围包括围绕在腹腔干和肠系膜上动脉周围的神经丛，热治疗能够破坏腹腔神经丛，阻断痛觉的神经冲动传入，从而使患者的疼痛减轻或消失[23]。贾林[24]检索了2001—2007年2月期间国内利用HIFU治疗胰腺癌疼痛的资料，并对文献16篇、共413例进行了临床Meta分析，着重分析了治疗后胰腺癌疼痛缓解率和消失率以及不良反应发生率等指标。结果显示，胰腺癌疼痛缓解率为31.3%～100%（中位缓解率为80.0%），疼痛消失率为10.8%～88.9%（中位消失率为28.0%）；联合化疗可显著增强其镇痛作用，不良反应少。认为HIFU为缓解胰腺癌疼痛的安全有效措施。

第二节　黄疸的介入治疗

一、概述

梗阻性黄疸是胰腺癌最常见的临床表现之一[25]。黄疸虽然可为胰腺癌首发症状，但并非早期表现。重度黄疸时（肝内毛细胆管破裂，胆汁入血）还可出现皮肤瘙痒、贫血和出血倾向。以往多强调胰腺癌黄疸的特征是进行性加重的无痛性黄疸，但近年来的观察发现一部分病人的黄疸可有波动，当肿瘤合并炎症或应用激素治疗后可暂时减退，但不会降至正常。还有病人伴有不同程度的腹痛，只有25%左右的胰腺癌患者为典型的无痛性黄疸。本节重点讨论术前是否需要胆汁引流以及黄疸的姑息治疗。

二、可手术胰腺癌术前胆管引流

对可手术切除但伴有黄疸的胰腺癌患者，是否实施术前减黄术是一个非常重要的临床问题。对伴有高胆红素血症的患者施行胰十二指肠切除术，其围手术期死亡率较高且研究表明术前高胆红素血症（6 mg/dL）是围手术期死亡的独立预后因素（$P<0.002$）[26]，随后的研究再次证实高胆红素血症是胰腺癌围手术期死亡的高危因素之一[27]。由此，试图通过术前胆汁引流，降低高胆红素血症，从而达到减少手术并发症及降低围手术期死亡率的临床试验相继开展。但临床实际情况并没有达到预期的目的。有一个小样本的临床研究[28]，将65例（入组70例，5例退出）胰腺癌（术前胆红素>100 μmol/L）患者分为两组，术前经皮肝穿刺胆管引流术34例，直接手术31例，结果引流组中位引流时间为18 d，胆红素下降明显，平均从305 μmol/L降到115 μmol/L，其中5例因并发症需提前手术，2例在术后30 d内死亡，引流组围手术期死亡率高达32%，明显高于直接手术组的19%。临床研究提示，术前胆汁引流反而增加围手术期死亡率。多个回顾性和前瞻性研究也没有显示术前胆汁引流可以降低手术死亡率[29-31]。

一方面临床研究证实高胆红素血是胰十二指肠切除术围手术期死亡的独立预后因素[26, 27]，术前引流也确实可以有效改善高胆红素血症[28]；另一方面，临床实际情况却提示术前引流会增加围手术期死亡率[28-31]，这似乎有些不尽合理。1999年，Sloan-Kettering纪念肿瘤医院分析了161例施行胰十二指肠切除术的连续病例，术中行胆汁微生物培养，结果高达58%的患者阳性，其中70%可分离出多种微生物。29%术后感染，最常见为伤口感染占14%、腹腔内脓肿12%。胆汁微生物培养阳性患者，89%出现腹腔内脓肿（P=0.003），87%出现伤口感染（P=0.003）。多因素分析显示术前胆汁引流与胆道感染（P<0.001）、术后感染（P=0.022）、腹腔内脓肿（P=0.061）、伤口感染（P=0.045）及死亡（P=0.021）密切相关。可见，与直接手术相比，术前胆汁引流增加了包括死亡在内的术后并发症[32]。MD Aderson肿瘤中心报道了该院处理300多例患者的经验，其中57%患者因为接受新辅助放化疗而行术前胆汁引流，虽然未发现伴随出现的脓毒血症、瘘道甚至死亡，但引流组患者伤口的并发症明显增加[33]。提示术前引流增加感染机会可能是导致围手术期死亡率较高的原因之一。

目前证据显示，术前减黄并无多大益处，不会降低手术死亡率及术后并发症的发生率。因此主张直接手术，除非出现全身症状、败血症或手术明显被推迟等情况才选择术前胆管引流。

三、晚期胰腺癌梗阻性黄疸的介入治疗

大约65%～75%的胰腺癌出现胆道梗阻症状，对确诊不可手术胰腺癌伴胆道梗阻的患者，应给予姑息性治疗，以达到减症的目的[34]。与外科旁路手术解决梗阻性黄疸相比，经内镜胆管内支架置放术可能更具优点，尤其是对那些估计生存期较短的患者。有一个纳入21个临床试验、共涉及1 454例患者的Meta分析[35]，比较外科手术与经内镜胆管放置塑料支架，结果经内镜胆管放置塑料支架出现并发症的风险下降（RR 0.60，95% CI：0.45～0.81），但在患者死亡前再堵塞风险却明显增加（RR=18.59，95% CI：5.33～64.86），30 d内死亡风险明显低于外科手术组（P=0.07，RR=0.58，95% CI：0.32～1.04）。治疗费用及生活质量是必须考虑的问题。临床研究显示，经内镜胆管内支架置放术，无论是治疗费用、护理费用还是总费用，均明显低于外科治疗组，同时有较好的生活质量[36]。有临床试验表明，开放性姑息性手术常使患者的病情更加严重[15, 16]，经内镜胆管放置支架长期安全性良好[37, 38]，在无剖腹手术探查的情况下，主张经内镜胆管放置支架取代外科旁路手术。

目前有塑料支架及金属支架可供临床选择。最近一个单中心的随机对照的临床研究，有100例患者随机分入塑料支架组或不带膜的自张性金属支架组，支架均通过内镜置入，结果中位扩张时间分别为1.8个月和3.6个月（P=0.002），可见金属支架优于塑料支架[39]。有Meta分析结果支持以上结论，金属支架胆道堵塞的复发率低于塑料支架（RR=0.52，95% CI：0.39～0.69），但两种支架置入的成功率、并发症和30d死亡率并没有显著差异[35]。永久支架和临时支架各有优点：金属支架可以埋入胆道内，直径较临时支架大，较少出现

堵塞，而塑料支架较容易出现堵塞但可以置换。对绝大多数患者，推荐采用永久性金属支架。

经皮肝穿刺胆管引流术操作简单，临床有一定的应用价值[40]。但与经内镜胆管放置支架相比没有特别的优势，且出现严重并发症发生率较高[41]，一般情况下不主张应用。但在肿瘤压迫、十二指肠狭窄等内镜无法通过时，临床可考虑应用。

第三节　经血管介入治疗

一、经动脉灌注化疗

目前胰腺癌的化疗基本上是采用外周静脉给药化疗。有临床试验试图通过介入手段区域动脉灌注化疗，以期达到提高疗效的目的。胰腺癌的介入动脉化疗具有血管解剖学基础，胰腺的动脉血供主要来自腹腔干发出的肝总动脉、脾动脉和肠系膜上动脉，由肝总动脉分出胃十二指肠动脉，后者再进一步分出胰十二指肠前上、后上动脉，并与发自肠系膜上动脉的胰十二指肠前下、后下动脉形成的前后血管弓供应胰头部；胰腺的体尾部大多由来自脾动脉的胰背动脉、胰大动脉、胰横动脉和胰尾动脉供应，另外，胰头和胰体尾之间常有吻合支连接于胃十二指肠动脉、胰背动脉、胰横动脉的分支。肠系膜上动脉常有变异分支发出胰背动脉和胰横动脉，因此，经过腹腔干或肠系膜上动脉灌注的抗癌药物能覆盖整个胰腺，同时，经肝动脉灌注对胰腺癌肝转移同样可能有治疗作用[42]。

胰腺癌的介入化疗是通过动脉插管技术，选择胰腺主要的供血动脉，然后通过选择的动脉给予高剂量的化疗药物。通过靶向性介入化疗可以使高浓度的化疗药物直接进入胰腺癌组织；同时由于药物的首过效应，动脉灌注化疗相对于全身静脉化疗而言，靶器官药物浓度提高，而靶器官以外的组织药物浓度明显降低，从而可能达到提高疗效、降低全身毒副反应的目的[43, 44]。

有多个临床研究均认为动脉灌注化疗治疗中晚期胰腺癌有一定的疗效。有研究经介入动脉灌注化疗治疗65例中晚期胰腺癌，客观缓解率为32.7%，临床获益率为56.9%，中位生存期为9.0个月，6个月和1年累积生存率分别为72.6%和28.7%[45]。另有研究显示，可有效缓解症状[46]、71.4%的患者疼痛得到有效控制[47]。这几个研究均提示介入化疗无明显的不良反应。但这些临床试验均为单中心临床研究，样本量较少，且为非随机无对照临床研究，不排除存在选择PS评分较佳的患者接受介入化疗的可能性。但可以认为动脉介入化疗安全性较好，有一定的疗效。

动脉介入化疗是否优于外周静脉化疗是一个值得探讨的临床问题。有研究表明，动脉化疗临床获益反应为55.6%，优于全身化疗组的36.7%（$P<0.05$）[48]。另有采用化疗药盒植入动脉灌注化疗与全身化疗相比较，两组均采用FAM方案，药物的剂量及疗程数一致。结果介入组有效率为60.2%，生存期3 ~ 34个月，中位生存期13.5个月；全身化疗组有效率34.7%，生存期1 ~ 13个月，中位生存6.2个月。两组有效率和生存时间差异均有统计学意义（$P<0.05$），表明动脉灌注化疗优于全身静脉化疗[49]。吉西他滨单药30 min静脉输注为晚期胰腺癌标准的一线治疗，而这几个临床试验均采用非吉西他滨方案作为对照组治疗方案，可见对照组化疗方案选择不合理，研究结果可能将会受到一定的影响。

吉西他滨能否用于动脉灌注化疗是值得探讨的问题。有学者对吉西他滨静脉和动脉输注的药物代谢动力学进行了细致的临床研究，证实吉西他滨动脉注入比静脉应用副作用小，局部浓度增加，临床效果满意[50]。也有学者利用比格犬进行胰腺区域动脉灌注吉西他滨，证实吉西他滨在靶器官的浓度为全身用药的10～16倍，组织病理学上动脉灌注组与对照组比较，胰腺周围炎症反应明显，肾、肺、心无病理改变；而对照组肾、肺、心则有明显病理损伤性改变[51]。动脉介入治疗与全身静脉用药的峰浓度和生物半衰期无明显差异，但动脉介入时吉西他滨在体内的滞留时间明显延长；在相同用药剂量前提下，全身用药对心、肺、肾产生了明显的毒副作用，而介入治疗仅在胰腺周围组织产生明显炎症反应，认为吉西他滨适合于胰腺癌的动脉灌注化疗。但也有研究认为吉西他滨必须通过肝脏代谢后才能对胰腺肿瘤细胞产生杀伤效应[52]，因此，作者主张对该药应采用周围途径化疗。可见吉西他滨是否可作为动脉介入化疗至今仍有争议。

多中心Ⅲ期随机临床试验结果提示，对于无法手术切除的胰腺癌患者，经动脉给予FLEC方案（5FU、全氢叶酸、表阿霉素、卡铂）化疗，较GEM周方案更能有效提高患者的生存率[53]。有Meta分析比较国内动脉灌注化疗与外周静脉化疗治疗晚期胰腺癌的效果[54]，共收集4个临床试验，涉及310例患者，结果无论1年生存率还是临床获益反应率，经动脉介入化疗均明显优于外周静脉化疗，认为介入化疗是对中晚期胰腺癌的一种有效的治疗手段。但该研究入选的4个临床试验均为小样本研究，没有描述随机方法且未对原始文献质量进行评价；纳入分析的研究均为阳性结果，没有进行偏倚性分析，不排除存在发表偏倚的可能；介入组1年生存率11%～68.9%，区间范围较大，个别研究的疗效明显优于现有的文献报道，因此可能存在病例选择偏倚的问题；另外，4个研究的外周静脉化疗组临床获益率仅为6.7%～16.7%，明显低于标准吉西他滨单药化疗，这可能与纳入分析的研究基本上都采用了阿霉素和丝裂霉素等药作为化疗药物，而没有采用目前晚期胰腺癌的标准用药吉西他滨作为对照有关。因为阿霉素和丝裂霉素对胰腺癌疗效差且副作用大，疗效往往会被其毒副作用所抵消。可见，该Meta分析可能存在一定不足。

目前以吉西他滨为主的介入治疗与外周静脉化疗比较的研究极少，随机对照的研究目前尚未见报道。另外，几乎所有的研究均未涉及治疗费用比较的问题，但由于介入治疗需要一定的仪器设备及可能出现并发症的处理，可以推测经动脉灌注化疗可能需要较高的费用。

现有临床试验的证据级别较低，不能很好地回答介入化疗在中晚期胰腺癌治疗中的地位问题。吉西他滨能否用于动脉灌注化疗仍有争论。鉴于晚期胰腺癌的治疗均为姑息性，治疗手段不应给患者带来太大的痛苦或不便，因此，动脉灌注化疗可能有一定的应用前景，值得我们进一步探讨。目前仍不宜将其作为临床常规应用于临床。

二、经动脉栓塞治疗

同属化疗不敏感的肝癌，介入栓塞或介入栓塞化疗已成为晚期肝癌重要的治疗手段之一，即采用胰腺癌供血动脉内插管栓塞阻断癌肿的血供，使其发生缺血、坏死。胰腺癌供血动脉栓塞治疗，文献报道较少。有研究经腹腔动脉干灌注淀粉微球用于24例Ⅲ～Ⅳ期胰腺癌的栓塞治疗，缓解率高达96%，中位生存期为10个月[55]。但也有研究认为，胰腺癌多为无血供或少血供，在68例中晚期胰腺癌中，少血管或无血供者高达60例，而血运相对丰富者仅为8 例。造影主要征象为血管移位、不规则狭窄、闭塞，病变区可见杂乱、僵硬、迂曲不规则病理性小血管，实质期呈少或无血管区，胰腺内或周围动脉可出现血管包绕动脉征[56]。而且由于胰腺功能的特殊性，胰腺肿瘤与胰腺本身血管存在广泛交通支，栓塞后易在肿瘤血管周围形成侧支循环，难以达到癌肿原位彻底灭活的目的。因此，栓塞治疗理论上可能是不可行。

第四节 化学消融

一、无水乙醇瘤内注射

瘤内注射治疗是指用不同方法将各种抗癌剂直接注射到实体瘤内，通过化学或物理效应杀灭癌细胞。瘤内无水乙醇注射是抑制肿瘤发展的一种辅助措施。此法安全、经济、简便。无水乙醇瘤内注射治疗肝癌有较多的报道，但在胰腺癌的应用上报道较少，且均为单中心、小样本、无临床对照的研究。国内学者报道了29例不可手术切除的胰腺癌实施瘤体内无水乙醇注射，术后2个月内肿瘤均有不同程度坏死、缩小。术后腰背部疼痛短期内明显改善，生活质量也有所提高[57]。另有经B超引导下乙醇注射治疗胰腺囊性肿瘤25例，其中35%的患者囊性病灶完全消失[58]。但无水乙醇瘤内注射的安全性及有效性仍有待临床进一步研究。

二、间质化疗

间质化疗是一种局部治疗，通过手术、穿刺等途径把化疗药物和载体组成的混合物植入肿瘤内，利用载体在体内的缓慢降解而达到对化疗药物的控释作用，使化疗药物在局部形成高浓度，达到器官靶位治疗、延长化疗药物作用时间的目的。目前有5FU缓释剂瘤内注射治疗胰腺癌的报道，5FU缓释剂瘤内注射能诱导肿瘤细胞凋亡，可明显降低患者血清肿瘤标志物水平[59]，但目前仍处于临床研究阶段。

第五节 光动力治疗

光动力治疗（photodynamic therapy，PDT）是20世纪70年代末开始形成的一项治疗肿瘤新技术，是一种用光激发光敏物质而产生细胞毒作用的一种物理疗法，通过细胞毒作用引起局部组织破坏而应用于肿瘤治疗。目前应用于体表和内腔肿瘤及相关疾病的治疗，具有创伤小、毒性低、选择性强和重复性好等优点，1996年被美国FDA批准用于临床，1997年FDA将其与手术、放射治疗、化学治疗、生物免疫治疗并列为肿瘤治疗的基本治疗方法。目前在美国、英国、法国、德国、日本等不少国家已经获得国家政府相关部门的正式批准。

一、概述

光动力治疗是一种无创或微创性、非产热性、利用光化学反应引起靶组织和靶细胞破坏的治疗方法。PDT将光和药物结合以产生特定部位组织破坏，技术上分两步，首先，经静脉、口服或表面用药，使光敏剂药物浓聚于靶组织；而后使用光激发光敏剂产生细胞毒性作用导致组织破坏。其原理是利用光敏剂进入机体后能特异地聚集于病变的组织，而在正常组织分布很少的特性，用光敏剂敏感的光源照射聚集在机体局部的光敏剂，光敏剂吸收光子能量并将能量传递给氧分子，发生光氧化反应，产生活性氧物质，活性氧物质再与细胞的生物膜、细胞内大分子物质（蛋白质，核酸等）、各种亚细胞器等发生反应，从而引起细胞坏死和凋亡[60]。可见光化学反应是光动力学疗法的主要机制，它包括了物理的、化学的、生化的一系列复杂反应。影响光化学效应的因素主要有：①光敏剂种类；②光敏剂在靶细胞中的浓度；③激光种类、激光照射时间及激光照射的能量强度；④靶细胞所处微环境的氧含量[61]。

二、作用机制

（一）对微血管的破坏作用

光动力治疗后光敏反应可造成微血管内皮完整性的破坏，内皮细胞损伤后胶原裸露，激活血小板及炎性细胞，促使血小板黏附于胶原纤维，形成血小板聚集和微血栓。血管内皮损伤后导致炎性因子释放，引起血管收缩，导致血细胞滞留凝集、血流停滞，血管内的静水压增高，富含蛋白质的液体从血管内流入组织间隙造成组织水肿、血容量降低。血管内血栓形成及血容量降低均能造成肿瘤组织缺血、缺氧，从而杀伤肿瘤组织[62, 63]。

（二）PDT与肿瘤细胞凋亡

PDT治疗肿瘤时，有的直接杀伤肿瘤，有的可诱导肿瘤细胞凋亡[64]。一些研究表明，第二代光敏剂酞箐（phtalocyanine）光动力治疗引起线粒体的损伤，细胞色素C继而从线粒体快速释放到细胞中诱导细胞凋亡，PDT引发凋亡典型特征是细胞色素C的迅速释放，半胱天冬酶（caspase）活化和凋亡小体形成[65, 66]。禹丽娜等在利用人淋巴肿瘤细胞系进行的PDT实验中观察到，照射30 ~ 60 min后细胞色素C释放，caspase-3活化和多聚核糖聚合酶裂解[67]。Mikes等使用caspase抑制剂发现，caspase-3足以启动PDT引起的肿瘤细胞凋亡发生[68]。

（三）PDT相关的免疫反应

PDT可引起中性粒细胞和其他炎性细胞进入照射的肿瘤组织内，刺激机体的免疫系统，产生免疫反应以发挥抗肿瘤作用[69]。在结肠癌细胞系的体外和体内模型中，PDT均能诱导细胞线粒体中热休克蛋白（HSP60）转录和翻译[70]。也有研究认为，补体激活是PDT诱发抗肿瘤免疫反应中的一个重要过程，光动力学疗法诱导的补体级联反应的活化和受照射肿瘤局部补体蛋白的沉积过程对PDT的抗肿瘤效果有很大影响，而且联合使用补体激活剂能够扩大诱导的补体激活效应，提高抗肿瘤效果[71]。

（四）PDT对细胞膜功能的影响

PDT作用于膜的方式根据光敏剂的种类而不同。近年来，部分研究者深入研究了PDT对细胞膜性结构的影响，光敏剂最初接触的部位是细胞膜或细胞内膜，膜光敏化后细胞膜电位下降，通过细胞膜的分子转运受到抑制，细胞膜相关的酶被激活[72]。光敏剂在激光作用下发生光化学反应，使线粒体膜的通透性增加，膜电位消失，许多与诱导细胞凋亡相关的蛋白质因子释放于胞质中，这些因子包括细胞色素C、凋亡诱导因子等[73]。此外线粒体功能受损，产生ATP减少，进而引起线粒体内膜跨膜电位下降，活性氧产生，胞内pH值和Ca离子等改变，从而启动细胞凋亡程序[74]。内质网也是PDT作用的重要靶点，光敏剂Foscan

孵育MCF-7肿瘤细胞时，内质网和高尔基复合体是光敏剂优先集中的位置，并且通过激光照射，他们也是被破坏的位置[75]。许多光敏剂定位于溶酶体，光照射后经过两种不同的途径引起细胞的死亡：一种是通过溶酶体酶释放到细胞质引起细胞的死亡，另一种经过光照射后光敏剂重新定位于其他非溶酶体的靶点，引起细胞的死亡[76]。

三、在胰腺癌中的实验研究及临床应用

大部分胰腺癌患者就诊时大多为中晚期，失去了手术切除肿瘤的机会，而采用放射治疗、化学治疗和免疫治疗的效果均不佳。对于无法手术切除的患者而言，术中只能行缓解症状的引流手术，而对原发灶并无更好的方法。由于没有直接处理肿瘤，故不能有效延长患者的生存期。因此，寻求合适的局部治疗方法，以改善患者的预后就变得越来越迫切。

目前，包括术中冷冻治疗和电化学治疗等方法已在临床开始探索性应用。就目前的临床资料显示，局部治疗没有增加胰瘘、坏死性胰腺炎等并发症的发生率，而且可以不同程度缓解症状，延长生存期。光动力治疗是一种高选择性肿瘤治疗方法，直接作用于肿瘤组织使其坏死，具有毒性低、易重复治疗等优点，能有效减轻梗阻，延长患者的生存时间，改善生活质量。随着PDT专用激光器和组织间光纤技术的应用，PDT突破了穿透能力弱、杀伤范围局限的瓶颈，可望成为治疗无法手术切除的晚期胰腺癌的有效手段。

（一）实验性研究

Regula J等通过对移植胰腺癌的小鼠进行PDT，与对照组相比，治疗组的生存时间明显延长[77]，而且更改光敏剂的种类仍得出同样的结果，在组织学检查中发现PDT所致组织坏死主要发生在肿瘤组织，就算在肿瘤组织和邻近组织PDT相关坏死都有明显区别，因此认为正常胰腺组织对PDT存在抵抗性，胰腺癌组织则出现坏死。在实验中发现主要的副作用是十二指肠穿孔[78]。

有人在动物实验中通过超声内镜引导石英光导纤维，给胰腺、肝脏等部位进行光照射，认为在胰腺进行超声内镜引导的PDT是可行而安全的，而且更适合于一些小的病灶[79]。赵玉沛等发现，PDT对胰腺癌动物模型有高效杀伤作用，而且瘤内注射给药也可以取得较好的疗效[80]。通过免疫组化染色观察到PDT可引起肿瘤血管内皮细胞损伤和血管结构破坏，考虑肿瘤组织血管结构和功能不健全，无法迅速清除光敏剂，因此其血管内皮细胞内滞留了更多的光敏药物，在接受PDT治疗时破坏肿瘤组织微血管，引起癌细胞缺血坏死和直接杀伤肿瘤细胞[81]。

（二）临床应用研究

Whitelaw DE对因梗阻性黄疸行内窥镜下胆管支架安置术后的4例患者进行PDT治疗，静脉给予光敏剂，同时用可通过细针的光纤将低能红激光（波长652 nm，80 ~ 320 J）传至肿瘤处，维持抑制光1周。4 d后行增强CT检查显示，经PDT治疗后全部4例病人均见椭圆形损伤，肿瘤坏死区直径为25 ~ 55 mm，1例接受4 d治疗的患者经活检证实整个肿瘤区可见坏死，4例患者无黄疸出现且体重增加，因此认为PDT治疗能使胰腺癌患者获益。有病人出现短暂麻痹性肠梗阻，但无临床或生化性胰腺炎发生[82]。

受到以上临床结果的激励，Bown等进行了一项Ⅰ期临床试验，对16例无法切除的胰腺癌患者进行光动力疗法的观察，所有的患者都有梗阻性黄疸，事先通过放置胆道支架减轻

黄疸处理，注射光敏剂后3 h，在CT引导下经皮胰腺穿刺将光线导引到肿瘤部位，然后实施PDT。结果显示，所有患者在无严重全身不适情况下，均有肿瘤坏死的征象，14例在10 d内出院，2例因肿瘤侵犯胃十二指肠动脉而发生大出血，通过内科治疗可止血。随访过程中3例出现十二指肠梗阻，没有发生PDT相关的死亡，平均生存期为9.5个月，1年生存率为44%[83]。这是第一个关于PDT治疗胰腺癌的临床试验报道，认为这种治疗适合用于不宜切除的胰腺癌患者，是一种有效而且副作用小、安全性高的治疗手段。

综上所述，PDT治疗胰腺癌可能有一定的前景，但目前仍处于临床研究阶段，不宜常规应用。

参 考 文 献

[1] Caraceni A，Portenoy NK. Pain management in patients with pancreatic carcinoma [J]. Cancer，1996，78（3 Suppl）：639-653.

[2] 倪晓光，赵平，白晓枫. 胰腺癌疼痛与其临床病理关系的探讨 [J]. 实用癌症杂志，2003，18（4）：414-416.

[3] 孙燕，顾慰萍. 癌症三阶梯止痛指导原则 [M]. 第2版. 北京：北京医科大学出版社，2002：1-20.

[4] Gangi A，Dietemann JL，Schultz A，et al. Interventionalradiologic procedures with CT guidance in cancer pain management [J]. Radiographics，1996，16（6）：1289- 1304.

[5] 李智岗，王兴远，耿进朝，等. 腹腔神经丛阻滞治疗晚期上腹部癌痛 [J]. 中华放射学杂志，1994，28（5）：335-336.

[6] 李成利，武乐斌，宋吉清，等. 开放式磁共振导引下腹腔神经丛阻滞毁损术的应用 [J]. 山东大学学报（医学版），2007，45（3）：299-302.

[7] 童国海，张润，凌华威，等. CT导引腹腔神经丛阻滞术治疗胰腺癌源性腹痛 [J]. 外科理论与实践，2005，10（3）：293-296.

[8] 童国海，乔中伟. CT引导下腹腔神经丛阻滞术治疗癌性腹痛（附132 例报道）[J]. 外科理论与实践，2007，12（5）：491-495.

[9] Konan AV，Rajhi H，Mnif N，et al. Treating pain related to inoperable pancreatic cancer in tropical areas：the advantage of CT-guided celiac plexus block and splanchnic nerves neurolysis. Sante，2005，15（2）：105-107.

[10] Kretzschmar M，Krause J，Palutke I，et al. Intraoperative neurolysis of the celiac plexus in patients with unresectable pancreatic cancer [J]. Zentralbl Chir，2003，128（5）：419-423.

[11] Polati E，Finco G，Gottin L，et al. Prospective randomized double-blind trial of neurolytic coeliac plexus block in patients with pancreatic cancer [J]. Br J Surg，1998，85（2）：199-201.

[12] Wong GY，Schroeder DR，Carns PE，et al. Effect of neurolytic celiac plexus block on pain relief，quality of life，and survival in patients with unresectable pancreatic cancer：a randomized controlled trial [J]. JAMA，2004，291（9）：1092-1099.

[13] 杨俊，陶京，王春友，等. 术中腹腔神经丛阻滞术对不能切除的胰腺癌疼痛减轻及生活质量的影响 [J]. 临床外科杂志，2006，14（2）：114-116.

[14] Sakorafas GH，Tsiotou AG，Sarr MG. Intraoperative celiac plexus block in the surgical palliation for unresectable pancreatic cancer [J]. Eur J Surg Oncol，1999，25（4）：427-431.

[15] Ujiki MB，Talamonti MS. Surgical management of pancreatic cancer [J]. Seminars in Radiation

Oncology，2005，15（4）：218–225. //Rothlin MA，Schob O，Weber M. Laparoscopic gastro- and hepaticojejunostomy for palliation of pancreatic cancer：a case controlled study［J］. Surg Endosc，1999，13（11）：1065–1069.

［16］Maire F，Hammel P，Ponsot P，et al. Long–term outcome of biliary and duodenal stents in palliative treatment of patients with unresectable adenocarcinoma of the head of pancreas［J］. Am J Gastroenterol，2006，101（4）：735–742.

［17］Okuyama M，Shibata T，Morita T，et al. A comparison of intraoperative celiac plexus block with pharmacological therapy as a treatment for pain of unresectable pancreatic cancer［J］. J Hepatobiliary Pancreat Surg，2002，9（3）：372–375.

［18］Yan BM，Myers RP. Neurolytic celiac plexus block for pain control in unresectable pancreatic cancer［J］. Am J Gastroenterol，2007，102（2）：430–438.

［19］彭晶晶，张涛. 高强度聚焦超声用于晚期胰腺癌病人的止痛作用研究［J］. 西南军医，2005，7（6）：23–24.

［20］徐叶青，王国民，顾勇主，等. 高强度聚焦超声治疗晚期胰腺癌中的止痛作用［J］. 中国临床医学，2003，10（3）：322–323.

［21］王晓，孙靖中，毕冬松. 高能聚焦超声缓解晚期胰腺癌疼痛的疗效分析［J］. 癌症，2002，21（5）：554.

［22］Gu YZ，Wang GM，Xia HS，et al. Application of High Intensity Focused Ultrasound in Treating 45 Cases of Carcinoma of Pancreas［J］. Journal of Shanghai Medica（University），2004，31（2）：135–137.

［23］张秀国. 高能聚焦超声治疗胰腺癌的临床应用进展［J］. 中国现代普通外科进展，2002，5（4）：208–230.

［24］贾林，谢飚. 高强度聚焦超声治疗晚期胰腺癌疼痛的荟萃分析［J］. 中华胰腺病杂志，2008，8（1）：13–15.

［25］张群华，倪泉兴. 胰腺癌2 340例临床病例分析. 中华医学杂志［J］. 2004; 84（3）：214–218.

［26］Lerut JP，Gianello PR，Otte JB，et al. Pancreaticoduodenal resection. Surgical experience and evaluation of risk factors in 103 patients［J］. Ann Surg，1984，199（4）：432–437.

［27］Böttger TC，Junginger T. Factors influencing morbidity and mortality after pancreaticoduodenectomy：critical analysis of 221 resections［J］. World J Surg，1999，23（2）：164–171，discussion 171–172.

［28］Pitt HA，Gomes AS，Lois JF，et al. Does preoperative percutaneous biliary drainage reduce operative risk or increase hospital cost?［J］. Ann Surg，1985，201（5）：545–553.

［29］Heslin MJ，Brooks AD，Hochwald SN，et al. A preoperative biliary stent is associated with increased complications after pancreatoduodenectomy［J］. Arch Surg，1998，133（2）：149–154.

［30］Lai EC，Mok FP，Fan ST，et al. Preoperative endoscopic drainage for malignant obstructive jaundice［J］. Br J Surg，1994，81（8）：1195–1198.

［31］McPherson GA，Benja min IS，Hodgson HJ，et al. Pre–operative percutaneous transhepatic biliary drainage：the results of a controlled trial［J］. Br J Surg，1984，71（5）：371–375.

［32］Povoski SP，Karpeh MS Jr，Conlon KC，et al. Preoperative biliary drainage：impact on intraoperative bile cultures and infectious morbidity and mortality after pancreaticoduodenectomy［J］. J Gastrointest Surg，1999，3（5）：496–505.

［33］Pisters PW，Hudec WA，Hess KR，et al. Effect of preoperative biliary decompression on pancreaticoduodenectomy-associated morbidity in 300 consecutive patients [J]. Ann Surg, 2001, 234 (1): 47-55.

[34] House MG, Choti MA. Palliative therapy for pancreatic/biliary cancer [J]. Surg Clin North Am, 2005, 85 (2): 359-371.

[35] Moss AC, Morris E, Mac Mathuna P. Palliative biliary stents for obstructing pancreatic carcinoma [J]. Cochrane Database Syst Rev, 2006, (2): CD004200.

[36] Artifon EL, Sakai P, Cunha JE, et al. Surgery or endoscopy for palliation of biliary obstruction due to metastatic pancreatic cancer [J]. Am J Gastroenterol, 2006, 101 (9): 2031-2037.

[37] Vitale GC, Davis BR, Tran TC. The advancing art and science of endoscopy [J]. Am J Surg, 2005, 190 (2): 228-233.

[38] Sharma SS, Bhargawa N, Govil A. Endoscopic management of pancreatic pseudocyst: a long-term follow-up [J]. Endoscopy, 2002, 34 (3): 203-207.

[39] Soderlund C, Linder S. Covered metal versus plastic stents for malignant common bile duct stenosis: a prospective, randomized, controlled trial [J]. Gastrointest Endosc, 2006, 63 (7): 986-995.

[40] Morgan RA, Adam AN. Malignant biliary disease: percutaneous interventions [J]. Tech Vasc Interv Radiol, 2001, 4 (3): 147-152.

[41] Gu YK, Fan WJ, Wei HW, et al. Interventional management of severe complications after percutaneous transhepatic cholangic drainage and percutaneous implantation of biliary stents [J]. Zhonghua Yi Xue Za Zhi, 2008, 88 (41): 2916-2919.

[42] 黄强，翟仁友. 中晚期胰腺癌的介入治疗 [J]. 中国介入放射学，2008，2 (1)：77-82.

[43] 石海峰，金征宇. 介入放射学在中晚期胰腺癌治疗中的作用 [J]. 中华放射学杂，2002，36 (9)：851-853.

[44] Mitsutsuji M, Suzuki Y, Iwanaga Y, et al. An experimental study on the pharmacokinetics of 5-fluorouracil regional chemotherapy for pancreatic cancer [J]. Ann Surg Oncol, 2003, 10: 546-550.

[45] 王建华，刘凌晓. 中晚期胰腺癌的综合介入治疗 [J]. 外科理论与实践，2007，12 (3)：292-294.

[46] Ji Z, Wang Y, Chen X, et al. Peripancreatic artery ligation and artery infusion chemotherapy for advanced pancreatic carcinoma [J]. Chin M ed J (Engl), 2003, 116 (1): 89-92.

[47] Bayar S, Unal E, Tez M, et al. Regional chemotherapy foradvanced pancreatic carcinoma [J]. Hepatogastroenterology, 2003, 50 (50): 550-552.

[48] 林钧华，宋明志，张源远，等. 晚期胰腺癌介入治疗的疗效评价 [J]. 介入放射学杂志，2001，10 (2)：95-96.

[49] 韩国宏，殷占新，孟祥杰，等. 经皮左锁骨下动脉化疗药盒植入治疗胰腺癌的临床研究 [J]. 中华消化杂志，2005，25 (6)：348-350.

[50] Shamseddine AI, Khalifeh MJ, Mourad FH, et al. Comparative pharmacokinetics and metabolic pathway of gemcitabine during intravenous and intra-arterial delivery in unresectable pancreatic cancer patients [J]. Clin Pharmacokinet, 2005, 44 (9): 957-967.

[51] 傅德良，倪泉兴，虞先浚，等. 胰腺区域性动脉灌注治疗胰腺癌的实验研究 [J]. 中华医学杂志，2002，82 (6)：371-375.

[52] 秦仁义，朱峰. 胰腺癌的介入治疗 [J]. 临床外科杂志，2006，14 (10)：620-621.

[53] Cantore M, Fiorentini G, Luppi G, et al. Randomised trial of gemcitabine versus flec regimen given intra-

arterially for patients with unresectable pancreatic cancer [J]. J Exp Clin Cancer Res, 2003, 22(4): 51-57.

[54] 洪国斌，周经兴，许林锋，等. 中晚期胰腺癌介入治疗与外周静脉化疗疗效比较的META分析[J]. 实用放射学杂志，2004，20(4)：350-353.

[55] Aniger KP. Intra-arterial infusion overview and novel approaches [J]. Sem in Surg Oncol, 1998, 14(3): 248-353.

[56] 于涛，桑雅荣，李石祥，等. 中晚期胰腺癌介入化疗68例分析[J]. 中国误诊医学，2008，8(11)：2743-2744.

[57] 胡骥琼，李涛，汪为林，等. 无水酒精瘤内注射治疗不能切除的胰头癌[J]. 中国普通外科杂志，1999，8(3)：186-188.

[58] Gans I, Thompson CC, Lauwers GY, et al. Ethanol lavage of pancreatic cystic lesions: initial pilot study. Gastrointest Endosc, 2005, 61(6): 746-752.

[59] 杜卫东，袁祖荣，倪泉兴，等. 5-氟尿嘧啶缓释剂瘤内注射治疗胰腺癌的实验研究和临床研究[J]. 中国普通外科杂志，2005，14(5)：355-360.

[60] Pogue BW, O' Hara JA, Demidenko E, et al. Photodynamic Therapy with Verteporfin in the Radiation-induced Fibrosarcoma-1 Tumor Causes Enhanced Radiation Sensitivity. [J]. Cancer Research, 2003, 63(1): 1025-1033.

[61] McCaughan JS Jr. Photodynamic therapy versus Nd-yag laser treatment of endobronchial or esophageal malignancies. In: Spinelli P, Dal Fante M, Marchesini R, eds. Photodynamic therapy and biomedical lasers [M]. New York: Elsevier, 1992, 23-36.

[62] Hjelde A, Gederaas OA, Krokan HE, et al. Lack of effect of hyperoxia on photodynamic therapy and lipid peroxidation in three different cancer cell lines [J]. Med Sci Monit, 2005, 11: BR351-356.

[63] Henderson BW, Gollnick SO, Snyder JW, et al. Choice of oxygen-conserving treatment regimen deter mines the inflammatory response and outcome of photodynamic therapy of tumors [J]. Cancer Res 2004, 64: 2120-2126.

[64] Enebrecht BW, Menon C, Kachur AV, et al. Photofrin-mediated photodynamic therapy induces vascular occlusion and apoptosis in a human sarcoma xenograft model [J]. Cancer Res, 1999, 59: 4334-4342.

[65] Usuda J, Chiu SM, Azizuddin K, et al. Promotion of photodynamic therapy-induced apoptosis by the mitochondrial protein Smac/DIABLO: dependence on Bax [J]. Photochem Photobiol, 2002, 76(2): 217-223.

[66] Takahira K, Sano M, Arai H, et al. Apoptosis of gastric cancer cell line MKN45 by photodynamic treatment with photofrin [J]. Lasers Med Sci, 2004, 19(2): 89-94.

[67] 禹丽娜，杨观瑞. 凋亡相关基因与肿瘤光动力学疗法的疗效[J]. 中国激光医学杂志，2006，15：389-394.

[68] Mikes J, Kleban J, Sacková V, et al. Necrosis predo minates in the cell death of human colon adenocarcinoma HT-29 cells treated under variable conditions of photodynamic therapy with hypericin [J]. Photochem Photobiol Sci, 2007, 6(7): 758-766.

[69] van Duijnhoven FH, Aalbers RI, Rovers JP, et al. Immunological aspects of photodynamic therapy of liver tumors in a rat model for colorectal cancer [J]. Photochem Photobiol, 2003, 78(3): 235-240.

[70] Hanlon JG, Adams K, Rainbow AJ, et al. Induction of Hsp60 by Photofrin-mediated photodynamic therapy

[J]. J Photochem Photobiol B, 2001, 64 (1): 55-61.

[71] Cecic I, Sun J, Korbelik M. Role of complement anaphylatoxin C3a in photodynamic therapy-elicited engagement of host neutrophils and other immune cells [J]. Photochem Photobiol. 2006, 82 (2): 558-562.

[72] Ji Z, Yang G, Vasovic V, et al. Subcellular localization pattern of protoporphyrin IX is an important deter minant for its photodynamic efficiency of human carcinoma and normal cell lines [J]. J Photochem Photobiol B, 2006, 84 (3): 213-220.

[73] 苗丽霞，张宝琴，肖谧，等. 光动力作用与生物膜 [J]. 中国激光医学杂志，2005，14：190-193.

[74] Sharma M, Sahu K, Dube A, et al. Extracellular pH influences the mode of cell death in human colon adenocarcinoma cells subjected to photodynamic treatment with chlorin p6 [J]. J Photochem Photobiol B, 2005, 81 (2): 107-113.

[75] Teiten MH, Bezdetnaya L, Morlière P, et al. Endoplasmic reticulum and Golgi apparatus are the preferential sites of Foscan localisation in cultured tumour cells [J]. Br J Cancer. 2003, 88 (1): 146-152.

[76] Saczko J, Kulbacka J, Chwilkowsa A, et al. Cytosolic superoxide dismutase activity after photodynamic therapy, intracellular distribution of Photofrin II and hypericin, and P-glycoprotein localization in human colon adenocarcinoma [J]. Folia Histochem Cytobiol, 2007, 45 (2): 93-98.

[77] Regula J, Ravi B, Bedwell J, et al. Photodynamic therapy using 5-a minolevulinic acid for experimental pancreatic cancer prolonged animal survival [J]. Br J Cancer, 1994, 70: 248-254.

[78] Chatlani PT, Nuutinen PJ, Toda N, et al. Selective necrosis in hamster pancreatic tumours using photodynamic therapy with phthalocyanine photosensitization [J]. Br J Surg, 1992, 79: 786-790.

[79] Chan HH, Nishioka NS, Mino M, et al. EUS-guided photodynamic therapy of the pancreas: a pilot study [J]. Gastrointest Endosc, 2004, 59: 95-99.

[80] 张波，赵玉沛，张太平，等. 光动力疗法对裸鼠实验性胰腺癌治疗机制的研究 [J]. 中华普通外科杂志，2002，17 (5)：263-264.

[81] 张波，赵玉沛，刘卫平，等. 光动力治疗裸鼠胰腺癌及其机理的实验研究 [J]. 中国普外基础与临床杂志，2003，10 (1)：30-32.

[82] Whitelaw DE, Lees WR, Ripley PM, et al. Photodynamic therapy for inoperable pancreatic cancer effectively debulks tumour and is well tolerated [J]. Gastroenterology, 1998, 114 (1): A510.

[83] Bown SG, Rogowska AZ, Whitelaw DE, et al. Photodynamic therapy for cancer of the pancreas [J]. Gut, 2002, 50: 549-557.

（谢德荣　刘天浩　张媛冬）

第十章　中医中药治疗

第一节　概　　述

中医辨治癌瘤的历史源远流长，早在距今约3 500多年的殷周时代，殷墟甲骨文上已记有“瘤”的病名。2 000多年前的《周礼》一书中记载的“疡医”，是与治疗肿瘤一类疾病有关的专科医生，这一时期古人对肿瘤一类疾病的诊治有了一定的认识。春秋战国时期出现的《黄帝内经》（简称《内经》）表明当时医家对于肿瘤类疾病已有较系统的认识，由此奠定了中医肿瘤学形成与发展的基础。东汉末年《伤寒杂病论》开启了后世辨证论治肿瘤之先河，奠定了中医对肿瘤的认病辨证的施治原则。历代医家从理论到临床实践繁荣了肿瘤学科，对于肿瘤一类疾病在病名、分类、症状体征、治法、方药、预后等方面均有进一步的深入认识和发展。中医肿瘤学科的发展经历了殷周至隋唐的早期孕育阶段，宋金元时期形成丰富的学科理论，至明清时代专业学术日趋成熟，近现代中医肿瘤学不断充实发展，形成一门以中医特色为主的独特学术体系，从中医内科、外科、妇科、杂病等学科中脱颖而出，成为中医学中的崭新分科。中医肿瘤学对现代医学与高科技结合的“辨病”之长兼收并蓄，又充分发挥中医学自身的“辨证”优势，根据“平脉辨证”，找出脏腑经络气血的盛衰，选择相应的方药“补不足，损有余”，形成有鲜明中医特色又兼收现代医学肿瘤相关学科知识的独特学术体系，其学术内容涵盖肿瘤的中医病因学及发病学、中医四诊在肿瘤早期诊断及判断预后中的应用、中医肿瘤治则及治法研究、抗癌中药筛选及验证、中医肿瘤临床及中西医结合抗癌研究、癌症中医康复治疗、中医古籍的肿瘤文献理论研究等。当今，肿瘤多学科综合治疗已成为一种趋势。中医药治癌瘤体稳定率较高、生存期较长，具有带瘤生存的特点，并在抗复发、转移方面具有潜在优势，在肿瘤综合治疗中占有重要的地位[1]。

胰腺癌临床上具有病程短、进展快、死亡率高等特点，对放化疗均不敏感，现代医学无有效的治疗手段，已成为当今世界上难治性恶性肿瘤之一。祖国医学古典医籍文献中没有胰腺、胰腺癌名称记载。中医古籍中论述的“胰子”、“津管”、“总提”等大致与胰腺相当。胰腺癌与祖国医学中“伏梁”描述类似，与胰腺癌相类似的论述还散见于祖国医学“积聚”、“癥瘕”、“积气”、“黄疸”、“胁痛”、“腹痛”等历代文献中。祖国医学虽然没有明确提出胰腺癌这一概念，但历代医家在长期的临床实践中，积累了不少类似胰腺癌症状和转移灶体征的描述，对胰腺癌的腹痛、黄疸、消瘦、腹部包块等常见的临床表现均有比较细致全面的观察[2]。

现代中医肿瘤学在胰腺癌中医病因病机理论的基础上，结合现代医学解剖学、生理病理学及先进的诊疗手段，对胰腺癌的中医药治疗进行了专门的临床实践研究，采用内治、外治法对胰腺癌本病及并发症辨病辨证施治，显示了中医药治疗胰腺癌的优势[3, 4]。中医药治疗胰腺癌在病因病机、辨证论治等方面存在一定的争议，尚没有统一的认识，但同时也在许多方面存在广泛的共识。中医药治疗胰腺癌，一方面，晚期胰腺癌体现带瘤生存的特点。另一方面，可以改善胰腺癌患者常见的疼痛、黄疸等症状，从而提高患者的临床受益率，进而改善患者的生存质量。中医药在改善生存期、生存质量、临床获益率等临床主要终点指标方面可能具有一定优势，但尚缺乏严格意义的循证医学证据，有待于更多的高质量的临床证据进一步证实。

第二节　中医中药在肿瘤防治中的地位和作用

21世纪肿瘤的临床治疗共识：循证医学、个体化治疗。多学科综合治疗是当今肿瘤治疗的发展趋势。中医药在肿瘤综合治疗中占有重要地位，起着独特的作用，在肿瘤防治的全过程中均可发挥重要的作用。

中医治疗癌瘤主张辨证与辨病相结合，“邪之所凑，其气必虚”，在恶性肿瘤的治疗中，根据“扶正祛邪”原则，针对患者在不同的病程阶段其正邪虚实情况，采用不同方法，配合西医，可取得较好疗效。

一、中医肿瘤学防癌思想与治癌原则[5-7]

（一）治未病

中医学治未病的观念，强调未病先防，既病防变。

（二）整体观念

中医治癌强调必须处理好整体与局部的关系。治疗疾病时常要因人、因地、因时制宜。

（三）辨证与辨病治疗相结合

祖国医学十分重视辨证施治，同时“谨守病机”，不能忽视结合现代医学理论与技术辨病治疗。

（四）分期治疗

中医治癌以“扶正祛邪”为基本治疗原则，具体采用分阶段治疗原则，即针对早、中、晚3个肿瘤发展阶段不同时期的不同病机，确立肿瘤初起邪盛而正气尚未虚，当以祛邪为主；中期正气渐衰而邪气不减，当攻补兼施；晚期邪气独盛，正气衰竭，当以扶正为主的行之有效的诊疗原则。

在这些原则的指导下，中医学者亦对临床肿瘤治疗中常用的治疗大法进行了深入的研究，具体中医肿瘤治法可归纳为清热解毒法、活血祛瘀法、扶正培本法、理气解郁法、软坚散结法、化痰祛湿法、以毒攻毒法等。临床只有掌握辨病与辨证、攻邪与扶正、局部与整体、治本与治标之间的平衡的原则，正确并灵活运用诸多治疗方法，才能在肿瘤的具体治疗过程中，对患者失调的阴阳平衡进行有效的调节，从而取得良好的临床疗效，在肿瘤防治中发挥独特的作用。

二、中医中药在肿瘤治疗中的地位和作用[8, 9]

（一）带瘤生存

中医药在长期肿瘤治疗实践中积累了许多宝贵的经验，治疗以改善症状、带瘤生存为疗效特点。中医认为癌瘤的病机是“毒发五脏”，“毒根深茂藏”，体内和体表瘤块是内脏病变在局部的表现，治疗特点是整体观和辨证论治，目的是治病留人，突出了中医治疗以人为本的理念。恶性肿瘤在治疗的漫长过程中，当邪正对峙、邪难压正的情况下，出现人瘤共存的阶段，此时通过中医药辨证与辨病施治，改善症状、延长生存期，从而可以实现较长期“带瘤生存”。

现代医学认为肿瘤是源于宿主自身体内的变异组织，不同于细菌及病毒的侵入，因此，不能单独采用杀灭的办法来解决，对肿瘤的治疗应通过调整机体对它的控制，而不一定必须把所有的癌细胞杀灭。带瘤生存，提高远期生存率，改善症状，提高生活质量是中医药治癌的特色和优势。2006年WHO将肿瘤论述为可控性疾病，这对肿瘤防治产生重大的影响，改变了以往以灭瘤为目标的过度治疗观念。当前，使无法治愈的肿瘤患者保持良好的生活质量而“带瘤生存”，已成为中西医肿瘤界广泛的学术共识。中药在配合放、化疗增效减毒，术后防治肿瘤复发转移，晚期肿瘤单独应用以改善症状，带瘤生存等方面取得了一定的成就和优势。

（二）中医药与现代肿瘤治疗手段配合应用

有报道显示，除中医内服外，中医外治法利用中药外敷法等对局部癌肿有消散作用，而且对癌性疼痛、癌性发热、癌性胸腹水也有明显的疗效。此外，其他疗法如食疗、推拿以及气功疗法在肿瘤临床治疗中也有相当广泛的应用。中医药与放疗、化疗、手术、介入等现代医学有效疗法相结合，形成了独具中国特色的综合疗法，可以提高肿瘤的临床治疗效果。

1. 提高放疗、化疗通过率，发挥减瘤增效的作用

中医认为放疗、化疗是祛邪的措施，但对机体的伤害很大，中医药与放疗、化疗配合应用，可明显减轻放化疗的毒副作用；提高放化疗的效果，可以提高放疗、化疗通过率，起到减瘤增效的作用。王氏等用益气活血中药配合放疗，治疗后患者生存质量、免疫功能、外周血象都得到明显改善，均优于单纯放疗组，这表明益气活血中药对恶性肿瘤患者的放射损伤有一定防护作用。针灸治疗具有调节免疫功能、抑制肿瘤生长、降低全血黏度、抗脂质过氧化损伤等作用，能改善血液流变指标异常，而且对提高放化疗引起的外周血白细胞减少有确切的疗效。临床研究表明针灸治疗能明显减轻放疗、化疗的胃肠反应和骨髓抑制及免疫抑制等副作用。

2. 抗复发、转移

中医药与手术及消融术配合应用，术后采用中医药治疗，可抑制或延缓肿瘤的生长，减少复发、转移。中医药的参与在肿瘤术后抗复发与转移方面具有潜在的优势。

3. 中药介入治疗

中医药学与现代高科技的介入放射学有机地结合，一方面在围介入期可以减轻介入治疗的副作用；另一方面，可以直接应用中药进行瘤内注射和经肿瘤供血动脉灌注和栓塞。

研究表明，中药瘤内注射可促进免疫活性物质生成，产生炎性细胞浸润，抑制肿瘤增殖，诱导肿瘤细胞凋亡和促使肿瘤细胞坏死。现研制有纯中药制剂白及粉、白及胶、油性中药制剂莪术油、胆子油以及中药微囊微球如鸦胆子油微囊、羟基喜树碱微球、莪术醇微球、顺铂白及胶微球和华蟾酥精微球等中药栓塞剂，其中以白及的研究报道较多。研究表明，白及的有效成分黏液质是一种由4-分子甘露糖和1-分子葡萄糖聚合而成的葡配甘露聚糖，它具有抗肿瘤作用，还能选择性进入并聚集在肿瘤组织内，抑制肿瘤侧支循环形成，是一种理想的肿瘤血管栓塞剂，同时还具有抗炎、促凝血作用。

（三）中医药在肿瘤维持治疗中的作用

肿瘤经过放疗、化疗等肿瘤细胞减灭术后，如果没有继续治疗，往往肿瘤会继续增大，或复发、转移，因此，其后的长期巩固治疗是取得疗效的关键。临床常采用的包括静脉或腹腔维持化疗、口服化疗药物维持治疗、超大剂量维持巩固化疗、放射性32P腔内放疗、全腹腔放疗等。近年来分子靶向治疗的出现，一定程度上改变了肿瘤患者“生命不息，化疗不止”的尴尬局面，但分子靶向治疗价格昂贵，成本效果比不高。选用低毒、有效、价廉、适合长期服用的维持治疗手段是临床面临的一个重要的课题。中医药治疗可以改善症状、延长生存期，具有“带瘤生存”的特点，同时价格低廉、适合长期服用，完全符合维持治疗的需要，因而在肿瘤维持治疗中具有极大的潜在价值。

（四）支持治疗

三、中医中药治癌存在的问题

中医肿瘤学是现代中医临床的一个新兴分支，是对肿瘤的现代中医理论和治疗实践的总结。随着现代医学与高科技诊断技术的发展，中医肿瘤学对其兼收并蓄，并充分发挥自身的“辨证”优势结合“辨病”施治，选择相应的方药“补不足，损有余”，在肿瘤的病因病机、诊断、治则、治法等方面取得了很大的成绩，形成了有鲜明中医特色的独特学术体系。不可否认，中医药抗肿瘤的发展仍然存在着一系列瓶颈问题：没有证候分型统一标准；缺乏符合中医治疗特点的疗效判定标准；临床罕有高质量的循证医学证据等等。部分医家已就中医的证型与一些客观化指标进行了联系和分析，并着手探讨指标与中医辨证的关系，以完善中医治疗肿瘤的理论体系。必须建立统一的、客观化的、规范化的临床疗效评价体系和标准；按照循证医学原则，才有望研制出高效的、低毒的抗肿瘤新药，为中药抗肿瘤研究开创新的局面。

目前对于中医药防治恶性肿瘤机制的研究已成为主流。多学科协作，借鉴国外先进经验进一步发掘抗癌中草药，探索抗癌中药的亲缘植物，寻找有效的抗癌药物是抗癌中药研究的根本。中医药治疗肿瘤是我国肿瘤治疗特色，千年的历史给我们提供了丰富的理论和临床经验。近50年来在中医学者的不断探索和努力下，中医药在肿瘤治疗中的地位得到确定，中医药抗癌是多方向多途径交叉发挥作用的。它在配合放化疗增效减毒、术后防治肿瘤复发转移、晚期肿瘤单独应用改善临床症状、提高肿瘤患者生存质量、延长生存期等方面取得了一定的成就和优势。不可否认，中医药在治疗肿瘤方面要有突破性进展还需要相当长的时间。目前我们较偏重于单味中药抗癌机制的研究，而对中药复方研究较少，这与我们中药治疗特点相悖。应根据中药治疗特点，建立客观化，规范化的临床疗效评价体系和标准，严格按照循证医学原则，开展大样本、随机化、多中心对照的临床协作研究，明确中医药的确切疗效，为临床提供高级别的证据。并根据现代科技发展，从分子生物学角度进一步分析中医药的作用靶点问题。总之，结合我国肿瘤发病的实际情况，充分利用自身优势条件，紧密跟踪并及时利用国际先进技术方法为中医药治疗肿瘤研究开创新局面。

中西医学对生命的认识是基于两种世界观，各有特色而有互不相同。中医认为肿瘤是全身疾病的局部反应，在治疗上最突出的特点是辨证论治与辨病论治相结合。并认为证是一种以临床机能变化为主的整体定型反应形式，相应的治疗也是利用中药的偏性，调整患者的机体状况，调动内在抵抗力。中医根据不同症候表现，经辨证可确定几种证型，并采用相应中药来调节。抛开中医的辨证论治，就不能取得相应的疗效。因此，如何将临床与科研更好地统一起来，利用现代科技手段，研究出高效的抗肿瘤新药，将是今后研究的发展方向。

中医对肿瘤的认识有悠久的历史和丰富的治疗经验，中医强调辨证施治、整体和局部并重、重视个体差异等，是单纯西医所不能替代的。在中医学者的不断探索和努力下，近40年来，中医在防治肿瘤中，继承并发扬其传统理论，提出了辨证与辨病相接合、局部与整体相结合、扶正与祛邪相结合的治疗的原则，总结出清热解毒、活血化瘀、扶正培本、疏肝理气、化痰祛湿、软坚散结、以毒攻毒等治法。同时，运用迅速发展的现代科学如免疫学、分子生物学等学科去研究中医药防治肿瘤的治则和治疗新手段，这些年还研制了不少中医肿瘤治疗药物，开发了不少中医治疗新技术，中医在肿瘤方面的研究硕果累累，使人们对中医防治肿瘤的认识进入了一个新的阶段。

回顾以往的研究，虽然在整体上中医在肿瘤研究方面取得了一定的成就、具有一定的优势，但不可否认还存在一定的问题，中医肿瘤学在学科建设、学术内涵上亟待充实和完善。同时须建立整套有效、合理、规范的临床指引和客观化、规范化、标准化的临床疗效评价体系。

今后中医肿瘤的研究应根据中医药治疗特点，建立客观化、规范化的临床疗效评价体系和标准；开展大样本、随机化、多中心对照的临床协作研究，为中医疗效提供更多高质量的循证医学证据；进行规范化的临床疗效验证工作；确定目前国际承认、对中药敏感、临床检测如一、费用合理、患者易于接受的几项临床检测指标；吸收当代自然科学如分子生物学，遗传学、信息学、计算机科学等现代医学等学科的新知识，融合新理论、新观点，运用多学科知识进行中医肿瘤“证”的动态研究；中医证的标准化、客观化研究；进行中药对肿瘤患者免疫功能调控，抗复发、转移影响机制的动态监控研究；同时在有效抗癌中药制剂的研究与开发、中医肿瘤标准化治疗体系的研究方面需更上一层楼。因此，中医学在肿瘤方面要取得突破性进展，还需要经过艰苦努力，不断完善。

第三节　中医中药治疗胰腺癌

当前中医药治疗胰腺癌已成为胰腺癌综合治疗中的主要手段之一[10-12]，并得到了国内外肿瘤学界的共识。在胰腺癌的病名、病因病机、治则治法和辨证分型等方面中医药文献表述各异，没有统一的标准，但同时又存在着广泛的共识。各家对胰腺癌的病名、病因病机、证型分类、治则治法、处方用药的文字表述不尽相同，但认识上基本趋于一致。由于相关的文献数目及涉及的样本量较少，还不能客观地反映胰腺癌的中医药诊疗规律，故需要进一步的临床论证。

一、中医病名的研究

祖国医学虽然没有明确提出胰腺癌这一概念，但对于类似胰腺癌的症候表现的描述在祖国医学历代文献中并不乏见，散见于“伏梁”、“积聚”、“癥瘕”、“黄疸”、“腹痛”等论述中。范氏等根据文献研究，将胰腺癌的古文献命名归属为以下几个病，并按出现频次的多少依次为：“癥瘕积聚”、“黄疸”、“伏梁”、“腹痛”、“结胸”、“脾积”、“癥积”、“痞块”、“积证”、“心痛”等。由各家对胰腺癌的古文献命名归属可以看出，比较一致地认为胰腺癌有三大突出的症状表现：腹中积块、黄疸及疼痛。《难经》有“起脐下，大如臂，上至心下，久不愈，上下左右皆有根，病名曰伏梁，裹有脓血，居肠膏之外，不可治”的记载，“伏梁”与胰腺癌类似。金代·李东垣记载“心之积，起脐下，大如臂，上至心下，久不愈，令人烦心”，并创制“伏梁丸”治疗该病。《伤寒论》中“心下痛，按之鞕”的结胸证也与胰腺癌的证候特点有相似之处。

虽然各家对胰腺癌的古文献的命名归属认识略有差异[13, 14]，但各病名均反映了胰腺癌主要临床证候特征，即在认识胰腺癌一病的主要临床表现上是趋于一致的，即腹中积块、黄疸及疼痛三大临床表现。

二、中医病因病机的研究

当代各家对于胰腺癌的病因病机认识有颇多论述，如周仲瑛认为胰腺癌多为肝脾两伤，土败木贼，气不化水，湿热瘀毒互结引起；王庆才认为该病多由七情郁结或饮食失调，久而肝脾受损，脏腑失和，脾运受阻，湿热内蕴，瘀毒内结所致；刘合心认为其因湿热内蕴，腑气壅滞，气滞血瘀所致；曹志成认为外感湿毒损脾，内伤忧思抑脾，饮食不节伤脾，而致痰湿瘀血结聚于脾，酿生癌瘤；杨柄奎认为外感湿热毒邪，肝胆气机受阻，疏泄失常，胆汁外溢，气机不利，络脉不通，湿热毒邪与瘀互结，久留不去，而成积证；孙玉冰认为人体正气亏损，七情内伤，外感湿热，饮食失常，导致肝胆气机受阻、脏腑失和而发病。顾缨及杨金组认为胰腺疾病的发生与肝脾二脏的功能失调密切相关，湿热、瘀毒、正虚是胰腺肿瘤发病的基本病理因素，肝脾功能的失调是产生这些病理因素的关键，而其中中焦脾虚则是最根本的内因。韩先知认为此病是由于气血、痰、食郁结、积聚壅滞而致。尤建良等认为中焦脾胃功能失调是其关键；胰腺癌的发生发展与后天失养、饮食失调、七情郁结诱发的基因突变、机体免疫功能失控密切相关，而患癌之后气虚而郁，胆汁排泄受阻，以致出现阴阳气血逆乱的复杂局面，气滞血瘀与湿相结而成积。浙江中医学院学报编辑部认为胰腺癌不外乎3种病因：①脾胃湿热，乃气机不畅，脾湿郁困，郁久化热，湿热蕴结，日久成毒；②肝脾瘀结，乃情志郁怒，肝郁气滞，饮食不节，过食厚味，脾失运化，结胸膈痛所致；③心脾实热，乃素宿毒热，耗阴伤血，阴虚内热，血热妄行，心火上炎所致。刘鲁明认为胰腺癌总的病因病机系脾胃虚弱、肝气郁结致气滞、血瘀、湿热为患，久而结成坚块。并认为胰头癌湿热为多，胰体、尾癌则多见脾虚气滞之证。

总结历代医家对胰腺癌的论述，认为胰腺癌的病因病机可以从内、外两个方面来看。内因包括七情失调，肝气郁结，气机不畅，“气有余便是火”；以及寒温不调，饮食失节，恣食肥腻，醇酒厚味等，损伤脾胃，脾虚生湿，湿郁化热，热毒内蓄。外因为外邪中的湿、热、毒邪直接侵入人体。内、外因所致湿、热、毒邪互结，久之积而成瘤。而胰腺癌发病的重要或关键环节，便是湿、热、毒邪的形成。晚期患者病期表现复杂多变，并发症多，无不是湿、热、毒邪致病的特性所决定的。中医所认识的胰腺癌的临床表现，均与湿、热、毒邪的形成密切相关，可用“湿、热、毒邪”的病变特征来加以解释，因此认为，胰腺癌病位在胰，实系肝脾。湿热毒外邪入侵及七情内伤、饮食不节等导致的气机不畅、脾湿困郁、湿热毒邪内蕴是本病首要病因，正气虚弱、脏腑失调是发病的内在条件。而湿、热、毒邪的形成是本病发生发展的关键环节。一则胰腺癌的常见症状多由湿热内生引起，或为湿热毒邪所致：黄疸的形成由于气化不利，湿阻中焦，湿热交蒸，以致肝胆疏泄功能失司，胆液不循常道，渗入血液，溢于肌肤，而发生黄疸。《金匮要略·黄疸病》指出“黄家所得，从湿得之。”指出湿邪是黄疸发病过程中的重要因素。《圣济总录·黄抟门》认为：“风湿所搏，热气郁蒸，所以发生为黄疸。”疼痛也与热毒的产生有密切的联系。《素问·病能》就有论述：“则热聚于胃口而不行，故胃脘为痛也。”究其成因，乃热毒与痰、瘀相结，阻塞经脉，不通则痛。胃肠道症状乃是湿热困郁后造成的一系列继发表现。脾胃乃人体“后天之本”，为水谷运化、阴阳升降之枢纽。由于湿邪易致脾虚，热邪可导致胃热，脾失健运，胃失合降，而出现运化失常的病证。脾虚不运，故纳差食少，湿浊趋下则大便溏泻，升降失常，气机失于疏化则脘痞腹胀，浊气上逆故恶心呕吐。腹水的产生亦与本病有关。《医门法律》记载：“凡有癥瘕、积块、痞块，即是胀病之根，日积月累，腹大如箕瓮，是名单腹胀。”《张氏医通》认为：“此得之湿热伤脾，胃虽受谷，脾不运输，故成痞胀。” 其他全身症状的出现亦可以得到相应的解释。如里热偏盛，故发热，口渴，小便黄赤。湿困脾土，阻遏气机，故身重乏力，等等。二则胰腺癌的起病和发展特点与湿、热、毒邪的致病特点相符：热为火之渐，火为热之甚，火热为患，多表现亢盛炎上的性质，以发病急、变化快为特点。毒性猛烈，“夫毒者，皆五行标盛暴烈之气所为也”。内生热毒之邪，虽无外感疫毒之传染性，然其致病亦多具有发病急、症危重、变证多的特点，符合临床所见胰腺癌的进展迅速，发病后生存期短的特征。湿性潮湿，黏滞，重浊，固着，湿中蕴热，黏滞难化，可如薛生白所言：“热得湿而愈炽，湿得热而愈横”，进一步造成病情危重错综复杂的局面。而热毒耗气伤阴，瘀血凝痰，损伤脏腑，久滞入络，形成邪留不去、正气内耗、顽固不化的局面，导致病情迁延日久，缠绵难愈。胰腺癌患者病情反复多变，手术切除后的复发、转移率高，晚期患者病期表现复杂多变，并发症多，无不是湿、热、毒邪致病的特性所决定的。《素问·通评虚实论》说：“邪气盛则实，精气夺则虚。”胰腺癌虽由湿、热、毒邪为患，但正邪双方的激烈斗争，往往会现出实中夹虚、虚中夹实的局面，特别在晚期患者中尤其多见。所谓“虚”，主要表现为湿热化燥，邪入营血，津液未复的证候。如发热、短气乏力、口渴多汗、唇齿干燥的气阴两亏之证，故在治疗中亦需经常注意。此外，因湿为阴邪，湿重热轻者，可出现脾胃阳虚证，即叶天士所谓“湿胜则阳微”。在我们的临床观察中，发现确有不少患者在病程晚期，特别是接受了强烈的抗肿瘤治疗后，有恶心、胃寒、腹痛喜暖等症状，多符合脾胃阳虚的表现。而当邪入血分，迫血下行，出现呕血、便血等消化道出血后，不仅进一步伤阴，更可导致阳虚气脱而出现面色苍白、汗出肢冷、舌淡无华、脉象微细等危重征象。在终末期胰腺癌患者中，常可见到提示阳明胃气并绝，气血枯竭的真脏相，如《内经》描述：“大骨枯槁，大肉陷，胸中气满，腹内痛，心中不便，……目眶陷，真藏见，目不见人，立死；其见人者，至其所不胜之时，则死。”

李永浩等认为，正气亏虚、痰湿瘀毒内阻为胰腺癌的主要病机，其发病与脾、胃、肝、胆功能失调密切相关。气机不畅、脾湿困郁是胰腺癌的主要病因病机，正气虚弱、脏腑失调是发病的内在条件。本病之病位在上腹部，《医林改错》言：“（胰子）长于贲门之右，幽门之左，正盖津门，总提下前连气府，接小肠。”胃主受纳、消化，小肠主分清泌浊，大肠主传导糟粕。如病邪蕴结于“胰子”则致上腹部胃肠气机郁滞不畅，可见腹胀、呃逆、呕吐、纳呆等症状；脾胃受损而受纳、运化失调，水谷精微不化，气血生化乏源可致消瘦倦怠，不思饮食等；中焦气机不畅，运化失司，水湿困滞，郁久化热，湿热蕴结，日久成毒，湿热熏蒸肝胆可致身、目、小便俱黄；气滞、痰湿、瘀毒交阻，腑气或经隧不通可致上腹或腰背疼痛；气滞血瘀或痰瘀搏结于腹部则见腹部包块。然究其发病之根本，则跟机体正气虚衰有关。金·张元素《活法机要》谓：“壮人无积，虚人则有之。脾胃怯弱，气血两衰，四时有感，皆能成积。”明·李中梓《医宗必读·积聚》云：“积之成也，正气不足，而后邪气踞之。”胰腺癌在临床上往往表现为全身属虚，局部属实，虚实夹杂的证候，属虚者多见脾胃气虚或气血两虚之证，属实者多见气滞、痰湿、瘀毒之证。如常见症状进行性消瘦、食欲减退等多因脾胃受损而受纳、运化失调，水谷精微不化，气血生化乏源所致；黄疸多为中焦气机不畅，运化失司、水湿困滞，郁久化热，湿热蕴结，日久成毒，湿热熏蒸肝胆而致身、目、小便俱黄；上腹或腰背疼痛多因气滞、痰湿、瘀毒交阻，腑气或经隧不通所致；腹部包块多为气滞血瘀或痰瘀搏结。

关于胰腺癌的病因病机，结合古代文献记载和医家临证经验，通过对胰腺癌的发病经过及临床表现的观察，对胰腺癌的病因认识大体可以归结为4个方面：外感湿热毒邪、饮食失调、情志失调、后天失养。胰腺癌的病机突出集中在两个方面：外感或内伤因素使肝胆气机受阻；外感或内伤因素使中焦脾胃功能失调。总结各医家对胰腺癌的论述，对胰腺癌的病机认识虽然各有千秋，但突出集中在肝胆气机受阻及中焦脾胃功能失调两个方面。肝郁气滞，疏泄失常，脾气亏虚，运化失常，两方面的综合作用导致气滞、湿阻、痰留、瘀停等的病理变化。各种病理因素相互胶结为患，互相影响，临床出现复杂的证候表现。机体的虚弱失调状态是发病的内在因素，也是导致病情进一步加重的重要原因。诸家观点各有侧重，或侧重肝郁，或偏于脾虚。总之，本病属本虚标实之候，肝脾功能失调是病机关键，病位在脾胃肝胆。随疾病的演变，病机有邪实和正虚的不同侧重，可能反映了胰腺癌不同发展阶段的病机变化。

三、辨证论治与辨病论治的研究

（一）胰腺癌的治则治法

李氏认为临证时须抓住其主要病机，分清标本虚实，灵活运用健脾理气、化痰祛湿、祛瘀散结等治法，然“扶正祛邪”为本病的主要治疗原则，应根据疾病的不同阶段和邪正盛衰情况而有所侧重。有的认为辨证论治、标本兼顾是主要治则，由于胰腺癌早期缺乏典型的临床表现，发现时大多已属晚期，此时证情复杂，典型的单一证型并不多见，往往是多种证型兼夹为病，故在辨证论治时应主次分清，标本兼顾。具体来说，就是大多属于本虚标实之证，以正虚为本，血瘀为标，在治疗中必须抓住正虚与血瘀之病机，在辨证论治的基础上，加入顾护正气及活血化瘀之品，才能取得良好的疗效。有的认为健脾和中、理气化湿为常用治法。作者认为，胰头癌属中医“伏梁”范畴，其发生发展与后天失养、饮食失调、七情郁结密切相关。患癌之后气虚而郁，胆汁排泄受阻，以致出现阴阳气血逆乱的复杂局面，但中焦脾胃功能失调是其关键。脾虚则木郁，土虚则生湿，气滞血瘀与湿相结而成癥积，阻滞胆道，胆汁外溢而成黄疸。病久则耗气伤正，尤伤脾胃，只有在调理后天之本的基础上参以理气、化湿之法，才能切中病机，标本兼治而取得良效。

刘氏认为胰腺癌多由于湿、热、毒互结所引起。论治以清热解毒、理气化湿原则疗效较佳。胰腺癌发病的机理为肝气受阻、脾失运化所致的湿、热、毒交阻成癌，强调理气、通下、清热、消导、化痰、散结；同时注意扶脾化结，不宜专事攻下，宜扶正祛邪。胰腺癌的病因病机可以从内外两个方面来看：内因包括七情失调，肝气郁结，气机不畅，“气有余便是火”；以及寒温不调、饮食失节、恣食肥腻、醇酒厚胃等，损伤脾胃，脾虚生湿，湿郁化热，热毒内蓄。外因为外邪中的湿、热、毒邪直接侵入人体。内、外因所致湿、热、毒邪互结，久之积而成瘤。而胰腺癌发病的重要或关键环节，便是湿、热、毒邪的形成。故清热化湿、理气散结为治胰腺癌根本大法。

范氏统计的20篇文献共涉及具体治则43种，虽然表述上不尽相同，但归纳起来主要有4种主要治疗法则，即清热利湿解毒类（出现频次为18，占25%）、活血化瘀类（出现频次为16，占22.22%）、软坚散结类（出现频次为16，占22.22%）、扶正培本（主要是益气养血，出现频次为12，占16.67%）类。

中医之脾，包括现代医学胰与脾的功能。中医认为胰为脾之副脏，多为散膏（《难经》），所以胰病当从脾治。病位在中焦，与肝胆关系密切。文献归类分析提示，治则与胰腺癌的证型相呼应，体现出临证时抓住了胰腺癌的中医证候特征。治疗以祛邪法占多数比重，包括理气、化瘀、清热，结果显示，虽然各家文字表述不尽相同，但认识上基本趋向于一致。

（二）胰腺癌证型研究

中医药治疗胰腺癌的资料是散在的，其中一部分是验案介绍，尚未见有大样本的临床观察资料问世，目前亦没有较为公认的可供参考的辨证标准出现。由于各医家对胰腺癌的病因病机特点认识的差异和临床经验的不同，对胰腺癌的中医证候的分型依据、分型方法、语言表述等都不尽一致，列型从2型到4型不等，还有以复合证型表述者。有些研究对胰腺癌的辨证分型主要概括为邪实型和正虚型，包括湿热毒蕴、肝脾血瘀、脾虚湿聚、阴虚毒聚等多种证型。有的临床分为脾虚痰湿型、湿热蕴结型、肝郁血瘀型和阴虚内热型等4个证型论治。刘氏按脾虚气滞型、湿热蕴结型、气滞湿阻型和阴津不足型等5型辨证施治。刘氏按照治疗疗效、症状改善和生存分析，将胰腺癌辩证分型主要概括为热毒型、湿热型、湿阻型3种。但胰腺癌证型方面的资料较少，特别是完整的辨证分型治疗报道比较罕见，故尚无统一的标准。范氏将纳入文献中涉及的证候类型作一汇总[10]，涉及证候名称共21 种，出现频次较多者依次为：气滞血瘀证（出现频次为8，占26.67%）、湿热证（出现频次为7，占23.23%）、气血虚弱证（出现频次为5，占16.67%）。其他证候则十分散在。对文献中出现的证型名称进行归类分析，不难看出胰腺癌具有以下证候特征：其一为胰腺癌的证型以实证证型为多，集中在气滞血瘀证（出现频次为8，占26.67%）和湿热证（出现频次为7，占23.23%），说明湿热和瘀血是胰腺癌最主要的病理因素，也是本病的突出表现，与病机认识基本一致。其他如痰证、寒湿证则在本病较为少见；其二为气血虚弱证（出现频次为5，占16.67%）也是本病突出的表现，虽然所占比例较少，但反应了胰腺癌终末期的病理变化。范忠泽等综合文献研究结果认为，胰腺癌证型可以分为湿热证、气滞血瘀证、气血虚弱证3种基本证型进行辨证论治。

证型命名的多样化，分析可能与以下因素有关：①因患者本身的因素（包括年龄、性别、体质等）表现出不同的证候特点；②随着疾病的演变及治疗方式等的影响使证候表现有所侧重；③医家对胰腺癌病因病机的不同认识等。证型命名的不同也揭示了胰腺癌在不同发展阶段的证候特征，可能在正气尚强的情况下，实证证型为主要表现，或侧重于血瘀，或侧重于湿热；而在机体极度虚弱的状态下，虽然邪实仍客观存在，但证候特征表现为以虚证为主。邪实与正虚的不同侧重，反映了不同阶段胰腺癌病机的主要矛盾，为进一步的辨证论治提供依据。

胰腺癌的中医证型研究较为复杂，体现在命名的多样化上。表述方法大致有以下3种：以邪实的病理因素命名，例如气滞血瘀证、湿热蕴结证、邪毒内攻证、寒湿阻滞证等；以脏腑的病理变化命名，如肝脾两虚证、肝脾湿热证、脾虚湿阻证、肝郁脾虚证；以全身的虚弱状态命名，如气血虚弱证、阴虚内热证等。证候命名特点及规律在一定程度上昭示了疾病的特点，对胰腺癌中医证候特点及其分布规律的深入探讨是进一步研究中医辨证分型论治胰腺癌的基础。清热、利湿、解毒、消积（消瘤）等。而扶正法以益气、养血为主或集中在培补后天脾胃，养阴法则较少见，体现了胰腺癌之虚仍以气血亏虚为主。治疗法则的多样性体现出胰腺癌的证候以邪实为特征，主要为湿热和瘀血。瘀血多与气滞并存，化瘀必兼理气；湿热炽盛成毒，清热利湿必兼解毒，随疾病的发展祛邪与扶正各有侧重[15, 16]。

对胰腺癌治则的分析也体现出胰腺癌的辨证论治方法较为灵活，涉及气血津液辨证，脏腑辨证，六经辨证等，也体现了证候的复杂性。同时，治则的研究也反映了胰腺癌辨证分型与辨病论治相结合的特点，比如根据胰腺癌“腹中积块”的临床特征，软坚散结法成为较为常用的治疗法则。

（三）辨病治疗

刘氏认为中医临床治疗胰腺癌不应以中医辨证论治为主，而是辨病论治为主。这与内经《素问·至真要大论》所云“谨守病机，各司其属，有无求之，盛虚责之，必先五胜，疏其气血，令其条达，而致和平”的观点相符合，认为《素问·至真要大论》中的论述应该是中医辨“病”论治的指导思想。因此，根据病机确立了胰腺癌的总体治疗原则，即清热化湿、理气散结。强调临证时应谨守病机治疗，在治疗中辨证用药疗效并不满意，有是证用是方的原则可能并不合适。

（四）胰腺癌常用药物

刘鲁明针对胰腺癌的病因病机所拟定清胰化积方，构成了治疗胰腺癌的基本方，包括蛇六谷、白花蛇舌草、半枝莲、绞股蓝、蔻仁等。方中蛇六谷化痰散积、解毒消肿、行瘀化食为君；白花蛇舌草、半枝莲清热解毒、利湿消肿、活血止痛为臣；绞股蓝扶助正气、清热解毒、化痰抗癌为佐；蔻仁化湿和胃、行气宽中为使。诸药合用，发挥清热解毒、化湿散结、理气行瘀之功效，使热毒湿邪得除，有邪去正安之效。在基本方的基础上，根据临床证候对患者进行辨证分型，适当加以相应药物。赵景芳等运用调脾抑胰方治疗胰腺癌病人，调脾抑胰方主要由健脾和中、理气化湿方药组成[17]：潞党参、炒白术、苏梗、枳实、全瓜蒌各10 g，茯苓、茯神、姜半夏各12 g，陈皮6 g，怀山药15 g，薏苡仁、炒谷芽、炒麦芽各20 g，猪苓、徐长卿、八月札各30 g。在临证时适当加减，如腹痛剧烈者加醋柴胡、佛手片各10 g，延胡索20 g，郁金、白芍各15 g，炙甘草5 g；伴黄疸，肿块压迫胆总管严重者加山慈姑、虎杖、青黛、野菊花、茵陈；大便秘结者加重全瓜蒌用量，另加决明子、生大黄；伴腹水者加冬瓜皮、车前子、商陆、甘遂。

有人采用中药外敷疗法以止痛抑瘤，认为患者局部结块，给予局部敷药以活血化瘀、抗癌消积，既可止痛、又可缩小瘤体，但不可久用及滥用，需遵《医学心悟》中提出的初、中、末三法治疗。因中晚期胰腺癌病程日久，邪盛正虚，须攻补兼用，至“块消及半，即住攻击之药，但和中养胃”，方能获得良效。用乳香、白花蛇舌草、生蒲黄、蜂蜜、白醋等制成外敷散剂，配合小柴胡汤、逍遥散加减内服，治疗中晚期胰腺癌22例，取得了较好疗效。

范氏研究20篇文献中，治疗胰腺癌的成方及自拟经验方出现约40余首，涉及160余种药物，其中出现频次>5的共有43种。从药物的频次表来看，主要有以下几大类：清热利湿解毒药（34.14%），依出现频次排序：白花蛇舌草23、郁金22、大黄20、茵陈20、栀子15、半支莲12、土茯苓9、蒲公英9等；活血化瘀药（18.27%），依次为莪术17、丹参17、桃仁14、元胡10、赤芍11、三棱8、红花8、穿山甲6等； 理气药（17.87%），依次为陈皮15、柴胡12、木香13、八月札11、川楝子11、香附8、枳壳7、青皮7等；益气养血药（22.69%），依次为白术23、茯苓20、薏苡仁17、党参13、黄芪10、当归9、生地8、白芍7、山药6等。其他软坚散结药、以毒攻毒药等都十分散在，多为经验用药，各有不同。

回顾总结近年来中医药治疗胰腺癌的文献认为，虽然胰腺癌的辨证论治研究较为复杂，但其因、机、证、治较为一致。肝脾功能失调为其主要病机变化，湿热、瘀血为其主要病理因素，正气亏虚在疾病的后期上升为病机的主要矛盾；湿热证、气滞血瘀证、气血虚弱证为其常见的3种基本证型；治疗以清热利湿解毒、行气活血化瘀、益气养血为主要治疗法则，软坚散结法亦为重要的治疗法则。根据遣方用药研究，认为胰腺癌的中医治疗可以以茵陈蒿汤、血府逐瘀汤、八珍汤为基本方进行加减。临证用药不仅要注重祛邪，扶正治疗当贯穿在治疗的始终。

胰腺癌的遣方用药与病机及证候特点也较为一致，以清热利湿解毒药、活血化瘀药、益气养血药为主要治疗用药。值得一提的是，在胰腺癌的常用药物比例中，扶正药（益气养血）的比重较大，与证型分布频次研究中气血虚弱证出现比例较小的现象不相一致，说明扶正药的应用并不拘泥于气血虚弱型，其他各型都会酌情使用，由此可见气血亏虚是胰腺癌的一大病机，与“正气存内，邪不可干；邪之所凑，其气必虚”的发病观点相一致，同时也反映出，单纯的证候归纳并不能诠释疾病的全部病机特点，这也可以解释复合证候命名存在的原因。证候的表述在于突出疾病的主要矛盾，扶正药物的应用反映了胰腺癌正气亏虚的病机本质，并且随着疾病的发展上升为主要矛盾。所以顾护正气、培补气血是胰腺癌治疗的重要环节，常常贯穿在治疗的始终。

四、中医药治疗胰腺癌的疗效

古代的医家已经认识到本病凶险，多认为不可治，如《素问·腹中论》论述伏梁时认为：“不可治，治之每切按之致死……此旧病也，难治。”《素问·六元正纪大论》论及积聚时曰：“大积大聚，其可犯也，衰其大半而止，过者死。”《医学入门》认为：“医误补之而留之以成积。”《灵枢·玉版》论及痈疽时指出：“圣人自治于未有形也”，“脓已成十死一生，故圣人弗使之成”。随着肿瘤慢性化的观念提出，对于中晚期肿瘤，带瘤生存的观念已广泛地被接受。接受“带瘤”现状、追求生存质量、实现人瘤共存是临床治疗的终点目标。胰腺癌的中医药治疗可以充分体现中医治癌带瘤生存的特点。

刘鲁明[18-20]采用中医清热化积之法为主治疗胰腺癌取得了一定的疗效。以清胰化积为主中药及化疗分别治疗60例Ⅳ期胰腺癌，中药组1年生存率（34.37%）及中位生存期（6.07个月）明显优于化疗组（11.25%，4.17个月），不良反应也较轻（$P<0.05$）。动物实验证明，清胰化积方能抑制肿瘤生长及诱导肿瘤细胞凋亡，并能提高胰腺癌G_0/G_1期细胞比例，降低$S+G_2/M$细胞比例及细胞增殖指数（PI值）。提示其抑瘤作用可能通过阻遏G_0/G_1期细胞向S期的进展，降低进入增殖周期的细胞比例而实现。用基因表达谱芯片分析了该方作用后胰腺癌基因表达的变化，发现共有7条基因在清胰化积中药作用后表达下调。其中Ski癌基因已知与细胞周期调节及肿瘤发生具有高度相关性，其下调可能与该药抑制胰腺癌生长的作用密切相关。赵景芳等运用调脾抑胰方治疗42例晚期胰腺癌病人[17]，结果这些患者治后生存期均>6个月，生存6～12个月者20例，13～24个月者17例，2年以上者5例，其中最长者已生存67个月，平均生存期16个月。

有人采用乳香、白花蛇舌草、生蒲黄、蜂蜜、白醋等制成外敷散剂，配合小柴胡汤、逍遥散加减内服，治疗中晚期胰腺癌22例，取得了较好疗效。其中外敷散剂调敷于中上腹相应皮肤4～6 h，1次/d，7 d为1疗程，1疗程后停用3 d，进入下一疗程，共用4～6个疗程。治疗结果：22例中，治疗前疼痛21例（95.45%），疲乏22例（100%），体重下降22例（100%），腹泻14例（63.64%），治疗后分别降至2例（9.09%）、6例（27.27%）、5例（22.73%）和1例（4.55%）。各主要症状均有明显改善（$P<0.01$）。

目前胰腺癌尚缺乏有效的诊治手段，因确诊时多已属于晚期，失去手术治疗的机会。胰腺癌手术切除率低，同时因其对放、化疗都不敏感，缺乏有效的治疗手段，临床受益率是临床反映治疗胰腺癌疗效的一个重要指标。中医药治疗可望缓解病情进展，改善症状，提高临床受益率，从而改善生活质量，延长生存期。但目前对胰腺癌的中医药治疗，尚停留在经验医学的阶段，没有统一的辨证分型标准，客观上制约了中医药治疗胰腺癌的发展。

五、中西医结合治疗胰腺癌的疗效

近年来中西医结合治疗肿瘤研究多集中在以下方面：①中医药对手术、放疗、化疗等西医疗法毒副作用的防治；②利用中医药提高西医疗法的疗效；③肿瘤术后的中医药抗复发、转移。

贺用和等将中晚期胰腺癌63例分为中药组、化疗组和介入组3组[21]。中药组方用膈下逐瘀汤加减，化疗组用膈下逐瘀汤加减+短程全身化疗，介入组用膈下逐瘀汤加减+区域性动脉灌注化疗术。临床观察显示，动脉化疗配合中药组效果最好，有效率23%，生存期较长。王炳胜等治疗晚期胰腺癌患者58例[22]，将其随机分成两组，28例行放疗和介入化疗（A组），与30例放疗、介入化疗及益气活血中药并用（B组）进行比较。结果A，B两组近期有效率为53.6%，67.6%（$P>0.05$）。腹痛黄疸症状缓解率A组分别为57.1%，50.0%，B组分别为83.3%，76.7%（$P<0.05$）。消化道反应B组（4例）明显轻于A组（11例，$P<0.05$）。

刘鲁明等将56例胰腺癌分为辨证论治中药联合化疗组与单纯化疗组[23]，治疗结果显示：化疗组与中药化疗组治后生存率比较发现，中药化疗组治后1年生存率55.37%；2年生存率34.61%；3年生存率25.96%；中位生存期16.3个月；而化疗组治后1年生存率21.95%，

2年生存率7.31%，3年生存率为0%；中位生存期7.5个月；两组差异显著（P=0.004）。进一步分析发现，中药化疗组肿瘤缩小以及主症好转情况均明显优于化疗组（P=0.049和P=0.002），提示单纯结合中药治疗组疗效明显优于中药加化疗组。

对31例胰腺癌肝转移患者采用中医清热理气，化痰散结之法治疗，并分为两组，分别接受单纯区域性动脉灌注化疗（化疗组15例）与区域性动脉灌注化疗联合胰腺肿瘤三维适形放疗（综合组16例）。比较分析提示：临床受益率相似，综合组客观有效率为25%，化疗组则为0，两组差异显著（P=0.04）。综合组6个月、12个月生存率分别为66.7%，38.1%，中位生存期11.6个月；化疗组6个月、12个月生存率则分别为30.5%，7.6%，中位生存期4.2个月；综合组生存期优于化疗组（P=0.013）。综合组治疗相关不良反应轻，耐受性好，提示晚期胰腺癌肝转移通过区域性动脉灌注化疗、胰腺肿瘤三维适形放疗结合中药治疗可提高治疗有效率，延长生存期。

复旦大学附属肿瘤医院中西医结合科对2002年6月至2005年12月收治的134例获得病理确诊的中晚期胰腺癌患者进行分析，结果提示：全组64例，经过清胰化积为主的中药治疗，结合胰腺放疗、区域性动脉灌注化疗等中西医综合治疗后，半年生存率60.9%，1年生存率25.0%，3年生存率14.1%，5年生存率8.4%，中位生存期7.6个月。2008年3月尚有7例患者带瘤存活（5年以上者3例，3～4年者2例，2～3年者2例，其中时间最长者已生存66.4个月）。而另70例以非清胰化积方中药治疗的患者，半年生存率为35.7%，1年生存率10.0%，3年生存率2.9%，无5年生存，中位生存期4.2个月。清胰化积中药治疗者中位生存（7.8个月）较非清胰化积中药治疗者（4.2个月）明显延长，两组有非常显著性差异（$P<0.001$）。多因素分析提示，清胰化积中药治疗为独立的预后因子。

已有的文献提示，中西医结合对胰腺癌有一定的疗效。中医药治疗胰腺癌有其优势所在，特别是中医药结合放化疗能起到减毒增效、提高临床疗效的作用。但胰腺癌的中医药临床对照研究少，多是临床回顾性报道，缺乏前瞻性、大样本、多中心的临床研究，研究中医药治疗胰腺癌机理的实验报道更是少见。中西医结合治疗胰腺癌的临床研究、实验研究需要进一步深入下去。这将是提高胰腺癌临床治疗效果的重要途径。

现代中医在胰腺癌中医病因病机理论的基础上，结合现代医学先进的诊疗手段，对胰腺癌的中医药治疗进行了一定的临床实践研究，显示了中医药治疗胰腺癌的诸多优势，如延长生存期、减轻疼痛、减轻放化疗毒副反应、增加放化疗疗效等。循证医学、标准化与个体化是现代医学发展的趋势。中医药治疗生存期、生存质量、临床受益率等临床主要终点指标方面临床报告具有一定优势，其辨证论治的观念充分体现了个体化的治疗方案。但目前对胰腺癌的中医药治疗尚停留在经验医学的阶段，没有统一的辨证分型标准，缺乏严格的循证医学证据，客观上制约了中医药治疗胰腺癌的发展，有待于进一步循证医学证据出现。

中医药治疗胰腺癌目前文献涉及的病例数较少，也较为散在，尚未有严格按临床流行病原则设计的前瞻性、大样本、临床对照研究的临床观察资料发表，文献中涉及的病例可能因为时间、地域、各家经验不同等存在一定的偏倚，中医药治疗胰腺癌临床研究尚处于初级阶段，临床科研质量有待提高。所以呼唤大样本的前瞻性的临床研究，以利于更客观地研究胰腺癌的中医诊疗规律，为胰腺癌的规范化、个体化治疗提供临床依据。

参考文献

[1] 周岱翰. 论中医肿瘤学的历史、现状与未来[J]. 世界中医药，2007，2（1）：6-7.

[2] 周岱翰. 肿瘤治验集要[M]. 广东：广东省高等教育出版社，1996：91-96.

[3] 刘鲁明. 胰腺癌[M]. 见：周岱翰主编. 临床中医肿瘤学. 北京：人民卫生出版社，2003：188-196.

[4] 李永浩. 胰腺癌[M]. 见：周岱翰主编. 中医肿瘤学[M]. 广东：广东省高等教育出版社，2006：218-229.

[5] 何裕民主编. 现代中医肿瘤学[M]. 北京：中国协和医科大学出版社，2005.

[6] 陈熠主编. 肿瘤中医证治精要[M]. 上海：上海科学技术出版社，2007：168-171.

[7] 李忠主编. 临床中医肿瘤学[M]. 辽宁：辽宁科学技术出版社，2002：57-59.

[8] 周岱翰. 中西医结合肿瘤学的研究成就与发展前景[J]. 中医药通报，2003，2（1）：43.

[9] 周岱翰. 中医肿瘤学临床研究现状与评析[J]. 新中医，2006，（6）：4-6.

[10] 范忠泽，梁芳，李琦，等. 晚期胰腺癌的中医药诊疗现状分析[J]. 辽宁中医杂志，2008，35（5）：679-681.

[11] 龙明照，金妙文. 周仲英治疗消化系恶性肿瘤经验介绍[J]. 国医论坛，1996，11（4）：17.

[12] 王庆才，张磊. 中医药治疗晚期胰腺癌13例[J]. 四川中医，1996，14（10）：20.

[13] 杜德元. 中医论治肿瘤的研究进展[J]. 辽宁中医杂志，2006，33（12）：1655.

[14] 舒鹏，刘沈林. 中医肿瘤学证治体系浅析[J]. 吉林中医药，2005，25（7）：4.

[15] 杨林，孟茂斌. 中医中药在肿瘤介入治疗中的应用[J]. 华西医学，2006，1121（13）：646.

[16] 张虹，翟玉珍. 浅谈中医综合疗法在肿瘤患者中的应用[J]. 安徽预防医学杂志，2007，13（3）：240-241.

[17] 尤建良，赵景芳. 调脾抑胰方治疗晚期胰腺癌42 例[J]. 中医杂志，2002，43（1）：49.

[18] 沈晔华，刘鲁明，陈震，等. 中药联合化疗治疗晚期胰腺癌32例临床研究[J]. 中医杂志，2006，47（2）：115-117.

[19] 沈晔华，刘鲁明. 清胰消积方对实验性胰腺癌体内生长和细胞周期的影响[J]. 中国中医基础医学杂志，2006，12（2）：97-99.

[20] 沈晔华，刘鲁明，陆燕，等. 清胰消积中药对实验性胰腺癌基因表达的影响[J]. 中国癌症杂志，2005，15（5）：454-457，461.

[21] 贺用和，林洪生. 中西医结合治疗中晚期胰腺癌63例临床观察[J]. 中国中医药信息杂志，2001，8（3）：65-66.

[22] 王炳胜，刘秀芳. 益气活血中药在中晚期胰腺癌放化疗中的作用[J]. 中国中西医结合杂志，2000，20（10）：736-738.

[23] Liu LM，Wu LC，Lin SY，et al. Therapeutic Evaluation on Advanced Pancreatic Cancer Treated by Integrative Chinese and Western Medicine-Clinical Analysis of 56 Cases [J]. Chin J Integrative Med，2003，9（1）：39-43.

（王树堂　林丽珠）

第十一章 对症治疗

第一节 疼痛的药物治疗

胰腺癌疼痛的治疗大致有抗癌止痛、药物镇痛、介入技术止痛等几种方法。其中，药物镇痛的方法使用最为广泛。世界卫生组织（WHO）确立的癌痛“三阶梯止痛指南”已被普遍接受[1, 2]。它建议癌痛患者以对乙酰氨基酚或非甾体类抗炎药物（NSAID）作为镇痛的起始治疗。如果这些药物疗效不充分，应逐步升级为“弱阿片类药物”，如可待因，接下来可使用“强阿片类药物”，如吗啡等。癌痛三阶梯止痛原则归纳为以下5 点：口服、按时、按阶梯、个体化、注意具体细节。虽然该规范一直作为优秀的教育工具，但是癌痛处理远远要比 “癌症三阶梯治疗”建议复杂得多。尤其是胰腺癌，患者生存期间常伴有顽固的癌痛，给病人带来巨大痛苦。以下结合NCCN 2008成人癌痛治疗指南进行胰腺癌癌痛诊疗的阐述。

一、胰腺癌腹痛的机理及临床特征

（一）胰腺癌疼痛发生机理

胰腺位于上腹左季肋部的腹膜后间隙中，与许多脏器和血管相毗邻。支配胰腺的神经是腹腔神经丛的分支，腹腔神经丛位于胰腺体部上方深面，所以胰体尾肿瘤出现疼痛更常见。当胰腺肿瘤增大后，可使胰腺被膜紧张，挤压周围的组织，造成肠管、胆管和血管的阻塞，从而引起腹部疼痛[3]。胰腺癌转移的特点是早期淋巴结转移，腹膜后淋巴结与腹腔神经丛关系密切。腹腔的淋巴结可分为壁侧淋巴结和脏侧淋巴结。壁侧淋巴结主要沿着腹主动脉及下腔静脉的周围分布，脏侧淋巴结位于腹腔动脉干及肠系膜周围。出现转移后，对患者的影响取决于淋巴结的大小和部位，与腹腔神经丛邻近的肿大淋巴结可压迫神经丛导致神经性疼痛。广泛的淋巴结转移，引发的疼痛问题较复杂且严重。

（二）临床特征

30%～40%的胰腺癌患者以疼痛为首诊原因，几乎所有的胰腺癌患者在病程中都会体验到不同程度的癌痛。文献报道胰腺癌患者的疼痛发生率及其严重程度与肿瘤程度相关，随肿瘤的恶化进展而明显升高，约30%～60%病灶相对局限的早期胰腺癌患者和逾80%的进展期胰腺癌患者有癌痛体验，患者死亡前的癌痛发生率更高达90%[4]。胰腺癌疼痛为多源性和多部位疼痛，胰腺癌疼痛多发生于腹部，腹痛为胰腺癌患者的常见症状，也是胰体尾癌最突出的症状。

胰腺癌的腹痛表现多种多样，并可在胰腺癌病程及诊治过程中发生变化。典型腹痛表现为上腹部或上腹象限疼痛，但可涉及下腹象限或呈弥漫性；胰头癌多偏于右上腹，胰体尾癌则多偏于左上腹，有时腹痛也可在脐周或影响全腹。约50%～60%胰腺癌患者发生腹痛相关的腰背痛，有5%～10%患者以腰背痛作为唯一主诉[4]。

早期胰腺癌患者的疼痛多较轻微，20%～30%患者确诊时已出现中至重度的癌痛。腹痛性质大致分为3种：①上腹钝痛。最常见，约占70%，为持续性或间断性胀痛，常在饭后1～2 h后加重，如不进食或少进食则疼痛可以耐受，因而患者常自动限制食量。其原因与胰胆管阻塞、胆管和胰管压力增高有关。②阵发性剧烈上腹痛。约占腹痛的30%，症状如胆绞痛，可放射至肩胛部，可由饮酒或油腻食物诱发，多见于胰头癌初期，可能是在阻塞情况下，胆管和胰管强烈收缩所致。③涉及腰背部的上腹痛。1/4患者有此症状，腰背痛往往比上腹痛更为显著，坐位、弯腰、侧卧和屈膝可以减轻腹痛，仰卧平躺位则会加重，白天的癌痛程度波动不定，夜间比白天明显，多见于胰腺癌晚期，与癌瘤浸润和压迫腹膜后内脏神经所致。患者深夜被迫采取屈膝坐位等强迫体位以缓解疼痛。晚期胰腺癌癌痛相当剧烈和势不可挡，不仅为躯体方面的疼痛，且是涉及社会、心理和精神方面的全方位疼痛，常伴有强烈的植物神经系统和心理学异常，部分患者对癌痛的恐惧甚至超过对死亡的恐惧。

二、疼痛的评估

（一）分类

进行疼痛分类、查找癌痛原因是非常重要的。原因不同，所选择的治疗方法也会有区别。癌症疼痛分类有3种：肿瘤相关的疼痛、治疗相关的疼痛以及与二者均无关的疼痛。当决定治疗方案时，有“急性”和“慢性”疼痛的差异。治疗策略取决于疼痛的病理生理学特点。疼痛的病理生理学机制主要有两种：伤害感受性和神经病理性[5, 6]。伤害感受性疼痛是由于躯体和内脏结构的损伤并最终激活伤害感受器而引起。伤害性疼痛可进一步分为躯体伤害感受性疼痛以及内脏伤害感受性疼痛[7]。躯体伤害感受性疼痛能精确定位，主诉为刀割样、搏动性和压迫样疼痛。内脏伤害感受性疼痛常常更加弥散，表现为钝痛以及痉挛痛。神经病理性疼痛是由于外周或中枢神经系统遭受伤害所导致的。此种类型的疼痛可被描述为烧灼样痛、锐痛或电击样疼痛。神经病理性疼痛包括由于椎管狭窄或糖尿病性神经病变引起的疼痛，或是化疗或放疗副作用的疼痛。

根据肿瘤侵及组织的范围和部位不同，会产生不同类型或性质的疼痛，如当肿瘤局限在脏器内时，会产生典型的内脏痛；当肿瘤向外扩散时，疼痛包含有躯体疼痛；当肿瘤侵及神经丛时，疼痛包含了神经病理性疼痛。相应地，胰腺癌病人疼痛的原因不外乎以下几种：①胰腺癌肿压迫胰周神经引起的神经性疼痛；②肿瘤压迫胰胆管等引起胰胆管内高压或压迫周围脏器引起的疼痛；③胰腺癌引起的胰腺慢性炎症引起的疼痛；④肿瘤压迫血管引起的血循环阻塞，引起疼痛甚至组织坏死；⑤胰腺癌胃、十二指肠浸润，肝、腹膜、腹膜后淋巴结转移、骨转移等所至的疼痛；⑥胰腺癌行手术至胃排空延迟、胆道支架并发症、化放疗后疼痛综合征。除此之外，癌症病人本身的心理因素，如焦虑、消沉、沮丧、紧张等也会引起疼痛。由于肿瘤病变的复杂性导致的疼痛大多是混合性的，很少出现单一类型的疼痛。

（二）分级

临床常用的疼痛分级方法有：①根据主诉疼痛程度分级法（VRS）：分为0～Ⅲ 4级。

0级：无痛。Ⅰ级：轻度疼痛，疼痛可以耐受，不影响睡眠，可正常生活。Ⅱ级：中度疼痛，疼痛明显，不能耐受，睡眠受干扰，要求服用止痛药。Ⅲ级：重度疼痛，疼痛剧烈，不能耐受，睡眠严重受干扰，需用止痛药物，可伴有植物神经功能紊乱或被动体位。该方法采用形容词描述疼痛程度，非常简单易行，但缺点在于测量敏感性较差，患者易选择处于中间的描绘词。②目测模拟疼痛程度分级法（VAS）即画线法。用一长10 cm的直线，左方代表无痛，右端代表最剧烈疼痛。由患者在最能代表其疼痛程度处划一交叉线表示，从左端至画线处的mm数即疼痛的指数。该方法简单方便，敏感性高，可重复性强，较观察者评分及简单性评分更为敏感。③数字疼痛程度分级法（NRS）。从0～10整数字，表示从无痛到最剧烈疼痛，由患者自己圈出一个数字，以表示患者的疼痛程度。该方法简单易懂，可以反映较轻微的疼痛变化和动态反映疼痛的疗效反应，缺点在于不能反映某种疾患特有的心理和生理改变[8]。

疼痛的强度评定可以简述为：

1. 数字评分量表

（1）口述：“你现在有多痛？”从0分（无痛）到10分（痛到极点）。

（2）书面：“圈定可以表述你有多痛的数字。”

0 1 2 3 4 5 6 7 8 9 10

无痛 痛到极点

2. 分类量表

“你现在有多痛？”

无痛（0），轻度疼痛（1～3），中度疼痛（4～6），或者重度疼痛（7～10）。

3. 疼痛面容评分量表（不能口头表达的患者疼痛评估），如图11-1[9]。

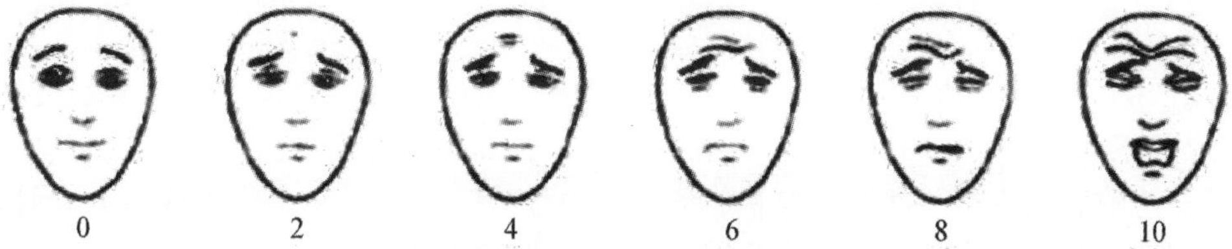

使用说明：这些面容显示了疼痛的程度。最左面的面容表示没有任何疼痛。然后从左到右的面容依次表示疼痛越来越严重直至最右侧的面容（表示痛到极点），选择一个面容代表你的疼痛程度（即时指出）。

图11-1 疼痛面容评分量表

（三）镇痛的评价标准

胰腺癌疼痛的评价标准：根据治疗后的疼痛状况，既往多把镇痛疗效分为4 级：①完全缓解（CR）。疼痛完全消失。②部分缓解（PR）。疼痛较给药前明显减轻，睡眠基本不受干扰，能正常生活。③轻微疗效（MR）。疼痛较给药前减轻，但仍有明显疼痛，睡眠受干扰。④无效（NR）。与用药前比较，疼痛无减轻。目前，临床上多采用临床受益反应（clinical benefit response，CBR）中的腹痛指标来进行胰腺癌的镇痛疗效评估。其主要根据疼痛程度和止痛药使用量来衡量。患者通过目测模拟疼痛程度分级法（VAS）进行疼痛的主观自我评价以及决定麻醉止痛药的使用量。①疼痛程度（按0～100视觉类比量标，每天评定）阳性标准：较基准改善≥50%，并维持≥4周（假定最小疼痛分数≥20分）；阴性标准：较基准恶化，并维持4周；稳定标准：以上二者以外的任何结果。②麻醉药使用量（按吗啡等效剂量的毫克数，每周评定）阳性标准：较基准减少≥50%，并维持≥4 周（假定最小麻醉药使用量≥10 mg）；阴性标准：较基准恶化，并维持4周；稳定标准：以上二者以外的任何结果[10]。

（四）全面疼痛评估

如果不能进行充分评估，往往会导致疼痛控制不佳。首先将疼痛强度量化，如果疼痛评分在0分以上，则应开始进行全面疼痛评估。全面疼痛评估应着重于：疼痛的类型和性质、疼痛病史（如发生、持续时间、过程等）、疼痛强度（即静息时、运动时、活动对疼痛强度的影响）；疼痛定位、治疗方式、放射性；加重或缓解疼痛的相关因素；以往的疼痛治疗；重要的社会心理因素（如患者抑郁、家庭和其他支持，精神病史等）；其他与疼痛相关的特殊问题（如疼痛对于患者及其家庭的意义、对疼痛的文化信仰、精神或宗教问题）。此外，体检和相应的实验室和影像学检查对于全面疼痛评估也很重要。这一评估有助于医护人员明确是否存在与疼痛有关，且需要特殊治疗的潜在原因。举例来说，对于由于脊髓压迫而导致疼痛的患者，仅给予阿片类药物是不够的，如果不给予糖皮质激素及局部放疗，疼痛很可能无法得到良好的控制，且患者仍将有很高的脊髓损伤风险。

全面疼痛评估的终点是明确疼痛的病因和病理生理学特点（躯体、内脏或是神经病理性疼痛），并依据期望目标使疼痛治疗方案个体化。

三、疼痛的治疗

（一）治疗原则

NCCN癌痛治疗指南基于0～10数字评分量表（其中10表示最痛）对疼痛强度进行了3级分类：重度疼痛（7～10）、中度疼痛（4～6）；和轻度疼痛（1～3）[11]。其中重要的是，区分与肿瘤急症相关疼痛和与肿瘤急症无关疼痛（例如，由于骨折或承重骨骨折先兆引起的疼痛；脑、硬膜外或软脑膜转移瘤；与感染有关的疼痛；脏器梗阻或内脏穿孔等与肿瘤急症相关的疼痛，除针对肿瘤急症进行特殊的治疗诸如手术、放疗、激素、抗生素等外，仍酌情进行与肿瘤急症无关的疼痛治疗）。此外，还将与肿瘤急症无关的疼痛中，未使用阿片类药物的患者和先前或正在使用阿片类药物治疗癌痛的患者区分开，并且包括了治疗过程相关性疼痛和焦虑的处理。

在临床实践中，目前广泛使用的镇痛药给药方式为“按时”、“按需”以及“患者自控镇痛”。口服给药是慢性疼痛治疗的首选途径。对于能够口服药物的患者，应首先考虑口服，除非需要快速起效的镇痛剂或患者存在与口服给药相关的副作用。对于无法吞咽或者有经肠道吸收阿片类药物障碍的患者，推荐使用胃肠外持续输注、静脉滴定（Ⅳ）或者皮下给药（SC）。对于疼痛评分≥4分或有疼痛急症的患者，阿片类药物的初始口服剂量应视阿片类药物既往使用情况而定。

（二）治疗步骤

1. 疼痛评分7～10分

应紧急实施镇痛治疗，可通过静脉或口服途径使用短效、即释吗啡5～15 mg（或其等效药物）。静脉给药者每15 min，皮下给药者每30 min，口服给药者每60 min评估一次疼痛强度。若疼痛未改善，则可将镇痛药剂量增加50%～100%。若疼痛减轻，再给相同剂量阿片，直至疼痛缓解。计算24 h总用药量，转换为长效药物。如果2～3个用药周期后疗效不佳，考虑改变策略或/及进行再次全面的疼痛评估。

2. 疼痛强度评分4～6分

未使用阿片类药物的患者如果就诊时疼痛强度评分<7（即4～6），其治疗方法与疼痛强度为7～10的患者十分类似，二者的主要差别在于前者在起始治疗时使用短效阿片类药物滴定的剂量更低（即释吗啡2～5 mg或其等效药物），且对疼痛强度进行严格再评估的频率更低（24～48 h）。

3. 疼痛强度评分1～3分

未使用阿片类药物者如果仅为轻度疼痛（1～3），应当接受NSAID或对乙氨基酚治疗或接受更低剂量的短效阿片类药物滴定治疗。

4. 辅助镇痛药物治疗

对所有患者群体，都应考虑针对特殊疼痛综合征增加辅助镇痛药物治疗。辅助镇痛药物用于增强阿片类药物或NSAID的疗效。辅助镇痛药物多种多样，通常用于帮助控制骨痛、神经痛、内脏痛以及减少身体对于阿片类药物的需求。对乙酰氨基酚、包括选择性COX-2抑制剂在内的NSAID、三环类抗抑郁药（TCA）、抗惊厥药物、双磷酸盐和激素等是临床最常用的辅助治疗药物。

5. 应用促进肠动力的药物

所有应用阿片类药物的患者都应同时应用促进肠动力的药物，给予预防便秘的治疗。

（三）几种常用阿片药物及使用方法

1. 阿片类药物一般性用药原则

1）根据前24 h内使用的阿片类药物的总剂量（按时给药及按需给药的剂量）的10%～20%来计算增加剂量。常用治疗中-重度疼痛阿片类药物初始剂量及等效剂量见表11-1[12]。

表11-1 常用治疗中-重度疼痛阿片类药物初始剂量及等效剂量

名　称	等效剂量（mg）		初始口服剂量		注意事项
	口服	非肠道	成人（mg）	儿童（mg/kg）	
吗啡	30	10	10～30，每4 h 1次	0.3	有呼吸抑制、支气管哮喘颅压增高、肝功异常患者慎用
氢吗啡酮	7.5	1.5	4～8，每4 h 1次	0.06	同吗啡
氧可酮	10	—	5～10，每4 h 1次	0.1～0.3	同吗啡
美沙酮	20	10	5～10，每4 h 1次	0.2	血浆半衰期长，容易蓄积
芬太尼	—	0.1	—	—	仅用于静脉和皮下
可待因	200	130	15～60，每6 h 1次	0.5～1	最高剂量3 600 mg/d
羟考酮	15	—	5～10，每4 h 1次	—	—

2）当非阿片类药物达到最大剂量，比如对乙酰氨基酚剂量>4 000 mg/d，将阿片类药物由复合制剂转换为单一制剂。

3）如果患者出现难治的副作用，且疼痛评分<4分，考虑阿片止痛药减量大约25%，然后重新评估。

2. 阿片类药物维持治疗的原则

1）对于持续性疼痛，应当按时给予镇痛药物，同时处方短效药物治疗突发痛。

2）当24 h阿片类药物的镇痛剂量稳定后，考虑由短效阿片类药物转换为控缓释阿片类药物，以控制慢性持续性疼痛。常用的长效镇痛制剂见表11–2[12]。

表11–2　长效镇痛制剂

药　　名	首次剂量	注意事项
硫酸吗啡缓释剂（美施康定）	10 ~ 30 mg	对于从未应用阿片药者首剂10 mg 应用过弱阿片药者首剂30 mg
盐酸吗啡缓释剂	10 ~ 30 mg	同硫酸吗啡缓释剂
双氢可待因（双克因）	60 ~ 120 mg	—
盐酸可待因缓释片（尼可康）	45 mg	—
盐酸羟考酮控释片（奥施康定）	10 mg	对于从未应用阿片药者首剂5 mg
芬太尼透皮贴剂（多瑞吉）	25 μg/h（贴）	起效慢，约12 h，每72 h换一贴
曲马朵缓释剂（奇曼丁）	100 mg	剂量≤400 mg/d

3）对于无法通过缓释阿片类药物缓解的疼痛，包括爆发痛或急性加重的疼痛、与活动或体位相关的疼痛或在给药间期末出现的疼痛，给予解救剂量的短效阿片类药物进行解救治疗：尽量使用控缓释阿片类药物的短效剂型，每1 h使用24 h口服剂量的10% ~ 20%作为即释药物的解救剂量。

4）如果患者持续需要使用短效阿片类药物，或用药结束时仍无法缓解疼痛，可增加缓释阿片类药物的剂量。

3. 用法及注意事项

1）吗啡：口服和肠外的转换系数是3：1。肾衰患者避免使用吗啡，因为代谢产物吗啡–6–葡萄糖醛酸苷会在肾脏积聚。

2）盐酸羟考酮控释片特点：AcroContin控释技术使其具有双吸收时相，其中38%即释，吸收半衰期为0.6 h，可在1 h内起效，发挥快速镇痛的作用；62%缓释，吸收半衰期为6.9 h，使其可持续强效镇痛达12 h[13]。

3）芬太尼透皮贴：选择胸腹壁或上下肢的无毛平坦部位，洗净局部皮肤并干燥，将芬太尼透皮贴（多瑞吉）药膜撕开后平整粘贴在皮肤上，用掌心稍加按压，使之与皮肤充分接触，每72 h更换一次，为减少局部皮肤刺激性，更换时变换位置，避免同一部位连续贴药。起效时间约6 ~ 7 h，用药后24 h疼痛控制不满意者，酌情调整剂量以达无痛或基本无痛。贴剂持续时间通常为72 h。某些情况下持续时间仅为48 h。发热以及使用烤灯、电热毯等加热会加速药物释放，应当避免。芬太尼透皮贴剂最大的优点是使用方便，无创性，不需注射、口服，通过皮肤缓慢吸收，无首过效应，特别适合于不能口服药物以及不能耐受口服药物副反应或对其过敏的患者。其止痛作用为相同剂量吗啡的75～100倍，使用后6～12 h 达血浆峰浓度，12～24 h达稳定血药浓度，半衰期平均为17 h（13～22 h），它避免了药物浓度的高峰与低谷。芬太尼透皮贴剂的不良反应与控释盐酸吗啡类似，具有阿片类药物副反应的共性，包括恶心、呕吐、便秘、头晕嗜睡、皮肤瘙痒、尿潴留、呼吸抑制等。总体来讲，芬太尼透皮贴的副作用低于吗啡，特别是芬太尼减少了胃肠道刺激，使患者的胃肠道反应——恶心、呕吐和便秘明显减轻[14]。

4）美沙酮：药代动力学的个体差异很大（半衰期长，8～120 h不等），使得它很难用于癌症患者。由于半衰期长、效能高、药代动力学个体差异大，故应当以低于预期的剂量开始使用美沙酮，在滴定期间缓慢加量，同时预备足够的短效药物以控制爆发痛。

5）不推荐癌症患者使用丙氧氨酚、杜冷丁、混合激动–拮抗剂（喷他佐辛、环丁甲羟氢吗啡、布托啡诺、地佐辛）、部分激动剂（丁丙诺菲）和安慰剂。对于肾功能受损或脱水的患者，尤其禁忌使用丙氧氨酚和杜冷丁，因为这些药物经肾脏清除的代谢产物积蓄后，可能导致肾脏毒性或心律失常[15]。需强调的是，就镇痛的效力而言，杜冷丁是不及吗啡的。它的镇痛强度只有吗啡的1/8～1/10；从镇痛的维持时间来看，杜冷丁一次用药后只能维持2～4 h，而吗啡则可维持4～8 h。长期或者大剂量使用杜冷丁，会产生具有中枢神经系统毒性的代谢产物（去甲哌替啶）。部分激动剂和混合激动–拮抗剂在癌痛中的作用很有限，且不应和阿片受体激动剂药物联合使用。从激动剂转换为激动–拮抗剂可能导致阿片依赖性患者出现戒断症状。

（四）不同阿片类药物的转换

1. 阿片类药物转换

吗啡、芬太尼、羟可酮均是目前常用的阿片类药物。如果阿片类药物的副作用明显，可改换为等效剂量的其他阿片类药物来取得镇痛效果和副作用之间的平衡。这种方法被称为阿片类药物转换，是目前被广泛接受的用于镇痛疗效不佳的治疗手段[16]。

2. 从一种阿片类药物转换为另一种的方法

1）计算前24 h内可以有效镇痛的当前阿片类药物总量。

2）计算新阿片类药物的等效止痛剂量。参见表11-3[17]。

3）如果疼痛被有效控制，则剂量减少25%～50%，使不同的阿片类药物间交叉耐受。在最初的24 h内，可随意并快速滴定至有效镇痛。若之前的剂量无效，可使用100%等效镇痛剂量药物或增加25%。

4）最后，将所需的新阿片类药物每日总剂量按照每天的用药次数划分，以确定单次用药剂量。

5）转换为芬太尼透皮贴剂：①开始使用贴剂之前，应当已经使用短效阿片药物对疼痛进行了相对良好的控制。对仍需要频繁调整剂量的不稳定的疼痛，不推荐使用。②按公式转换：原使用的吗啡剂量（mg/24 h）×1/2=芬太尼透皮贴剂用量（μg/h，每72 h），在贴芬太尼透皮贴剂的同时，最后一次使用原来的控释吗啡用量。次日及3 d后剂量的确定：24 h后进行疼痛评分，如疼痛缓解不理想，则用吗啡针解救； 72 h后计算3 d吗啡片及吗啡针总剂量（两者剂量换算：吗啡针/吗啡片= 1/3），取其1/2即为需增加的贴剂剂量（μg/ h，每72 h）进行换贴。参见表11-4[17]。

表11-3　与吗啡相比，口服和肠外给药的等效剂量及相应强度转换

阿片受体激动剂	肠外用药剂量（mg）	口服剂量（mg）	因数（静脉到口服）	作用持续时间*（h）
可待因	130	200	1.5	3～4
芬太尼 2*	100 μg	—	—	1～4
氢可酮 3*	—	30～200	—	3～5
左吗喃 4*	2	4	2	3～6
美沙酮 5*	10	3～20	2	4～8
吗啡 6*	10	30	3	3～4
羟考酮	—	15～20	—	3～5
羟吗啡酮	1	10	10	3～6
曲马多 7*	—	50～100	—	3～7

注：*——较短时间通常指肠外用药（某些形式变化的缓释药品除外），较长时间通常应用口服药物。

2*——用于持续性给药的经皮系统，经口腔黏膜或含服给药用于控制爆发痛。

3*——无等效数据支持。临床经验提示可作为轻度初期使用的阿片类药物，但是有效剂量个体差异大。通常与对乙酰氨基酚合并使用，剂量为325～750 mg。必须监控用量，确保对乙酰氨基酚在安全界限内。表中的剂量仅用于阿片部分。

4*——半衰期长，2～5 d后观察药物累积和副作用。最初可能需要每4 h给药一次，然后达到稳态后6～8 h给药一次（1～2周）。

5*——如果使用较高剂量的吗啡，吗啡到美沙酮的口服剂量转化比率接近10：1而非3：2。

6*——针对慢性用药列出了转换因子。肾衰患者避免使用吗啡，因为代谢产物吗啡-6-葡萄糖醛酸苷会在肾脏积聚。

7*——弱阿片受体激动剂，具有抗抑郁活性。对于轻至中度的疼痛，推荐剂量为100 mg，4次/d（最大剂量400 mg/d）以避免中枢神经系统毒性。即使使用100 mg 4次/d的最大剂量，曲马多的药效也低于其他阿片受体激动剂，比如吗啡。

表11-4　口服和肠外阿片类等效剂量和相应强度转换

口服吗啡（mg/24 h）	肠外吗啡（mg/24 h）	等效芬太尼透皮贴剂（μg/h）
25～65	8～22	25
66～115	23～37	50
116～150	38～52	75
151～200	53～67	100
201～225	68～82	125
226～300	83～100	150

（五）非甾体类抗炎药（NSAID）和对乙酰氨基酚

1. 常用药物

疼痛强度评分1～3分的患者，接受NSAID或对乙氨基酚非阿片类镇痛药物治疗。常用药物见表11-5[12]。

表11-5 常用非阿片类镇痛药物

药 物	常用剂量（mg）	用 法	每日最高剂量（mg）
阿司匹林	250～1 000	每4～6 h 1次口服	4 000
对乙酰氨基酚（扑热息痛）	500～1 000	每4～6 h 1次口服	4 000
布洛芬	200～400	每4～6 h 1次口服	3 200
吲哚美辛（消炎痛）	25～50	每4～6 h 1次口服	100
奈普生	250～500	2～3次/d	1 250
酮洛酸	15～30	每6 h 1次口服（肌注或静脉注射）	150
双氯酚酸钠（扶他林）	50	3次/d口服	150
美洛昔康	7.5～15	1次/d口服	15
氯诺昔康	4～8	2～3次/d口服	16
塞来昔布	100～200	2次/d口服	400

2. 注意事项

1）对于肾脏、胃肠道或心脏毒性的高危患者慎用非甾体类抗炎药。下列情况为高危患者：①肾毒性。年龄>60岁，体液失衡，间质性肾炎，乳头坏死，同时合并使用其他肾毒性药物（包括环孢霉素，顺铂）和经肾脏排泄的化疗药物。②胃肠道毒性。年龄>60岁，消化道溃疡病史或酒精滥用，重要器官功能障碍，长期大剂量使用NSAIDs。③心脏毒性。心血管病的病史或存在心血管疾病的高危因素[18]。

2）阿片类药物-对乙酰氨基酚联合使用时需谨慎，防止对乙酰氨基酚吸收过量（最大用量4g/d）。

3. NSAID治疗的进一步决策

如果连续使用两种NSAIDs药物均无效，则换用其他镇痛方法；如果NSAIDs治疗有效，但出现非重度毒性反应，考虑试用其他NSAIDs；COX-2抑制剂的胃肠道副作用发生率较低，且不抑制血小板凝集，然而尚未证明其肾毒性较其他NSAIDs类药物低；抗癌治疗的毒性可能加重抗炎治疗的风险。

（六）辅助镇痛用药

癌痛治疗中的辅助用药分为两大类，一是增强阿片药物的镇痛效果，缓解焦虑、抑郁和烦躁等精神症状的药物；二是用于减轻各种镇痛药物带来的副作用的药物。主要包括皮质类固醇类激素、抗抑郁剂、抗惊厥药物、抗痉挛药物以及肌肉松弛剂等。

1. 抗抑郁药

抗抑郁药常作为辅助镇痛药物联合某种阿片类药物用于神经病理性疼痛的治疗。这类药物在增强阿片药物的镇痛效果的同时，还可以解除因疼痛带来的焦虑、抑郁和烦躁等精神症状。三环类抗抑郁药物主要有：阿米替林、丙咪嗪、去甲替林、去甲丙咪嗪等。用药应从小剂量起始，如果患者耐受良好，每隔3～5 d增加一次剂量，比如，去甲替林和去甲丙咪嗪的起始剂量为每晚10 ~ 25 mg，增加到每晚50 ~ 150 mg。主要的不良反应有镇静、口干、尿潴留、嗜睡等。其他用药：文拉法辛，起始剂量50 ~ 70 mg/d，增加到75 ~ 225 mg/d；丁氨苯丙酮，起始剂量100 ~ 150 mg/d，增加到140 ~ 450 mg/d；度洛西汀，60 mg/d。新型抗抑郁药米氮平（mirtazapine），除具有良好抗抑郁疗效和减轻癌痛外，尚有良好的改善睡眠、胃纳和增重等作用，利于缓解胰腺癌患者的抑郁症状及其营养不良状况，但肝肾功能不全者应适当减量。

2. 抗惊厥药

加巴贲丁最早用于非癌性神经病理性疼痛，目前已经越来越广泛地应用于癌性神经病理性疼痛的治疗[19]，已被作为任何病因引起的神经病理性疼痛的一线治疗药物。加巴喷丁起始剂量为每晚100 ~ 300 mg，增加到600 mg/d，分为2次或3次使用。每隔3 d剂量增加50% ~ 100%。对于老年人、身体虚弱或者肾功能不全的患者增量要缓慢。主要副作用是嗜睡和头晕。其他用药：普瑞巴林，起始剂量为50 mg，3次/d，增加到100 mg，3次/d。对于老年人或肾功能不全的患者剂量需减少。普瑞巴林比加巴喷丁更易于通过胃肠道吸收。滴定至有效镇痛剂量仅需要2步或3步，而加巴喷丁则需要更多的步骤。拉莫三嗪，起始剂量为每晚25 ~ 50 mg，增加到200 ~ 400 mg/d，分2次使用。

3. 类固醇激素

类固醇激素如地塞米松和泼尼松等，具有广谱抗炎作用，对多种癌性疼痛的症状缓解有效，包括：骨痛、神经压迫或浸润性痛、关节痛以及空腔脏器梗阻性疼痛等等。临床上使用类固醇激素有大剂量和小剂量两种策略，通常脊髓压迫或阿片不能缓解的急性重度疼痛可以使用大剂量激素（如地塞米松最高甚至可达100 mg/d）[20]，小剂量（如地塞米松2 ~ 8 mg/d）可用于晚期患者[21]，即使阿片止痛效果良好也可以同时使用，有增加食欲，缓解不适症状，改善生活质量的作用[22]。临床上长期小剂量治疗方法耐受性较好，但需注意消化道溃疡出血等不良反应的出现。

4. 安定类

癌痛患者通常伴有认知障碍、心情抑郁等精神症状，这些精神症状可以导致癌痛恶化。镇静剂可以缓解这些症状，但由于该类药物副作用较大，其使用一直很受争议。奥氮平是新型抗精神病药。有报道[23]，奥氮平具有降低疼痛强度、减少阿片类药物用量、提高认知功能和对抗焦虑的作用。尽管奥氮平相对同类其他药物安全性要高，但临床仍建议用于有焦虑等精神症状的癌痛患者为佳。

5. 氯胺酮

氯胺酮是一种麻醉诱导剂，在辅助用药中较为常用，尤其对顽固性神经病理性疼痛在常规治疗方法欠佳时使用。如有报道，对吗啡治疗效果欠佳的重症晚期癌痛患者，静脉单次注射氯胺酮5 ~ 10 mg后接一次性镇痛泵输注“0.4%氯胺酮复合液”（氯胺酮400 mg+氟哌利多5 mg+东莨菪碱0.3 mg加生理盐水至100 mL），泵速2 mL/h，需要时给予重复相同药液连续输注，癌痛可得到明显缓解，且无明显的恶心、呕吐、梦幻等不良反应[24]。

6. 局部用药

局部作用，可以用作辅助镇痛药物联合某种阿片类药物、抗抑郁药和/或抗惊厥药使用：5%利多卡因贴片每天用于疼痛部位；系统吸收最少。另外，辣椒碱——辣椒中的提取物，由于烧灼感而耐受不佳。必须3 ~ 4次/d，并且可能需要几周才能出现疗效。

7. 其他

作为癌痛治疗辅助用药，还有肌肉松弛剂巴氯芬、镇静剂苯二氮平类等等。上述这些药物一般起效较慢，一旦使用不应轻易放弃，因此更应该注意药物不良反应，积累用药经验。

一些特殊用途的用药也常常归为癌痛辅助用药，如治疗骨痛的降钙素、双磷酸盐类；缓解肌肉骨骼疼痛和炎症的邻甲苯海拉明；缓解肠梗阻腹痛症状的奥曲肽等。

（七）中医药治疗

中医中药在治疗癌症疼痛方面有很大的进展，包括针灸、中药内服、外敷、静脉用药、灌肠、滴鼻以及综合治疗等多种途径。根据中医理论，癌痛的病因病机可概括为“不通则痛”与“不荣则痛”两大类，即“虚”与“实”两种主要证型。中医药对癌痛的治疗可分为内治法与外治法。内治法：主要采用辨证论治的治疗原则，根据患者疼痛之因，辨其寒凝、气滞、血瘀、痰阻、毒聚及正虚之不同，而随证用药。癌性疼痛可分为8法论治：①散寒止痛法；②活血止痛法；③行气止痛法；④化痰止痛法；⑤清热止痛法；⑥固涩止痛法；⑦安神止痛法；⑧补虚止痛法。外治法多采用活血、化瘀、通络之品，配合芳香渗透之药，结合现代先进的制剂工艺，制成各种透皮贴剂，应用于临床，对于疼痛部位相对固定及疼痛部位较为表浅的癌痛，取得了较好的疗效。如“癌痛宁巴布剂”，“蟾酥膏”，“癌痛灵透皮贴”。总的来说，中医中药对于轻度癌痛效果尚可，但对于中、重度癌痛仍处于辅助地位[25]。

针灸和理疗作为中国传统医学的重要组成部分，对慢性疼痛，特别是对骨骼肌紊乱引起的疼痛和头痛有非常好的辅助治疗作用。实验研究显示，针灸可促进内源性阿片的释放产生镇痛作用，还可加强外源性阿片的镇痛作用。

（八）综合治疗

针对特定的疼痛情况可以考虑其他治疗策略。

1. 炎性疼痛

与炎症有关的疼痛，可试用非甾体类抗炎药NSAID或糖皮质激素。

2. 不伴有肿瘤急症的骨痛

①给予NSAID并滴定至有效剂量；②局部骨痛：考虑采用局部放射治疗或者神经阻滞（比如，肋骨痛）；③弥散性骨痛：可考虑双磷酸盐、激素治疗或者化疗，对某些患者考虑糖皮质激素和/或全身给予放射性同位素治疗；④考虑理疗：如按摩、经皮神经电刺激等；⑤对于难治性疼痛，考虑其他治疗手段，包括麻醉方法（神经阻滞、椎管内阿片类药物以及麻醉剂）整形外科或神经外科手术。

3. 神经压迫或者炎症

试用糖皮质激素。

4. 神经病理性疼痛

神经病理性疼痛对阿片类的反应程度要低于由其他病理生理原因造成的疼痛，可以试用抗惊厥药物或三环类抗抑郁药。

5. 放疗与化疗止痛

放疗止痛的适应范围主要是转移性骨肿瘤、脑脊椎转移、肿瘤对脊髓神经根的压迫，胰腺癌侵犯后腹膜等。有报道，利用立体定向放疗毁损疼痛相关的神经核团来治疗癌性疼痛，但在核团的选择以及镇痛的效果上还有争议[26]。随着更有效化疗药物及化疗策略的出现，化疗止痛作用渐为世人所重视。

6. 非药物治疗

对于无法耐受阿片类药物的患者或未接受足够镇痛药物治疗的患者，可采用腹腔神经丛阻滞术、病人自控镇痛（PCA）、神经外科等手段，以达到镇痛目的。常用的手术包括：神经根切断术、脊髓前角切断术、交感神经切断术和脊髓背索切断术。

物理方式（如按摩、理疗）和认知方式（如想象、放松）等非药物专科治疗方法与药物介入方案联用，可能获得卓有成效的收益。

同时应特别关注社会心理支持，为患者及其家属提供宣教，以及减少阿片类药物的副作用。转向专科治疗的主要指征是，患者疼痛难以缓解或有助于患者恢复日常活动的功能。通过制订个体化目标来完成疼痛处理，提供特异性治疗并提供针对患者的教育。

四、疼痛治疗不良反应的处理

癌痛治疗的不良反应在癌症患者中相当常见，尤其在联合使用多种药物的情况下。每种副作用都有必要仔细评估，并采用合适的措施来防止和减少镇痛药物的副作用。另外，应该在病例中记录持续的疼痛评分以确保患者的疼痛始终得到良好的控制，以达到治疗目标。

（一）便秘

1. 预防性措施

1）预防性用药：在处方吗啡类药物的同时给予缓泻剂。刺激性泻剂+大便软化剂（比如番泻叶，每天早晨2片；最多8～12片/d。当阿片类药物剂量增加时，也要增加缓泻剂的剂量；

2）增加液体摄入；

3）添加膳食纤维；

4）如果可以，适当锻炼身体。

2. 如果便秘加重

1）评估便秘病因和严重程度；

2）排除肠梗阻；

3）针对其他病因进行治疗；

4）根据需要调整剂量，以保证1～2 d都有一次非强迫性排便；

5）考虑辅助镇痛用药以减少阿片类药物的用量。

3. 如果便秘持续存在

1）再次评估便秘病因和严重程度；

2）考虑增加其他药物，如氢氧化镁，30～60 mL/d；比沙可啶，2～3片，每日口服，或者给予1次/d直肠栓剂；乳果糖，30～60 mL/d；山梨醇，30 mL，每2 h，3次给药，或者枸橼酸镁，226.8g（80Z）盎司，每日口服；聚乙烯乙二醇（1瓶盖/226.8g（80Z）水，口服，2次/d）；

3）磷酸钠溶液、生理盐水或者自来水灌肠；

4）考虑使用胃肠动力药物（如甲氧氯普胺，10～20 mg，口服，4次/d）；

5）考虑通过神经轴索镇痛或者神经毁损术来尽可能降低阿片类药物用量。

（二）恶心

1. 预防性措施

在处方阿片类药物的同时给予止吐药。

2. 恶心加重

1）评估是否存在其他导致恶心的病因（如便秘、中枢神经系统疾病、化疗、放疗、高钙血症）；

2）考虑使用丙氯拉嗪，每6 h口服10 mg，下午；硫乙哌丙嗪，每6 h口服10 mg，下午；氟哌啶醇，每6～8 h口服0.5～1.0 mg，下午；或甲氧氯普胺，每6 h口服10～20 mg，下午；

3）如果应用下午方案恶心无好转，应按时给予止吐药1周，然后改为下午给药；

4）考虑使用 5-羟色胺拮抗剂（如格拉司琼，口服2 mg/d，或者昂丹司琼，口服8 mg，3次/d，或多拉司琼，口服100～200 mg，或帕洛诺司琼静脉给药300 μg/kg）。使用时要注意便秘的副作用。

3. 恶心症状持续＞1周

1）重新评估恶心的病因和严重程度；

2）考虑更换阿片类药物；

3）如果在尝试了几种阿片类药物并采取了上述措施后，恶心仍持续存在，可考虑通过神经轴索镇痛或者神经毁损术来尽可能减少阿片类药物的用量。

（三）瘙痒

1. 诊断

评估是否存在其他病因（其他药物引起，等等）。

2. 处理

考虑抗组胺药物，比如苯海拉明，25～50 mg/kg 每6h肠外或口服给药；或者异丙嗪，12.5～25 mg/kg每6h肠外或口服给药；或者纳布啡，0.5～1.0 mg/kg 每6～8 h下午肠外给药。如果症状无好转，考虑改用另一种阿片类药物。考虑持续输入纳洛酮，0.25 μg/（kg · h），并逐渐增量至1 μg/（kg · h）用于缓解瘙痒，同时不降低镇痛药的疗效。

（四）谵妄

1. 诊断

注意评估引起谵妄的其他原因（如高钙血症、CNS病变，肿瘤转移，其他精神活性药物等）。

2. 处理

考虑使用氟哌啶醇，每4～6 h口服0.5～2 mg，或者选择安定剂；考虑更换阿片类药物；考虑使用非阿片类镇痛药以减少阿片类药物的剂量。

（五）运动及认知损伤

研究发现，稳定剂量的阿片类药物（＞2周）不太可能对精神运动和认知功能产生影响，但是在镇痛及滴定过程中应当监测这些功能。

（六）呼吸抑制

1. 原则

须谨慎使用解救药物。若需要解救半衰期长的药物，如美沙酮，考虑输注纳洛酮。

2. 处理

如果出现呼吸异常或急性意识障碍，考虑给予纳洛酮。在9 mL生理盐水中稀释1安瓿纳洛酮（0.4 mg/mL），总体积为10 mL。每隔30 ~ 60 s给予患者1 ~ 2 mL（0.04 ~ 0.08 mg），直至症状改善。做好重复给药的准备（阿片类药物的半衰期通常长于纳洛酮）。如果10 min内无效，而纳洛酮总剂量达到了1 mg，考虑导致神志改变的其他原因。

（七）过度镇静

1. 诊断

如果在开始使用阿片类药物后发生镇静，并且持续＞1周，评估导致过度镇静的其他原因（如CNS病变、其他可致镇静药物、高钙血症，脱水、败血症、缺氧）。

2. 处理

1）如果维持较低剂量可控制疼痛，则减少阿片类药物的剂量。

2）考虑更换阿片类药物。

3）考虑使用非阿片类镇痛药，以降低阿片类药物的用量。

4）考虑减少每次给药剂量，增加给药频率，以降低阿片类药物峰浓度。

5）考虑使用咖啡因，100 ~ 200 mg口服，每6h一次；哌醋甲酯，1 ~ 3次/d，每次5 ~ 10 mg；右旋安非他明，口服5 ~ 10 mg，1 ~ 3次/d；或者莫达非尼，100 ~ 200 mg/d。在使用中枢神经刺激剂用于过度镇静时，减少早晨和午后的用药，以避免在夜间出现失眠。

6）如果在更换了阿片类药物并采取了上述措施后，镇静仍持续存在，应重新评估镇静的病因和严重程度，考虑通过神经轴索镇痛或者神经毁损术来尽可能减少阿片类药物的剂量。

（八）NSAIDs导致的胃肠道副作用

推荐使用耐受良好的质子泵抑制剂来预防NSAIDs导致的胃肠道副作用。对于＞60岁、体液失衡、肾功能不全、合并使用其他肾毒性药物（包括环孢霉素，顺铂）以及经肾排泄的化疗药物的患者，应慎用NSAID，以防止出现肾毒性反应。

五、耐药性及生理依赖性问题

长期应用阿片类药物治疗会出现阿片类药物耐药性及生理依赖性。但不能把它与精神依赖性（成瘾）相混淆，后者表现为滥用药物行为。这几个与使用阿片类药物有关的概念如果不弄清楚，就不可能有效地给癌症患者处方、服用及调配阿片类药物，且将导致癌痛治疗不足的状况。

阿片类药物的生理依赖性一般在突然停阿片类药或者同时服用纳洛酮时才出现，其典型症状有焦虑、易怒、寒颤及热斑、关节痛、流泪、鼻溢、出汗、恶心、呕吐、腹部痉挛及腹泻。最轻的阿片类药物戒断综合征可与病毒性的流感样综合征相混淆。半衰期较短的阿片类药物（如可待因、氢可酮、吗啡、二氢吗啡酮）停药后6 ~ 12 h内会出现戒断症状，

24～72 h达到高峰。半衰期较长的阿片类药物（如美沙酮、羟甲左吗喃、及经皮芬太尼），其戒断综合征可延迟到停药后24 h或更久才出现，而且程度可较轻。这种戒断综合征被称为阿片类药物的生理依赖性，可在用药两周后出现，但它并不意味着出现了精神依赖性或成瘾。大多数癌症患者服用阿片类药物＞2周，仅有极少的癌症病人表现出以成瘾为特征的滥用药物行为和精神依赖性。

当抗肿瘤治疗有效地去除了疼痛病因，或采用神经部分切除或神经松解术改善了疼痛时，癌症病人偶尔要求快速减量或停用阿片类药物。在这种情况下，采用阿片类药物撤药方案可以避免出现戒断综合征，即在最初两天每天用前一天的一半剂量，之后每两天减少25%剂量，直至总量（以吗啡的相等剂量计算）30 mg/d。用30 mg/d两天后即可停药。经皮吸收的可乐亭可以减轻焦虑、心动过速及其他随着撤药出现的自主神经症状。

阿片类药物耐药性的概念是：为维持镇痛效果，需不断提高药物需要量。对于大部分癌症病人，镇痛药产生耐药性的最初表现是一定剂量的作用时间缩短。药物需要量的提高大多与疼痛因疾病进展而加剧相一致。病情稳定的病人通常不需要增加药物剂量[27]。

六、疼痛治疗需注意的几个问题

1. 认识问题

大量资料表明，癌痛得不到充分治疗是普遍现象。过去由于技术落后，部分医师及患者认为癌症的疼痛不可能消除，对癌痛漠然视之；医生不愿意查找癌痛的病因，错误地认为止痛只是“治标”，没有把疼痛的治疗提高到新的认识水平上。而患者由于担心疼痛是肿瘤进展的信号，常常不愿意如实向医生报告疼痛。近年来，随着医学模式由生物医学向生物心理社会医学模式转换，医生更应采取积极的态度帮助病人控制疼痛，提高生活质量。

2. 止痛原则普及问题

随着WHO止痛原则的广泛开展和应用，大部分医务人员对疼痛的认识和治疗有所了解，但仍有相当多的医生缺乏新的信息和知识，凭老方法、个人习惯采用按需给药，而且应用强阿片类药物者只占一半。熟悉和掌握三阶梯止痛原则的不足半数，主要是肿瘤科医师[28]。由于用药不合理，造成癌痛得不到有效缓解，生活质量得不到改善。

3. 杜冷丁使用问题

目前仍有部分医生把杜冷丁作为治疗重度癌症疼痛的首选药物，而杜冷丁的即效性和暂时欣快感给患者以误导，吗啡的使用不够普遍，多次应用后容易造成病人对杜冷丁的精神依赖。因此对癌痛患者不应使用杜冷丁。应积极响应WHO所提倡的阿片制剂，此类制剂止痛效果好，又极少产生依赖性。

4. 对成瘾的认识错误

事实上WHO 已经不再使用“成瘾性”一词，替代的术语是“药物依赖性”。癌痛病人用药的增加多为病情的发展和药物身体耐受的表现，一般癌痛病人在医护人员的正确指导下用药不会产生精神依赖。研究证明，以镇痛为目的，阿片类药物常规剂量下产生成瘾现象是非常罕见的。据国外报道，发生“精神依赖性”的比例只占0.03%[28]。但患者和医务人员中存在的“成瘾恐惧”心理是目前阻碍癌痛正确、充分施治的一个重要因素。

在癌痛控制中，应克服各种错误的认识，正确掌握并应用癌痛的止痛原则，对疼痛实行多学科综合治疗，提高癌症患者的生活质量。

七、疼痛治疗的进展

目前观念认为疼痛是第五生命体征，癌症疼痛应当受到重视且是可以治疗的，通过三阶梯止痛疗法可使80%的患者得到缓解[29]。三阶梯止痛法在全球的推广、应用，已经验证了三阶梯止痛法的安全性与可靠性[30]。鉴于临床许多癌痛患者的疼痛发展过程并不像WHO提出的那样呈阶梯样进展，2008NCCN癌痛治疗指南中，对比WHO的镇痛阶梯疗法，强调按步骤治疗方案，即在详细评估疼痛强度后，根据患者自报的疼痛强度开始疼痛的药物治疗。且未使用阿片类药物的患者如果就诊时疼痛强度为中度（即4～6），其治疗方法与重度疼痛（7～10）的患者十分类似。差别仅在于前者在起始治疗时使用短效阿片类药物滴定的剂量更低，且对疼痛强度进行严格再评估的频率更低（＜24～48 h）而已。指南强调治疗的个体化，提倡针对不同患者选择合适的药物与给药途径。经过多年的研究与实践，现今癌痛治疗的新观念认为阿片类药物是癌痛治疗的基石，是慢性癌痛治疗的镇痛药物中最主要的部分，在国际上往往以一个国家吗啡的消耗量作为判断这个国家疼痛控制水平的标志。而恐阿片药物是癌痛治疗不充分的主要原因。同时人们也在研究不同的给药途径，以减低药物的副作用，增加病人顺应能力，有些方法能提供一次长时间速率控制给药，包括口服、经直肠、经皮、经黏膜、植入、吸入给药等方法。未来的给药趋势将是更加靶向化，如基因治疗、受体水平的止痛、细胞移植止痛、新的给药系统、新的分子等[25]。目前，胰腺癌癌性疼痛治疗方法的研究取得了较大进展，通过有效的治疗措施，能最大限度地减轻病人痛苦，提高患者的生存质量。

（温忠秋　刘魁凤）

第二节　糖尿病的治疗

一、概述

糖尿病与胰腺癌关系密切，但糖尿病是作为胰腺癌的危险因素，还是作为胰腺癌的结果仍有争议。

（一）糖尿病是胰腺癌的危险因素

有些研究结果显示，糖尿病患者发生胰腺癌的机会比健康人群高1.5～7倍[31]，提示糖尿病是胰腺癌的病因之一。长期高血糖对胰腺是一种慢性刺激，易胰腺细胞癌变，对胰腺形态学研究发现，糖尿病史＞2年、FPG＞6.6 mmol/L的胰腺癌患者总胰管细胞有增生和恶变的易损性[32]。也有研究结果发现，原来患有糖尿病的病程与发生胰腺癌的危险呈正相关[33]，癌症诊断前患糖尿病5年以上，其胰腺癌的相对危险度RR为2.1[34]，因而作者认为长期患糖尿病的患者中胰腺癌的发生率会比较高。长期糖尿病致胰腺癌的机制不明，一种可能的机制就是：胰腺组织暴露于胰岛素中可促进细胞生长，高胰岛素血症可能在胰腺癌的形成中起重要作用[35]。而在动物实验中[36]也显示，STZ糖尿病裸鼠皮下注入人胰腺癌细胞3周后对照组的肿瘤重43 mg，糖尿病组肿瘤重12 mg（$P<0.001$），而糖尿病组所测的胰岛素水平低，提示胰岛素可能有促进肿瘤生长的效应。但糖尿病是胰腺癌的危险因素这

个观点最大的问题在于DM和胰腺癌均为十分隐匿的疾病，潜伏期难以判断，两者的发病先后不定，故这一学说尚存争论[37]。

（二）糖尿病是胰腺癌的一种伴随症状

Frye通过回顾病史对胰腺癌与大肠癌和股骨颈骨折的配对研究发现，与大肠癌和股骨颈骨折组相比，胰腺癌患者中长期患糖尿病的患病率没有增加，糖尿病和胰腺癌的相关性可能是一个偶发现象，而不是糖尿病为胰腺恶变的危险因素[38]。Gullo作了720对配对研究[39]，164例胰腺癌患者（22.8%）和60例对照者（8.3%）有糖尿病。在胰腺癌患者中大部分（56.1%）有糖尿病或是并发（40.2%），或是发生在癌症诊断前2年内（15.9%），这两种情况之间的关系是显著的。但仅考虑持续3年以上[39]及5年以上[38]的糖尿病患者，这种关系不再显著。所有在癌症诊断前有糖尿病的胰腺癌患者都是非胰岛素依赖性糖尿病;对照组除1例外也全是非胰岛素依赖性糖尿病。所以作者认为，胰腺癌患者中的糖尿病多为新发病，推测糖尿病是由肿瘤引起的，而不是胰腺癌的危险因素。我国也有类似的论文报导[40]，在对83例胰腺癌的研究中，42.17%合并糖尿病，其中68.57%糖尿病病程<2年，40%与胰腺癌同时发现，因为两者病程相近，故作者的结论是糖尿病应视为胰腺癌的结果而不是危险因素。Noy[41]对 1985—1992年的文献进行综述后认为，一些胰腺肿瘤病例在诊断之前有一个简短的糖尿病史，它的出现是由恶性组织自身引起的。而这些糖尿病可能是非典型的，表现为无糖尿病家族史、无肥胖和胰岛素依赖情况发展迅速。作者认为，把非典型糖尿病作为胰腺癌的早期表现，以便能在肿瘤早期作出诊断。胰腺β细胞分泌的激素因子IAPP即淀粉样多肽在体内具有降低胰岛素的敏感性，在体外可降低肝糖原合成，有糖尿病的胰腺癌患者血浆IAPP浓度升高，所以这可能与这些患者糖尿病的发生有关[42]。

我们倾向于以上两种观点的综合，糖尿病是胰腺癌早期症状之一，而长期的糖尿病可能是胰腺癌的危险因素。当早期糖尿病经过适当治疗却难于控制，且体重减轻时，应怀疑胰腺肿瘤，这有助于胰腺癌的早期诊断。

二、糖尿病的诊断

（一）诊断标准

现在糖尿病的诊断标准一直沿用的是1999年WHO的诊断标准[43]。

1）糖尿病症状+任意时间血浆葡萄糖水平≥11.1 mmol/L（200 mg/dL）；

2）空腹血浆葡萄糖（FPG）水平≥7.0 mmol/L（126 mg/dL）；

3）OGTT 试验中，2 h PG 水平≥11.1 mmol/L（200 ng/dL）。

（二）注意事项

糖尿病诊断是依据空腹、任意时间或OGTT 中2 h血糖值。空腹指8～14 h内无任何热量摄入；任意时间指1 d内任何时间，与上次进餐时间及食物摄入量无关；OGTT 是指以75 g无水葡萄糖为负荷量，溶于水内口服（如为含一分子水的葡萄糖则为82.5 g）。所测的为静脉血浆葡萄糖水平，用葡萄糖氧化酶法测定。

（三）辅助检查

除胰腺癌诊断所需各项检查外，还因包括糖尿病治疗所应参考的项目，如：胰岛功能检测即未用过胰岛素的患者查血浆空腹及餐后2 h C肽，已用过胰岛素的则测血浆空腹及餐后2 h C肽。血生化：含血脂、肝肾功能等。如遇怀疑发生糖尿病急症时，需检测尿酮、血电解质及酸碱平衡情况。

三、糖尿病的治疗

胰腺癌与糖尿病共存的一般情况下，糖尿病的处理按照糖尿病的常规治疗原则进行[44]，在化疗或胃肠反应明显的情况下，治疗要注意有所调整。

（一）血糖控制目标

虽然对糖尿病患者来说，血糖尽量控制在正常水平是一个基本的要求，但由于胰腺癌早期诊断和治疗困难，5年生存率仅4%[45, 46]，即使能行手术切除的患者5年生存率也仅10%~30%[47, 48]，所以同时患有胰腺癌的糖尿病患者，我们建议血糖控制标准略宽于一般人，空腹血糖＜140 mg/dL（7.8 mmo1/L），负荷后2 h血糖＜200 mg/dL（11.1 mmo1/L）即可。

（二）治疗方法

1. 饮食控制

对于胰腺癌患者只要血糖不是太高，一般不要求严格的饮食控制，以免营养不足，影响患者接受各种抗癌治疗的耐受性，可通过监测血糖来调节饮食，设置糖尿病饮食时可适当调高每千克体重摄取的热量及蛋白质在其中所占的比重。

2. 降糖药物

近期研究表明，胰腺癌患者胰岛素水平并未降低[41]，发生在胰腺癌患者中的糖尿病是以明显的胰岛素抵抗为特征（手术后减轻）。胰腺癌患者的糖代谢异常[42]，其临床特点主要表现为2型糖尿病[49]，糖尿病的发病率与肿瘤部位及分化程度无明显相关性，提示血糖升高并非由胰岛破坏造成[50]。根据以上研究结果，具有改善胰岛素抵抗效果的二甲双胍应该为首选，可0.25~0.5 g，3次/d餐后服。也可选用噻唑烷二酮类，如罗格列酮初始 4 mg 1次/d或2 mg，2次/d，根据情况加至4 mg，2次/d，或吡格列酮初始剂量15 mg或30 mg，2次/d。如对初始剂量反应不佳，可加量，直至45 mg，1次/d。单药血糖控制不佳，可两药联合使用。血糖控制仍不满意，可在口服药基础上开始联合使用胰岛素或换用胰岛素。

3. 胰岛素

上述联合治疗效果仍差时，可完全停用口服药，而改用每日多次胰岛素注射治疗或连续皮下胰岛素输注治疗（胰岛素泵治疗）。严重高血糖的患者应首先采用胰岛素降低血糖，减少发生糖尿病急性并发症的危险性。待血糖得到控制后，可根据病情重新制订治疗方案。但多数患者在糖尿病的晚期却需要使用胰岛素来控制血糖的水平以减少糖尿病急、慢性并发症的危险性。对于合并胰腺癌的患者，在经历化疗过程中，因为由此可能带来的胃肠副反应，故可选用超短效胰岛素，如门冬胰岛素，一般须紧邻餐前注射。如有必要，可于餐后立即给药。腹壁皮下注射后，10~20 min内起效最大作用时间为注射后1~3 h，降糖作用可持续3～5 h。对胃肠反应不明显、饮食基本正常的患者，可按平时降糖治疗，如4次/d短效及中效胰岛素，或2次/d预混胰岛素注射。

合并胰腺癌的糖尿病的处理过程，必须根据不同治疗过程及时调整降糖措施，以免引起严重高血糖或低血糖，增加两种疾病治疗的难度。

（三）糖尿病急症处理[51]

由于胰腺癌本身及其治疗可引起免疫力、白细胞低下从而致呼吸道等部位的感染，或因进食不足、呕吐、腹泻等诱因，均可能导致糖尿病急性并发症的发生，所以发生后的治疗中很重要一点就是要去除诱因。

1. 糖尿病酮症酸中毒

当患者出现糖尿病症状加重，如出现恶心、呕吐，呼吸改变及脱水症状，测血糖中毒升高、渗透压不高，尿酮阳性或强阳性且出现酸中毒时，可诊断为酮症酸中毒。对于轻症患者进食进水，用足胰岛素，以利血糖下降和酮体消除；中度和重度患者则应用小剂量胰岛素疗法，即0.1 U/（kg・h）的剂量，经静脉、肌肉或皮下给予。需注意的是，病情较重者末梢循环差，皮下用药不佳，常要静脉给药，血糖＜250 mg/dL，可按胰岛素：葡萄糖=1：（4～6）给药，静脉给药者停止静脉输液后应及时皮下注射胰岛素，否则可能引起酮症酸中毒反复发生。此外必要时纠正水、电解质及酸碱平衡。

2. 高渗性非酮症高血糖昏迷

这是一种较少见的、严重的糖尿病急性并发症，其临床特征是严重的高血糖、脱水、血浆渗透压升高而无明显的酮症酸中毒，常有意识障碍或昏迷。积极的补液是关键，总量多在6～10 L，补液种类包括生理盐水、半渗盐水、右旋糖酐等。另外，小剂量胰岛素疗法参照上述用法。此病电解质紊乱严重，尤其钠及钾的丢失明显，通过补充含氯化钠的液体可纠正钠低。补钾开始时机重要，最初高血钾者，应在补液及胰岛素治疗开始后2～4h再补钾；最初血钾正常或降低者，则在治疗开始时就补钾。其他就是注意脑水肿等并发症处理。

3. 糖尿病乳酸性酸中毒

本病发病较急，表现为呼吸深快、呕吐或意识改变等，特征是血乳酸水平显著升高。本病缺乏满意疗法，一旦发生，死亡率很高。治疗方法有补碱、补充胰岛素、血液透析等。

（罗　铭）

第三节　腹水的治疗[52]

一、概述

腹盆腔恶性肿瘤在突破外膜或经淋巴转移后发生腹腔种植播散是病情加重的主要原因之一，最终导致癌性腹膜炎、腹水的产生。胰腺癌晚期因肿瘤侵及胰腺被膜或肿瘤转移至腹膜形成腹膜癌性结节或门静脉血栓形成、癌肿压迫门静脉时可出现腹水，腹水可为清亮或为血性。胰尾部肿瘤由于压迫脾静脉至脾脏增大，左肋部剧痛，有时癌栓侵及脾静脉、门静脉而出现低蛋白血症，大量腹水出现。

（一）腹膜的结构及生理功能

腹膜是由间皮细胞和弹性纤维组织所构成的一层浆膜，覆盖于腹腔、盆腔的内面和脏器的表面（图11–2）。壁层腹膜衬于腹腔、盆腔的内面，而脏层腹膜则覆盖于腹腔及盆腔脏器表面，即脏器的浆膜层。两层腹膜在一定的部位相互延续，所围成的腔隙即为腹膜腔。腹壁内面的腹膜壁层和脏层表面的腹膜脏器是紧密相近的，由此可理解腹膜腔是一个潜在性的间隙。

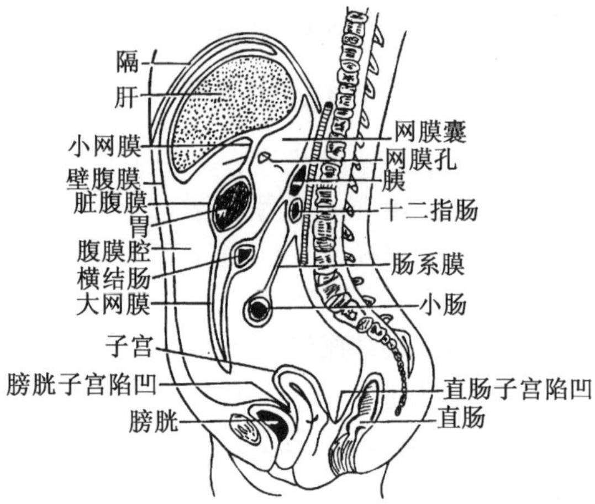

图11–2　腹膜的分布（矢状切面）

成人腹膜面相当于体表面积，大小为1.7～2.2 m^2。腹膜腔内有50～100 mL微黄色澄清的液体，含有很多自由浮动的细胞，总数为20～25×10^5/L，50%是巨噬细胞，40%是淋巴细胞。自由浮动的巨噬细胞能吞噬红细胞和细菌，并可清除纤维蛋白。腹膜液起滑润作用，可减少胃肠蠕动或其他脏器移动时的摩擦。

（二）腹膜腔内种植性转移

腹膜腔内脏器的癌肿累及浆膜后，随着癌肿的不断增长，脱落下来的癌细胞或小块癌组织可种植于腹膜，形成广泛的癌结节转移，引起不同程度的癌性腹膜炎症反应。在腹膜腔种植性转移中比较好发部位有大网膜、肠系膜、小肠附着缘以及腹膜腔任何早已存在的自然皱褶和陷窝处，这些天然皱褶容易使癌细胞着床种植成功。腹膜腔内的癌细胞由于重力的关系常向下移动到达盆腔，所以癌细胞种植结节最多见于盆腔内腹膜。晚期胰腺癌种植的癌结节可遍及腹膜各处，有腹水时更利于癌细胞的散布。

（三）腹膜转移癌形成方式

腹膜种植性转移的形成是一种复杂性的病理生理过程，腹膜腔内具有高度活性的癌细胞和腹膜结缔组织的裸露是腹膜种植性转移的基础。癌细胞或癌细胞集团在腹膜表面黏附以后，引起炎症反应，毛细血管渗出的纤维蛋白包绕癌细胞，癌细胞向腹膜下层组织浸润生长，并增殖形成转移结节。结节或大或小，或多或少，弥漫散布于腹膜与大网膜上。

腹膜种植转移癌形成之后，癌细胞也可沿腹膜面播散，局部表现呈渗出及粘连，急性的播散，一般表现为渗出，这可能与浆膜下小静脉及淋巴管在短时间内被癌细胞堵塞有关。而缓慢的播散则表现为局部的粘连，大多在癌灶附近，多粘连在大网膜与胃、肠之间或肠段之间，也可在脏器的脏层浆膜与对应的体壁浆膜之间。

腹膜种植转移癌形成之后，也可通过淋巴管播散，由于淋巴管的基底膜不完整，且内皮细胞间有空隙，癌细胞可通过阿米巴运动穿过内皮间隙，单个地进入淋巴管。癌细胞也可释放一些物质使基底膜溶解和内皮细胞破坏，造成局部缺损，成团地进入淋巴管。癌细胞也可在淋巴管内增生将其阻塞并沿着淋巴管生长，在多数情况下，癌细胞被淋巴液带到局部淋巴结，然后进入腹膜后淋巴结。

二、腹水发病机理

恶性肿瘤产生腹水的发病机理可能由以下一种或数种原因引起。①淋巴管引流障碍：癌肿压迫门静脉造成门静脉压升高，血管内液体渗出，血管外液体增加，使淋巴液产生过多，当超过淋巴管和胸导管运输能力时，会引起淋巴液积聚，进入腹腔而形成腹腔积液。②腹膜毛细血管通透性增强：胰腺癌晚期因肿瘤侵及胰腺被膜或肿瘤转移至腹膜形成腹膜癌性结节致癌性腹膜炎，特别是腹膜多发粟粒性癌转移发生时，坏死物质及致炎因子的刺激，均可导致脏层和壁层腹膜充血、水肿、变性、坏死以及局部毛细血管的受损，引起腹膜毛细血管床通透性的改变和吸收功能的改变，使腹水的生理分泌和再吸收机能受到破坏，失去平衡，大量液体及蛋白质渗出导致腹水。③癌栓阻塞或肿块压迫：胰腺癌晚期致门静脉血栓形成、癌肿压迫门静脉，压力>2.9 kPa时，静脉血管床充血，静水压增高，组织液回流减少而漏入腹腔，形成腹水。腹水可为清亮或为血性。④低蛋白血症：胰腺癌晚期患者常有长期不能进食造成营养不良和肝功能损害，合成白蛋白的能力下降，形成低蛋白血症，当血浆白蛋白浓度<25 g/L时，血浆胶体渗透压则明显降低，导致毛细血管内液体渗入腹腔，形成腹水。⑤其他机理：血浆血管紧张素酶活性升高及醛固酮水平升高；肾血流量减少，肾小球滤过率降低，近曲小管对钠的重吸收增强，引起水钠潴留，进而加重腹水。

三、腹水的诊断

（一）临床症状

胰腺癌恶性腹水可迅速发生亦可缓慢出现，但进展一般较快。在腹水量较少或起病初期，患者可无自觉症状或被原发癌症状所掩盖而不被注意，仅有腹胀、腹部不适感、纳差、恶心等。当腹水增加到一定程度时，由于腹膜被牵拉而出现腹胀加重及轻微腹痛，并可能发现腹围增加；腹水增长较快或大量腹水时，膈肌上抬而出现呼吸困难。腹水压迫胃肠道可引起明显的恶心、呕吐、食欲不振、饱胀感。大量腹水压迫静脉及淋巴系统引起回流障碍，患者常伴有下肢水肿。

（二）体征

腹部叩诊有移动性浊音是腹水征的重要特点，但一般腹水在1 000～1 500 mL以上移动性浊音才明显；肘膝位叩诊法能发现少量腹水（约200 mL）。腹水量大时，可有波动感。此外，腹部可明显隆起。若肠腔内有大量液体（如肠梗阻时），也可产生移动性浊音，但当腹腔有粘连时，腹水可包裹分隔，影响流动，移动性浊音可不明显。当腹水量较少时，物理诊断常检查不出。

（三）辅助检查

1. 影像检查

（1）超声波检查

B型超声波检查是目前诊断腹水敏感的方法，侧卧位或肘膝体位超声检查能发现150 mL

的腹水，并可鉴别腹水是游离状还是分隔状，其他含液体的结构如卵巢囊肿、腹部脓肿或血肿通过B型超声检查也较容易发现和鉴别。B型超声同时还可发现腹腔其他病变，对腹水病因诊断有很大帮助。此外，还可以利用B型超声的间接征象鉴别良恶性腹水。与肿瘤有关的异常超声改变，包括直接的和间接的，即：腹壁癌肿浸润；肠襻叠加；腹水分隔散布；腹水液内有回声；大网膜叠连；伴随的肿块；淋巴结改变；肝内占位征象。几乎所有的恶性腹水病人，表现为上述一种或一种以上的超声改变，超声检查在诊断恶性腹水时是极有价值的手段。对少量腹水或包裹性积液病人，B型超声下定位穿刺抽吸腹水可避免损伤腹腔内器官。

（2）CT检查

计算机X线断层扫描（CT）对腹水的诊断与B型超声具有同样的敏感性。CT除可发现腹水存在外，还可以从CT值比较中准确判断腹水的密度及均匀度，对区别液性、脓性、血性有一定参考价值。CT能较好鉴别腹部实性或囊性肿物，亦可显示实性肿物的液化坏死区。此外，CT有助于观察肝内有无病变或占位性肿块。腹部及后腹膜有无转移性肿块，这对诊断腹水病因有重要参考价值。但CT检查费用昂贵，故在腹水检查中常不为首选方法。

腹水最早期的征象是腹膜反折处因液体聚积而增厚，最常见于肾前筋膜和侧椎筋膜。结肠上区的积液开始于右肝下间隙和Morison凹内，尔后再溢入右膈下，表现为肝腹侧及外侧缘新月形低密度影。结肠下区少量腹水易停留在盆腔的凹陷（cul-de-sacs）内；左侧结肠下区的液体下降入盆腔时常在乙状结肠系膜前停滞；而右侧结肠系膜区的液体从小肠系膜隐窝回盲瓣区流动，由于腹水衬托见小肠系膜叶、肠系膜根部的液体先在回盲瓣处形成小池后再流入盆腔的Douglas窝和膀胱侧隐窝内，量少时CT不易发现。进入盆腔内的腹水随呼吸运动产生的腹压而改变，当病人体位变动时，又可从结肠旁沟向头端流入右肝下和/或右膈下间隙。

大量腹水时可见腹腔内脏器的周边均匀一致的低密度带，从而使脏器向心性集中。系膜皱襞间的腹水和系膜内脂肪组织的存在将系膜衬托成迂回状，自其根部伸向腹前侧及中线部位，系膜血管有的呈直线状，有的呈波浪状。充盈造影剂的小肠曲或呈漂浮状或有下沉样表现，后者有人描述为“垂花（drooping flower）征”。当腹水进一步增多时，可形成张力性腹水，见肠管向一侧推移，受压的系膜和血管呈薄的曲线状，有的类似占位性病灶之表现。

腹水的密度一般认为：漏液CT值与水近似（0～15 Hu），乳糜性腹水侧为负值，而渗出性腹水或血性腹水则偏高（>15 Hu）。

CT对诊断腹水很敏感，关键要同时进行鉴别诊断。恶性肿瘤病人常伴低蛋白血症，肝硬化，有些伴心功能、肾功能衰竭，也要注意结核性腹水及穿孔引起的炎性腹水。

总之，CT能准确显示和诊断少量腹水及其所在部位，病因诊断有赖于腹水生化检查及细胞病理学检查。

2. 实验室检查

（1）诊断性腹腔穿刺

腹腔穿刺是确定腹水存在最直接的方法，并可观察腹水的外观性质，进一步做必要化验检查，诊断性腹腔穿刺抽液量不应<50 mL，而怀疑恶性腹水，必须抽>250 mL的腹水送检。穿刺部位的选择应以腹部叩浊音为准，常用的穿刺部位在左下腹，也有人用平脐旁开1～2 cm处做穿刺点，对腹水较少者可用B型超声定位后再穿刺。穿刺前先排空膀胱，以免损伤肠腔或膀胱。

（2）腹水常规检查

恶性腹腔积液属于渗出液；根据腹水外观及常规检查可区分漏出液、渗出液、血性及乳糜样腹水。漏出液常淡黄清亮，相对密度<1.018，粘蛋白试验（rivalta）阴性，蛋白质定量在25 ~ 30 g/L以下，细胞计数常$<0.1\times10^9$/L。渗出液常混浊，色较深，有时呈血性或乳糜性。相对密度>1.018，粘蛋白试验阳性，蛋白定量>30 g/L，细胞计数在0.5×10^9/L以上。血性腹水外观呈暗红或淡红，红细胞计数常在20×10^9/L以上。相对密度及蛋白含量较高，恶性腹水一般认为多为血性。

（3）漏出液与渗出液的鉴别

鉴别要点见表11-6。漏出液中主要为间皮细胞及淋巴细胞；渗出液因病因不同，可分别以中性粒细胞、淋巴细胞或嗜酸性粒细胞为主，亦可见肿瘤细胞。中性粒细胞为主：多见于急性化脓性感染或结核性感染早期；淋巴细胞为主：多见于慢性感染，如结核及梅毒等；嗜酸性粒细胞增多：常见于过敏性疾病或寄生虫病。

常见渗出液的特点：

1）浆液性渗出液。黄色，清或微混，细胞数多为（200 ~ 500）× 10/L。常见于结核性胸膜炎、化脓性胸膜炎早期及胸膜转移癌的早期，有时可见于风湿性疾病等引起的胸、腹腔积液、心包积液及关节滑囊液。

2）血性渗出液。呈不同程度的红色，陈旧性出血时可呈暗褐色，红细胞多$>50\times10^9$/L。常见于胸膜创伤、恶性肿瘤及结核性病变的急性期。

3）脓性渗出液。黄色，混浊，含大量中性粒细胞，涂片或细菌培养常可发现病原体。见于葡萄球菌、肺炎双球菌等化脓性细菌感染，也可见于结核杆菌感染。

4）乳糜性渗出液。呈乳白色，混浊。多因胸导管或大乳糜管阻塞、破裂或受压所致。见于纵隔肿瘤、淋巴结核、丝虫感染等所致的胸、腹腔积液。

表11-6　漏出液与渗出液的鉴别要点

鉴别要点	漏出液	渗出液
原因	非炎症所致	炎症、肿瘤、化学物理性刺激
外观	淡黄，浆液性	不定，可为血性、脓性、乳糜性等
透明度	透明或微混	多混浊
相对密度	<1.108	>1.018
凝固	不自凝	能自凝
粘蛋白定性	阴性	阳性
蛋白定量	<25 g/L	>30 g/L
葡萄糖定量	与血糖相近	常低于血糖水平
细胞计数	常$<100\times10^6$/L	常$>500\times10^6$/L
细胞学分类	以淋巴细胞、间皮细胞为主	根据不同病因，分别以中性粒细胞或淋巴细胞为主
细菌学检查	阴性	可找到病原菌

（4）腹水的细胞学检查

腹水中找到癌细胞对诊断癌性腹水有决定性意义，但在已明确为癌症的患者，腹水中癌细胞的检出阳性率也仅有40%～75%，且可出现假阳性。因为间皮细胞与组织细胞在腹水中极易退化变性引起形态学的改变，细胞体积增大、核肿胀及染色体变粗，癌细胞易与变性细胞相混淆。

利用流式细胞计数仪和细胞成像分析系统等先进设备，通过分析腹水中沉淀细胞含量，检出非整倍和二倍体高峰，提高癌细胞的检出率；流式细胞计数用于大量的细胞筛检具有简便和迅速的特点。成像分析用于少量细胞DNA含量分析，由于可选择单细胞进行分析，其结果不受炎症和其他良性病变的影响。流式细胞计数在常规细胞学阴性的病例中，也能发现异常的DNA非整倍体高峰，因而其敏感性高于常规细胞学检查结果。流式细胞计数在某些情况下非常实用，当发现异常非整倍体高峰时，就要考虑恶性病变存在。如果发现异常，而常规细胞正常，则应反复细胞涂片检查，以防瘤细胞漏检。另外，应用抗肿瘤的单克隆抗体，对肿瘤转移引起的腹水或胸水进行免疫荧光或免疫酶标细胞学检查，可得到较常规细胞学更准确的结果。

四、腹水的治疗

（一）对症支持治疗

1. 支持治疗

对于胰腺癌造成的恶性腹腔积液加强支持治疗十分必要。应注意休息，减少活动，重度腹水应绝对卧床休息。

2. 利尿疗法

尽管胰腺癌造成的腹腔积液与肝硬化腹水的发病机理不同，但水钠潴留机理大体相同，因此治疗之初限制盐与水的摄入量，选用适当的利尿剂是治疗腹水的重要措施之一。其目的是消除体内水钠潴留，使腹水消退。中等量以上的腹水患者，尤其是合并有肝损害患者，醛固酮活性多有不同程度的增高，利尿剂的应用多以安体舒通为主，辅以速尿或双氢克尿噻等。

3. 腹水排放

腹腔穿刺放液可作为腹腔化疗的准备步骤，也可缓解大量腹水造成的压迫症状。一般认为每次放液不应＞2 000 mL，否则可能发生急性血容量下降、肾功能衰竭、电解质紊乱等并发症。胰腺癌腹水的产生是间断的，所以大量排放腹水一般不会导致低血压和血容量不足。在排放腹水时，按排液量分别补白蛋白、右旋糖酐、等渗盐水可防止低血容量。

4. 腹腔颈静脉分流术

药物和腹腔穿刺排液无效的大量腹水患者可用此方法。禁忌证：全身任何部位感染，尤其是腹膜炎，或可疑腹腔感染；近期有胃肠道出血，或有出血史的门脉高压者，应先改善门脉高压；血胆红素＞68.4 μmol/L为相对禁忌；继发于心脏病的充血性心力衰竭，肝损伤；急性肾小管坏死或原发性肾衰；包裹性或血性腹水：腹水中找到癌细胞者为相对禁忌证。

（二）抗肿瘤治疗

1. 全身化疗

胰腺癌合并腹水，若一般情况较好、可以耐受化疗且未接受化疗者，可给予吉西他滨单药作为一线治疗；若已接受吉古他滨化疗后病情进展，病情许可，可给予OFF，CAPOX等方案化疗，具体见第五章有关内容。

2. 腹腔局部化疗

腹腔化疗用药数小时后其腹腔内浓度是血浆浓度的400倍，腹腔肿瘤直接浸泡在高浓度的抗癌药液中，提高了药物对肿瘤的杀伤力，抗癌药物经门静脉入肝，在门脉系统和肝脏内的药物浓度较高，对门脉癌栓有良好的治疗效果。此外，药物经腹腔吸收后进入全身，对肺、纵隔及远程淋巴结转移等患者起到静脉化疗作用。腹膜腔内化疗为局部化疗，易获高浓度。局部浓度可高于血液中2.5～8倍，且药物可直接与肿瘤细胞接触，全身反应小，疗效较好。常用药物是顺铂、丝裂霉素、VP16，Mitoxantrone、阿霉素及Fudr（氟尿嘧啶核苷）。其中腹膜腔热灌注化疗为临床最常用的方法，另节详述。

常见副作用及并发症：全身反应主要由化疗药物本身引起，一般远比全身化疗为轻，腹痛、发热，有时出现一过性肠麻痹及中长期可出现肠粘连和肠梗阻。

五、腹膜腔热灌注化疗

（一）腹腔热灌注化疗的药-热动力学

腹腔热灌注化疗（Intra-peritoneal hyperthermic chemo-perfusion，IHCP）的药代动力学优势主要有以下几点：

1）局部提供大容积高浓度的化疗药物，使腹腔游离癌细胞和术后残存的微小癌灶直接浸泡在高浓度的抗癌药液中。

2）抗癌药在腹腔内给药，代谢较慢，高药物浓度保持时间较长，杀伤肿瘤细胞效果好。

3）热灌注化疗时，绝大多数抗癌药经门脉系吸收入肝，也使转移至肝脏的癌细胞受到高浓度抗癌药的攻击。

4）大多数抗癌药腹腔化疗具有高选择性区域化疗药代动力学特点，能在腹腔液内、门静脉血和肝中提供恒定持久高浓度的抗癌药，仅少量药进入体循环，全身毒副作用小。

总之，IHCP时药物在腹腔组织的浓度远高于血浆浓度，能有效杀伤腹腔内转移癌灶，又不会产生较大全身毒性。况且由于腹膜腔的吸收，门脉系统的药物浓度也比周围血高达10倍，这对治疗胰腺癌具有良好的疗效。

（二） 热疗对肿瘤细胞的杀伤作用

正常组织细胞在高温条件下能耐受47 ℃持续1 h；而恶性肿瘤细胞仅能耐受43 ℃持续1 h，43 ℃持续1h被称为恶性肿瘤细胞不可逆损害的临界温度。

温热对肿瘤细胞的杀伤作用包括：

1）正常组织在温度升高时可通过血管扩张，增加血流速度来降温；肿瘤组织在正常温度时血管处于开放状态，遇热不能接受肾上腺素的调节，不能进一步扩张以增加血流来降温。肿瘤组织内血管分布不均，血流缓慢，致使肿瘤组织内营养分布不均，低pH值，缺氧，营养不良的细胞对温热更为敏感；肿瘤坏死因子（TNF）也选择性地破坏肿瘤组织内的血管，使之发生血栓和缺血性坏死。

2）在分子水平上，温热效应使癌细胞膜上的蛋白质变性，使得维持细胞内自稳状态的某些多分子复合物如受体、转导或转录酶等功能失调，并可干扰蛋白质的合成。温热还能激活溶酶体，破坏胞浆和胞核，干扰肿瘤组织内糖的无氧酵解，造成氧分压和pH值下降，导致瘤内酸性环境，提高了癌细胞对温热的敏感性。

3）在细胞水平上，由于癌细胞分裂过程中的S期和M期对温热特别敏感，故温热效应可直接导致S期或M期癌细胞死亡。

4）在组织水平上会导致肿瘤内微小血管栓塞，造成癌细胞缺氧、酸中毒或营养摄入障碍，最终可导致肿瘤细胞变性、坏死。利用上述肿瘤组织与正常组织之间存在的耐热性差异，选择42～43 ℃的温热可以达到杀伤肿瘤细胞又保护正常组织的目的。

（三）热疗与化疗的协同作用

热疗与化疗的协同作用，可能的作用机制：

1）热动力学效应加快化疗药与癌靶细胞相结合；

2）热疗增加某些抗癌药与肿瘤细胞DNA交联；

3）腹腔加热后大容量化疗能增加肿瘤细胞对抗癌药的敏感性；

4）热疗可增加癌细胞的通透性，使化疗药能有效渗入癌细胞内。

（四）临床应用情况

1. 腹腔内化疗容量及药物的选择基础

（1）容量选择

含有高浓度的抗癌药液在腹腔均匀分布，使整个腹膜腔和腹腔脏器表面与之相接触是实现腹腔内化疗的基础。腹腔液流体动力学研究表明，只有注入大容量液体达到腹腔膨胀时，才能确保腹腔脏器和整个腹膜表面与抗癌药液体相接触。通过在腹腔灌注液中注入放射性示踪剂研究腹腔流体力学发现，腹腔灌注液至少2 000 mL才能克服腹腔内液体的自由流动阻力，确保液体在腹腔内均匀分布。因此，为了确保腹腔化疗的效果，其灌注基本容量要求是2 000 mL的液体。此外，根据腹腔灌注所采用的方法不同，对所需要的灌注液的具体容量要求也不同。如果我们采用循环灌注法，所需要容量除需要考虑腹腔化疗的基本容量2 000 mL以外，还要考虑加上体外灌注设备的基本液体及体内损失液体等。循环式灌注为5 000～8 000 mL，非循环式如将灌入的液体再引出时灌注量为8 000～10 000 mL，如不再引出则液体量可根据病人情况调整在2 000～4 000 mL之间；流速为50～200 mL/min，入口温度44～52 ℃，出口温度40～42 ℃，腹腔内温度保持42～43 ℃，灌注时间40～180 min。

（2）药物选择基本原则

腹腔内化疗液主要由抗癌药和溶剂组成。溶剂常选用生理盐水或ringer' s液，也可选用其他腹腔灌注化疗专用配制液体。

对腹腔化疗抗癌药物的选择，目前国内外一般以以下几点作为化疗药物选择的基本原则：①必须能通过自身或其代谢产物杀死肿瘤细胞；②必须有低的腹腔通透性；③必须很快从血浆中清除；④必须对腹腔内肿瘤达到有效剂量——“药物效应”的剂量；⑤必须有较强的穿透肿瘤组织的能力。

2. **腹腔化疗的优势**

腹腔化疗与其他方式化疗比较，有一定的优势，具体见表11-7。

表11-7　　腹腔化疗与其他方式化疗比较

给药途径	外周静脉给药	腹腔化疗	肝动脉插管
化疗所属类型	全身性化疗	区域性化疗	区域性化疗
疗效对比			
腹腔内转移或复发病灶	差	最好	差
肝转移病灶	差	较好	好
肝脏以外的复发或转移灶	较好	差	差
不良反应			
骨髓抑制	明显	不明显	不明显
肝功能影响	中度	中度	中度
肾功能影响	中度	小	小
胃肠道反应	中度	明显	中度

除本身抗肿瘤的效果外，IHCP抗癌药物的选择还要考虑药物对腹腔肿瘤的穿透力较强，药物与热疗有协同作用，腹膜刺激性较小。目前临床上应用较多的化疗药物有MMC，5FU，DDP和阿霉素等。随着新的静脉化疗药物在临床中的广泛应用，如草酸铂、紫杉醇、多烯紫杉醇及CPT-11等药物使腹腔恶性肿瘤的化疗效果有了显著的提高，毒副作用有了明显降低。

（五）腹腔灌注的方法学

分为术中热灌注、围手术期腹腔热灌注及手术后人工腹水热灌注加体外射频加热等方法。腹腔热灌注化疗时，药物在腹腔组织的浓度远高于血浆浓度，能有效杀伤腹腔内转移癌灶，且不会产生较大全身毒性。由于腹膜腔的吸收，门脉系统的药物浓度也比周围血高达10倍，这对治疗胰腺肿瘤具有良好的疗效。用于原发性、转移性胰腺癌，能取得较好的效果，可预防肿瘤的肝转移。这里着重介绍人工腹水热灌注化疗。

1. **开放式热灌注化疗**

开放式热灌注化疗又称Katayama开放式（图11-3）。术中采用环形托架（ring tractor），用吊环把腹腔吊起，主要是增加注水量，提高温度，增加与脏器接触面积，将热水灌入，用手搅拌使温度均匀，温度在43 ℃左右约1 h。此方法的缺点在于只能在手术结束前灌注一次。但加温方法比较方便，温度升高容易，液体与脏器接触面积大。此方法只适合于外科医生操作，称为开腹式热灌注化疗。但应用后肾毒性稍有增加，主要是加温强度增加，热致毒素增加。

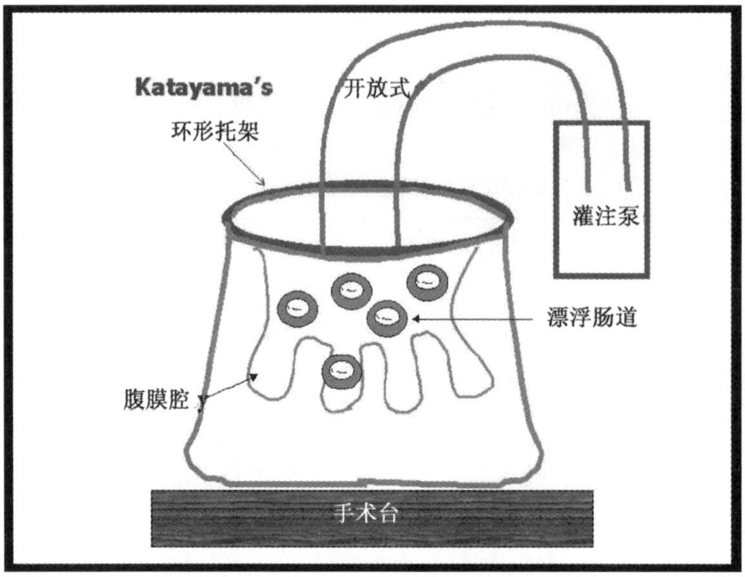

图11-3 开放式热灌注化疗

2. 术后闭合式热循环灌注

采用术中留置腹腔管，术后连续治疗（采用体外循环加热的方法），在关闭腹腔后行体外循环加温灌注，这种方法又称为Koga's technique，即闭合式方法：术中切除病灶或探查术后，≥0.5 cm的腹腔内转移灶，用电刀减量戮灭，关腹前在左右结肠旁沟上部及Douglus窝处分别放硅胶引流管，前端5 cm内打几个侧孔，另一端分别从左右下腹及右上腹外侧戳口引出体外，并缝合固定。从左上下腹（腋前线处）斜向右下、上腹交叉放硅胶引流管（进水管），前端10 cm内多打几个侧孔，近端从腹壁戳口引出体外，并缝合固定，在腹正中线，上、中、下及平脐的左右结肠旁沟内分别放传感器，缝合相对固定，另一端通过腹壁戳口引出体外，并缝合固定。清洗腹腔后，腹腔内均匀涂上几丁糖15～30 mL，关腹。术后每隔12～24 h，用温生理盐水1 000 mL，内加0.5%甲硝唑250 mL，通过腹腔进水管滴进腹腔，冲洗腹腔内坏死脱落组织、凝血块及纤维组织。IHCP 前20 min给患者肌注杜冷丁、安定、灭吐灵，静点西米替丁，局部消毒后用引流管清除器清理引流管内坏死脱落组织及纤维组织。传感器连接到测温仪，引流瓶内加生理盐水3 500 mL，加2%利多卡因20 mL，利用外循环加热至43～46 ℃。开始以200～300 mL/min 速度腹腔内灌注，腹腔内80%温度达41 ℃以上，开始热灌注化疗。根据患者耐受情况，腹腔内灌注量控制在1 500～2 500 mL，并持续60～90 min。IHCP 结束后，腹腔内留化疗药物约1 000 mL，其余放出体外。腹腔内再注入0.5%甲硝唑250 mL，关闭引流管保留24 h，每日或隔3 d重复，3～5次为一个疗程。与术中IHCP相比，术后IHCP温度分布略差，偶尔有管路不畅等，但由于术中腹腔内放几丁糖，术后腹腔内保留盐水等使分开肠管表面；通过每日腹腔冲洗减少腹腔内坏死脱落组织及纤维组织的渗出物；通过甲硝唑、地塞米松等控制腹腔感染或抑制炎症反应，同时抑制纤维细胞的生长；静滴西米替丁可保护腹膜受损[53]；通过引流管清除器清除管路内坏死脱落组织及纤维渗出物，使腹腔粘连较轻，循环基本通畅，循环灌注时腹腔内温度较理想，毒副作用少，且术后可多次进行。后腹腔感染、吻合口瘘等并发症与单纯手术患者相比无明显增多。此方法的优点在于可多次进行热化疗，但温度不容易均匀，管道容易阻塞，对于未开腹病人或术前未计划而未置管者不适宜。

3. 简单热灌注化疗

即把生理盐水或ringer’s液加热至47～48 ℃，快速注入腹腔，每5～7 min 500 mL，腹部轻按摩，增加扩散，减少高温区，腹部二通道同时置入至少两个测温探头，对侧可开一通路，引出盐水，以增加腹腔温度。该方法蛋白、电介质流失少，损伤小。由于其操作简单，故易于开展。但温度不均匀，不能维持较高温度，液体不容易流出。见图11-4。

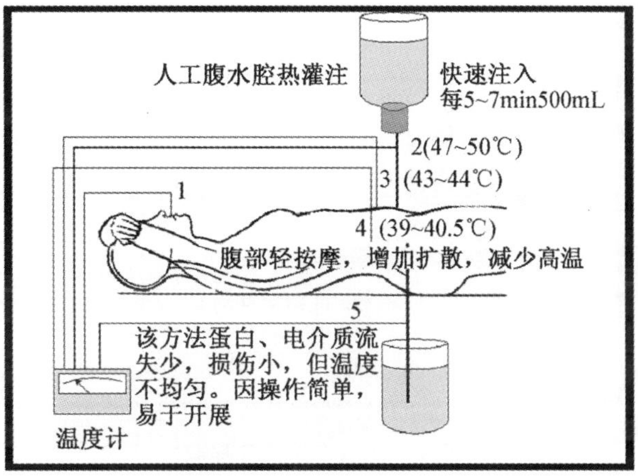

图11-4 简单热灌注化疗

4. 闭合循环热灌注化疗

在不开腹的情况下，或手术结束前预置导管，用体外循环腹腔热灌注机灌注。置入一进水管和出水管，但有一进口和出口，然后在体外进行再加温。此方法对设备要求高，另外，出水口易被肠管阻塞，所以对出水口需做特殊处理以防止肠管被吸。为解决水循环的问题，还可以进行腹腔留置管道皮下包埋，该方法可长期保留，使用方便。具体方法可在腹壁做小切口，将专用Y型两腔管沿内腹壁放入膀胱直肠窝内。然后将大网膜切口处严密缝合，并将管子沿皮下行走一段后出腹壁。将原切口缝合，将出口皮肤围绕管周缝合后可行注水并开始循环。见图11-5。

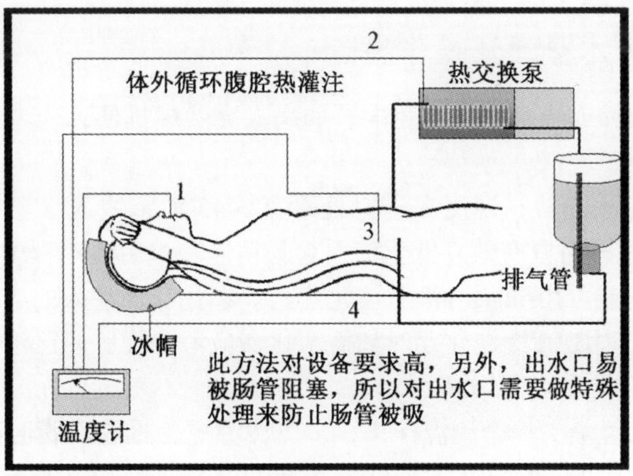

图11-5 闭合循环热灌注化疗

5. **人工腹水外加温法**

即人工制造腹水或自然腹水，用大功率射频热疗机加温使腹腔内水温升高。此法相对较理想，一般30～60 min使生理盐水温度升至40～42 ℃。有时因皮肤耐受能力差，腹水温度进一步上升困难；该方法水温均匀，创伤很小，是一种较理想的方法，一般腹腔内温度42～43 ℃，时间为60～90 min。见图11-6。

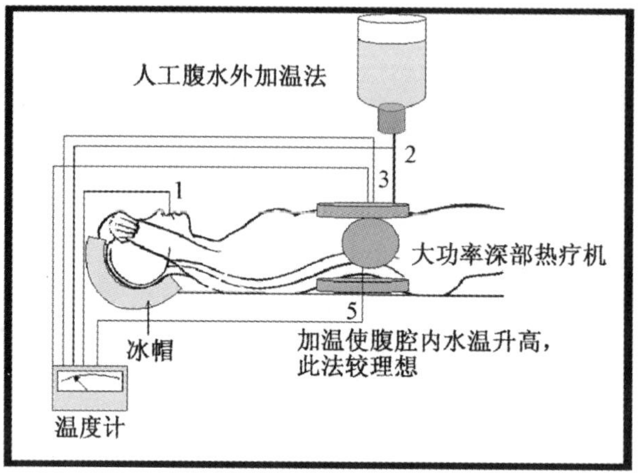

图11-6 人工腹水外加温法

（六）适应证和禁忌证

一般说来，可以承受开腹手术的患者都可以进行IHCP治疗。一般选择＜70岁、无心肺肾功能障碍、原发瘤可切除、可行较彻底的减瘤术的进展期和有腹膜转移的腹腔恶性肿瘤患者进行。严重的心血管疾病患者、明显肝肾功能不全患者不宜行IHCP治疗。另有腹膜外转移，腹膜后淋巴结转移，肝转移，广泛、浸润型腹膜转移的患者，IHCP疗效不佳。具体如下：

1）由于腹腔热灌注化疗一般在术中进行，灌注液体量大，对患者的心血管影响就特别大，因此，患者必须没有严重心血管系统疾病及明显肝肾功能不全；

2）具备体温监测等一系列“安全保障”设备与处理措施；

3）患者必须符合手术及麻醉要求范围。

（七）人工腹水热灌注操作要点

1）要确认穿刺针或导水管在腹腔内。如病人突然想排便，应考虑为液体注入肠腔内，继续灌注。

2）一般认为注入热盐水温度在进口处不宜＞45 ℃，注入水量应≥1 500 mL，最好为3 000～4 000 mL，这样可以有效降低化疗引起肠粘连和术后腹疼程度。

3）建议先注NS或可用ringer’s液后注化疗药。在化疗药注入前应再确认针头在腹腔内而不在肠腔或腹壁内。用DDP灌注化疗时如需水化，应考虑腹腔内已注入的盐水，过量补液可能会引起心肺功能问题及血压增高。

4）腹腔内应放置最少一个测温探头，多点测温更为推荐。腹腔内治疗温度最好维持在40～42 ℃。腹腔内温度接近43 ℃时应注意头部的温度。最好应用头部冰袋降低头部温度。如体温同时升高，会引起患者烦躁，可用镇静剂。

（八）毒副作用和并发症

主要分为药物本身毒性作用、高温的毒性及操作意外。这里分析后两者，主要为吻合口裂开、脓肿、黄疸、肠穿孔、伤口愈合不良、出血和肾衰等。肾衰原因有：①外周血管阻力降低，循环血容量下降；②顺铂毒性所致；③高热毒素所致。所用温度偏低（40.5～42 ℃），肾毒性明显低，但对这样的病人应参照广泛皮肤烧伤病人护理，主要是注意维持有效的血容量、中心静脉压，可用ringer's液。Fujimoto S在 IHCP前静脉注50 mg/kg的西米替丁，组织学证实能有效保护腹膜及肠黏膜层。在注入化疗药后，用5～10 mg DXM，2 mL利多卡因和抗生素（如庆大霉素8～16万U）腹腔内注入可减轻化学性腹膜炎反应[54]。IHCP后部分患者出现高热、腹痛症状，给予对症处理后均得到缓解，症状在治疗后一周内均消失，说明化疗药物对患者毒副作用小，且为一过性的，在毒副作用出现后控制起来也相对容易，它是一种很安全的治疗手段。

（刘宜敏　石俊田）

第四节　心理干预治疗

一、概述

恶性肿瘤是现代社会威胁人类生命安全最严重的疾病之一。据世界卫生组织统计，全世界每年新发生癌症病例约1 000万，死于癌症的病例约60%～70%[55]。长期以来，癌症仍以高发病率、高死亡率严重地威胁着人们的心身健康。人们一旦罹患癌症必然会产生强烈的心理反应，如震惊、否认、焦虑、恐惧、抑郁等，心理反应涉及面之广，持续时间之长且复杂多变，居各类疾病之首。尽管癌症的诊疗技术有了长足的发展，但是癌症患者仍然面临着“死亡的威胁”，承受着巨大的心理压力和躯体痛苦。随着20世纪80年代Engel“生物–心理–社会”医学模式理论的提出[56, 57]、心理社会肿瘤学的确立（psychosocial ontology）以及研究手段的发展证明：生活事件、患者的个性特点、应对方式等多种心理社会因素与癌症的发生、发展密切相关，肿瘤已经成为一种公认的心身疾病。患者的心理因素不仅会影响治疗效果，还会导致肿瘤的恶化和复发[57]。

胰腺癌是胰腺恶性肿瘤中最常见的一种，约占全身各种癌肿的1%～4%，占消化道恶性肿瘤的8%～10%。全世界每年新发胰腺癌的病人约185 000例；美国每年约25 000人死于胰腺癌，被列为美国癌症死亡率的第4位。据上海市统计，2 000年胰腺癌的标化发病率和死亡率分别为6.0/10万和5.5/10万，比20年前上升了50%左右。其中，发病和死亡病例中50岁以上者占93%[58]。胰腺癌患者的整个病程短、病情发展快，其早期症状不明显，临床上尚无经济、有效的早期发现方法，而且胰腺癌侵袭性强，恶性程度高，手术切除率低，预后极差，死亡率接近100%。许多患者和家属不能从心理上接受整个病程的发展甚至预后，使得胰腺癌患者得到的心理干预少于其他患者。因此，了解和掌握胰腺癌患者的心理反应规律，加强胰腺癌患者的心理干预，做好胰腺癌患者的综合治疗，对改善生活质量、提高存活率和降低死亡率具有十分重要的作用。

二、胰腺癌患者的心理表现及生活质量评估

（一）胰腺癌患者的心理表现

胰腺癌患者由于疾病本身和治疗引起了许多症状，这些症状严重影响着患者的躯体功能、社会功能以及生活质量，因此，胰腺癌患者的心理反应也十分常见。除了病人自身对癌症的心理反应外，癌症本身的发展或并发症以及癌症的治疗也会引起一系列的心理反应。其心理反应的类型、轻重与病人的基本健康状况、个性特征、病情严重程度、对预后的判断及病人对癌的认识了解等因素有关。可将胰腺癌患者常见的心理反应分为3种类型：①阶段型反应。当患者得知自己患了致命性疾病时，心理状态一般要经过否认期、悔恨期、妥协期、抑郁期和接受期5个阶段[59]。这种反应与个体对疾病的认识和评价及应对方式有关。②混杂型反应。表现为患者多种情绪状态时隐时现，混合存在，复杂多变。③固定型反应。个体的心理特征持久和相对稳定，仍表现为原有的人格特征如被动、依赖、退缩、忍让、压抑、固执等[60]。在临床工作中，胰腺癌患者的心理反应与疾病本身的进展和治疗密切相关，早期胰腺癌患者和晚期胰腺癌患者的心理问题也各有不同。

1. 早期胰腺癌患者的心理表现

1）情绪相对稳定乐观。随着早期癌症临床治愈率明显提高，早期的胰腺癌患者一般能持有比较稳定乐观的心态。在人们心里，早期的癌症尤其是原位癌是可以治愈的。所以，很多早期的胰腺癌患者对治愈抱有很高的期望，往往也能够积极配合治疗，保持稳定乐观的心态。

2）否认。在待诊时，有相当一部分患者持否认的态度，不相信自己会患癌症，即使确诊，仍怀疑检查结果的可靠性，故周旋在省内外的大医院中复查，存在侥幸心理。但当确诊后，开始认为自己所患的癌症是早期而不是晚期，没有扩散和转移。对于患者来说，否认是一种心理防御机制，是个体发自潜意识中的一种保护性的心理反应，可以暂时缓解心理的痛苦与不安[61]。

3）病急乱投医。一旦确诊是癌症，患者最初的心理反应往往是危机反应，表现为震惊、焦虑或否认；多数患者及家人往往“谈癌色变”，将肿瘤的罹患看作是末日来临。这时，一种本能的求生欲驱使患者失去理智，由于治病心切，很容易陷入误区，即乱投医。一方面选择权威性的医疗机构就医；另一方面又容易轻信媒体的宣传和道听途说的“偏方”、“秘方”，盲目尝试“灵丹妙药”的“神奇疗效”，其结果既浪费了钱财又延误了最宝贵的治疗时机。

4）幻想奇迹发生。早期的胰腺癌患者对手术、放疗、化疗等方法抱有很高的期望值，无时不在幻想着奇迹的出现。患者开始接受治疗，以顽强的毅力忍受着手术的创伤和痛苦，体验和感受着放疗、化疗所带来的局部或全身的不良反应，之所以身心能经受巨大的、难以想象的苦难，是因为患者具有一种特殊的精神支柱，就是期望被治愈，不再复发，或残存的肿瘤能自行消失。在现代医学的今天，这种幻想已经开始变为现实，一方面要接受科学的治疗，另一方面性格开朗、豁达，生活态度积极乐观，加强营养，锻炼身体，增强体能，就会战胜疾病。因此心理学家提出了“生理免疫学说”的有关理论，为癌症患者提供“心理疗法”奠定了科学依据。其原理在于调动患者体内潜在的抵御癌细胞及其他致病因子侵袭的能力。当患者了解了自己的疾病，并采取积极主动的心态去应对疾病

时，良好的情绪可使大脑皮层兴奋，有效地激活下丘脑-垂体的内分泌和免疫功能，提高患者机体的免疫力[62]。

2. 晚期胰腺癌患者的心理表现

1）紧张恐惧。胰腺癌患者经过治疗后，虽然经受了很多的痛苦，但是病情得以缓解，肿瘤变小了，使患者看到了生命的希望，因此情绪比较稳定。但时过境迁，患者惧怕和担忧的状况终于发生了，肿瘤又复发了。由于癌症的恶性消耗，慢性疼痛的长期折磨，患者对美好生活的期望变成绝望，病情恶化，患者及其家人都经受着癌症带来的巨大的心理挫折和心理变化。患者往往比初次接受癌症更加紧张和恐惧，产生一种濒临死亡感。惧怕疼痛，惧怕化疗或放疗的副作用，惧怕死亡，惧怕自己给家庭和亲人带来灾难，使患者陷于绝望之中，精神崩溃，身心状况急剧走向恶化。

2）非理性的侥幸心理：随着死亡的临近，人的本能反应——求生欲更加强烈。医生已经没有有效的治疗方法遏制癌症的扩散，只能用支持疗法和缓解疼痛来延长生命。此时，患者的求医行为呈非理性，对任何道听途说的偏方都不想放过，都要尝试一下，有甚者听信民间有害无益的巫医、巫术的欺骗，如喝神水、吃神药、念咒驱鬼等，幻想"死而复生"的奇迹发生。作为家属只有顺从患者的要求，才感到不留遗憾，心里有稍许的安慰。

3）拒绝治疗，绝望厌世。当患者病情急剧恶化、生命垂危、濒临死亡时，体能耗竭，身心彻底崩溃，患者陷于深深的绝望中，寡言少语、表情淡漠，失去了生存的价值和欲望。此时，患者往往不配合治疗或拒绝治疗，有少数患者寻求一死得以解脱。但绝大多数患者是处于求生无能、求死不得的痛苦绝望之中。

（二）胰腺癌患者的生活质量评估

1. 生活质量的定义

（1）生活质量提出的背景

长期以来，临床医生判断患者是否治愈和康复，常常以症状减轻与否或疾病的严重程度作为观察指标，对恶性肿瘤，则往往以肿瘤进展是否得到控制作为疗效评价的标准。随着医学模式从单纯的生物医学模式转变成为生物-心理-社会医学模式，世界卫生组织（WHO）早已将健康的定义更新为"一种身体上、精神上和社会活动上的良好状态，而不仅仅是无病或虚弱"，因此，肿瘤治疗与康复的目标不再局限于肿瘤进展的控制和症状的缓解，而是如何使患者的健康状况全面改善或恢复。

生活质量（quality of life，QOL）这一反映总体健康状况的新指标正越来越受到人们的关注与重视，也被用作恶性肿瘤治疗目标的重要评价指标。

（2）生活质量概念的变迁

生活质量，又称生命质量或生存质量，在医学研究领域，以人类健康为研究对象，是相对于生命数量（寿命）而言的一个概念。生活质量作为一种评价技术在国外已有几十年的历史，但到目前为止，生活质量尚无一个被广泛接受的定义与内涵。研究者均从各自的专业去理解和表达，而医学多是针对特定的人群和个人在某些与健康关联较大的社会生活方面进行特殊评价。

由于发达国家疾病谱的变化及对生活质量的重视，20世纪70～80年代生活质量研究在发达国家得到极大的发展，层出不穷的新量表出现使生活质量的评估更加具体、完善和复杂化，同时也带来一定程度的混乱。为此，WHO于1993年将生活质量重新定义为"不同的文化、价值体系中的个体对与他们的目标、期望、标准及与关心事情有关生活状态的综合满意程度及对个人健康的一般感觉体验”。

多数学者曾认为，生活质量是对个人或群体所感受到的躯体、心理、社会各方面良好生活适应状态的一种综合测量，而测量结果往往用幸福感、满意度或满足感来表示。用生活各领域的满意度或总满意度作为筛选影响人群或个体健康的因素，是生活质量在医学领域应用的一种倾向。由于生活质量是多因素互相联系的，强调了人和环境的关系，因此它反映了现代健康新概念与新医学模式。

（3）生活质量的内涵

生活质量研究是通过搜集客观生活条件和生活在这种条件下人的生活体验两个方面，来反映人们生活好坏的一种手段，强调生活质量评价应是反映一个综合的概念。

生活质量的本质在于寻求并达到个体所期望生活状态与所感受到的生活状态间的平衡点，它并不简单地等同于“健康状态”、“生活方式”、“生活满意度”、“精神状态”或“幸福感”，而是包含了个体的生理健康、心理状态、独立能力、社会关系、个人信仰和与周围环境的关系。虽然它包括主观与客观两方面，但主要是指个体的主观评价，这种对自我的评价根源于个体所处的文化及社会环境。

概括起来，生活质量的内涵至少包含以下5个方面：①躯体生理功能，包括睡眠、感官功能、躯体不适感等；②职业功能，评价患者的就业情况；③心理功能，包括情感、认知、自我评价等；④社会功能，包括社会角色功能与社会交往等；⑤物质生活条件，包括住房、收入、生活环境等。

2. 常用生活质量的评估工具

（1）评估工具概述

工作用诊断标准、定式检查和评定量表都属于研究评估工具的范围，应用这些研究工具，使研究结论更具有客观性、可比性和可重复性。以下重点阐述评定量表的一些概念。

1）量表的基本原理。

没有比较，就没有研究。研究工作的最基本一条，就是进行比较。这类比较，可以是绝对的，就是谁高谁低，孰优孰劣，那是定性的比较；也可以是相对的，这里便涉及一个概念，便是“等级”，这是量表中最基本的概念之一。

在日常生活中，我们经常应用各种表示等级的词汇。例如，我们在评价一个人好坏时，我们会把这个具体的人，与一般的人比较，并分成若干等级：最好、很好、比较好、一般、较差、很差和最差等。这便是好-差系列的7级评定法。把这样的方法规范化，应用于生活质量的评定，便成为生活质量的评定量表。

评定量表的分类，就其内容来分，可以分为诊断量表、症状量表和其他量表；就评定方式而言，可以分为大体评定量表和症状（分项）评定量表，或自评量表和他评量表，或观察量表和检查量表等。当然，还可根据对象的年龄分为成人用量表和儿童或老人用量表；根据病种分类等。

2）量表的内容。

a. 名称　量表名称可以是仅指明量表的种类，也可以是既说明量表的类型又指明量表的作者或编制单位，在报告中，要写明应用量表的名称。

b. 项目　每一量表中，均包括若干条目，每一条成为一项。这些项目，都是量表的编制者根据他们的理论和经验参考其他量表加以规定。由于实用的原因，项目不能太多，一般以20项左右为宜。过少，不能充分反映病情；过多，则检查及评定的时间太长，不符合经济原则。

项目的内容，应该是能反映疾病的特征。但又不能过于绝对，因为每一个患者的疾病，都是由特异性症状和非特异性症状组成的，而且，非特异性症状在疾病中占有相当重要的地位。

c．项目定义　在量表的手册，或者是量表的记分单上每一个症状项目，都必须有明确的定义，即在这一项目下，评定何种病理生理现象。

d．分级　量表中的每一项目均分成若干等级。一般而言，分级以5～7级最为合适。如果分级太少，则量表的敏感性便降低；如果分级太多，分级标准不易掌握，较难得到评定者间的一致性。分级的多少，还取决于是自评或是他评，以及选用什么样的评定者。自评量表的分级不宜过多，一般为3～5级；如果是由专业人员担任评定者，事先又经过良好训练，分级便可细些。

e．评定标准　评分的标准有两种，一是严重度，另一是症状的持续时间，也可以是两者结合。最好是有评定的操作性评分标准。然而，有些量表应用的是非操作性标准，评定时是与一般的病人相比，对具体病人的症状严重度作一判断。这就要求评定者有一定的临床经验。

3）量表的品质。

量表的种类很多，它们有的较好，有的较差，如何评定量表的质量。主要是从信度及效度两个方面来衡量。

a．信度（reliability）　又名可靠性，是指量表本身的稳定性及可重复性。常用的检验方法是应用联合检查法和检查-再检查法。

b．效度（validity）　又称真实性，指量表的评定结果能否符合编制的目的，以及符合的良好程度。就症状量表而言，主要是指评分结果能否反映病情的严重程度及其变化。常用的效度检验有内容效度和平行效度两种。

所谓内容效度，即从其内容来看，是否符合量表所检测的要求。在每一方面中，是否包括了常见的和重要的症状项目。每一项目的定义是否合理，是否符合通行的学术观点。

平行效度，有两种方法，一是与临床判断相比较，又名经验效度；另一是和公认的其他同类量表的评定结果相比。

如果是诊断量表，则以敏感性和特异性作为效度指标。若与所谓“金标准”相比，所得结果称为标准效度或校标效度。此外，还要考虑量表及其内容的可接受性。特别是引入国外量表时，由于文化背景的不同，必须考虑评定者和被评定者是否接受和采纳，有时需作必要的修改、删削和补充，以适合我国的国情。

4）量表应用的注意事项。

a．对象　不同的量表适合于不同的对象，除了病种以外，有年龄或住院和门诊的限制。

b．评定的时间范围　按量表手册规定或临床/研究方案的要求。

c．评定员　各量表对评定员的要求不一，多数要求需受过有关量表评定的训练。

5）量表结果的分析。

量表结果的意义及分析方法，按量表种类、性质及其具体应用而异。

a．总分的分析　①以总分反映病情的严重程度：量表总分能较好地反映病情严重程度，这是设计评定量表的最基本假设，即病情越轻，总分越低；病情越重，总分越高。一个较好的量表应该能正确地反映病情严重程度；两者的相关程度，可以作为检验量表效度的重要标志之一。②以总分反映病情演变：以治疗前后量表总分的改变反映疗效，是量表总分最主要的用途之一。

b. 单项分的分析　①以单项分反映具体症状的分布；②以单项分变化反映靶症状的治疗效果。

c. 因子分析和廓图　①因子分的计算：如果把所有单项症状的结果都作为统计量，不但数据繁复，且不能给人以清晰的印象。其基本原理就是以数理统计法将同类或意义相近的项目归纳在一起，以便得出综合、简明扼要能反映受检者特点的结论；②用因子分析和廓图反映具体病人的特点；③以因子分析反映靶症状群的治疗结果。

6）对量表的评价。

评定量表，不论在国外还是国内，应用愈来愈广。最初，只是用于研究，目前已推向临床。许多科研机构和大型医疗单位，均已将量表作为常规应用。

a. 量表优点　①数量化：量表的最大优点在于它能以数量形式（主要是等级及等级和）表示症状或有关情况。②规范化：现今各学科的学派甚多，不论是诊断还是症状评估，都是众说纷纭，莫衷一是，限制了各种研究结果的可比性。而量表则以明确的定义和评分标准，加以统一，这样不但有利于提高共识，且有助于科学结果的重复。③细致化：从量表的内容和项目来看，要比多数临床医师一般的临床观察或描述要丰富，特别是诊断量表，其项目覆盖特定诊断系统的主要内容。④客观化：临床评估常带主观性和经验性，疗效判断便是一例。以量表结果为依据，至少是向较客观地评估前进了一大步。

b. 量表缺点　①机械性：量表规定了检查项目、检查方法、等级划分，在评定时不能逾越这些规定，但量表项目毕竟有限，不能包括所有可能出现的临床症状。诊断量表之类，则更进一步规定询问方式，程序先后，甚至是规定了具体问句，要求“照本宣科”。但临床检查是一门艺术，应具体情况具体对待，可以说是一种创造性劳动，而且需要长期日积月累的临床经验。因此，量表不能取代临床检查，记分单也不能代替病程记录。②横断性：许多量表，特别是检查量表，只是根据检查当时所得加以评估，但病人的情况常常是千变万化。有时检查当时的情况并不能真正代表病人的病情。③量表各项目的等价性：多数量表各单项在部分中占相同的比例，因此量表未能区分特异性症状与非特异性症状，也没有对那些提示疾病严重性或预后的重要临床症状和普通症状加以区分。有人尝试采用加权法，对不同项目赋以不同权重，然而哪些项目应加权和如何加权，导致了更多的异议。

在临床或研究工作中，我们用量表时必须清醒地注意到它的局限性。有人把评定量表比喻成一张化验单，如果其结果支持临床印象，它便具有重要的参考价值；假如与临床相悖，那就应慎重斟酌。量表作为一种工具，主要是为临床服务的，它应该服从于临床。量表评定员不能代替临床工作者，但能给临床工作者提供帮助。

（2）生活质量的常用评估工具

1）健康调查简表（the MOS item short from health survey，SF-36）。Stewartse于1988年在研制的医疗结局研究量表（medical outcomes study-short from，MOS SF）的基础上，由美国波士顿健康研究发展而来。1991年浙江大学医学院社会医学教研室翻译了中文版的SF-36。

1. 总体来讲，您的健康状况是：

①非常好　②很好　③好　④一般　⑤差

2. 跟1年以前比，您觉得自己的健康状况是：

①比1年前好多了 ②比1年前好一些 ③跟1年前差不多 ④比1年前差一些 ⑤比1年前差多了（权重或得分依次为1，2，3，4和5）

健康和日常活动

3. 以下这些问题都和日常活动有关。请您想一想，您的健康状况是否限制了这些活动？如果有限制，程度如何？

（1）重体力活动，如跑步、举重、参加剧烈运动等：

①限制很大 ②有些限制 ③毫无限制（权重或得分依次为1，2，3；下同）

注意：如果采用汉化版本，则得分为1，2，3，4，得分转换时做相应的改变。

（2）适度的活动，如移动一张桌子、扫地、打太极拳、做简单体操等：

①限制很大 ②有些限制 ③毫无限制

（3）手提日用品，如买菜、购物等：

①限制很大 ②有些限制 ③毫无限制

（4）上几层楼梯：

①限制很大 ②有些限制 ③毫无限制

（5）上一层楼梯：

①限制很大 ②有些限制 ③毫无限制

（6）弯腰、屈膝、下蹲：

①限制很大 ②有些限制 ③毫无限制

（7）步行1 500 m以上的路程：

①限制很大 ②有些限制 ③毫无限制

（8）步行1 000 m的路程：

①限制很大 ②有些限制 ③毫无限制

（9）步行100 m的路程：

①限制很大 ②有些限制 ③毫无限制

（10）自己洗澡、穿衣：

①限制很大 ②有些限制 ③毫无限制

4. 在过去4个星期里，您的工作和日常活动有无因为身体健康的原因而出现以下这些问题？

（1）减少了工作或其他活动时间：

①是 ②不是（权重或得分依次为1，2；下同）

（2）本来想要做的事情只能完成一部分：

①是 ②不是

（3）想要干的工作或活动种类受到限制：

①是 ②不是

（4）完成工作或其他活动困难增多（比如需要额外的努力）：

①是 ②不是

5. 在过去4个星期里，您的工作和日常活动有无因为情绪的原因（如压抑或忧虑）而出现以下这些问题？

（1）减少了工作或活动时间：

①是 ②不是（权重或得分依次为1，2；下同）

（2）本来想要做的事情只能完成一部分：

①是 ②不是

（3）干事情不如平时仔细：

①是 ②不是

6. 在过去4个星期里，您的健康或情绪不良在多大程度上影响了您与家人、朋友、邻居或集体的正常社会交往？

①完全没有影响 ②有一点影响 ③中等影响 ④影响很大 ⑤影响非常大（权重或得分依次为5，4，3，2，1）

7. 在过去4个星期里，您有身体疼痛吗？

①完全没有疼痛 ②有一点疼痛 ③中等疼痛 ④严重疼痛 ⑤很严重疼痛（权重或得分依次为6，5.4，4.2，3.1，2.2，1）

8. 在过去4个星期里，您的身体疼痛影响了您的工作和家务吗？

①完全没有影响 ②有一点影响 ③中等影响 ④影响很大 ⑤影响非常大（如果7. 无8. 无，权重或得分依次为6，4.75，3.5，2.25，1.0；如果为7.有8.无，则为5，4，3，2，1）

您的感觉

9. 以下这些问题是关于过去1个月里您自己的感觉，对每一条问题所说的事情，您的情况是怎么样的？

（1）您觉得生活充实：

①所有的时间 ②大部分时间 ③比较多时间 ④一部分时间 ⑤小部分时间 ⑥没有这种感觉（权重或得分依次为6，5，4，3，2，1）

（2）您是一个敏感的人：

①所有的时间 ②大部分时间 ③比较多时间 ④一部分时间 ⑤小部分时间 ⑥没有这种感觉（权重或得分依次为1，2，3，4，5，6）

（3）您的情绪非常不好，什么事都不能使您高兴起来：

①所有的时间 ②大部分时间 ③比较多时间 ④一部分时间 ⑤小部分时间 ⑥没有这种感觉（权重或得分依次为1，2，3，4，5，6）

（4）您的心理很平静：

①所有的时间 ②大部分时间 ③比较多时间 ④一部分时间 ⑤小部分时间 ⑥没有这种感觉（权重或得分依次为6，5，4，3，2，1）

（5）您做事精力充沛：

①所有的时间 ②大部分时间 ③比较多时间 ④一部分时间 ⑤小部分时间 ⑥没有这种感觉（权重或得分依次为6，5，4，3，2，1）

（6）您的情绪低落：

①所有的时间 ②大部分时间 ③比较多时间 ④一部分时间 ⑤小部分时间 ⑥没有这种感觉（权重或得分依次为1，2，3，4，5，6）

（7）您觉得筋疲力尽：

①所有的时间 ②大部分时间 ③比较多时间 ④一部分时间 ⑤小部分时间 ⑥没有这种感觉（权重或得分依次为1，2，3，4，5，6）

（8）您是个快乐的人：

①所有的时间 ②大部分时间 ③比较多时间 ④一部分时间 ⑤小部分时间 ⑥没有这种感觉（权重或得分依次为6，5，4，3，2，1）

（9）您感觉厌烦：

①所有的时间 ②大部分时间 ③比较多时间 ④一部分时间 ⑤小部分时间 ⑥没有这种感觉（权重或得分依次为1，2，3，4，5，6）

10. 不健康影响了您的社会活动（如走亲访友）：

①所有的时间 ②大部分时间 ③比较多时间 ④一部分时间 ⑤小部分时间 ⑥没有这种感觉（权重或得分依次为1，2，3，4，5，6）

总体健康情况

11. 请看下列每一道问题，哪一种答案最符合您的情况？

（1）我好像比别人容易生病：

①绝对正确 ②大部分正确 ③不能肯定 ④大部分错误 ⑤绝对错误

（权重或得分依次为1，2，3，4，5）

（2）我跟周围人一样健康：

①绝对正确 ②大部分正确 ③不能肯定 ④大部分错误 ⑤绝对错误

（权重或得分依次为5，4，3，2，1）

（3）我认为我的健康状况在变坏：

①绝对正确 ②大部分正确 ③不能肯定 ④大部分错误 ⑤绝对错误

（权重或得分依次为1，2，3，4，5）

（4）我的健康状况非常好：

①绝对正确 ②大部分正确 ③不能肯定 ④大部分错误 ⑤绝对错误

（权重或得分依次为5，4，3，2，1）

2）WHO精神残疾评估量表（WHO psychiatric disability assessment schedule，WHO/DAS）。由WHO（1988年）正式出版，包括在社区内社会功能评定及医院内功能评定等，这里只介绍在社区评定社会功能的部分，共分为4大类，合计14项指标。

1. 个人生活能力

（1）自理能力减退。最近1个月内包括个人卫生、饮食习惯及保持自己的住所整洁等方面的能力减退。

（2）活动能力减退。最近1个月内无所事事，例如卧床不起、静坐或不与他人交谈等表现。

（3）动作迟缓。最近1个月内动作的速度和从事日常活动的灵活性降低。

2. 家庭职能

（1）家务活动减退。最近1个月内参与共同的家务活动如一起用膳、做家务、共同外出等，还有参与决策家庭事务如子女问题、钱财管理等，显示出活动减退。

（2）夫妻间感情减退。最近1个月内与配偶的交往、对配偶表露的温馨、配偶从患者感受到的支持等方面呈现感情减退。

（3）与配偶的性生活问题。最近1个月内的性交频率、患者性体验的满足程度、配偶性体验的满足程度，都显示降低。

（4）对子女的关怀减退。患者对子女照料的行动与其家庭身份不一致，以及对于子女感兴趣的程度下降。

（5）与其他人的性关系问题。最近1个月内对异性恋（或同性恋）的兴趣和表现出的情绪反应，以及所寻求的实际关系（无论是否涉及性关系），都表现出这方面行为障碍。

3. 工作职能

（1）工作（或学习）能力减退。最近1个月内工作常规（按时上班、遵守规章制度等）的遵守程度降低，工作质量与产品质量下降。

（2）对工作（或学习）的兴趣减退。最近1个月内寻求或重返工作（或学习）的兴趣减退，也缺乏应实际采取的行动步骤。

4. 社交能力

（1）社交性退缩。最近1个月内主动回避与周围人接触（言语性或非言语性），及主动回避在外露面（包括户外社会活动，如走访亲友、参与娱乐活动等）。

（2）人际关系不和。最近1个月内户外人际关系存在冲突，即患者在社会环境中与上级、同事、邻居或顾客等发生公然的冲突行为。

（3）对外界兴趣减退。最近1个月内对当地或世界上发生的事件表现为兴趣减退，并且不去为获取这些信息而努力。

（4）应变能力减退。近半年来患者对所发生事件如家庭成员及其他人患病或发生意外等情况做出了不适当反应、无能为力或甚至反应冷淡。

以上14项的评定取0～5分（0——无缺陷，1——轻度缺陷，2——明显缺陷，3——严重缺陷，4——很严重缺陷，5——最严重缺陷）。

3）日常生活能力量表（activity of daily living scale，ADL）。日常生活活动（activities of daily living，ADL）是指人们在每日生活中，为了照料自己的衣、食、住、行，保持个人卫生整洁和进行独立的社区活动所必需的一系列基本活动，是人们为了维持生存及适应生存环境而每天必须反复进行的、最基本的、最具有共性的活动。ADL分为以下两类：

a. 基本的或躯体的日常生活活动能力（basic or physical ADL，BADL or PADL） 指每日生活中与穿衣、进食、保持个人卫生等自理活动和坐、站、行走等身体活动有关的基本活动。

b. 工具性日常生活活动能力（instrumental ADL，IADL） 指人们在社区中独立生活所需的关键性的较高级的技能，如家务杂事、炊事、采购、骑车或驾车、处理个人事务等，大多需借助工具进行。

日常生活能力量表于1969年由美国的Lawton氏和Brody制定。由躯体生活自理量表（physical self—maintenance scale，PSMS）和工具性日常生活活动量表（instrumental activities of daily living scale，IADL）组成。主要用于评定被试的日常生活能力。该量表为短程自评量表，项目细致、简明易懂、操作方便、容易掌握，不受年龄、性别、经济状况等因素影响，适用于各种职业、文化阶层及年龄段的正常人或各类精神病人，包括青少年病人、老年病人和神经症病人。

但ADL受多种因素，如视听或运动功能障碍、躯体疾病、情绪低落等的影响。因此对ADL结果的解释应谨慎。

表11-8 日常生活能力量表

躯体日常生活自理能力	工具性日常生活自理能力
1. 吃饭	1. 购物
2. 穿脱衣服	2. 做饭菜
3. 梳头、刷牙等	3. 做家务
4. 行走（到家附近地方去）	4. 洗衣
5. 洗澡	5. 吃药
6. 定时上厕所	6. 打电话
	7. 处理自己的钱财
	8. 使用交通工具（自己乘公共汽车）

项目和评定标准：

ADL共有14项，包括两部分内容：一是躯体生活自理量表，共6项，即上厕所、进食、穿衣、梳洗、行走和洗澡；二是工具性日常生活能力量表，包括打电话、购物、备餐、做家务、洗衣、使用交通工具、服药和自理经济8项。

评分分为4级：

1级——完全可以自己完成；2级——完成有些困难；3级——需要帮助；4级——根本无法完成。

评定注意事项：

评定时按表格逐项询问，如被试者因故不能回答或不能正确回答（如痴呆或失语），则可根据家属、护理人员等知情人的观察评定。如果无从了解，或从未做过的项目，如没有电话也从来不打电话，记（9），以后按研究规定处理。

结果分析：

评定结果可按总分、分量表分和单项分进行分析。总分量<16分，为完全正常，>16分有不同程度的功能下降，最高64分。单项分1分为正常，2～4分为功能下降。凡2项或2项以上≥3，或总分≥22分，为功能有明显障碍。

三、处理

对癌症患者进行的心理干预是一项通过教育性和心理治疗性的途径，影响患者应对疾病行为的系统工程[63]，也就是运用心理学的理论和技术，通过引导和支持，提高患者战胜疾病的斗志，增强自信心，提高应对能力，减少疾病带来的困惑，以及增加患者与疾病作斗争的控制感和帮助患者更好地解决实际碰到的问题[64]等。心理干预对控制病人情绪、减轻治疗副作用、增强疗效、改善预后和提高生存质量有明显的作用[65]，已成为癌症患者身心健康和生存质量提高的重要的、必然的手段[66]。

随着现代医学模式的转变，社会心理因素在胰腺癌发展及治疗中的作用日益受到重视，对患者的心理反应和心理变化的干预已成为胰腺癌综合治疗的重要组成部分。近年来，各种形式的心理干预方法已运用于肿瘤临床，帮助患者和他们的亲人面对癌症的诊断、治疗、复发和康复。大量的临床实践和研究均证明，心理治疗性干预在肿瘤临床中是非常需要的，将心理干预作为整体医疗的一部分，与肿瘤的传统治疗方法有机地整合在一起，不但可以辅助和增强传统治疗方法的效果，延长患者的寿命，同时有利于提高患者的生存质量[67]。目前，常用的心理干预措施有以下几种：

（一）教育性干预

教育性干预，是指通过向患者提供有关化验、诊断、治疗方法、治疗副作用、预后等信息，向患者解释疾病可能引起的强烈负性情绪反应，介绍不同的应对方式，社会支持状况，纠正澄清患者对疾病的错误认识，使患者对疾病有一个全面的、客观的认识[68]。临床上常用的有健康信息支持、心理咨询、社会支持、情绪支持、集体性心理干预等。

1. 健康信息支持

目前关于患者已经确诊患癌症后，能否将有关疾病的信息告知患者，尚存有争议。根据国内外学者和专家对癌症患者需求的研究表明，癌症患者对病症信息的需求是第一位的。新确诊癌症患者中有84%的患者需要得到有关疾病大量的信息，尤其是与治疗和预后相关的信息[69]。

1）如何告知病情。WHO提出一个策略，即有计划地分多次告知病情，使患者逐渐接受有关疾病的信息，缓冲心理的痛苦和压力，逐步面对现实，然后确定解决问题的方法。避免对患者进行一次性的打击，使心理难以承受而陷于无助无望之中。具体实施如下：①应该告知患者哪些病情；②确定应分几个阶段进行；③每个阶段中应告知患者哪些情况；④有哪些令人鼓舞的消息；⑤下一步需要做哪些检查；⑥要做哪些治疗，治疗过程中应该有哪些心理和物质的准备[70]。

2）告知病情时的注意事项：①应尽量给病人希望；②信息必须是真实的，不能欺骗患者；③告知过程中，应有充分让患者表达自己的感受、提出相关问题和宣泄情绪的机会；④告知病情时，一定要有主要家属在场，对患者进行必要的保护和心理的支持[70]。

2. 心理咨询

目的在于帮助患者及其家属学会处理因疾病产生的情绪反应及增加社会适应能力。胰腺癌患者随着疾病的发展常出现一系列心理问题，因此对患者及家属提供心理咨询是必要的，且与药物、手术等治疗有互补作用。心理咨询应从患者和家属两方面着手，为其提供关于胰腺癌的基本知识，提高其对疾病的认识。对胰腺癌患者的心理咨询应注意以下几点：

1）建立良好的医患关系。医护人员要通过语言或非语言交谈，建立起与病人的良好医患关系，医生应无条件地尊重、理解患者，应用有关心理学和医学的知识，指导和帮助病人克服和纠正与癌症相关的心理反应和心理问题，改善患者对癌症的适应不良，减轻患者对某些治疗方法的焦虑和担忧，克服无助感和绝望感，减轻患者的心理压力，以便有利于缓解负性情绪，更好地配合治疗。

2）对患者情况作定性、定量的全面评估。定性评估目的在于了解患者及其家属存在的心理问题所在，作为咨询的依据；定量评估是把存在的问题加以量化并观察咨询效果。

3）对患者提供有针对性、有步骤的心理咨询。胰腺癌患者存在的主要问题是对疾病缺乏认识以及因疾病带来的一系列的心理、社会障碍。患者对疾病的态度及健康的自我认识与期望自己无胰腺癌的差异是影响其幸福感的重要因素。胰腺癌患者的心理障碍在癌症确诊时已经存在，因此应尽早给患者提供关于胰腺癌的基本知识，对有心理障碍的胰腺癌患者通过心理干预，提高患者对疾病的认识水平，解除焦虑及恐惧情绪，提高社会适应能力。

4）对患者家属咨询：有些患者家属不希望让患者本人知道病情，担心引起患者对生活的绝望。患者亲属的焦虑情绪和过分保护是可以理解的，但却是引起和加重患者心理障碍的原因之一。因此有必要对患者家属进行咨询，建立其对疾病的正确认识，消除心理障碍，以便更好地配合治疗。患者家属的癌症知识水平和对患者的态度直接影响患者的心理状态，因此，对患者家属咨询是对癌症患者进行心理干预的重要组成部分。

5）巩固咨询效果。心理咨询的对象是有心理障碍的患者。由于内外环境的不断变化，人的思想和情绪也随之改变。所以对每次就诊的患者，除常规治疗外，要注意其心理变化，及时给予帮助，有时需多次咨询。必要时应安排专门的咨询时间，对其进行心理调适是非常必要的。

3. 情感支持

癌症患者的情感经受了重创而飘忽不定，痛苦、悲伤、愤怒、绝望等负面的情绪几乎每时每刻都在伴随着他们，严重地影响了癌症的治疗效果和预后，必须引起医护人员的高度重视，动员社会支持网络给予患者足够的情感支持，增强患者与癌症斗争的信心和希望。

1）癌症诊断期。当患者刚刚接受自己患癌症的残酷现实时，会产生一系列的悲观消极反应，如否认、愤怒、敌意、恐惧、焦虑、悲伤、绝望等。此时，最需要亲朋好友的同情、关心、安慰、鼓励，最好用身边治疗效果比较好的病例做“现身说法”，帮助患者尽快面对现实，选择科学有效的治疗措施，抓住最佳的治疗时机，争取比较满意的治疗效果。

2）癌症治疗期。患者在接受治疗的过程中，主要的心理反应是焦虑、恐惧。焦虑的原因是多方面的，甚至是模糊不清的，主要表现是坐立不安、思虑多、注意力不集中、不思饮食、严重失眠。恐惧有比较明确的原因，如对手术的创伤、疼痛、生命安全的恐惧;对放疗、化疗的副作用的恐惧;对手术后某些功能丧失的恐惧等。焦虑和恐惧可以交互作用，加重患者的心理反应。此时，亲朋好友必须给予及时有效的情感支持;医护人员应该将现代医学对治疗癌症的有关方法的新理念向患者解释说明。

手术治疗应该在不影响治疗效果的前提下，尽量减少创伤、减轻患者的痛苦，避免过多地损害患者的形象和心理，尽力保留器官的功能，提高日后的生活质量[70]。在化疗时，应该让患者知道，所使用的药物都是高效、低毒的药物，所有的药物在投入临床使用之前，都经过严格的科学实验，其副作用是被控制在患者能够承受的范围内。医生在制订化疗方案时，已经根据病人的实际情况，选择适合特定患者的药物、剂量及疗程，并采用有效的预防副作用的措施。因此，大多数接受化疗的患者，副作用并不太大，即使出现也能很快消失。放射线治疗也是杀灭肿瘤的有效方式，与化疗相比，其全身反应比较轻，局部效果也较好。可以告诉患者，放射剂量是根据每个病人的具体情况，经过严格的计算得出的，每次的照射量、照射时间、间隔时间和疗程长短都是有科学依据的。

在这一阶段，患者往往经受着巨大的心理和生理折磨，亲属应该更具有亲和力，应该对患者更加关心、体贴，理解患者在接受治疗时经受种种痛苦之后的心理感受和反应；鼓励患者将内心的不快和痛苦外泄出来，以减轻内心的压力；为患者调节好饮食，刺激食欲，增加营养，增强体质；想尽一切办法为患者的治疗提供经济支持和保障。

3）癌症恶化期：癌症患者经过治疗后，肿瘤被控制，病情有所缓解，情绪也稳定了。但是，好景不长，不少患者在复查时发现已出现肿瘤复发、增大、转移等情况。绝大多数的患者精神崩溃了，绝望了，不再相信治疗会有什么好的效果，也不想再继续承受痛苦的折磨，拒绝治疗，等待死神的到来，有的患者暗暗寻求自杀的方法，以求得解脱。据统计，在病情恶化时，有77%的患者由抑郁变为绝望[70]。此时，特别需要强有力的情感支持：①稳定患者情绪；②将患者的病情告知家属，根据病情，制订新的治疗方案；③尽最大努力减轻患者的痛苦，如止痛、维护好基本的生理需求、做好生活照顾和护理，让患者感到舒适；④尽量满足患者在饮食方面的需求，保证基本的营养摄入；⑤配合药物，消除或减轻焦虑、抑郁等不良情绪；⑥严密观察患者的情绪和行为反应，若有自杀倾向，不能让患者独处或离开看护者的视线，收缴有危险的物品，严防自杀事故的发生。

4）癌症终末期。晚期癌症患者的主要器官、脏器功能衰竭，体能耗尽，此时患者意识尚清楚，继续经受着躯体的痛苦和即将与亲人永别的精神折磨。患者已经清楚地意识到没有任何生还的希望了，死亡即将来临。此时，必须满足患者生命最后时刻的需求，给以心灵的慰藉，使患者安然平静地离去。①亲人陪伴，通知主要的亲朋好友亲临告别；②创造舒适安宁的环境；③静听患者最后的嘱托或留遗嘱；④保持患者的尊严。

4. 社会支持

社会支持是指社会各方面，包括家属、亲属、朋友、同事、伙伴、团体、工会等组织给予个体精神和物质的支持和帮助，反映了一个人与社会密切的程度和质量。社会支持是社会各种关系对个体主观或客观的影响力，可分为两大类：一类为客观的、可见的和实际的支持，如物质上的援助、社会团体的参与等;另一类是主观上体验到的，如受尊重、被支持、被理解、情感的支持及其满意度，这与个体的主观感受密切相关。良好的社会支持有利于健康，社会支持对应激下的个体提供了保护，对应激源起缓冲作用，有助于维护良好的情绪体验，提高癌症患者的生活质量[71]。

1）医护人员的社会支持。医护人员为患者提供信息支持、情感支持，对病情和健康水平给予评价性支持、护理技术支持、医疗器材支持等。医护人员有责任和义务通过与患者的沟通，密切医患关系，鼓励患者主动寻求社会支持和利用社会支持。

2）家庭的社会支持。家庭支持是社会支持重要的组成部分。家庭成员应为患者提供精神支持，物质经济保障和生活照顾。值得注意的是，家庭主要成员要承担着精神、精力、体能、经济等多层面的负担和压力，必然也会产生不良的情绪和心理反应，对患者当面要表现出若无其事的姿态、平和乐观的态度和无微不至的关心，及其矛盾的心理冲突必然会影响其身心健康。作为医护人员，要理解同情家属的心情与处境，协调好家属和患者之间的关系，彼此相互理解、相互支持、相互包容。

3）朋友、同事和社会团体的社会支持。亲朋好友和团体成员是患者不可缺少的社会网络，如果他们能经常看望，表示关心，给予安慰和鼓励，提供各种信息，给患者精神支持和物质经济上的援助，无疑会消除患者自卑感、无用感、被社会遗弃感等不良情绪，促进患者与社会的亲和力，提高自尊和自我价值。

5. 集体性心理干预

目前很多临床专家和学者认为，癌症患者绝不能“坐以待毙”，将“惧怕死亡”的心理转变为“追求生存”的欲望和行为，以建设性的积极态度与癌症抗争，追求有意义的生活质量。因此在国内外相继成立了“癌症俱乐部”、“癌症协会”等，旨在帮助癌症患者营造一个“群体抗癌”的氛围和环境，让一些已经获得显著临床效果的患者，以自己的亲身经历和感受为其他患者做“现身说法”，相互渲染积极的心境，坚定与癌症抗争的信念。让癌症患者不再有恐惧，心情乐观，生活态度积极，注意力转向社会和他人。美国“癌症协会”研究结果表明，癌症患者中有10%癌肿自然消退，而且消退后极少复发。对176例癌症自然消退的人进行长期跟踪观察，大多都是性格开朗、生活态度积极乐观和喜欢运动锻炼的人[72]。这就是在良好的社会支持条件下，癌症患者所发生的“奇迹”。

（二）认知-行为干预

通过帮助患者建立正确的认知方法及帮助他们学会一定的行为训练方法，以达到帮助患者改变对癌症诊断、治疗、康复期间的不正确认识和不良行为。其具体方法包括认知治疗、行为治疗、生物反馈疗法等[68]。

1. 认知治疗

认知治疗被广泛用于治疗各类心理障碍，它强调认知对情感状态的影响，致力于改变思维模式和行为。胰腺癌患者由于不正确的认知，常造成抑郁、焦虑、紧张等心理障碍。胰腺癌患者对癌症的认知对于生活质量的影响很大。患者主观认知与总体幸福感密切相关。

2. 行为治疗

行为治疗是基于条件反射学说和社会学习理论的一种心理治疗方法。胰腺癌患者的行为治疗包括一般支持治疗、正确处理日常压力、学习自我缓解、进行放松训练及提高社会能力等方面。心理干预的原则是降低患者对伤害性刺激的敏感水平，使患者学会最大限度地放松自己的技巧。

3. 生物反馈疗法

是一种心理学与生理学相结合发展起来的新的心理治疗方法。它利用生物反馈技术，训练人们按照体内某些生物学信息调整与这些信息有关的某些器官或系统的病理性活动，达到治疗的目的。

（杨炼红）

参考文献

[1] Stjernsward J. WHO cancer pain relief programme [J]. Cancer Surv, 1988, 7: 195-208.

[2] Stjernsward J, Colleau SM, Ventafridda V. The World Health Organization Cancer Pain and Palliative Care Program: Past, present, and future [J]. J Pain Symptom Manage, 1996, 12: 65-72.

[3] 倪晓光，赵平，白晓枫. 胰腺癌疼痛与其临床病理关系的探讨 [J]. 实用癌症杂志，2003，18（4）：414-416.

[4] Caraceni A, Portenoy NK. Pain management in patients with pancreatic carcinoma [J]. Cancer, 1996, 78 (3 Suppl): 639-653.

[5] Hewitt DJ. The management of pain in the oncology patient [J]. Obstetrics and Gynecology clinics of North America, 2001, 28: 819-846.

[6] Caraceni A, Weinstein SM. Classification of cancer pain syndromes [J]. Oncology, 2001, 15: 1627-1640.

[7] Portenoy RK. Cancer pain：epidemiology and syndromes [J]. Cancer，1989，63 (suppl)：2298- 2307.

[8] 孙燕，顾慰萍主编. 癌症三阶梯止痛指导原则 [M]. 第2版，北京：北京医科大学出版社，2002：21-23.

[9] Cleeland CS，Nakamura Y，Mendoza. et al. Dimensions of the impact of cancer pain in a four country sample：New information from multidimensional scaling [J]. Pain，1996，67：267-273.

[10] 贾林，袁世珍. 胰腺癌化疗新指标——临床受益疗效及其应用 [J]. 医学综述，2002，5：304-305.

[11] Serlin RC，Mendoza TR，Nakamura Y. et al. When is cancer pain mild，moderate or severe? Grading pain severity by its interference with function [J]. Pain，1995，61：277-284.

[12] 冯艺. 慢性癌性疼痛评估与治疗策略 [J]. 中国医刊，2005，40 (4)：11-14.

[13] 邱国钦，吴晓安，陈建清，等. 羟考酮控释片治疗中晚期癌痛的临床观察 [J]. 肿瘤基础与临床，2008，21 (3)：265-266.

[14] 高潺潺. 新剂型芬太尼透皮贴剂止痛疗效和安全性分析 [J]. 临床和实验医学杂志，2008，7 (2)：145-146.

[15] Bruera E，Kim HN. Cancer pain [J]. JAMA，2003，290 (18)：2476-2479.

[16] McNicol E，Horowicz-Mehler N，Fisk RA，et al. Management of opioid side effects in cancer-related and chronic noncancer pain：a systematic review [J]. J Pain，2003，4：231-256.

[17] NCCN Clinical Practice Guidelines in Oncology. Adult cancer pain. V. 1. 2008. More details in www. nccn. org.

[18] Classification of chronic pain. Descriptions of chronic pain syndromes and definitions of pain terms. Prepared by the International Association for the Study of Pain，Subcommittee on Taxonomy [J]. Pain，1986，3：S1-226.

[19] Keskinbora K，Pekel A F，Aydinli I. Gabapentin and an opioid combination versus opioid alone for the management of neuropat hic cancer pain：a randomized open trial [J]. J Pain Symptom Manage，2007，34 (2)：183-189.

[20] Ettinger AB，Portenoy R K. The use of corticosteroids in the treatment of symptoms associated with cancer [J]. J Pain Symptom Manage，1988，(3)：99-103.

[21] Farr WC. The use of corticosteroids for symptom management inter minally ill patients [J]. Am J Hosp Care，1990，(7)：41-46.

[22] Melstrom LG，Mel strom KA，Ding XZ，et al. Mechanisms of skeletal muscle degradation and its therapy in cancer cachexia [J]. Histol Histopat hol，2007，22 (7)：805-814.

[23] Gutierrez R，Heinemann U. Kindling induces transient fast inhibition in the dentate gyrus —CA3 projection [J]. Eur J Neurosci，2001，13 (7)：1371-1379.

[24] 刘特龙，严祥花，李炳亮. 不同浓度氯胺酮静脉复合液用于临终前重症癌痛的临床观察 [J]. 中国疼痛医学杂志，2007，13 (s)：156.

[25] 韩静，丁丽芳. 癌痛的药物治疗 [J]. 内蒙古中医药，2007，(1)：23-24.

[26] 刘灵慧，陈善成，龙大宏，等. 丘脑中央中核毁损治疗癌症顽固性疼痛的实验及临床应用 [J]. 癌症，2003，22 (3)：314-316.

[27] 王瑛主译. 癌症疼痛治疗 [M]. 天津：天津科技翻译出版公司，1997：57.

[28] 郑莹，李德录，许德凤，等. 上海市医生对癌症疼痛治疗认识的调查 [J]. 中国肿瘤，2001，10 (7)：394.

[29] 孙燕，顾慰萍．癌症三阶梯止痛指导原则［M］．北京：北京医科大学出版社，1999：6-7，40.

[30] 孙燕，顾慰萍．癌症三阶梯止痛指导原则［M］．第2版．北京：北京医科大学出版社，2002：1-20.

[31] Fisher WE. Diabetes：risk factor for the development of pancreatic cancer or manifestation of the disease?［J］. World J Surg，2001，25（4）：503-508.

[32] Ishikawa O，Ohhigashi H，Wada A. Morphologic characteristics of pancreatic carcinoma with diabetics mellitus［J］. Cancer，1989，64（5）：1107-1112.

[33] Hiatt RA，Klatsky AL，Armstrong MA. Pancreatic cancer，blood glucose and beverage consumption［J］. Int J Cancer，1988，41（6）：794-797.

[34] Everhart J，Wright D. Diabetes mellitus as a risk factor for pancreas- tic cancer. A meta-analysis［J］. JAMA，1995，273（20）：1605-1609.

[35] Fisher WE，Boros LG，Schirmer WJ. Insulin promotos pancreatic cancer：evidence for endocrine influence onn exocrine pancreatic tumors［J］. J Surg Res，1996，63：310.

[36] Fisher WE，Boros LG，O'Dorisio TM，et al. GI hormonal changes in diabetes influence pancreatic cancer growth［J］. J Surg Res，1995，58（6）：754-758.

[37] Yalniz M，Pour PM. Diabetes mellitus：a risk factor for pancreatic cancer［J］. LangenbeckS Arch Surg，2005，390（1）：66-72.

[38] Frye JN，Inder WJ，Dobbs BR，et al. Pancreatic cancer and diabetes：is there a relationship? A case-controlled study［J］. Aust N Z J Surg，2000，70（10）：722-724.

[39] Gullo L，Pezzilli R，Morselli-labate AM. Diabetes and the risk of pancreatic cancer：Italian Pancreatic Cancer Study Group［J］. N Engl J Med，1994，331（2）：81-84.

[40] 王育璠，赵立，顾鸣宇．胰腺癌与糖尿病关联的探讨［J］．中国癌症杂志，2006，16（11）：973-975.

[41] Noy A，Bilezikian JP. Clinical review 63：Diabetes and Pancreatic cancer：clues to the early diagnosis of pancreatic malignancy［J］. J Clin Endocrinol Metab，1994，79（5）：1223-1231.

[42] Permert J，Larsson J，Fnrin AB，et al. Islet hormone secretion in pancreatic cancer patients with diabetes. Pancreas，1997，15（1）：60-68.

[43] 程桦．糖尿病［M］．见：陆再英，钟南山主编．内科学．第7版．北京：人民卫生出版社，2008：778.

[44] 中华医学会糖尿病学会．中国糖尿病防治指南［M］．2003：24-31.

[45] Wingo PA，Tong T，Bolden S. Cancer statistics［J］. 1995，CA Cancer J Clin，1995，45（1）：8-30.

[46] Huxley R，Ansary-Moghaddam A，Berrington de Gonzalez A，et al. Type-II diabetes and pancreatic cancer：a meta-analysis of 36 studies［J］. B r J Cancer，2005，92（11）：2076-2083.

[47] Neoptolemos JP，Stocken DD，Friess H，et al. A randomized trial of chemoradiotherapy and chemotherapy after resection of pancreatic cancer［published correction appears in N Engl J Med 2004，351：726］［J］. N Engl J Med，2004，350（12）：1200-1210.

[48] Neoptolemos JP，Dunn JA，Stocken DD，et al. Adjuvant chemoradiotherapy and chemotherapy in resectable pancreatic cancer：a randomised controlled trial［J］. Lancet 2001，358（9293）：1576-1585.

[49] Bosseckert H. How much diagnostics in patients with pancreatic cancer?［J］. Zentralbl Chir，2003，128（5）：368-374.

[50] 匡天涛，靳大勇，楼文辉．胰腺癌和糖尿病关系的临床流行病学研究［J］．中华消化杂志，2007，

27（1）：12-14.

[51] 向红丁. 糖尿病急性并发症［M］. 见：史轶蘩主编. 协和内分泌和代谢学. 第1版. 北京：科学出版社，2000：1378-1397.

[52] 刘宜敏，石俊田. 恶性腹水的治疗［M］. 见：谢德荣，林显敢主编. 消化系肿瘤循证化学治疗学. 广州：广东科技出版社，2008：390-412.

[53] Sugarbaker PH. Is peritoneal carcinomatosis an incurable disease or controllable locoregional condition? —Challenge of surgeons with intraperitoneal hyperthermic chemotherapy［J］. Jpn J Clin Oncol，2001，31（12）：573-83.

[54] Fujimoto S，Takahashi M，Kobayashi K，et al. Histologic evaluation of preventive measures for scald injury on the peritoneo-serosal surface due to intraoperative hyperthermic hemoperfusion for patients with gastric cancer and peritoneal metastasis［J］. Int J Hyperthermia，1998，14（1）：75-83.

[55] 周有尚，张思维，李莲弟. 我国人口死亡和恶性肿瘤死亡情况分析［J］. 中国肿瘤，1997，6（10）：91.

[56] Engel GL. The need for a new medical Model：a challenge for biomedicine［J］. Science，1977，196（4286）：129.

[57] Engel GL. The clinical application of the biopsychosocial model［J］. Am J Psychiatry，1980，137（5）：535.

[58] 陆玮. 胰腺癌. 见：陈灏珠主编. 实用内科学［M］. 第12版. 北京：人民卫生出版社，2007：1973.

[59] 王长虹. 临床心理学［M］. 北京：人民军医出版社，2001：507.

[60] 李斯文. 心理肿瘤学对肿瘤全程的作用机理［J］. 云南中医中药杂志，2004，25（3）：30.

[61] 孙红，郭红. 信息支持对乳腺癌根治术患者疾病不确定感的影响［J］. 中华护理杂志，2004，39（4）：244.

[62] 潘蕴倩. 心理学基础［M］. 北京：人民卫生出版社，1999. 74-83.

[63] Abse D W. Depression associated with carcinoma［J］. J PsychosomRes. 1972，18（1）：101.

[64] Fanhington A. Cancer emotional responses and cognitive behavioural psychotherapy［J］. Eur J Cancer Care Engl. 1994，3：175-180.

[65] 邓燕明，卫光宇，袁惠慈，等. 综合心理干预对癌症患者负性情绪的疗效观察［J］. 肿瘤防治杂志，2003，10（12）：1233-1235.

[66] 杨静. 乳腺癌患者的围手术期心理干预体会［J］. 医学理论与实践，2006，19（1）：92-93.

[67] 王建平. 癌症患者的生活质量及心理干预研究［J］. 应用心理学，2002，8（4）：36.

[68] 张本英铭，丁金芳，施志明. 心理干预在肿瘤治疗中的研究进展［J］. 临床心身疾病杂志，2008，14（3）：672.

[69] 郑瑾. 癌症病人身心需要的研究进展［J］. 中华护理杂志，2003，38（2）：136.

[70] 王晓慧. 如何战胜肿瘤［M］. 北京：人民军医出版社，2003：10-15，17-43，90-120.

[71] 汪向东. 心理卫生评定量表手册［M］北京：中国心理卫生杂志社，1999：88-95，127-132.

[72] 刘晓红. 护理心理学［M］. 上海：第二军医大学出版社，1998：240-243，302-303.

第十二章 营养支持治疗

营养是人体生长发育、组织修复和维持正常生理功能的物质基础，是患者得以康复不可缺少的条件。人体在处于健康状态时，在平衡饮食的基础上，各类营养素能维持平衡；但当人体处于疾病状态时，则常因营养素摄入不足或不能满足需求的增加等原因而导致营养不良和机体免疫能力低下。对于胰腺癌患者，其营养状况也将影响到治疗方案和预后。随着医学的快速发展，创伤及危重患者的救治概率增加，对综合治疗技术的要求也随之提高。对于胰腺癌患者是否需要营养支持，临床争议较大，但大多学者倾向于对中重度营养不良的胰腺癌患者需要进行术前1周以上的营养支持。因此，采取合理的营养评价方法，了解胰腺癌患者营养状态显得尤其重要。

第一节 营养状态

恶性肿瘤患者营养不良发生率较高。随着病情的进展，体重减轻＞10%者可达45%，＞20%者约占25%，其特征主要以脂肪组织和瘦体组织丢失为特征。体重减轻的进行性营养状态恶化的症状，称为癌性恶液质，表现为食欲不振、进行性体重下降、贫血、乏力、衰竭、低蛋白血症、乳酸血症和高脂血症等。其中食欲不振是肿瘤患者最常见的主诉症状，其发生率为25%～40%，晚期肿瘤患者达80%以上。

有文献报道，癌症病人术前营养不良可超过半数。在住院的癌症病人中，营养不良的程度与肿瘤类型、部位、大小、分期等不同有一定的差异。非消化道肿瘤或早期肿瘤对肿瘤患者营养状态的影响要小于消化道肿瘤和中、晚期肿瘤。就肿瘤的种类而言，乳腺癌、急性非淋巴细胞性白血病、软组织肉瘤、非霍奇金病等其发生率较低，约31%～40%；而在胃癌和胰腺癌病人中营养不良的发生率较高，可达85%；居中者有结肠癌、前列腺癌和肺癌，约48%～61%[1, 2]。

一、癌症患者营养不良产生的原因

主要原因有以下几个方面：由于肿瘤本身的影响，患者常合并厌食、味觉异常、恶心呕吐、消化道吸收功能障碍，甚至梗阻，导致营养物质摄入量明显减少；能量消耗异常包括消耗增加和低效率的能量利用，如乳酸循环、胰岛素抵抗、氨基酸的糖异生及脂肪酸分解增加等是造成营养不良的另一重要原因；抗肿瘤治疗对机体的营养状况也可产生不良影响，手术治疗可导致高代谢、氮大量丢失，同时机体对能量的需求进一步增加，放化疗可造成患者摄入减少和消化道吸收能力下降，并影响合成代谢，而消化道的并发症更加重患者的营养不良。

肿瘤本身还释放某些因子，主要是脂肪或蛋白质动员因子，导致机体脂肪和瘦体组织大量分解，引起代谢紊乱。对荷瘤大鼠肌肉的氨基酸测定提示，肿瘤个体存在蛋白质合成与分解的同时加速，但分解速度快于合成，最终表现为负氮平衡，肌肉蛋白持续丢失[3]。机体也会对肿瘤起到免疫反应与炎性反应，产生各种细胞因子和急性相反应蛋白。

一些学者曾用放射性同位素技术和代谢车观察癌症病人的代谢变化，结果证实癌症病人的代谢变化类似于应激状态下的代谢变化，但又不完全相同。底物代谢异常成为特征之一，表现为葡萄糖生成和利用异常，三羧酸循环增强；脂肪分解及游离脂肪酸的流出和净蛋白质分解均增加。一些应激激素，如胰高血糖素、儿茶酚胺及某些细胞因子、肿瘤坏死因子等增加使荷瘤体能量消耗增加而利用降低。由肿瘤或其介导的单核细胞释放的恶液质素（cachectin）作用于下丘脑喂养中枢导致味觉改变。这些代谢改变的综合结果使机体丧失了在应激状态下所设置的保存体蛋白的正常机制，瘦组织群大量丢失，加之病人的味觉改变引起厌食，摄食减少，临床则表现为包括营养不良、厌食、疲乏、消瘦、体重下降等一系列症状和体征在内的癌性恶液质。尽管宿主已呈现恶液质或外源供给的能量、蛋白质等不足，但肿瘤仍能有效地利用宿主的营养物质不断增长，继续与宿主竞争有限的能量和营养素，直至宿主死亡[4]。

肿瘤患者随化疗疗程延续，营养不良的发生率也增加，一方面由于肿瘤本身的影响，患者常合并味觉异常、厌食、饱感；另一方面化疗引起的恶心呕吐，胃肠黏膜损伤引起的消化吸收功能减退等导致营养物质摄入量明显减少，引起营养不良。虽然癌症患者在术前新辅助化疗能改善预后，控制肿瘤术后复发和转移，提高生存率已被普遍认同[5]。然而术前新辅助化疗会加重患者的营养不良，抑制免疫功能，延长术后伤口的愈合时间以及增加并发症的发生[6]。化疗药物会导致摄食不足及体重下降，使患者热量和各种营养素缺乏，达不到膳食平衡。很多癌症患者化疗后，可能会出现更多的营养不良问题。另外许多心理因素，如抑郁、焦虑、入睡困难及睡眠不足等也对营养不良的发生产生了促进作用。

二、胰腺癌患者营养不良及代谢改变

胰腺癌病人中营养不良的发生率相当高，可达85%。部分进展期胰腺癌病人常有恶液质征象，表现为厌食、进行性体重下降、贫血、低蛋白血症等。营养不良不仅损害机体组织、器官的生理功能，而且可增加手术危险性、术后并发症发生率及手术死亡率，影响原发病的治疗过程，降低病人的生活质量，甚至影响预后。

胰腺癌病人营养不良或恶液质的产生原因和机制颇为复杂，有肿瘤本身的原因和来自抗肿瘤治疗的相关因素。恶液质是胰腺癌病人死亡的主要原因之一。恶液质大多发生在肿瘤进展期，但也可见于早期肿瘤病人。许多研究发现，恶液质与肿瘤负荷、疾病进程、细胞类型之间无恒定关系。恶液质发生机制很复杂，没有一种单一理论可以满意地解释恶液质发生的原因，目前认为主要与宿主厌食及机体各营养物质代谢异常有关。食欲丧失是恶性肿瘤病人常见症状，同时还常伴有饱感、味觉改变、恶心、呕吐等症状。厌食的原因很多，主要是大脑进食调节中枢功能障碍所致。肿瘤生长增加了血浆色氨酸浓度，大脑中色氨酸浓度增加可导致下丘脑5-羟色胺合成增加，而大脑中5-羟色胺浓度增加与厌食明显相关。肿瘤本身局部作用是导致进食减少的另一因素，胰腺癌造成梗阻性黄疸，出现腹胀、恶心、呕吐等症状，导致进食减少、厌食。心理因素，如压抑、焦虑等也可影响食欲及进食习惯。

肿瘤恶液质的另一重要原因是由于营养物质代谢异常所致。肿瘤病人碳水化合物代谢障碍主要表现在葡萄糖转化增加和外周组织利用葡萄糖障碍。乳酸和生糖氨基酸的糖异生作用增加是肿瘤病人葡萄糖转化增加的最主要特征，此过程需消耗大量能量，从而增加病人的基础能量消耗。与宿主细胞不同，肿瘤组织的葡萄糖利用率增高。葡萄糖是机体安全、有效和快速的能源物质，但肿瘤组织主要是通过糖酵解通路产生大量乳酸，然后在肝脏中乳酸再转化为葡萄糖，即Cori循环，这一循环是个无效的能量浪费的过程。在正常情况下，Cori循环仅占葡萄糖转化的20%，而在癌性恶病质患者中却增加至50%。Cori循环增加了宿主的能量消耗，与机体体重丧失之间存在明显关系。肿瘤病人蛋白质代谢异常，表现为蛋白质合成和分解增加，蛋白质转变率增加，血浆氨基酸谱异常，机体呈现负氮平衡。骨骼肌蛋白消耗增加是恶性肿瘤病人蛋白质代谢的特征之一，也是导致恶病质的主要原因之一。脂肪代谢异常表现为脂肪动员增加，包括脂肪降解和脂肪氧化增加，机体体脂储存下降。胰腺癌病人由于持续梗阻性黄疸，影响肝脏正常的营养物质代谢。此外，胆汁和胰液分泌减少，可引起脂肪吸收不良。部分病人因胰岛素分泌障碍，进一步影响了营养物质的代谢。肿瘤病人机体代谢率改变也是导致恶液质的一个重要原因。Falconer等[7]发现胰腺癌病人中有33%病人处于高代谢状态，使机体的能量消耗增加，导致体重丢失增加。近年来，许多研究提示，内源性细胞因子在肿瘤厌食、恶液质中起着十分重要的作用。有资料证明，肿瘤坏死因子-α（TNF-α）、白介素 1，6（IL-1、IL-6）、干扰素-α（IFN-α）和白细胞抑制因子（LIF）在肿瘤恶液质中起重要作用。除上述细胞因子外，有些研究还发现肿瘤产生的某些代谢因子可直接作用于骨骼肌和脂肪组织等靶器官，导致机体代谢异常。

三、营养不良对肿瘤治疗的影响

早在1932年，外科学家Warren就指出，癌症病人死亡的最常见原因是营养不良和恶液质。据统计，约有50%的晚期肿瘤患者最终死于恶液质。迄今，这一状况并没有发生根本性改变。营养不良的存在，即营养素以及特殊营养素的不足，将会导致身体的组成和脏器功能等发生变化，宿主的免疫功能受损，从而增加发生感染的机会和手术的危险性，且切口的愈合也受到影响，使术后恢复期延长，增加了住院时间，术后并发症发生率和病死率也有上升，放疗和化疗的耐受性下降。

营养不良导致的感染性并发症的发生尤为突出，其原因主要是由于机体的整体免疫力下降。当机体处于轻度营养不良时，虽然生理功能及生化指标尚属正常，但其胸腺、脾脏等淋巴器官的组织形态、结构以及免疫活性细胞的数量、分布、功能等都会发生改变，非特异性和特异性免疫系统功能均明显受损。表现为：①补体生成和激活受损；②细菌调理受损；③中性粒细胞功能减退，包括其趋化性和对细菌的杀伤力；④巨噬细胞功能受损，如对抗原表露和吞噬能力下降，前列腺素E_2生成增加，过氧化物生成减少；⑤淋巴细胞受损，包括淋巴细胞绝对数减少、T抑制与T辅助细胞比例增加和免疫球蛋白生成受损。

营养不良不仅引起全身免疫功能下降，还导致机体局部防御力下降，尤其是呼吸道和胃肠道。当患者发生营养不良时，肺泡灌洗液中巨噬细胞的吞噬功能减弱，且数量减少，下呼吸道革兰阴性菌黏附和定殖增加，加之呼吸道黏液纤毛清除功能减弱，限制了机体咳嗽和排出分泌物的能力，导致呼吸道感染的发生。除呼吸道外，肠道黏膜上皮分泌的分泌型免疫球蛋白A显著减少，不能与肠细菌和肠毒素结合，肠道屏障的功能减弱，通透性和细胞易位增加，胃肠源性感染的概率增加。营养不良还会导致机体分解代谢增加，阻碍伤口愈合，病原菌可经破损的黏膜或皮肤入侵，导致局部或全身性感染。有学者报道，通过对血清白蛋白、迟发性皮肤过敏反应等测定发现，营养不良患者伴有切口感染率为17.0%，无营养不良者仅为8.3%。对胃癌术后患者的研究显示，营养不良患者术后并发症的发生率为

31.8%，而非营养不良患者仅为3.0%。

由于感染性并发症的发生，必然导致死亡率增加和康复期、住院时间延长。许多报道指出，患者的营养状况直接影响其住院时间。Edington等[8]对800例住院患者的营养调查结果显示，住院时间的延长与住院患者的营养不良程度呈正比。吴国豪等[9]对普外科住院患者的营养评价及预后分析也显示，营养不良患者的并发症发生率及病死率均明显高于营养状况良好患者，同时营养不良患者的住院时间明显长于营养状况良好者。从经济角度讲，并发症的发生和住院时间的延长必然导致住院支出明显上升。Braunschweig等[10]对404例成年住院患者的调查结果显示，营养不良患者的住院时间延长，且人均住院费用显著高于营养状况良好者，分别为45 762美元和28 631美元。这些无疑都会加重社会、医院及家庭的负担。

营养不良还极大地影响了肿瘤患者的生活质量。营养不良导致的极度疲劳常使患者平时喜爱的活动中断，患者社会活动受到严重影响。严重的营养不良是肿瘤的常见临床表现，可能使患者时刻对自己的疾病和死亡感到恐惧，严重影响患者情绪，从而降低患者的食纳和对治疗的信心，更加重营养不良，影响治疗。

营养不良及其所带来的相关后果非常惊人，但临床上对肿瘤患者的营养不良往往缺少必要的关注。有调查显示，41%的患者病史中缺乏体重记录[11]，高达50%的病史中缺乏营养相关记录。Rasmussen等[12]的调查也显示，仅64.2%的病史中有体重记录，其中仅11.7%的病史有近期体重变化的记录；而对于患者饮食摄入量的记录仅为20%；营养不良患者中，仅47%的患者在入院时得到了及时的营养不良诊断和治疗。Lanoir等[13]的调查结果与之相近，在发生营养不良的住院患者中，仅55.2%得到相关的诊断和营养支持。有学者怀疑营养支持有促使肿瘤细胞增殖的潜在危险性，不过是否能促使肿瘤生长仍有争议，有待进一步的研究。但从配合临床治疗角度而言，良好的营养状态有助于提高机体免疫力和促进伤口愈合的作用。有研究表明，早期的肠内营养支持对促进胃肠道功能的恢复、保护胃肠道黏膜屏障、防止感染性并发症、改善机体营养状况具有良好的作用。对胃部肿瘤患者的研究显示[14]，术后早期采用肠内营养有助于维持肠道的机械、生物、免疫屏障功能，降低术后应激，改善患者的免疫功能。Van Bokhorst等[15]的研究显示，营养不良患者如果手术前接受 7～10 d的营养支持，可减少10%的术后并发症，并且明显改善生活质量。由此可见，对肿瘤患者，特别是营养不良风险率较高的恶性肿瘤病人，有必要及时地进行营养状况评价和相应的营养支持。

第二节　营养状况评价

恶性肿瘤是当前危害人类健康的主要疾病之一，其病人营养不良的发生率高达40%～80%。由于近代化疗防护措施的应用，许多患者仅表现有不易察觉的摄入减少和隐约可感的体力不支，其症状或体征不明显，常常被临床医师和患者本人所忽视，早期得不到治疗。这类病人在饥饿及营养不良的情况下，反复多次地进行化疗、放疗或手术治疗。多数情况下因严重的体力不支，或对化疗的耐受性变差，才意识到需要实施营养支持治疗，然而对于已经出现了中度甚至重度营养不良时，治疗效果已不甚理想。有一些患者虽经治疗有效，但所耗费的经济代价和时间却十分巨大。在一个良好的肿瘤综合治疗的方案中，应该自始至终都包括营养状况的评价及相应的营养支持。

运用各种手段准确了解某一人群（或个体）各种营养指标的水平，用于判定其当前的营养状况，称为营养调查。综合分析调查的结果后做出的判断称为营养评价。营养评价的应用价值包括3个方面，一是判断患者是否患有营养不良；二是评估营养不良的严重程度；三是用作评价营养支持措施的基准资料。

国外多项随机对照研究和系统评价结果显示，对于大多数无营养不良风险的患者，围手术期接受单纯的糖电解质输液已经足够，此类患者采用肠外营养支持可能会导致感染和代谢并发症的增加，并增加不必要的医疗费用[16]。国内文献尚未发现有对比糖电解质输液与肠外营养支持对患者临床结局影响的随机对照研究。显然，决定患者是否使用肠外营养支持的一个决定性因素是有无营养不良风险，这就需要用到营养评价的方法。

在世界范围内，住院患者的营养不良及其评价方法依旧是一个值得重视的问题。Pablo在欧洲完成的调查显示，以不同方法评价营养状况的结果有所差异，其中以主观评价方法评价，有63.3%的住院患者存在营养不良。Correia以同样方法完成的调查显示，营养不良的发生率为55%。以营养危险指数（nutrition risk index，NRI）方法评价，则有高达90%的住院患者存在不同程度的营养不良。澳大利亚Ferguson等应用营养不良筛选工具（malnutrition screening tool，MST）评价结果显示，住院患者营养不良的发生率为28%，远低于前两项评价结果。Gonzalez以人体测量和实验室指标进行综合评价，结果显示，55%的住院患者存在轻度营养不良，中、重度营养不良分别占28.3%和0.8%，仅有12.5%的患者营养状况正常。微型营养评价法对年龄>65岁的老年住院患者的营养调查显示，营养不良发生率为50%。上海中山医院报道，以不同营养指标评价普外科患者得出的营养不良发生率（20.5%～55.8%）存在一定差距。可见采用不同方法评价营养状况和判断营养不良，结果会有一定差异，由此而引申出的问题是，究竟哪种评价方法更具可信性、实用性和可操作性。

一、传统营养评价法

早期营养状况的评价方法，主要有人体测量、生化指标检测和膳食调查等3个方面。人体测量学指标包括体重指数（BMI）、三头肌皮褶厚度（TSF）、上臂肌围（MAC）、腓肠肌围（CC）等。

（一）体重和体重指数

体重（weight）与体内能量平衡密切相关，是营养评价中最简单、最直接、最可靠的指标，在历史上沿用至今。一般认为体重减少是营养不良的最重要的指标之一。但在住院患者中，很多情况下不容易得到准确的体重数据，如病人昏迷、瘫痪、水肿、巨大肿瘤等，而其他的体重测量手段，如测量床则价格昂贵，不适合临床普及使用。很多医师凭经验来估计患者体重，因而结果不一定可靠。体重的个体差异比较大，随着病情的进展，体重的变化也比较频繁，因而在营养评价过程中更重要的是观察体重的变化情况。一般认为，如果在3个月内体重下降超过平常的5%，6个月内下降>10%，就可认为有营养不良存在。

由于身高不同，体重的标准不同，因而单一的体重绝对值难以反映体重与营养状况的关系，故应采用身高体重综合评价体重的标准。标准体重，也称理想体重，是维持健康状态最为有利的体重。计算标准体重的经验公式有许多，我国常用Broca改良式：标准体重（kg）=身高（cm）-105。将实测体重与标准体重进行比较，用其差值占标准体重的百分数评价营养状况。评价标准为：<20%，明显瘦弱或中重度营养不良；<10%～20%，消瘦；

±10%范围内，正常；>10%～20%，超重；>20%，肥胖。目前多用体重指数（body mass index，BMI）来判定体重状况。BMI被认为是反映蛋白质热量营养不良以及肥胖症的可靠指标。国内外、亚洲、欧洲等BMI评价标准都不相同，甚至差别很大。2004年中国肥胖工作研究组根据中国人的体重特点，制定了中国人的BMI正常参考值范围为18.5～23.9 kg/m^2。若BMI≥24.0 kg/m^2则为超重，BMI<18.5 kg/m^2为慢性营养不良。临床上认为，BMI<14 kg/m^2的危重症病人存活的可能性很小[17]。

（二）肱三头肌皮褶厚度和上臂肌围

脂肪组织是机体储存能量的组织，皮下脂肪一般占全身脂肪含量的50%，通过皮下脂肪的含量可推算体脂总量，并能间接反应热能的变化。肱三头肌皮褶厚度（triceps skinfold，TSF）在一定程度上反映机体脂肪量。TSF是选择手臂肩胛峰与尺骨鹰嘴连线的中点，用左手拇指和其余4指将皮肤与皮下组织提起呈皱褶状，用皮下脂肪厚度计测量距拇指1 cm处的皮褶根部的厚度，其值在一定程度上反映机体脂肪量。TSF正常参考值男性为8.3 mm，女性为15.3 mm。实测值相当于正常值的90%以上为正常；介于80%～90%之间为轻度亏损；介于60%～80%之间为中度亏损；小于60%为重度亏损。上臂肌围（arm muscle circumference，AMC）是评价总体蛋白储存和消耗状况的较可靠指标。测量上臂中点处的围长（arm circumference，AC）和TSF，即可计算AMC。其计算式：AMC=AC（cm）-3.14×TSF（cm）。 AMC的正常参考值男性为24.8 cm，女性为21.0 cm。实测值在正常值90%以上时为正常；占正常值80%～90%时，为轻度亏损；60%～80%时，为中度亏损；<60%时，为重度亏损。

（三）血清白蛋白和前白蛋白

生化指标中血清白蛋白（albumin，ALB）是最重要和最常用的指标之一，其水平代表内脏的蛋白质储存，血清白蛋白低于35 g/L可以诊断为营养不良[17]。

Gilbride JA和Hester DD[18, 19]认为，血清白蛋白是营养状态高度可靠的指标，血清白蛋白<30 g/L的低蛋白血症是死亡的最单一的指标。但是，对于血清白蛋白作为临床住院病人的营养状态反映也存在一些争议。危重病人在应激状态下血清白蛋白浓度的快速下降与全身毛细血管通透性增加、血管内白蛋白渗透至组织间隙以及快速补液造成稀释性低蛋白血症有关[20]。Kung等[21]报道，ICU病人入院24 h内平均血清白蛋白浓度有明显降低。吴铁军等[22]则认为，ICU病人在第2天血清白蛋白水平降至最低，它的监测对危重病人至关重要。但是，也有人报道，在疾病急性阶段，血清白蛋白水平很难反映实际营养状况，更多地反映机体损伤的严重程度[23, 24]。那么，对于急性ICU病人是否需要每周测定血清白蛋白仍缺乏重要依据[25, 26]。实际上，在临床上它并不能作为立即反映营养状况改善的灵敏指标，这是因为白蛋白体库大（4～5 g/kg），半衰期长（20 d），从肠内补充营养制剂或静脉输注外源性白蛋白，1～2周难以看出白蛋白的变化情况，无改善预后的作用[27]。同时，输注外源性白蛋白还会带来不利的生理影响，如抑制内源性白蛋白的合成，增加白蛋白分解，增加血管负荷的危险，减弱凝血机制、水钠潴留等。因此，将白蛋白作为营养支持的一部分或作为慢性低蛋白血症的常规治疗是不合适的。

血清前白蛋白（prealbumin，PA）的体库很小，生物半衰期短（2 d），在任何急需合成蛋白质的情况下，前白蛋白都迅速下降，故在判断蛋白质急性改变方面较白蛋白更为敏感。陈焕伟等[28]的实验亦证明血清前白蛋白浓度在肠外营养1周后呈显著升高（$P<0.001$），而白蛋白则无改变。目前对营养不良或存在营养不良风险的病人连续或每周测定前白蛋白的观点已被多数人认可，这样可以更好地监测营养支持的效果。

如果临床上必需输注外源性白蛋白时，若仍使用血清白蛋白进行营养评定，其结果可能会受到影响。Vanlandillgham等研究了肠外营养支持时血清蛋白质的改变与添加外源性白蛋白的关系，发现在补充白蛋白后，机体虽仍处于负氮平衡状态，但血清白蛋白却出现升高而前白蛋白值则无变化，故提出在输注白蛋白时宜选用前白蛋白而非白蛋白作为营养评价的指标。

然而，很多疾病状态可对血清前白蛋白浓度产生影响，使其应用受到限制。造成其升高的因素主要包括脱水和慢性肾功能衰竭。降低因素包括水肿、急性分解状态、外科手术后、肝脏疾病、感染和透析等。所以如果有可能，同时检测血清转铁蛋白、血清视黄醇结合蛋白和纤维结合蛋白，多个血浆蛋白指标综合评价是消除受多种疾病状态干扰的最好办法。血清转铁蛋白（TFN）在肝脏合成，生物半衰期为8.8 d，且体库较小，约为5.29 g。在高蛋白摄入后，TFN的血浆浓度上升较快。TNF的测定方法除放射免疫扩散法外，还可利用TFN与总铁结合力（TIBC）的回归方程计算。血清视黄醇结合蛋白（RBP）在肝脏合成，其主要功能是运载维生素A和前白蛋白。RBP主要在肾脏代谢，其生物半衰期仅为10～12 h，故能及时反映内脏蛋白的急剧变化。但因其反应极为灵敏，即使在很小的应激反应下，其血清浓度也会有所变化。胃肠道疾病、肝脏疾病等均可引起血清RBP浓度的降低。因此目前RBP在临床的应用尚不多，其正常值标准也未确定。除此之外，还可以参考甘油三酯、胆固醇、血红蛋白、淋巴细胞计数等，各项指标根据其参考值对营养状况进行判断。

（四）氮平衡和血浆氨基酸谱

氮平衡（nitrogen balance，NB）是反映一定时间内蛋白质合成与分解代谢动态平衡的一个重要指标，是评价机体蛋白质营养状况的最可靠与最常用的指标。对住院病人，在一般膳食情况下，大部分氮的排出为尿氮，约占排出氮总量的 80%，所以氮平衡常采用下列公式计算：氮平衡=蛋白质摄入量（g）/6.25-［尿素氮（g）+35］。蛋白质的摄入包括经口摄入、经肠道输入及经静脉输入，其摄入量均可测定。最好采用经典的微量凯氏定氮法定量来推算蛋白质的摄入量，亦可采用一些较新而方便的方法，如化学荧光法等测定。无论采用何种营养支持，氮平衡是检测营养支持合理与否的重要指标。氮平衡的计算要求氮的摄入量与排出量都要准确地收集和分析。但是，尽管24 h尿素氮容易被测定，但缺少精确度。

在重度蛋白质热量营养不良时，血浆总氨基酸值明显下降。不同种类的氨基酸浓度下降并不一致。一般来说，必需氨基酸（EAA）下降较非必需氨基酸（NEAA）更为明显。在EAA中，缬氨酸、亮氨酸、异亮氨酸和甲硫氨酸的下降最多，而赖氨酸与苯丙氨酸的下降相对较少。在NEAA中，大多数浓度不变，而酪氨酸和精氨酸出现明显下降。个别氨基酸（如胱氨酸等）浓度还可升高。因而通过描述血浆氨基酸谱及其变化情况，也可反映机体的蛋白质营养状况。

（五）膳食评价

膳食评价包括简要病史和膳食史调查、膳食习惯、食欲、能量及营养素需要量和摄入量估计、食物禁忌及过敏等。临床上针对个体的膳食调查方法常采用3 d 24 h 回顾法和食物频数法，并根据年龄、性别、餐次及三餐热能分配比例计算每人每日食物摄入量、能量及各种营养素摄入量，并与中国居民膳食营养素参考摄入量（dietary reference intakes，DRIs）比较。

传统营养评价法是简单地对一些基础指标的检测，存在许多明显不足的地方，如繁琐耗时，人体测量学指标缺乏精确度和灵敏度，生化指标灵敏度较差，且易受饮食和应激的影响[17]。另外，各项指标以各自的参考值为标准，没有一个整体的评分标准，可能有依据各项指标参考值所得结论不一的情况，且较少能对营养不良状况程度进行分级。鉴于此，临床上更多的是采用综合评价方法，如主观全面营养评价法、简易营养评价法等。

二、主观全面营养评价法

主观全面营养评价法（subjective global assessment，SGA）评价法由Detsky和Mclaughlin（德）[29]于1987年首先提出，最初用于评价住院病人的术后营养状况，在预测术后感染的发病率及死亡率方面具有较高的灵敏度（82%）和特异度（72%），目前则多用于对营养不良相关并发症危险性的评估[30]。SGA适用于住院病人、门诊病人，也适用于肿瘤病人。住院病人在入院1周内由医生或护士调查完成，其评估包括病史和体格检查两方面，共8个项目。病史回顾包括5项，各项按程度分3个等级：①近6个月的体重下降程度：A级：<5%，B级：5%～10%，C级：>10%，若病人在最近6个月内体重有明显的减轻，但在最近有所增长（不计水肿与腹水），也应被看作营养良好。②饮食变化：A级：无变化，B级：减少不明显，C级：明显减少且时间>2周。③消化道症状（主要包括厌食、恶心、呕吐、腹泻等，要求其发生时间>2周）：A级：无，B级：偶有，C级：持续>2周或频繁出现。④生理功能状态：A级：无明显乏力，B级：明显乏力，活动减少，C级：活动不便，多卧床。⑤所患疾病及其引发的营养需求变化（根据能量需求增加或减少的程度）：A级：代谢率正常，B级：代谢率中等适度增加，C级：代谢率增加明显。体格检查包括3项，各项按程度分正常、轻度、中度和严重4个等级：①皮脂消耗程度。测量眼下、肱二头肌、肱三头肌、胸部4个部位皮下脂肪改变情况。②肌肉消耗程度。测量颞部、锁骨、肋骨、肩胛骨、股四头肌、腓肠肌、膝关节处和骨间的肌肉消耗情况。③体液平衡情况（水肿和腹水的有无及严重程度）。通过以上测评后可将病人营养状况分为3个等级：A级：营养良好，B级：轻中度营养不良，C级：重度营养不良[30]。目前已有多种针对不同对象的SGA改良营养评价法，如用于癌症患者的源自病人的主观全面营养评价法（patient-generated subjective global assessment，PG-SGA）[30]。SGA的主要优点是重复性强，操作简易而不需要任何生化分析，医生和护士评价吻合率达90%[30]。缺点是其重点放在营养物质摄入及身体组成的评估，没有考虑到内在蛋白质水平，导致其不能评价表面上营养良好甚至肥胖但存在内脏蛋白质缺乏的病人的营养问题[31]。其次，与体重指数（BMI）、上臂肌围（MAC）等传统指标的相关性较低[32]。另外，SGA在很大程度上依赖评价者对有关指标的主观判断，无客观评价指标、标准，如在体重减轻、肌肉萎缩、饮食方式等项目中主观因素占主导地位，影响SGA的准确性。

三、简易营养评价法

（一）简易营养评价法（mini-nutrition assessment，MNA）

1996年由Guigoz和Vallas等[33]提出了MNA 评价法，量表见表12-1。我国于康和陈伟[34]

较早采用了MNA法进行调查，结果显示，我国外科老年住院病人中营养不良发病率高达41.6%，有发生营养不良危险者占20.8%，两者均显著高于中青年病人。MNA用于对营养状况进行分级评估，并可作为饮食估计及营养干预的衡量指标，具有很高的灵敏度（96%）、特异度（98%）和准确度（97%）[31]。该法专为老年病人设计，在病人刚入院时由医生调查完成。内容包括18项条目，涉及4个方面：①人体测量，包括体重指数（BMI）、上臂围（AC）、上臂肌围（MAC）和近3个月体重丧失4项；②整体评定，包括生活类型、医疗及疾病状况（如消化功能状况等）、用药情况、有无神经精神异常6项；③膳食问卷，包括食欲、食物数量及种类、餐次、摄食行为模式、有无摄食障碍等项；④主观评定，包括对自身健康及营养状况的评价。上述18项评分相加为总分（30分），可分为3个等级：营养状况良好（MNA≥24分）、存在发生营养不良的危险（17分≤MNA≤23.5分）、有确定的营养不良（MNA＜17分）。MNA的优点包括：专门针对老年病人而设计；简便易行，可在10 min内完成，无任何创伤性检查；有很高的敏感性、特异性和预测性，它既是筛选工具，又是评估工具；其与传统的人体营养评定方法及人体组成评定方法有良好的线性相关性[31]，不需要生化检测，可在床旁检测，简便快捷。最重要的意义在于其可鉴别出营养潜在不良的老年病人，而处于这一时期的病人在传统营养测定指标中的体重和血清蛋白方面并没有发生明显变化，鉴定后可以通过营养调节介入而阻止营养不良情况的恶化。但MNA也存在以下不足：有些项目需调查者经过训练才能获得；有关每日是否进食蛋白质及水果、蔬菜，只为定性，没有定量；有些项目为自主评价，而患者有时不能给出明确答案，例如对痴呆或昏迷的患者进行MNA测试，由于较多问题的答案只能选择“不知道”，故无形中降低了MNA的分值，造成假阳性率升高[35]；未进行适应对象的研究，MNA是否均能应用于低龄老年人和高龄老年人、是否适应于各种疾病及病情程度不同的病人，这些问题并不明确。MNA项目详细，包括人体测量指标、整体评估、饮食评估及主观评估4部分，可以提供足够多的信息，因而更适合于科研。在实际的使用中，注意以上的问题，如可将简易营养评价法第17项问题的自我评价改为他人（如医生）评价，以减少假阳性率；进行适应人群的研究；定性与定量相结合等。另外，由于MNA是依据白种人而设计的，某些指标的值可能并不完全适用于亚洲人，因此为使其仍能保持较高的敏感性和特异性，应用时应对其营养程度判定的界定值做出略微调整[31]，这方面的工作还需要大量临床研究和探讨。

表12-1 MNA调查表

指 标	分值	标准	分值	标准	分值	标准	分值	标准
一、人体指标								
1. BMI（kg/m^2）	0	＜19	1	19～21	2	21～23	3	≥23
2. 上臂肌围（cm）	0	＜21	0.5	21～22	1	＞22		
3. 腓肠肌围（cm）	0	＜31	1	≥31				
4. 近3个月体重丢失	0	＞3 kg	1	不知道	2	1～3 kg	3	无
二、整体评价								
5. 住院或疗养院	0	是	1	否				
6. 每天药物多于3种	0	否	1	是				

续表

指 标	分值	标准	分值	标准	分值	标准	分值	标准
7. 近3个月有应激或急性疾病	0	是	2	否				
8. 活动能力	0	卧床	1	能活动但不愿活动	2	外出活动		
9. 神经精神疾病	0	严重痴呆或抑郁	1	轻度痴呆	2	没有		
10. 褥疮或皮肤溃烂	0	是	1	否				
三、饮食评价								
11. 1天餐次	0	1餐	1	2餐	2	3餐		
12. 选择代表蛋白质摄入	0	无或每天至少食用1次奶制品	0.5	每周食用2次或以上鸡蛋	1	每天食用肉、鱼、家禽		
13. 每天食用≥2次水果或蔬菜	0	否	1	是				
14. 近3个月有无食欲减退、消化不良、咀嚼吞咽困难等引起进食减少	0	严重进食减少	1	中度进食减少	2	无		
15. 每天饮水量（开水、茶等）	0	<3杯*	0.5	3～5杯	1	>5杯		
16. 进食能力	0	依赖别人帮助	1	能自行进食但有困难	2	可自行进食		
四、自我评价								
17. 自觉有无营养	0	严重营养不良	1	不知道或中度营养不良	2	无		
18. 你所认识的同龄人怎样评价你的健康状况	0	不太好	0.5	不知道	1	不错	2	很好

注：*1杯相当于200 mL。

（二）简易营养评价精法(short form mini-nutrition assessment, MNA-SF)

Rubenstein和H arker等[36]为更进一步简化MNA，将MNA量表中18条项目与MNA结果进行相关分析，得到6条相关性很强的条目：①食欲。0——严重缺乏食欲，1——中等程度缺乏食欲，2——食欲良好。②近3个月体重下降程度。0——下降>3 kg，1——不知道，2——下降1～3 kg，3——没有下降。③急性疾病或心理压。0——有，2——无。④活动程度。0——限于床或椅上，1——能走出床或椅但不能外出活动，2——能外出活动。⑤神经精神疾病。0——严重痴呆或沮丧，1——轻微痴呆，2——没有精神疾病。⑥BMI。0—— BMI <18.5 kg/m^2，1——18.5 kg/m^2≤BMI <21.25 kg/m^2，2——21.25 kg/m^2≤BMI

<24 kg/m²，3——BMI≥24 kg/m²。各项评分相加得总分（14分），分值≥11为正常，<11分为营养不良。MNA-SF量表见表12-2。

MNA-SF是在MNA基础上简化而提出的评价方法。由于MNA和MNA-SF对营养状况等级划分不一致，不能对两者直接进行比较。何扬利等[37]将MNA法中营养不良和潜在营养不良合并后，再进行比较，即MNA-SF若将患者判为营养不良，则MNA肯定不会判为营养正常，但可能判为潜在营养不良；MNA若将患者判为营养不良，MNA-SF也肯定会判为营养不良；而有一小部分潜在营养不良患者也可能被MNA-SF判为营养正常。总体上，两者相关性极强，吻合率高，与Rubenstein LZ等[36, 38]的研究一致。该研究[37]亦显示，MNA-SF不论与MNA还是和传统营养评价法都有较好的相关性，更表明了MNA-SF的可靠。MNA-SF大大简化了MNA，调查条目由18条减少到6条。项目中只有BMI需要进行测量，其余项目均可在病史询问中获得，调查时间由MNA的10 min[33]缩短至3 min[36]，既避免了上述MNA量表中存在的不足，又使临床诊断尤其在卧床不起患者中应用更为方便。

MNA-SF不仅与MNA有很好的相关性，且在评价营养不良上有较好的特异度（96%）和准确度（87.5%）[35]。这种简化的MNA避免了需要经过训练才能获得的如三角肌皮褶厚度、腓肠肌围的结果，并且去掉了很多包含“不知道”答案的条目，既方便又减少了假阳性。因此MNA-SF较MNA更适合于临床诊断，而且诊断上假阳性率更低。其缺点是：MNA-SF只能对营养不良的评定回答“是”或“否”，而不能对营养不良的程度做出评估；MNA-SF的灵敏度仅85.7%，可能会漏诊[35]。所以当MNA-SF分值在11～12分时，不能急于下营养正常的结论，应参考人体测量指标及生化指标或追踪观察。基于MNA-SF的以上2个缺点，Guigoz提出MNA的操作分两步进行[39]。首先，使用简易营养评价精法MNA-SF：该法用于广泛筛选营养不良高风险的人群；评定结果若≥12分，说明营养状况良好；若≤11分，说明存在营养不良的风险，并且需要进一步用MNA法进行评定。其次，若有需要，使用简易营养评价方法（MNA），可对营养不良的情况及严重程度进行进一步评估。

综上所述，MNA和MNA-SF均是可靠的老年人、肿瘤病人营养状况评价方法。MNA调查项目较详细，更适合于科研，而MNA-SF更简便、快捷，比较适用于临床。

表12-2　　MNA-SF调查表

指　标	分值	标准	分值	标准	分值	标准	分值	标准
1. 近3个月体重丢失	0	>3 kg	1	不知道	2	1～3 kg	3	无
2. BMI（kg/m²）	0	<19	1	19～21	2	21～23	3	>23
3. 近3个月有应激或急性疾病	0	否	2	是				
4. 活动能力	0	卧床	1	能活动但不愿活动	2	外出活动		
5. 神经精神疾病	0	严重痴呆或抑郁	1	轻度痴呆	2	没有		
6. 近3个月有无食欲减退、消化不良、咀嚼吞咽困难等原因引起进食减少	0	食欲严重减退	1	食欲轻度减退	2	无		

四、营养不良风险筛查方法

除单一指标外，虽然近20年中发展了数种复合营养评定工具，如主观全面评定（SGA）、简易营养评价法（MNA）和简易营养评价精法（ MNA-SF）等，但直到2002年为止，对于住院患者应该使用何种评价工具，一直缺乏共识。其原因在于，没有一种工具能够在筛查出营养不良的同时，对营养不良、住院患者疾病结局和临床营养支持的关系作出提示，也不能显示患者是否可从营养支持中获益，当然也缺乏基于循证医学原则的系统评价依据。例如，BMI可反映身高-体重关系，但单纯使用BMI难以反映机体功能损失的关系。BMI是一个“断面”指标，无法反映体重和营养摄入的历史变化趋势，更不能提示是否给予营养支持与结局的关系。此外，对于有明显水肿和胸腹水的患者，BMI并不能代表真实的身高-体重关系。

2002年，欧洲肠外肠内营养学会（ESPEN）发表了一种新的营养评定工具——营养不良风险筛查方法2002（nutrition risk screening 2002，NRS 2002）[40]。NRS（2002）的特点为简便、易行、无创、费用低，其中突出的优点是对是否存在营养不良的风险进行评价，并由此确定是否需要进行营养支持。NRS 2002结合人体测量（使用BMI）、疾病结局与营养支持的关系、近期体重变化及近期营养摄入变化等4项指标，采用评分方法，以NRS 2002评分≥3分作为营养不良风险的标准。其原因在于，ESPEN将128项临床随机对照研究（RCT）按照其患者是否达到营养不良风险的标准分类，采用多元回归分析发现，NRS2002评分≥3分的患者，其良性临床结局与营养支持的相关性更高。此外，肠外营养亦比肠内营养有更高的与良性临床结局的相关性[40]，详见表12-3。

表12-3　选择≥3为营养不良风险的统计学基础[40]

NRS评分	合并所有（n=128）		RCT肠内营养或经口喂养RCT（n=56）		肠外营养（n=71）	
	LR	95%可信区间	LR	95%可信区间	LR	95%可信区间
≥2	1.1	1.3～1.0	—	—	—	—
≥2.5	1.4	1.7～1.2	1.6	2.2~1.1	1.3	1.6～1.0
≥3	1.7	2.3～1.2	2.9	5.9~1.4	1.4	1.9～1.0
≥3.5	2.4	4.4～1.3	7.7	55.3~1.1	2.1	4.4～1.1
≥4	5.0	16.8～1.5	∞*	—	4.2	15.2～1.1

将128项随机对照研究的受试者按NRS2002评定后，以不同分值作为临界点用作营养风险诊断的阳性似然比（LR），以患者接受营养干预后是否会获得良性结局作为诊断金标准；表中“*”表示该项中所有6个研究的干预结局全为良性结局[40]。

NRS（2002）总评分包括3个部分的总和，即疾病严重程度评分+营养状态低减评分+年龄评分（若70岁以上加1分）。①NRS（2002）对于营养状况降低的评分及其定义：0分，正常营养状态；轻度（1分），3个月内体重丢失5%或食物摄入为正常需要量的50%～75%；中度（2分），2个月内体重丢失5%或前一周食物摄入为正常需要量的25%～50%；重度（3分），1个月内体重丢失5%（3个月内体重下降15%）或BMI<18.5或前一周食物摄入为正常需要量的0%～25%。（注：3项问题任一个符合，按照其分值，几项都有，则以高分值

为准）。②NRS（2002）对于疾病严重程度的评分及其定义：1分，慢性疾病患者因出现并发症而住院治疗，病人虚弱但不需卧床，蛋白质需要量略有增加，但可以通过口服补充来弥补；2分，患者需要卧床，如腹部大手术后，蛋白质需要量相应增加，但大多数人仍可以通过肠外或肠内营养支持得到恢复；3分，患者在加强病房中靠机械通气支持，蛋白质需要量增加而且不能被肠外或肠内营养支持所弥补，但是通过肠外或肠内营养支持可使蛋白质分解和氮丢失明显减少。③评分结果与营养不良风险的关系：总评分≥3（或胸水、腹水、水肿且血清白蛋白＜35 g/L者），表明患者有营养不良或有营养不良风险，即应该使用营养支持；总评分＜3分：每周复查营养评定。以后复查的结果如果≥3分，即进入营养支持程序。如患者计划进行腹部大手术，就在首次评定时按照新的分值（2分）评分，并最终按新总评分决定是否需要营养支持（≥3分）。

2002年以后发表的一项212个中心参加的临床研究表明，NRS（2002）在预测营养不良风险和患者对营养治疗的反应方面，具有其他工具所不可比拟的优势，从而被推荐为住院患者营养不良风险评定的首选工具[41]。需要指出的是，对于不能确切测量出身高和体重的少数患者（如严重水肿患者），由于无法得到可靠的BMI数据，因此国外暂时应用前臂中点周径（MAC，国内无公认的正常值，国外正常值也不稳定），国内暂时应用血清白蛋白水平（国内有正常值）加以评估。目前欧洲应用的NRS 2002有较好的循证基础，可以预测营养不良风险，已经开始在欧洲和国内部分大医院应用。

中华医学会肠外肠内营养学会肠外营养支持适应证指南中提出[42]，有营养不良风险的住院患者才有临床营养支持的适应证，住院患者按照NRS 2002（ESPEN）评分≥3分者即有营养不良风险，需要进行营养支持（A类证据）。目前推荐使用NRS 2002作为评估是否存在营养不良风险的工具[40]（A类证据）。

第三节 营养支持

当患者由于各种原因导致无法或不愿正常进食、进食的营养素不足、权衡营养支持的益处超过其可能带来的风险时，应给予临床营养支持。临床营养支持（clinical nutrition support）一般认为是经口、肠道或肠外途径为患者提供比较全面的营养素，目前临床上包括肠内营养（entemal nutrition，EN）和肠外营养（parenteral nutrition，PN）。EN是指经消化道管饲较全面的营养素。PN即经静脉输注氨基酸、脂肪和糖等三大类营养素及维生素和矿物质。完全通过PN给以营养的方式，称全肠外营养（total parenteral nutrition，TPN）。

一般认为，当胃肠道条件许可时，首选肠内营养治疗，可考虑口服、管饲或胃肠道造瘘等给予营养支持；若因局部病变或治疗限制不能利用胃肠道时，可考虑肠外营养治疗。资料[43]表明，对改善肿瘤患者的营养和免疫状况以及肠功能的恢复方面，EN明显优于PN且费用低于TPN。

一、肠内营养支持

肠内营养支持指采用口服、管饲或胃肠道造瘘等方式，经胃肠道提供代谢需要的能量及营养基质的营养治疗方式。肠内营养制剂根据其组成分为4类。①要素型肠内营养制剂：水解蛋白为氮源的要素膳；氨基酸为氮源的要素膳。②非要素型肠内营养制剂：匀浆膳；整蛋白为氮源的肠内营养制剂。③组件型肠内营养制剂：蛋白质组件；糖类组件；脂肪组件；维生素组件；矿物质组件。④特殊应用型肠内营养制剂：婴儿用；功能衰竭用；肾功能衰竭用；肺病用；糖尿病用；创伤用；先天性氨基酸代谢缺陷症专用。近年来，在基础的肠内营养制剂的基础上，对肠内营养免疫增强剂（精氨酸、RNA及ω-3脂肪酸）做了更多的探讨。

临床使用的成瓶肠内营养液含有机体所需的大部分营养物质，1 500～2 000 mL/d即可满足病人的营养需求。在进行肠内营养支持时，应根据病人的具体情况选用不同的肠内营养液：含膳食纤维的整蛋白制剂能够刺激结肠黏膜增殖、避免肠黏膜萎缩、增加粪便容积、预防便秘和腹泻；含低碳水化合物、支链淀粉、果糖和膳食纤维的糖尿病专用制剂有助于病人血糖控制。输注肠内营养液时应注意3个合适：①合适的速度。慢速开始，匀速输入。最好使用微量输液泵控制，待适应后可逐步加快输入速度至100 mL/h，甚至可达150 mL/h。②合适的浓度。成瓶营养液的全浓度（24%）常含能量4.18 kJ/mL，有些溶液所含能量可达6.27 kJ/mL。开始实施肠内营养时应从低浓度开始，先将成瓶营养液稀释1倍，待适应后再改为全浓度输入。③合适的温度。营养液输入时其温度以40～45 ℃为宜，可用电加热棒控制温度，方便、安全。具体的输注方法可根据临床需要和病人的具体情况决定。

胃肠内营养支持比胃肠外营养支持安全、方便，有关并发症处理相对容易。然而若对胃肠内营养支持的并发症处理不当，同样能增加病人的痛苦，影响疗效。临床上所见的胃肠内营养支持的并发症一般可分成5大方面[44]。①胃肠道并发症：恶心、呕吐、腹泻。②代谢并发症：输入水分过多，脱水，非酮性高渗性高血糖，水、电解质和微量元素的异常，肝功能异常。③感染并发症：吸入性肺炎，营养液、输液器械管道污染。④精神心理并发症：焦虑，消极态度。⑤机械并发症：营养管、输液管、泵方面的意外。

二、肠外营养支持

肠外营养（PN）又称为静脉营养，是通过静脉为人体提供代谢需要的能量及营养基质的营养治疗方式。输入的途径主要是中心静脉和外周静脉。肠外营养支持适用于不能耐受肠内营养支持的病人。例如，当病人出现难以控制的腹泻、恶心、呕吐、腹胀等症状时只能采用肠外静脉营养支持。在多数情况下，如化疗和放疗时可造成肠黏膜损伤，导致患者肠道吸收功能明显减退，应考虑应用肠外营养和肠内营养相结合，甚至全肠外营养（TPN）。

肠外营养制剂主要包括能源制剂、氨基酸制剂和维生素、矿物质等。

1）能源制剂：①碳水化合物制剂，主要有葡萄糖（10%，25%，50%）、果糖、转化糖等；②脂肪乳剂，常用长链脂肪乳剂，如10%，20%，30%英脱利匹特、力能脂肪乳（中链和长链脂肪乳混合液）、力保肪宁。

2）氨基酸制剂：①平衡氨基酸，如7%凡命（含17种氨基酸）、绿十字氨基酸（含18种氨基酸）、8.5%和11.4%的乐凡命等；②肝病型氨基酸，如15氨基酸注射液（肝安注射液，8%）；③肾病型氨基酸，如9氨基酸注射液（肾必安，5.6%）；④创伤型氨基酸；⑤含谷氨酰胺，如力肽。

3）维生素和矿物质：①电解质，如生理盐水、10%氯化钾、碳酸氢钠溶液、葡萄糖酸钙、氯化钙、硫酸镁等；②维生素类，水溶性维生素如水乐维他和九维他，脂溶性维生素如维他利匹特（10 mL）；③微量元素，如安达美（10 mL）；④磷制剂，如格林福斯（10 mL）。

肠外营养液配制方法有：串联输注法、并联输注法、单瓶混合营养液配制法、全合一（all-in-one，AIO）营养液配制法。目前比较认可的是采用AIO营养液输注法。AIO营养液具有如下的优点：①所需的全部营养物质经混合后可同时均匀地输入体内，有利于更好地代谢利用；②避免了采用传统多瓶输注时在某段时间内营养物质输入时多时少及不均匀输入的现象；③由于高渗葡萄糖和脂肪乳剂被均匀稀释，可以减少或避免单独输注时可能出现的不良反应和并发症；④由于特制的3 L塑料输液袋能自动闭合，不需要用进气针，能保持全封闭的独立系统，减少污染的机会；⑤常规是"一天一袋式"的给药方法，使用方便，减轻了护理人员的工作量，同时可避免营养液被污染的机会；⑥各种营养液互相稀释，渗透压降低，一般可经体表静脉输注，给患者造成的伤害小；⑦稳定性好，配制好的3 L袋营养液在室温（25 ℃ ± 5 ℃）可放置24 h。AIO现成的制剂有华瑞公司的卡文等。表12-4至表12-6举例说明了3L袋营养液配置内容及其参考适应证、营养成分含量[45]。

表12-4　　3 L袋肠外营养配置内容举例说明

序号	乐凡命	安达美	葡萄糖	格利福斯	英脱利匹特	维他利匹特	水乐维他	总计
1	11.4% 500 mL	10 mL	50% 500 mL	10 mL	30% 250 mL	10 mL	10 mL	1 280 mL
2	8.5% 750 mL	10 mL	50% 500 mL	10 mL	20% 500 mL	10 mL	10 mL	1 780 mL
3	8.5% 1 000 mL	10 mL	50%+10% 500 mL+500 mL	10 mL	30% 250 mL	10 mL	20 mL	2 290 mL
4	8.5%+11.4% 500 mL+500 mL	10 mL	50% 750 mL	10 mL	20% 350 mL	10 mL	30 mL	2 150 mL
5	11.4% 1 000 mL	10 mL	50% 750 mL	10 mL	20% 500 mL	10 mL	30 mL	2 300 mL
6	11.4% 1 000 mL	10 mL	50% 1 000 mL	10 mL	30% 350 mL	10 mL	40 mL	2 410 mL

表12-5　　3 L袋肠外营养配置处方及适应证

序号	适 应 证
处方1	体重45～65 kg的中、重度营养不良肿瘤患者，同时行中、大手术前后，合并有较重度的心/肺功能不全，肝功能不全导致的腹水或颅内高压肿瘤患者
处方2	体重50～70 kg的上述肿瘤患者（处方1患者）
处方3	体重50～70 kg，轻、中度营养不良，行中、大手术前后，伴/无轻、中度感染，中、重度腹膜炎的禁食肿瘤患者
处方4	体重55～78 kg，中、重度营养不良，行中、大手术，重度多发性创伤，伴/无中、重度感染的禁食肿瘤患者
处方5	体重50～70 kg，多发性创伤，伴有/无严重感染的高代谢禁食肿瘤患者
处方6	体重60～90 kg的上述肿瘤患者（处方5中的患者）

表12-6　3 L袋肠外营养配置处方营养液主要营养成分

序号	总热量（kcal）	NPC（kcal）	氮（g）	糖（g）	脂（g）	Zn（μmol）	P（μmol）	脂肪热卡	渗透压［mosm/（kg·H_2O）］
处方1	1 980	1 750	9	250	75	100	13.8	43%	1 549
处方2	2 263	2 000	10.5	250	100	100	17.5	50%	1 201
处方3	2 300	1 950	14	300	75	100	13.8	38%	1 098
处方4	2 605	2 200	16	375	70	100	15.3	32%	1 447
处方5	2 960	2 500	18	375	100	100	17.5	40%	1 439
处方6	3 510	3 050	18	500	105	100	15.3	31%	1 623
电解质范围（mmol）：Na　0～150　K　0～150　Ca　0～5　Mg　0～10									

PN是临床营养支持的重要组成部分。自从1968年Dudrick首次通过中心静脉进行营养支持以来，经过几十年的临床实践，PN从理论、技术到营养制剂都得到了很大的发展，取得了显著成就。目前，PN已被临床普遍接受，其疗效也得到大家的共识，已成为临床上肠功能衰竭患者及危重患者治疗中必不可少的措施之一。但是，PN尤其是长期PN，TPN可导致一系列并发症，如代谢并发症和导管相关并发症，严重者甚至可危及患者生命。因此，PN期间严密和定期监测对于并发症的预防、发现并及时处理就显得极为重要。

三、营养支持循证医学证据

对营养不良或有营养不良发生风险的患者应及时提供营养支持。然而营养支持的时机、时间和营养支持的选择目前尚存在着许多争议。中华医学会肠外肠内营养学会，根据目前获得的文献证据，提出了如下营养支持适应证指南[42]。

1）有营养不良风险的住院患者才有临床营养支持的适应证。目前推荐使用NRS 2002作为评估是否存在营养不良风险的工具（A类证据）。

2）住院患者按照NRS2002（ESPEN）评分≥3分者即有营养不良风险，需要进行营养支持。（A类证据）

3）连续5～10 d无法从经口摄食达到营养需要量的重症患者，应当给予营养支持。（A类证据）

4）有营养不良风险的腹部创伤/手术患者考虑首选EN支持，其次为PN支持。（A类证据）

5）轻至中度胰腺炎患者常规不推荐使用临床营养支持（EN与PN），在起病头2～5 d应禁食并给予糖电解质输液以维持水电解质平衡，第3～7 d起尝试给予含碳水化合物而不含脂肪的膳食，并给予一定量蛋白质。但对于患病前已经存在营养不良的患者，则上述意见尚缺乏足够的证据支持（A类证据）。急性重症胰腺炎患者，应在适当时候予以临床营养支持。首先考虑EN，只有在患者无法耐受EN支持时，才考虑给予PN支持。（A类证据）

6）头部创伤患者应及时开始临床营养支持，EN或PN支持方式均可。（A类证据）

7）急性期肠瘘及短肠综合征患者（经口或经EN支持无法达到营养需要量时），应给予PN支持。（B类证据）

8）按照AGA2001年指南的意见，有不可逆肠道功能衰竭的短肠综合征患者应该用家庭

肠外营养。（A类证据）

第四节 胰腺癌围手术期营养支持

营养不足一直是影响外科手术患者结局的重要因素。文献报道，重度营养不足患者创伤愈合缓慢、免疫应答能力受损、手术耐受能力下降、术后并发症的发生率20倍于无营养不足者，并且住院时间长、花费多、死亡率高[46, 47]。围手术期营养支持可改善营养不良病人的生理储备，改善患者的营养状况，纠正营养不良；可提高患者对手术的耐受能力，减少术后并发症，提高康复率和缩短住院时间，因而在理论上围手术期对患者施以营养支持是必要的。但是，近年来一些临床研究却发现，围手术期营养支持与术后并发症发生率、手术死亡率之间并无必然联系。因此，目前对围手术期营养支持的适应证和作用还存在争议。

一、肠内营养支持的循证医学证据

肠内营养与肠外营养相比具有更符合生理、有利于维持肠道黏膜细胞结构与功能完整性、并发症少且价格低廉等优点，因此，只要患者存在部分胃肠道消化吸收功能，应尽可能首先考虑肠内营养支持。严重营养不足是影响外科手术患者结局的重要因素，而不适当的营养支持同样会给患者带来危害[48]。对围手术期患者而言，恰当的营养支持十分必要。

（一）原始证据[49]

1．术前禁食及术后饮食恢复时间

术前10 ～12 h禁食，这一传统的准备措施可使患者过早进入分解代谢状态，不利于患者术后康复。有证据表明，术前2～3 h进食流食并不增加反流与误吸的风险，因此，许多国家的麻醉学会已将择期手术患者术前禁食时间改为6 h，而术前禁水只需2 h。手术前夜与术前2 h给予大手术患者一定量碳水化合物。结直肠手术和髋关节置换手术患者，术前口服低渗性碳水化合物饮料，可减轻术后胰岛素抵抗，有助于减少骨骼肌分解，患者耐受性良好，且术后1个月肌力的提高优于对照组。

结直肠手术和胆囊切除术患者术后早期进食或肠内营养有益。有证据表明，术后早期进食或肠内营养（包括术后1～2 d即开始进食流食），不影响结直肠吻合口愈合。但早期经消化道营养摄入对上腹部胃肠道大手术患者的影响尚不清楚。根据患者的胃肠功能和耐受能力制订术后早期进食或肠内营养的开始时间和剂量已得到专家的共识。

存在营养不足的大手术患者，术前10～14 d的营养支持能降低手术并发症的发生率。术前14 d以上不能保证足量经口进食与手术死亡率相关。多因素分析表明，营养不足是术后并发症发生率的独立危险因素，并与死亡率、住院时间及住院费用相关。在32个RCT研究中，24个表明肠内营养降低了术后感染相关并发症、缩短了住院时间、降低了住院费用；另外8个结果阴性。对营养不足的胃肠道肿瘤患者，早期肠内营养比全胃肠外营养降低了术后感染的发生率，但营养状态正常的患者无这种作用。两个Meta分析表明，接受肠内营养的患者其感染率和住院时间都较接受肠外营养者低。目前尚无联合应用肠内外营养支持的对照研究结果，但对于那些有营养支持的适应证，经由肠内途径无法满足能量需要（60%的热量需要）时，多数专家认为可以考虑联合应用肠外营养。围手术期肠内营养的禁忌证：肠梗阻、血流动力学不稳定、肠缺血。

2. 管饲营养的适应证与方法

头颈部及腹部恶性肿瘤患者术前营养不足较常见，其术后感染的风险较高。术后由于吻合口水肿、梗阻或胃排空障碍等常导致延迟经口进食，这些患者应考虑应用管饲喂养，在术后24 h内可进行管饲营养。 腹部大手术患者术中置经皮空肠穿刺放置喂养管是安全的；胰十二指肠切除术患者置鼻空肠营养管也是安全的。近端胃肠道吻合术后，可通过顶端位于吻合口远端的营养管进行肠内营养。长期（>4周）管饲营养的患者（如严重头颈部外伤患者），如无需腹部手术，可考虑经皮内镜下胃造瘘置管。由于肠道耐受力有限，故应以较低的滴速（如10 ~ 20 mL/h）开始管饲营养，可能需5 ~ 7 d才能达到足量营养摄入。围手术期接受营养支持的患者，住院期间应常规进行营养状况再评估，如有必要，出院后应继续营养支持。

3. 肠内营养配方的种类

专家共识为标准的整蛋白配方适合大部分患者的肠内营养支持。Meta分析表明，因肿瘤接受颈部大手术（喉切除术、咽部分切除术）患者、腹部肿瘤大手术（食管切除术、胃切除术和胰十二指肠切除术）患者，在围手术期应用含有免疫调节成分（精氨酸、ω -3脂肪酸和核苷酸）的肠内营养可减少术后并发症并缩短住院时间。但对于有全身性感染、危重症患者，含有精氨酸的“免疫肠内营养”可能反而导致死亡率增加。

（二）循证医学证据

根据以上原始证据，中华医学会肠外肠内营养学分会推荐围手术期肠内营养支持意见如下[49]：

1）无胃排空障碍的择期手术患者常规不推荐术前12 h禁食。（A级证据）

2）有营养不足风险的患者，大手术前应给予10 ~ 14 d的营养支持。（A级证据）

3）以下患者应尽早开始营养支持（尽可能通过肠内途径）：预计围手术期禁食时间>7 d；预计10 d以上经口摄入量无法达到推荐摄入量的60%以上。（D级证据）

4） 对于有营养支持指征的患者，经由肠内途径无法满足能量需要（<60%的热量需要）时，可考虑联合应用肠外营养。（D级证据）

5）围手术期肠内营养禁忌证：肠梗阻、血流动力学不稳定、肠缺血。（A级证据）

6）术前鼓励不能从正常饮食中满足能量需要的患者接受口服营养支持，住院前就开始肠内营养支持。无特殊的误吸风险及胃排空障碍的手术患者，建议仅需麻醉前2 h禁水，6 h禁食。（A级证据）

7）手术后应尽早开始正常食物摄入或肠内营养。大部分接受结肠切除术的患者，可以在术后数小时内开始经口摄入清淡流食，包括清水。（A级证据）

8）对不能早期进行口服营养支持的患者，应用管饲喂养，特别是以下患者：因为肿瘤接受了大型的头颈部和胃肠道手术（A级证据）；严重创伤（A级证据）；手术时有明显的营养不足（A级证据）。>10 d不能经口摄入足够的营养。（D级证据）

9）术后24 h内对需要的患者进行管饲营养。（A级证据）

10） 由于肠道耐受力有限，管饲肠内营养推荐采用输注泵以较低的滴速（10 ~ 20 mL/h）开始，可能需要5 ~ 7 d才能达到目标摄入量。（D级证据）

11）对围手术期接受了营养支持的患者，在住院期间常规进行营养状态的再评估，如

果需要的话，出院后继续营养支持。（D级证据）

12）在所有接受腹部手术的患者的管饲营养装置中，推荐放置较细的空肠造瘘管或鼻空肠管。（A级证据）

13）近端胃肠道吻合术后患者，可通过顶端位于吻合口远端的营养管进行肠内营养。（B级证据）

14）长期（＞4周）管饲营养患者（如严重头部外伤），可考虑放置经皮内镜下胃造瘘。（D级证据）

15）标准的整蛋白配方适用于大部分患者。（D级证据）

16）对以下患者可考虑围手术期应用含有免疫调节成分（精氨酸、ω-3脂肪酸和核苷酸）的肠内营养：（B级证据）①接受大型的颈部肿瘤手术（喉切除术、咽部分切除术）；②接受大型的腹部肿瘤手术（食管切除术、胃切除术和胰十二指肠切除术）。

17）不推荐将含有精氨酸的"免疫肠内营养"用于合并重度创伤、全身感染和危重症患者。（A级证据）

二、肠外营养支持的循证医学证据

围手术期肠外营养支持可分为3类：①术前需要营养支持；②术前开始营养支持，并延续至手术后；③术前营养状况良好，术后发生并发症，或者是手术创伤大、术后不能经口进食的时间较长，或者术后摄入的营养量不足而需要营养支持。但营养支持绝非急诊处理措施，应该在患者生命体征平稳后才能按适应证指南和使用规范进行[50]。

随着代谢研究的深入与临床经验的积累，围手术期营养支持的目的不再是单纯的维持手术患者的氮平衡，保持患者的瘦体组织（lean body mass），而是为维护脏器、组织和免疫功能，促进脏器组织的修复，加速患者的康复。营养支持目的变化使得围手术期营养支持的必要性加强，提高了营养支持的难度。

目前营养支持的利弊仍有不同意见，支持的作用和效果仍存在许多有待研究的问题[50]。不适当的营养支持会给患者带来危害。

（一）原始证据[51]

有报道分析13项术前全肠外营养支持的前瞻性随机临床试验（randomized clinical trial，RCT），总病例数共1 258例，结果显示：对于中、重度营养不足患者，术前给予7～10 d全胃肠外营养（TPN）可降低术后并发症10%；对轻度营养不足患者术前TPN支持无益处，还可能增加感染并发症。分析8项术后TPN支持的前瞻性、随机、对照的研究资料，共750例，结果显示：TPN组术后并发症增加10%，死亡率与对照组相似。Waizberg等分析13项术后RCT，结果显示：术后TPN支持只对20%的患者有益。目前多个RCT和系统评价显示，对于大多数无营养风险的患者，围手术期接受单纯糖、电解质输液已经足够，对于这类患者使用肠外营养可能会导致感染和代谢并发症的增加，并会增加不必要的医疗费用。现多数RCT显示，接受低热量PN的患者其高血糖的发生率明显低于"标准"热量对照组；部分研究显示，低热量PN能降低患者的术后住院日、住院费用及感染相关并发症。目前中国尚无"对比糖、电解质输液与肠外营养对患者临床结局影响的随机对照研究"。

在应激状态下，机体代谢的变化是内分泌改变和炎性细胞因子的共同作用所致。某些特殊的营养素（包括谷氨酰胺、精氨酸、ω-3脂肪酸、核酸和膳食纤维等）有不同程度调节炎症、代谢和免疫的作用，可能有助于改善患者营养支持的效果。RCT表明，腹部大手术后，围手术期添加谷氨酰胺的TPN能明显改善氮平衡，减少住院天数，降低危重患者的死亡率和住院费用。围手术期添加ω-3脂肪酸的TPN能阻断过度炎症反应，显著降低全身性炎症反应综合征的发生率，提高重症患者的生存率，改善手术患者的临床结局。添加合成代谢制剂的围手术期肠外营养支持围手术期生长激素（growth hormpme，GH）的使用目前文献报道的结果不一致。Zhou等Meta分析显示，腹部手术患者围手术期使用GH能显著改善氮平衡，减少住院时间，但血糖升高明显。另一项多中心研究显示，使用GH增加ICU中感染及多器官功能障碍患者的死亡率。因此，围手术期GH的使用对感染率、并发症、死亡率、肿瘤复发以及临床结局的影响，需要通过进一步研究来评价。目前尚无肠外营养支持中的微量元素与维生素对患者临床结局影响的随机对照研究。

上述分析结果表明，肠外营养支持的有效性不尽如人意，甚至增加了并发症。这可能与营养适应证选择不当、支持方案设计不合理、应用不规范等有关。临床上常见问题有两方面：①术前需要营养支持的患者，支持时间不够；②术后营养支持应用不规范甚至滥用。因此，使得不需要营养支持的患者给予支持，而需要营养支持的患者出现支持不足。大量临床实践表明，对无营养不足或应用状况接近正常的择期或限期手术患者，短期营养支持是无益的。即使术后获得一些蛋白质节省作用和某些生化指标的改善，但对术后并发症、死亡率和住院时间均无影响，并使住院费用增加。从循证医学的角度去看这种支持是无效的，从卫生经济学的角度去看是浪费的。

显然，有无营养不足风险是决定哪些患者需要进行围手术期肠外营养支持的一个决定性因素，而营养状况评估首先要选择合适的方法。采用营养风险筛查2002（ nutrition risk screening200，NRS2002）对患者进行营养风险筛查，世界各地研究表明，住院患者营养不足及营养风险发生率为9%～50%。

2005年中华医学会肠外肠内营养学分会主持进行了中国首个大规模住院患者营养不足风险调查，该调查使用NRS2002对全国10个中心城市11家三级甲等医院的15 098例住院患者的营养不足状况、营养风险进行了评估，并追踪随访了每例受访者住院期间使用营养支持和液体治疗的状况。该研究纳入的患者类型涉及6个临床专科，调查显示，普外科存在营养不足风险的患者占33.97%，而使用营养支持的患者占被调查者的56.4%，营养支持绝大多数为PN。提示目前大城市大医院外科住院患者中一部分不需要营养支持的患者接受了肠外营养支持。但并非所有经NRS 2002筛查存在营养风险的患者均需接受临床营养支持，当出现下列情况时，可视为禁忌证。①不可治愈、无存活希望、临终患者；②需急诊手术的患者，术前不能实施营养支持者。

因此，只有正确掌握围手术期肠外营养支持的适应证、营养物质供给的量与质等，方能有利于患者的康复。建议标准配方：热量105 ～126 kJ［25～30 kcal/（kg·d）］，其中30%～50%由脂肪供能。0.15～0.2 g/（kg·d）氮摄入已能够满足机体需要［热氮比约502 kJ：1 g（120 kcal：1 g）］，并添加常规剂量的矿物质与微量营养素。

（二）循证医学证据

根据以上原始证据，中华医学会肠外肠内营养学分会推荐围手术期肠外营养支持意见如下[51]：

1）围手术期有重度营养不足的患者，以及由于各种原因导致连续5～10 d以上无法经口

摄食达到营养需要量的患者，应给予肠外营养支持。（A级证据）

2）围手术期需要肠外营养支持的患者，可添加特殊营养素：谷氨酰胺。（A级证据）

3）围手术期有营养风险需要肠外营养支持的患者，尤其是危重症患者可添加特殊营养素：ω-3脂肪酸。（C级证据）

三、围手术期营养支持评价

任何治疗成功与否取决于病人是否从该治疗中获益，如果营养状况与术后并发症发生率、手术死亡率有直接相关性，就可通过纠正营养不良来改善病人的预后。事实上，有关胰腺癌病人围手术期营养支持与预后的报道很少，其原因是多方面的。近年来一些研究发现，胰腺癌病人围手术期营养支持与病人预后之间缺乏必然联系。Crucitti等[52]回顾性分析了101例胰腺癌手术病人，发现术前营养支持与预后无明显关系。有研究报道，将459例外科病人随机分为两组，研究组病人接受术前1周以上和术后3d的肠外营养支持，对照组给予常规口服饮食。两组在术后严重并发症发生率、手术死亡率上无差异，研究组感染并发症发生率高于对照组，而非感染并发症发生率却低于对照组。研究组中严重营养不良者（术前体重下降>10%）感染并发症发生率低于对照组，而非感染并发症发生率与对照组无差异。对于轻、中度营养不良者，两组之间并发症发生率无差异。因此认为，除5%严重营养不良病人之外，围手术期营养支持无益处[53]。Von Meyenfeldt等[54]研究150例营养不良的胃肠道肿瘤病人，发现围手术期营养支持可降低营养不良病人感染性并发症发生率。Sandstrom等[55]调查了300例大手术病人，术前平均体重下降为8%，约50%病人存在营养不良。所有病人随机分为肠外营养支持组和对照组，肠外营养组每日给予所需的热量和氮量，对照组给予约250～300 g/d葡萄糖的低热量，两组都持续到病人能进食足够食物为止。结果发现，两组中80%病人在术后并发症发生率上无差异，而20%中、重度营养不良病人，肠外营养支持组并发症发生率低于对照组。因此，是否可以认为，围手术期营养支持对大多数外科病人并无益处，只有20%严重营养不良病人才能从中获益？上述3组研究结果显示，围手术期营养支持可降低重度营养不良或术后长期不能进食病人的术后并发症发生率，而对大多数非严重营养不良的外科病人则无益。但是，手术危险性和术后并发症、手术死亡率是个十分复杂的问题，除机体营养状况外，其他因素如病人年龄、手术者经验、术中出血量、麻醉技术、预防性抗生素应用以及病人术前各重要脏器功能状况等均可影响病人的预后。

目前的证据表明，营养状况良好的病人可以耐受一般手术创伤，在10 d内不进行营养支持也不会产生副作用。严重营养不良病人，尤其是严重创伤等应激状态的危重病人往往不能耐受长时间营养缺乏，应该及早进行营养支持。目前认为，需进行大手术的严重营养不良病人，是术前营养支持的主要适应证。术前的营养支持应持续7～10 d，更短时间的营养支持则难以达到预期效果。手术后营养支持指征包括：①术前营养支持病人，术后继续营养支持；②严重营养不良而术前未进行营养支持者，术后应进行营养支持；③估计术后1周以上不能进食的病人；④术后出现严重并发症的病人，使代谢需要量增加和禁食时间延长，需进行营养支持。

但是，由于胰腺癌病人常为高龄人群，术前常存在一定程度的营养不良和肝、肾功能障碍，而且手术创伤大、手术时间长、失血量大、手术并发症发生率高，且手术后往往较长时间内无法正常进食。因此，为安全起见，对于已存在中等程度以上营养不良的胰腺癌病人，均可以考虑进行围手术期营养支持[56]。

四、围手术期营养支持实施

胰腺癌病人营养支持的方式分为肠内和肠外营养支持。目前认为，只要病人胃肠道功能完整或具有部分胃肠道功能，就应该采用肠内营养支持（EN），因为能源物质供给的最佳途径是胃肠道。若因局部病变或治疗限制不能利用胃肠道时，或营养需要量较高并希望在短时间内改善病人营养状况时，则选用肠外营养支持（PN）。

肠外营养支持对胰腺癌术后有一定的作用，尤其是对术后伴有胃排空延迟、胰瘘或腹腔感染等并发症的病人。胰腺癌病人的肠外营养支持原则上与其他疾病相同。由于大多数晚期胰腺癌病人常有较严重的机体瘦组织群丢失和明显的体脂消耗，要恢复这些组织，可给予超过实际机体能量消耗值的1.25～1.5倍热量。但有越来越多的临床研究发现[57，58]，与肠内营养支持相比，肠外静脉营养存在许多不足，如导管性脓毒症的发生、肠道黏膜屏障损害引发的细菌移位以及高额的医疗费用等。因此，在条件允许的情况下，胰腺癌术后也应尽早给病人实施肠内营养支持。

与肠外营养相比，肠内营养比较符合生理状态，能维持肠道结构和功能的完整，费用低，使用和监护简便，并发症较少，在摄入相同热量和氮量情况下节氮作用更明显，因此在临床营养支持中占有越来越重要的地位。大部分胰腺癌病人胃肠道功能基本正常，当病人摄食量不足以满足机体需要时，就可选择肠内营养。由于胰腺癌病人尤其是手术后常存在胆汁和胰液分泌不足现象，临床上在选择肠内营养制剂时，应选用多肽类或要素型肠内营养制剂为宜。胰腺癌病人肠内营养的输入途径术前可采用口服、经鼻胃管、鼻十二指肠（空肠）管喂养，术后病人则应选择空肠造瘘。胰腺癌病人行胰十二指肠切除时，术中应行空肠造瘘，这不仅能使病人在手术后早期开始肠内营养，而且一旦出现胆瘘、胰瘘等并发症，则可经空肠造瘘途径进行较长时间的肠内营养支持而不影响胰腺外分泌量，有利于瘘的愈合。

近年来的临床实践发现，含谷氨酰胺、精氨酸、ω-3多不饱和脂肪酸和核苷酸等特殊营养物质的免疫增强型肠内营养制剂可改变创伤、感染后机体代谢反应，改善免疫功能和氮平衡，促进创口愈合，降低感染发生率，改善预后。Gianotti等[59]报道，胰十二指肠切除术后接受免疫增强型肠内营养支持可明显改善病人的免疫功能，降低感染性并发症发生率，缩短住院时间，改善病人的预后。但是，需要强调的是，特殊营养物质对肿瘤细胞的增殖或抑制作用需以细胞间复杂配合的调节过程为前提。迄今，对有关营养物质影响肿瘤细胞增殖的机制了解还较表浅。推测这种影响可能存在于G_0期细胞的活动水平，某些营养物质通过改变肿瘤细胞合成新的蛋白质的能力，限制G_1期细胞群的充实。同样，促使肿瘤细胞内蛋白质降解也可达到限制肿瘤细胞合成DNA能力的目的。此外，特殊营养物质还可能通过影响信息或信号的传递，以改变肿瘤细胞内蛋白质的代谢过程，最终表现为抑制肿瘤细胞的增殖。

第五节　化疗、放疗期间营养支持

肿瘤患者随化疗疗程延续，营养不良的发生率也增加，营养不良极大地影响了肿瘤患者的生活质量和化疗、放疗的耐受性。早期肠内营养支持对促进胃肠道功能的恢复、保护胃肠道黏膜屏障、防止感染性并发症、改善机体营养状况具有良好作用。所以，多数学者致力于通过营养支持的办法来提高患者营养状况，增强体质，改善患者对放、化疗的耐受性，提高治疗效果。虽然有的学者怀疑营养支持有促使肿瘤细胞增殖的潜在危险性，但是否能促使肿瘤生长仍有争议，有待进一步的研究。但从治疗角度去比较，营养支持治疗可以提高机体免疫力和促进伤口愈合的作用显得更具临床价值。

一、肠内营养支持

恶性肿瘤病人采用肠内营养支持是基于以下两个方面的考虑：①维护肠黏膜屏障的完整性；②肠内营养支持更符合生理。给肿瘤病人肠内营养能维护胃肠道黏膜的完整性和屏障功能，调节肠道正常菌群，防止肠道细菌易位。当肿瘤宿主处于手术、创伤等应激状态或禁食状态时，唾液和胃肠液分泌受抑制，胃液pH值改变及肠道IgA分泌减少，使其对胃肠道内的细菌黏附的抑制作用减弱。同时，由于抗生素的应用，使得条件致病菌过度繁殖，使肠道内微生态的稳定性改变，生物屏障破坏。细菌的过度生长引起内毒素增加。由于术后禁食，胃肠道蠕动减少，肠道黏膜细胞缺乏能量供应，增殖及代谢受阻。在上述多种因素的综合作用下，使得肠道黏膜萎缩、通透性增加、多重屏障功能受损而增加肠源性感染的机会。鉴于PN潜在的副作用及价格因素等，促使不少临床医师和营养师面对现实，考虑更符合生理的肠内营养支持，只要有肠道功能，就首选肠内营养和尽量早期应用肠内营养。

近来，一些学者将肠内营养的目标放在恢复、维护和提高宿主的免疫功能上，尝试在标准肠内营养的基础上，增加一些物质，其中有精氨酸（Arg）、谷氨酰胺（Gln），ω-3脂肪酸、核糖核酸、二十二碳五烯酸（EPA）、二十碳四烯酸（DHA）等，以期增强癌症病人的免疫功能，提高抗侵袭性治疗的能力，即所谓的免疫营养概念[60, 61]。Arg参与免疫调节和一氧化氮的生成，一氧化氮对炎性细胞和肿瘤细胞有毒性作用；Gln是快速更新组织细胞代谢的能量来源、蛋白质合成和抗氧化物质形成的前体物质，尤其对肠道黏膜和免疫系统具有重要的意义。当人体处于应激时，自身合成的Arg和Gln量无法满足机体代谢需要，补充Arg可改善肝脏和肺的血流，减少肝脏的缺血/再灌注损伤。核苷酸是DNA和RNA的原材料，参与体内细胞的活动，缺乏时快速增殖的肠黏膜细胞、淋巴细胞和巨噬细胞的增殖均相应减少。ω-3脂肪酸是细胞膜的主要成分之一。EPA可下调外周血单核细胞释放促炎因子，大剂量EPA可下调与导致恶液质有关的介质。

Senkal等[62]的一项有关随机、双盲、多中心的临床实验发现，给154例上消化道肿瘤病人术前随机接受标准的可使免疫增强的肠内营养配方，每天补充量至少1 000 mL，同时还可以正常饮食，术中建立肠内营养支持的管道，术后继续肠内营养维持6 d以上，结果经免疫增强支持的病人，血中ω-3多不饱和脂肪酸，包括DHA，EPA的水平均较高，无论是早期（术后3d）或晚期（3 d以后）的并发症均明显减少。

在临床实践中，对恶性肿瘤病人进行肠内营养支持并非易事，由于这些病人经历手术或化疗、放疗加之肿瘤对宿主的影响，病人对肠内营养支持的耐受性明显降低，极易出现腹胀、腹泻等症状。因此，采取何种营养支持方案应根据患者的具体情况而定，同时在实施肠内营养的过程中，医护人员要更耐心地观察和调整，这样才能保证肠内营养顺利而持久地开展。

二、肠外营养支持

由于肠外营养支持有可能对肿瘤的增殖和生长有刺激作用，所以迄今肠外营养支持在肿瘤病人中的应用仍存在争议。对于肿瘤病人，肠外营养支持应首先明确有无应用指征。根据Klein等[63]（1998）系统回顾，对肿瘤病人肠外营养支持的指征应是合并有中度以上的营养不良者。Klein[63]研究分析近20年来的有关14项前瞻性对照性临床实验，总病例数为1 250例（多数为上消化道癌肿的病人），根据其体重下降程度，血浆蛋白水平，预后指数等，对被评判为中等或重度营养不良者在术前提供7～10 d TPN，有9项报道证实接受TPN支持者的术后并发症的发生率要少于对照组，其中5项研究结果证实有统计学意义。该14项研究总的结果倾向是，对伴有中等度以上营养不良者术前的TPN支持可使术后并发症的发生率自40%降至30%，即降低了并发症的危险性。陈双等的[64]一项随机对照研究显示，常规的TPN可使大肠癌细胞增殖，若营养支持加化疗则可使病人接受营养的同时，抑制肿瘤细胞增殖，诱导凋亡增加。该研究[64]对66例大肠癌病人进行随机对照研究，随机分为4组，即对照组（CT组），术前无干预，共18例；术前单纯化疗组（CT组）16例；肠外营养组（PN组）16例；化疗加肠外营养支持组（PC组）16例。营养配方：氮0.15 kg/d，非蛋白质热量105 kJ/（kg・d），糖脂比6：4，按常规配成全合一静脉营养液，放人3 L袋，经中心静脉导管，持续、均匀滴入，营养支持为1周。化疗方案：5FU 400 mg/（m^2・d），第1～5 d，CF（四氢叶酸钙）100 mg/d；第1、第7 d使用MMC（丝裂霉素）6 mg/m^2。化疗加肠外营养支持组：先给PN支持（方法同肠外营养组）5 d，然后加用化疗（方法同化疗组）。结果显示，肠外营养支持组，癌细胞S期百分数和S+G_2+M期百分数明显增高，这与国内的一些结果，如Frank等[65]对头颈部鳞癌和曹伟新等[66]对胃癌等的研究结果一致。对营养+化疗组病人而言，癌细胞增殖受到明显抑制，S期百分数和S+G_2+M期百分数明显下降，而单纯化疗组病人未见细胞周期发生明显改变。PN组Ki67阳性细胞明显增加（$P<0.01$），而CT组Ki67阳性细胞则显著减少（$P<0.01$）。Ki67是一反映细胞增殖能力的单抗，病理检查标本的Ki67免疫组化染色显示与上述结果也一致。细胞凋亡检测结果显示，对照组细胞为（14.8±5.2）%，肠外营养组，细胞凋亡指数为（8.5±16.2）%；化疗组绿色荧光细胞数有所增加，凋亡指数为（19.3±7.2）%，与前两组比较差异有显著性（$P<0.05$）；PN+化疗组绿色荧光细胞数明显增加，凋亡指数为（31.91±10.1）%，与其他组比较差异有显著性意义（$P<0.01$）。这说明了利用营养支持刺激肿瘤细胞增殖的作用，若再使用细胞周期特异性药物，则可增加抗癌药物的敏感性，提高化疗的有效率，同时可见病人的毒性反应明显减轻，生活质量得以改善，达到营养支持的目的。

目前临床医生在治疗肿瘤患者时对营养支持治疗的认识还不够，多数肿瘤患者是在饥饿或营养不良的状态下进行化疗的，往往只有当患者达到恶液质状态或完全不能进食时，医生才可能想到要给患者实施营养支持治疗。因此，及时地对肿瘤患者进行正确地营养评估显得尤为重要，如果评估结果显示存在营养不良现象，则应该给予适当的营养补充。在进行营养支持治疗时需注意，肿瘤化疗患者因化疗药物作用多数存在静脉炎，对其进行肠外营养时一定要选择大静脉，且应注意速度与浓度，对不同的患者要做到个体化选择营养物质。只有这样，才能达到提高患者免疫力、增加化疗耐受性的目的。

第六节 特殊营养物质

恶性肿瘤患者往往处于免疫抑制状态，具体表现为手术后并发症和感染率明显升高，住院天数明显延长。因此，除传统营养支持物质外，越来越多的研究深入到发展特殊营养物质，以提高病人的免疫力，达到辅助治疗甚至是治疗的目的。

20世纪90年代以来，一系列相关研究表明，营养支持不仅能够改善患者的营养状况，纠正和预防营养不良，还可以通过其中特异营养素的药理作用达到营养治疗的目的。某些特殊营养物质不仅能防治营养缺乏，而且发挥着改善免疫机制、调节机体炎性反应的作用。这一新概念最初被称为营养药理学（nutritional pharmacology），近年来更多学者称之为免疫营养（immunonutrition），以明确其治疗目的。有关这方面的研究成为现代临床营养支持的发展方向之一。免疫营养的作用机制在于：纠正机体蛋白质-能量营养不良；提高和改善机体免疫能力，降低感染性并发症；保护肠道屏障和免疫功能，防止肠黏膜萎缩、通透性增加、细菌和内毒素移位；以特定方式刺激免疫细胞增强应答功能，维持正常、适度的免疫反应，调控细胞因子的产生和释放，减轻有害的过度炎性反应；减少多器官功能衰竭（MOF）的发生等。目前已应用于临床的、具有免疫药理作用的营养素包括精氨酸、谷氨酰胺、ω-3脂肪酸、核苷和核苷酸、膳食纤维和短链脂肪酸等。

一、精氨酸

精氨酸（Arg）是人体条件必需氨基酸，在饥饿、创伤、应激状态下可成为必需氨基酸。研究表明，含有Arg的强化肠内营养制剂有增强机体免疫力的功能。Arg可以使胸腺增大，淋巴细胞增多，促进植物凝集素、刀豆蛋白等有丝分裂原的产生，显著提高T淋巴细胞对有丝分裂原的反应性，刺激T淋巴细胞的增殖，使CD4，CD4/CD8升高，增加NK细胞的数量，增强巨噬细胞的吞噬能力和NK细胞的活性，增加脾脏单核细胞IL-2的分泌及IL-2受体的活性，提高T淋巴细胞间接反应为中介的免疫防御与免疫调节作用[67]。Arg作为条件必需氨基酸具有明显促分泌活性，可促进生长激素、泌乳素、胰岛素和其他激素的分泌，这些激素在创伤后可促进机体合成代谢，促T细胞增殖，提高其他细胞的免疫功能。

二、谷氨酰胺

长期应用TPN的病人可出现肠黏膜细胞群减少，黏膜萎缩，绒毛高度、蛋白质及DNA含量减少，同时肠腔内分泌型IgA亦明显减少的现象。这种标准TPN配方导致肠黏膜屏障功能障碍的原因，除病人原有疾病对肠黏膜的损害外，其他原因可能有：①由于禁食而缺乏肠内食物对肠黏膜的有效刺激；②TPN减少消化道分泌物的产生，使其对肠黏膜的营养作用减少；③标准TPN配方中缺乏对肠黏膜细胞特异的营养物质。目前在TPN治疗时前两种原因尚无法避免，研究进展在于TPN同时补充肠黏膜特异的营养物，以维护和改善肠屏障功能，其中谷氨酰胺（glutamine，Gln）最为重视并已开始用于临床。Gln是人体内最丰富的游离氨基酸（约占总量的50%～60%），是人体多种组织代谢的参与体，Gln氧化可产生大量的ATP，是一种高效能量物质，尤其在各种创伤、感染等应激状态下肠黏膜等快速生长和分化细胞的条件必需氨基酸，对于维持和改善肠黏膜的结构与功能的完整性，以及减轻肿瘤患者因化疗引起的肠道黏膜损伤有重要意义。

充足的Gln还对促进淋巴细胞分化增殖、增强巨噬细胞的吞噬能力及杀伤细胞活性至关重要。研究表明，补充足够的Gln有利于改善应激状态下的免疫应答，缩短康复时间，降低死亡率，富含Gln的肠内营养制剂可降低创伤患者肺炎、细菌感染、脓毒血症的发生率。Abelardo系统回顾了在内、外科接受富含Gln肠内营养辅助治疗的病例后指出，大多数患者对富含Gln的肠内营养有较好的耐受性。

Gln是巨噬细胞、淋巴细胞的重要“燃料”，具有免疫刺激作用。体内Gln的含量和供给，影响着免疫细胞的增殖、抗原呈递、吞噬和合成分泌细胞因子等功能。研究显示，Gln能增加中性粒细胞的线粒体功能和ATP的生长，增加吞噬细胞对大肠杆菌的吞噬能力，阻止中性粒细胞和T细胞的凋亡[68]。Gln同时能增强单核细胞HLA-DR的表达，促进抗原的呈递[69]，Gln还可促进B淋巴细胞合成分泌抗体的作用，使血中IgG，IgA浓度显著上升，而未应用Gln的肠外营养则无此作用[70]。肿瘤患者血浆和骨骼肌Gln浓度的降低，一方面是因为机体肿瘤、免疫系统及内脏组织的氨基酸消耗；另一方面也与骨骼肌合成Gln下降有关。Gln的消耗可以引起不良反应，而应用Gln可以恢复机体NK细胞的功能，增强对肿瘤生长的免疫调节作用[71]。

其他特殊营养物质，如ω-3多不饱和脂肪酸临床使用也较多。ω-3多不饱和脂肪酸可促进前列腺素PGE_2向PGE_3转化，PGE_3可改善T淋巴细胞的功能，增加NK细胞的活性和巨噬细胞的产物IL-1[72]。另有研究报道，RNA（特别是氟嘧啶）可显著提高受感染动物的生存率。添加RNA可使营养不良而导致蛋白质缺乏的模型动物尽快恢复免疫功能[72]。韦烨等[72]的研究表明，术前联用化疗和免疫增强型肠内营养制剂（含精氨酸、RNA和ω-3多不饱和脂肪酸）能够改善结直肠癌患者的营养状况，提高机体免疫力，减少术后并发症和感染的发生，促进肿瘤细胞凋亡，改善患者预后。

三、氨基酸失衡液

有学者研究采用氨基酸失衡液（amino acid imbalance，AAI）为肿瘤患者进行营养支持，造成体内某种特定的氨基酸含量过剩或缺乏，利用癌组织对氨基酸失衡易感性高的特点，导致肿瘤细胞代谢紊乱，从而达到既能改善患者营养状况又能不促进甚至抑制肿瘤生长的目的。这即是氨基酸失衡疗法。迄今为止，去甲硫氨酸（Met）的AAI在该类研究中研究得最为深入。缺乏Met时，正常细胞能利用其直接前体-同型半胱氨酸合成足够的Met并维持正常的细胞周期，肿瘤细胞则没有这种能力。Hoshiya等[74]证实，无论是移植于裸鼠皮下的动物源性肿瘤或人的癌细胞，均表现对Met具有依赖性。肿瘤细胞这种对Met的绝对需求称为“Met依赖”，而对Met的依赖性是多数肿瘤细胞的共性。去Met抑制肿瘤的主要机制[75]：①参与多胺合成。缺乏Met，肿瘤细胞会因核酸代谢障碍、多胺合成不足等出现细胞周期阻滞、凋亡，甚至坏死。②Met是肿瘤细胞蛋白合成的重要原料，更重要的是，在合成过程中，每条多肽链的起始阶段都是Met或甲酰Met。Met的这一特殊功能，构成肿瘤细胞增殖对Met依赖性的重要原因。③Met缺乏时，叶酸就会从DNA的合成途径偏向于Met合成，造成脱氧核糖核苷酸底物池的不平衡，进一步促使DNA断裂链的累积，削弱其修复能力，最终引起细胞凋亡。④宿主Met缺乏，导致体内硫基化合物水平降低，这将对多种抗肿瘤药物起着“增效剂”作用。其他AAI研究包括去缬氨酸的AAI、去苯丙氨酸与酪氨酸的AAI等。

参考文献

[1] Sakurai Y, Kleins S. Metabolic alteration in patients with cancer: nutritional implications [J]. Surg Today, 1998, 28: 247-257.

[2] Bozzetti F, Gavazzi C, Mariani L, et al. Artificial nutrition in cancer patients: which route, what composition? [J]. World J Surg, 1999, 23 (6): 577-583.

[3] Lin A, Jabbari S, Worden FP. Metabolic abnormalities associated with weight loss during chemoirradiation of head-and-neck cancer [J]. Int J Radiat Oncol Biol Phys, 2005, 63 (5): 1413-1418.

[4] Rivadeneira DE, Evoy D, Fahey TJ, el al. Nutritional support of the cancer patient. [J]. CA Cancer J Clin, 1998, 48 (2): 69-80.

[5] Bilchik AJ, Poston G, Curley SA, el al. Neoadjuvant chemotherapy for metastatic colon cancer: a cautionary note [J]. J Clin Oncol, 2005, 23: 9073-9078.

[6] Garufi C, Ettorre GM, Vanni B, el al. Neoadjuvant chemotherapy for metastatic colon cancer: too much caution and still too much to be assessed [J]. J Clin Oncol, 2006, 24: 2217-2218.

[7] Falconer JS, Fearon KC, Plester CE, et al. Cytokincs, the acute-phase response, and resting energy expenditure in cachectic patients with pancreatic cancer [J]. Ann Surg, 1994, 219 (2): 325-331.

[8] Edington J, Boorman J, Durrant ER, et al. Prevalence ofmalnutrition on admission to four hospitals in England. The Malnutrition Prevalence Group [J]. Clin Nutr, 2000, 19: 191-205.

[9] 吴国豪，刘中华，郑列伟，等. 围手术期营养支持对外科病人预后的影响 [J]. 外科理论与实践，2004，9 (5): 376-379.

[10] Braunschweig C, Gomez S, Sheean PM. Impact of declines in nutritional status on outcomes in adult patients hospitalized for more than 7 days [J]. J Am Diet Assoc, 2000, 100: 1316-1322.

[11] Bruun LI, Bosaeus I, Bergstad I, et al. Prevalence of malnutrition in surgical patient S: Evaluation of nutritional support and documentation [J]. Clin Nutr, 1999, 18: 141-147.

[12] Rasmussen HH, Kondrup J, Staun M, et al. Prevalence of patients at nutritional risk in Danish hospitals [J]. Clin Nutr, 2004, 23: 1009-1015.

[13] Lanoir D, Chambrier C, Colin G, et al. Perioperative artificial nutrition in elective surgery [J]. Ann Fr Anesth Reanim, 1996, 15: 149-156.

[14] Hochwald SN, Harrison LE, Heslin MJ, et al. Early postoperative enteral feeding improves whole body protein kinetics in upper gastrointestinal cancer patients [J]. Am J Surg, 1997, 174 (3): 325-330.

[15] Van Bokhorst de Van der Schuer MA, Langendoen SI, Vondeling H, et al. Perioperative enteral nutrition and quality of life of severely malnourished head and neck cancer patients: a randomized clinical trial [J]. Clin Nutr, 2000, 19 (6): 437-444.

[16] Heyland TK, MacDanald S, Keefe L, et al. Total parenteral nutrition in the critically ill patient. A Meta-analysis [J]. J Am Med Assoc, 1998, 280: 2013-2019.

[17] Khursheed N. Jeejeebhoy, MD, PhD. Nutritional Assessment [J]. Nutrition, 2000, 16: 585-590.

[18] Cilhride JA. Nutritional consideration for the stroke patient with dysphagia [J]. Top Stroke Rehabil, 1996, 3 (3): 51-68.

[19] Hester DD. Nutrition support dietetics Core Curriculum American society for parenteral & enteral nutrition [J]. Second edition, 1993, 229- 241.

[20] Mccluskey A，Thomas AN，Bowles BJ，et al. The prognostic value of serial measurements of serum albumin concentration in patients admitted to an intensive care unit [J]. Anaesthesia，1996，51：724- 727.

[21] Kung SP，Tang CJ，Wu CW，et al . Serum albumin concentration，a prognostic indicator for acute surgical patients [J]. Chin Med J (Tai Pei)，1999，62：61-67.

[22] 吴铁军，田锁臣. 多器官功能障碍综合征病人低蛋白血症的临床分析 [J]. 肠外与肠内营养，2002，9 (4)：232- 234.

[23] Chan S，McCowen KC，Blackbum GL. Nutrition management in the ICU [J]. Chest，1999，115 (5 Suppl)：145S.

[24] Cerra FB，Benitez MR，Blackburn GL，et al . Applied nutrition in ICU patients. A consensus statement of the American College of Chest Physicians [J]. Chest，1997，111 (3)：769-778.

[25] Schloerb PR，Henning JF. Patterns and problems of adult total parenteral nutrition use in US academic medical centers. [J]. Arch Surg，1998，133 (1)：7-12.

[26] MaClave SA，Snider HL，Spain DA. Preoperative issues in Clinical Nutritions [J]. Chest，1999，115 (5 Suppl)：64S.

[27] Guthrie RD，Hines C. Use of intravenous albumin in the critically ill patient [J]. Am J Gastroenterol，1991，86 (3)：255-263.

[28] 陈焕伟，甄作均，潘文松. 前白蛋白和视黄醇结合蛋白在肠外营养中的意义 [J]. 肠外与肠内营养，2001，8 (3)：149- 150.

[29] Detsky AS，Mclaughlin JR，Baker JP，et al. What is subjective global assessment of nutritional status? [J]. JPEN J Parenter Enteroal Nutr，1987，11 (1)：8-10.

[30] J. M . Jones. The methodology of nutritional screening and assessment tools [J]. J Hum Nutr Dietet，2002，15：59-71.

[31] NC Shum，WWH Hui，FCS Chu，et al. Prevalence of malnutrition and risk factors in geriatric patients of a convalescent andrehabilitation hospital [J]. Hong Kong Med Journal，2005，11：234- 242.

[32] Jones CH，Wolfenden RC，Wells LM，et al. Is subjective global assessment a reliable measure of nutritional status in hemodialysis? [J]. J Ren Nutr，2004，14 (1)：26-30.

[33] Guigoz Y，Vallas B J，Carry PJ. Assessing the nutritional status of the elderly：the Mini- Nutritional Assessment as part of the geriatric evaluations [J]. Nutr Rev，1996，54：59-65.

[34] 于康，陈伟. 外科老年住院病人的营养状况评定 [J]. 营养学报，1999，21 (2)：212- 215.

[35] 何扬利，赛在金，欧阳敏，等. MNA和MNA-SF评价老年人营养状况比较 [J]. 实用老年医学，2004，18 (5)：243- 245.

[36] Rubenstein LZ，Harker JO，Salva A，et al. Screening for under-nutrition in geriatric practice：developing the short-form mini-nutritional assessment (MNA-SF) [J]. J Gerontol Biol Sci，2001，56 (6)：366-372.

[37] 何扬利，赛在金. 简易营养评价法及简易营养评价精法对老年人营养不良的评价 [J]. 中华老年医学杂志，2005，24 (4)：278-281.

[38] Cohendy R，Rubenstein LZ，Eledjam JJ. The Mini Nutritional Assessment-Short Form for preoperative nutritional evaluation of elderly patients [J]. Aging (Milano)，2001，13：293-297.

[39] Masafumi Kuzuya，Shigeru Kanda，Teruhiko Koike. Evaluationof Mini-Nutritional Assessment for Japanese frai [J]. Nutrition，2005，21：498- 503.

[40] Kondrup J，Rasmussen HH，Hamberg U，et al. Nutritional risk screening（NRS 2002）： a new method based on an analysis of controlled clinical trials [J]. Clin Nutr，2003，22（4）：321-336.

[41] Kondrup J，Allison SP，Elia M，et al. ESPEN guidelines for nutrition screening 2002 [J]. Clin Nutr，2003，22（4）：415-421.

[42] 中华医学会肠外肠内营养学分会. 住院患者肠外营养支持的适应证（草案）[J]. 中国临床营养杂志，2005，6（13）：331-335.

[43] 张军，王严庆，王致天，等. 胃肠道肿瘤患者围手术期不同营养支持方法的研究 [J]. 第三军医大学学报，2006，28（8）：844.

[44] Bernard M，Forlaw L. Complication and their prevention. in：Romeaw JL and Caldewell MD. Enteral and tube feeding. Chapter 29 [M]. Philadelphia：WB Saunders Company，1984：542.

[45] 吴洪斌. 肿瘤患者的营养支持治疗 [J]. 中国医院用药评价与分析，2007，7（2）：157-159.

[46] K Lidjian Am，A Rcher TJ，Foster KJ，et al. Detection of dangerous malnutrition [J]. JPEN，1982，6（1）：119-121.

[47] Ward N. Nutrition support to patients undergoing gastro intestinal surgery [J]. Nutrition J，2003，2（1）：18-23.

[48] Waizberg DL，Plopper C，Terra RM，et al. Postoperative total parenteral nutriticm in surgical patients [J]. World J Surg，1999，23（6）：560-564.

[49] 肠外肠内营养学分会指南与规范编委会. 围手术期肠内营养 [J]. 中国临床营养杂志，2007，15（5）：272-275.

[50] Sobotka L. Basic in clinical nutrition [M]. 3 rd ed. Prague Galen，2004.

[51] 肠外肠内营养学分会指南与规范编委会. 围手术期肠外营养 [J]. 中国临床营养杂志，2007，15（5）：269-271.

[52] Crucitti F，Doglietto GB，Viola C，et al. Assessment of risk factors for pancreatic resection in cancer [J]. World J Surg，1998，22（3）：241-247.

[53] The Veterans Affairs Total Parenteral Nutrition Cooperative Study Croup. Perioperative total parenteral nutrition in surgical patients [J]. N Engl J Med，1991，325（8）：525- 532.

[54] Von Meyenfeldt MF，Meijering WJHJ，Rouflart MMJ，et al. Periopera-tive nutritional support：a randomised clinical trial [J]. Clin Nutr，1992，11（2）：180- 186.

[55] Sandstrom R，Drott C，Hyltander A，et al. The effect of postoperative intravenous feeding（TPN）on outcome following major surgery evaluated in a randomized study [J]. Ann Surg，1993，217（2）：185-195.

[56] 吴国豪. 胰腺癌病人围手术期营养支持 [J]. 中国实用外科杂志，2004，24（5）：264-266.

[57] Ellison NM，Chevlen E，Still CD，et al. Support care for patients with pancreatic adenocarcinoma：Symptom control and nutrition [J]. Hematol Oncol Clin N Am，2002，16：105-121.

[58] Valerio DC，Luca Gianotti，Gianpaolo B，et al. Complications of pancreatic cancer and the role of perioperative nutrition [J]. Dig Surg，1999，16：320- 326.

[59] Gianotti L，Braga M，Gentilini O，et al. Artificial nutrition after pancreaticoduodenectomy [J]. Pancreas，2000，21（4）：344-351.

[60] Cynober L. About immune-enhancing diets in critically ill patients. [J]. Crit Care Med. 2007，35（1）：329-330.

[61] Keithley JK, Swanson B, Zeller JM, et al. Comparison of standard and immune-enhancing oral formulas in asymptomatic HIV-infected persons: a multicenter randomized controlled clinical trial [J]. JPEN J Parenter Enteral Nutr, 2002, 26 (1): 6-14.

[62] Senkal M, Zumtobel V, Bauer KH, et al. Outcome and cost -effectiveness of perioperative enteral immunonutrition in patients undergoing elective upper gastrointestinal tract surgery [J]. Arch Surg, 1999, 134 (11): 1309-1316.

[63] Klein S, Kinney J, Jeejeebhoy K, et al. Nutrition support in clinical practice: review of published data and recommendations for future research directions. National Institutes of Health, American Society for Parenteral and Enteral Nutrition, and American Society for Clinical Nutrition [J]. JPEN J Parenter Enteral Nutr, 1997, 21 (3): 133-156.

[64] 陈双，黎剑，刘建平，等. 短期肠外营养支持加化疗对结直肠癌细胞动力学和凋亡的影响 [J]. 外科理论与实践，2003，8：204-205，219.

[65] Frank JL, Lawrence W, Banks EL, et al. Modulation of cell cycle kinetics in human cancer with total parenteral nutrition [J]. Cancer, 1992, 69 (7): 1958-1966.

[66] 曹伟新，校宏兵，尹浩然，等. 静脉营养支持对胃癌化疗效果的影响 [J]. 中华肿瘤杂志，1994，16 (2): 137-140.

[67] Chen DW, WeiFeiZ, Zhang YC, et al. Role of enteral immunonutrition in patients withgastric carcinom a undergoing major surgery [J]. Asian J Surg, 2005, 28 (2): 121-124.

[68] Pitbon-Curi TC, Schumacher RI, Freitas JJ, et al. Glutamine delays spontaneous apoptosis in neutrophis [J]. Am J Physiol Cell Physiol, 2003, 284 (6): c1355-c1361.

[69] Houdijk AP, Rijnsburger ER, Jansen J, et al. Randomized trial of glutamine enriched enteral nutrition on infections morbidity in patients with multiple trauma [J]. Lancet, 1998, 352 (6): 772-776.

[70] Crawford J, Cohen HJ. The essential role of glutamine in lymphocyte differentiation in vitro [J]. J Cell Physiol, 1995, 124 (11): 275-282.

[71] Denno R, Rounds JD, Faris R, et al. Glutamine enriched total parenteral nutrition enhances plasma glutathione in the resting state [J]. J Surg Res, 1996, 61 (1): 35-38.

[72] BilliarTR, Bankey PE, Svingen BA, et al. Fatty acid intake and Kupffer cell function fish oil alters eicosanoid and monokine production to endotox in stimulation [J]. Surgery, 1988, 104 (2): 343-349.

[73] 韦烨，许剑民，任黎，等. 结直肠癌术前联用化疗和肠内免疫营养的临床研究 [J]. 中华普通外科，2007，22 (7): 540-544.

[74] Hoshiya Y, Guo H, Kubota T, et al. Human tumor are methionine dependent in vivo [J]. Anticancer Res, 1995, 15 (3): 717-718.

[75] 曹伟新，欧敬民，尹浩然，等. 人胃癌原代细胞的甲硫氨酸依赖性研究 [J]. 肠内与肠外营养，2001，8 (2): 76-79.

（陈超刚）

第十三章　多学科综合治疗策略

第一节　可手术切除胰腺癌多学科综合治疗策略

按照2008年NCCN指引对可手术切除及临界可切除胰腺癌的定义，可手术切除胰腺癌是指无发生远处转移、腹腔和肠系膜上动脉周围脂肪无浸润以及肠系膜上静脉和门静脉无阻塞等。临界可切除胰腺癌的定义，因肿瘤部位不同而有所差异，胰头/胰体癌出现一侧肠系膜上动脉或门静脉严重受侵；肿瘤与肠系膜上动脉粘连；肿瘤包绕胃十二指肠直到肝动脉上端；肿瘤局部侵犯下腔静脉；肠系膜上静脉阻塞，但阻塞段较短，静脉两端仍通畅，如肠系膜上静脉近端阻塞至门静脉分支则属不可切除；结肠或结肠系膜受侵。而胰尾癌出现肾上腺、结肠、结肠系膜或肾脏受侵时为临界可切除。对于可手术切除胰腺癌而言，应以手术治疗为主的多学科综合治疗，目的是根治性治疗。

一、单纯放化治疗的价值

胰腺癌多为老年患者、经常合并有糖尿病及其他内科疾病，手术耐受性可能受到一定的影响，且由于手术相关死亡率较高[1]，早期患者即便行根治性手术切除，仍大约有50%为切缘阳性[2]，术后局部复发率可高达50%～80%，转移率25%～50%[3]。整体疗效仍欠理想，中位生存期仅15～19个月，5年生存率<20%[4]。因此单纯化放疗能否代替手术治疗是一个值得探讨的问题。日本学者进行了多中心随机临床研究[5]，44例局部侵犯胰腺包膜的可手术切除患者，随机分为手术治疗组与化放疗组，化放疗组照射总剂量50.4 Gy，1.8 Gy/F，放疗同期持续静脉滴注5FU，200 mg/（m^2·d），化放疗结束后每周行5FU化疗1次，每周500 mg/m^2。结果手术切除较化放疗具有较明显的生存优势，1年生存率为62%，明显优于化放疗组的32%（P=0.05），中位生存期为17个月，也长于对照组的11个月（P<0.03）。这表明即便发生胰腺包膜侵犯，仍应该争取手术完整切除。临床已放弃应用单纯化放疗代替手术治疗用于可切除胰腺癌的治疗。

二、医疗中心选择

多个临床研究证实，临床经验与手术治疗效果密切相关，对实施胰十二指肠切除术较少的外科医生，其患者的并发症和手术死亡率增加。有学者对美国26家医院、共223名接受胰十二指肠切除术的患者进行了分析，结果手术量与围手术期死亡率不存在相关性，但却发现外科医生每年手术<4例者，其手术并发症却明显增多，提示医生手术经验的积累有助于减少手术并发症的发生[6]。1995年Sloan-Kettering纪念肿瘤医院统计了纽约地区的1 972例胰腺恶性肿瘤手术病例[7]，按医院每年胰腺手术病例数分为少手术量（<10例）、低手术量（10～50例）和高手术量医院（>81例），三类医院围手术期死亡率分别为21.8%，12.3%和4%（P<0.001），提示医院的规模与手术死亡率存在明显的相关性；同样，低手术量（<9例）的外科医生，围手术期死亡率为15.5%，明显高于高手术量（>40例）的4.7%

（$P<0.001$），这表明医生的经验同样重要。有趣的是，在控制医院的规模后，再行Logistic回归分析却发现，医生手术量与死亡率之间不存在统计学差异（$P<0.05$），这表明在同一级别的医院，医生的水平接近。因此，推测胰腺癌手术效果、并发症发生率及围手术期死亡率可能与医院的规模关系更为密切。另外几个研究也得出相似的结论，而且在住院时间、总体医疗费用等方面，大的医疗机构也有明显优势[8-13]。因此胰腺癌手术必须在有经验的医院进行，这一点已达成共识。但问题是如何定义有经验的医院？上述几个研究对医院每年胰腺手术量的定义不甚统一。有研究将医院每年胰腺手术量为0～1例定义为极低手术量，1～2例为低手术量，多于5例为较高手术量，结果围手术期死亡率分别为16%，12%和4%（$P<0.001$）。死亡率出现明显差异主要在极低手术量与低手术量组，而低手术量与较高手术量间差别不明显[14]。另一个回顾性研究中再次证实手术量与围手术期死亡率相关。每年行6例及以上者主要集中在少数几家医院，仅占6.3%，而绝大多数医院每年手术量不足6例。高手术量（16例以上）手术死亡率仅为3.8%，极低手术量（0～1例）死亡率高达17.6%[15]。因此，胰腺癌手术应集中在少数有经验的医院（NCCN指引推荐每年20例以上）进行。虽然以每年20例胰腺手术画线不一定符合国内实际情况，在这方面国内也暂没有明确的指引，但仍建议胰腺癌手术应集中到大医院的胰腺外科进行。

三、术前病理诊断

可手术胰腺癌术前是否需要有明确的病理诊断？因为部分良性胰腺疾病如胰腺炎也可表现为肿块的形式[16]，且目前各种影像检查均存在一定的假阳性，多探头螺旋CT是目前临床最常应用的检查手段，但诊断敏感性为95%，特异性90.9%[17]。术前明确病理诊断，可以避免这部分病人接受不必要的手术探查。细胞学检查是最常用的方法，ERCP引导下的细胞刷片检查，其敏感性波动在33%～57%[18-25]。EUS-FNA被认为是低风险的胰腺癌诊断手段，EUS-FNA优于ERCP引导下的病理检查，但其敏感性也仅为60%～90%，特异性为94%左右[26-28]。这些检查同样也存在假阴性的问题，而且在执行的过程中有增加肿瘤细胞腹膜、针道种植转移的风险。因此，对于影像检查等评估认为可手术切除的胰腺癌，目前的共识是术前可不要求病理学确诊，但对于拟行新辅助治疗或姑息治疗的患者，则必须有明确的病理诊断。

四、术前胆道引流术

梗阻性黄疸是胰腺癌常见的临床表现之一。对伴有高胆红素血症的患者施行胰十二指肠切除术，其围手术期死亡率较高。研究表明，术前高胆红素血症是围手术期死亡的独立预后因素[29, 30]，因此有研究试图通过术前胆汁引流，降低高胆红素血症，从而达到减少手术并发症及降低围手术期死亡率的目的。但临床实际情况并没有达到预期目的。胆道支架置入虽然可改善症状和肝功能，但并不清楚是否能降低胰十二指肠切除术（Whipple术式）的死亡率。多个回顾性和前瞻性研究也没有显示术前胆汁引流可以降低手术死亡率[31-34]。1999年，Sloan-Kettering纪念肿瘤医院分析了161例施行胰十二指肠切除术的连续病例，术中行胆汁微生物培养，结果58%为阳性，其中70%可分离出多种微生物。29%术后感染，最常见为伤口感染占14%、腹腔内脓肿12%。胆汁微生物培养阳性患者，89%出现腹腔内脓肿（$P=0.003$）、87%出现伤口感染（$P=0.003$）。多因素分析显示，术前胆管引流与胆道感染（$P<0.001$）、术后感染（$P=0.022$）、腹腔内脓肿（$P=0.061$）、伤口感染（$P=0.045$）及

死亡（P=0.021）密切相关。可见，与直接手术相比，术前胆管引流增加了包括死亡在内的术后并发症[35]。M. D. Aderson肿瘤医院报道了该院处理300多例患者的经验，其中57%患者因为接受新辅助化放疗而行术前胆管引流，虽然未发现伴随出现的脓毒血症、瘘道甚至死亡，但引流组患者伤口的并发症明显增加[36]。目前证据显示，术前减黄并无多大益处，不会降低手术死亡率及术后并发症的发生率。因此主张直接手术，除非出现全身症状、败血症或手术明显被推迟等情况才选择术前胆管减压。对术前需行新辅助治疗的患者，胆道减压仍然是必要的，建议使用临时支架，通常患者的耐受性良好，只是增加了极少的围手术期死亡率。

五、标准的胰十二指肠切除术

手术切除是唯一能达到根治目的的治疗手段。标准的胰十二指肠切除术（Whipple手）为胰头癌的基本术式，但仍存在很多有争议的问题，如手术范围是否合适，有主张扩大手术范围以期达到更好的局部控制，也有主张缩小手术范围以减少并发症及围手术期死亡率，但目前仍没有高级别的证据支持扩大或缩小手术范围哪一更具优势。具体术式的选择参见第四章有关内容。下面主要讨论有关扩大淋巴结清扫、保留幽门及门静脉切除等问题。

六、扩大淋巴结清扫

淋巴结清扫的作用在过去一直存在争议，有学者认为标准的胰十二指肠切除术切除的范围不足是胰十二指肠切除术生存率低下的原因之一，因此提出了扩大淋巴结清扫可能有助于改善生存的假设。胰腺癌有较高淋巴结转移率（有时高达80%），因此认为扩大淋巴结清扫可以达到更好的局部控制[37, 38]。在美国，最常见的术式是除了清除胰腺周围的淋巴结外，腹膜后的软组织从右肾门至腹主动脉左缘，从门静脉至肠系膜下动脉的范围均被清除[39]。日本的一个回顾性研究认为，扩大淋巴结清扫有改善生存的优势，3年累积生存率达38%，优于标准切除的13%（$P<0.05$）[40]，另一个日本学者的研究也为阳性结果[41]。但这2个研究样本量均较少、且组间基线资料存在不均衡的现象，因此结论的说服力有所欠缺。而在美国和欧洲进行的几个临床研究均为阴性结果[42, 43]。意大利的多中心随机临床试验中，81例患者随机分入胰十二指肠切除术组和胰十二指肠切除加扩大淋巴结清扫组，研究结果并不支持扩大淋巴结清扫是良好预后因素的观点[44]。Johns Hopkins医院一个仍在进行的大型前瞻性随机临床研究中，共有299例患者入组，最新统计结果显示，胰十二指肠切除加扩大淋巴结清扫组除了延长手术时间，与单纯胰十二指肠切除组相比，1年、3年和5年的中位生存并没有差异[45]。更有Meta分析显示，扩大淋巴结清扫并没有给病人带来生存获益（HR=0.93，95%CI：0.77～1.13，P=0.480），相反却增加了并发症的发病风险[46]。最近发表的另一个Meta分析，再次证实扩大淋巴结清扫无助于改善患者的长期生存[47]。因此目前已达成共识，扩大淋巴结清扫无助于改善生存，却有增加手术并发症的风险，胰十二指肠切除术仍是标准的术式，扩大淋巴结清扫不应常规用于临床。

七、保留幽门的胰十二指肠切除术

早在1978年Traverso和Longmire就提出保留幽门的现代术式[48]，与标准的胰十二指肠切除术相比，缩小了手术范围，保留了全胃、幽门及十二指肠球部，目的是改善胃的排空和有利于营养的吸收。但也可能会导致术后胃排空延迟以及因缩小了手术范围，可能导致切除不彻底，增加复发的风险。因此，目前争论的焦点是保留幽门的胰十二指肠切除术是否安全、与标准术式是否等效？

有回顾性研究分析650例保留幽门的胰十二指肠切除术，没有发现明显的不良反应[49]。由于缩小了手术范围，多个临床研究均证实缩短了手术时间[50-52]。最近有一个纳入6个随机临床试验共574例患者的Meta分析[53]，也显示了保留幽门的胰十二指肠切除术的手术时间较标准的胰十二指肠切除术缩短了72 min（95%CI：53～92，$P<0.001$），手术失血量减少284 mL（95%CI：176～391，$P<0.001$），输血量减少0.66单位（95%CI：0.25～1.16，$P=0.002$）。但目前没有足够的证据支持保留幽门可为胰十二指肠切除术的患者带来更好的生活质量和更佳的营养状况[50-52]，研究表明似有增加胃排空延迟的风险[51, 52]。在这种情况下，因缩小手术范围，保留幽门是否增加复发风险、影响患者的生存就成为讨论的重点。有报道，保留幽门的胰十二指肠切除术，术后中位随访时间1.1年（0.1～2.9年），复发率似高于标准的胰十二指肠切除术，分别为51%和39%，但差别无统计学意义（$P=0.3$），因肿瘤复发相关的死亡率分别为33%和29%（$P=0.69$），两组的中位生存期也无明显差异[51]。Meta分析提示两种术式的长期生存无差异[53]。现有的证据尚不能支持保留幽门的胰十二指肠切除术优于标准的胰十二指肠切除术，但也没有明确的证据提示保留幽门的胰十二指肠切除术会增加胃排空延迟及复发的风险。因此，在有选择的病例可实施该术式，但不宜作为临床常规。

八、门静脉切除

是否对已经有血管侵犯的局部晚期胰腺癌进行手术仍存在争议。争论的焦点是否增加并发症和死亡率，以及能否达到与肿瘤未侵犯血管病例相同的疗效。

20世纪70年代曾经有人对胰腺切除的患者尝试切除和重建肠系膜上动脉和静脉，但结果并不理想[54, 55]。目前自体和人造血管都可用于动静脉的重建，1990年，M. D. Aderson肿瘤中心率先证明静脉切除并重建以达到肿瘤完全性切除的患者，其手术并发症和死亡率并没有增加[56]，长期生存也不受影响[57]，但研究结果不太一致，区间波动较大，行静脉切除患者的手术死亡率为0～16.5%，3年生存率为12%～23%，中位生存期5～14个月[58-60]，提示并非所有的病例都能获得较好的疗效和安全性。最近的一个研究发现，在胰头癌需静脉切除的患者中，对经选择的病例（$n=141$）进行手术，其中位生存期接近2年，高于非接受手术者[61]。多个研究表明，门静脉和肠系膜上静脉受侵犯主要是由于肿瘤的特殊位置所引起，而非肿瘤的生物学侵袭行为，它不是疾病的不良预后指标，联合门静脉和肠系膜上静脉切除是安全的，死亡率并无升高[56, 57]，对肿瘤局部侵犯门静脉和肠系膜上静脉而无其他手术禁忌者，联合门静脉、肠系膜上静脉切除仍能获得与肿瘤未侵犯血管病例相同的手术疗效，而不能视为手术的禁忌[61]。

因此，行静脉切除对有选择的病例是值得关注的。

九、新辅助治疗

临床应用新辅助治疗主要有两种情况：可手术切除胰腺癌以及边缘可切除或局部晚期胰腺癌。

新辅助治疗用于可手术切除胰腺癌是否有价值，关键在于新辅助治疗是否延迟手术时间、降低患者对手术的耐受性以及是否优于术后辅助治疗。目前已有多个研究探讨新辅助治疗用于可手术胰腺癌的价值，但仍没有一个Ⅲ期随机对照研究[62-65]。美国MD安德森肿瘤中心的一个回顾性研究表明，新辅助化放疗并没有明显的不利影响，没有延迟手术时间及增加手术并发症[64]。Spitz等回顾性研究显示，分别接受手术前、后辅助治疗的两组患者，总生存率和毒副作用没有差别，但接受术后辅助治疗的患者局部复发率高达21%，而接受新辅助治疗的患者局部复发率为10%[65]。同样来自MD安德森肿瘤中心的132例连续病例的分析结果，新辅助化放疗及胰十二指肠切除术，可获得21个月的中位生存期，31%无病存活[64]。现有证据提示，新辅助治疗安全、有一定的疗效，但这些研究证据级别均较低，目前不宜将新辅助治疗常规用于可手术胰腺癌患者，但NCCN指引推荐可考虑参加新辅助治疗的临床试验。东部肿瘤协作组（ECOG）正在计划进行一项前瞻随机对照试验以评估新辅助治疗的作用[66]，结果值得期待。

现有多个临床研究探讨是否通过新辅助治疗，使边缘可切除或局部晚期胰腺癌降期，从而转化为可手术切除[67-70]。有报告67例边缘可切除或局部晚期胰腺癌患者行化放疗后手术切除的资料[70]，治疗前，18例为边缘可切除患者，49例为局部晚期患者，接受新辅助治疗4～6周后，重新CT检查评价治疗反应。结果17例转变为可切除，11例为原边缘可切除患者，其中6例行手术切除；6例为原局部晚期患者，3例行手术切除；共6例取得阴性切缘，中位生存期17.6个月，与未行手术切除者有显著差异（17.6个月vs 11.9个月，P=0.013），表明部分边缘可切除或局部晚期胰腺癌经新辅助化放疗后转变为可切除病变[70]。有研究认为新辅助治疗可以获得更多的R0切除[71]，但是，对局部晚期胰腺癌能否经化放疗达到降低分期效果，有学者表示怀疑[72]，认为局部进展期胰腺癌化放疗后罕见能获得足够降期，以达到完全手术切除效果。目前尚没有以R0切除率作为研究终点的临床试验报告。对于临界可切除病例，大多数NCCN会员单位主张进行新辅助治疗。

十、辅助治疗

可手术胰腺癌术后需要辅助治疗，这点已达成共识[73]。问题是需要辅助化放疗还是仅需单纯的辅助化疗？吉西他滨是否优于5FU？目前在胰腺癌辅助治疗方面有3个重要的临床试验，RTOG 9704含吉西他滨辅助化放疗其中位生存期为20.6个月[74]、ESPAC-1试验5FU辅助化疗中位生存期为19.7个月[75]，而CONKO-001试验吉西他滨辅助化疗中位生存期为22.8个月[76]，3个试验的中位生存期非常接近。由于3个试验不是头对头比较，入选病人的基线资料、试验设计及治疗方法不尽一致，试验结果不能直接比较，因此，仍然无法回答现有的化疗方案加或不加放疗，也无法回答吉西他滨是否优于5FU。

RTOG 9704研究中淋巴结阴性者略多于CONKO-001试验，但少于ESPAC-1试验。另外，切缘阳性者几乎是CONKO-001和ESPAC-1的2倍，这提示RTOG 9704试验出现局部复发风险较大，因而需要加用辅助放疗；而CONKO-001和ESPAC-1出现远处转移的风险大于局部复发，更容易从辅助化疗中获益。CONKO-001试验结果与RTOG 9704试验结果提示，吉西他滨为主的方案可能是目前接受根治术后患者进行术后辅助化疗、开展相关临床研究的可选择的方案。在临床实践中，单用吉西他滨抑或吉西他滨联合放疗是个值得探讨的问题，重点是要考虑局部复发的风险。CONKO-001和ESPAC-1试验显示，远处转移的发生率较高；而CONKO-001结果提示，即使是R1切除的患者也可从吉西他滨辅助化疗中获益。因此，认为吉西他滨应常规用于胰腺癌术后辅助治疗[77, 78]。

2005年发表的一个Meta分析显示，术后接受5FU为主的辅助化疗，死亡风险下降25%（P=0.001），中位生存期、预期2年生存率和5年生存率分别为19.0个月、38%和19%，明显优于没有接受辅助化疗的13.5个月、28%和12%；而辅助化放疗则没有显示出治疗优势，相反辅助化放疗可能增加死亡风险9%（P=0.43）[79]。2008年作者对资料进行更新[80]，R1切除的患者接受辅助化放疗，其死亡风险下降28%，而对于R0切除的患者来说，辅助化放疗是有害的，死亡风险增加19%；仅接受单纯辅助化疗时，R1切除患者死亡风险增加4%，而R0切除患者死亡风险降低35%。因此，作者认为无论R1切除还是R0切除，均应接受单纯的辅助化疗而不是辅助化放疗，辅助化疗应成为可手术胰腺癌术后标准的治疗。

目前更多的证据倾向于单纯吉西他滨辅助化疗[77-80]。由于吉西他滨辅助化疗有价值的直接证据来源于CONKO-001临床试验[76]，因此，术后辅助化疗的适应证、时机及疗程问题必须依据CONKO-001临床试验来确定。①不论是接受R0切除还是接受R1切除，无论肿瘤大小，也不管是否存在淋巴结转移，吉西他滨术后辅助治疗均可使不同的亚组的人群获益，因此，胰腺癌手术后的所有患者均有辅助化疗的适应证；②该试验推荐患者术后10～42 d内，伤口愈合、一般情况恢复后即可给予吉西他滨辅助化疗，但实际情况开始辅助化疗的中位时间为36（28～43）d。因此临床可根据术后患者恢复情况确定化疗时机，一般在4～6周内实施辅助化疗；③化疗方案为吉西他滨单药1 000 mg/m^2，30 min静脉滴注，第1、第8、第15d，28d为一周期，共行6周期。

根据现有证据，可手术胰腺癌术后单纯辅助化疗可能优于辅助放化治疗，吉西他滨单药可常规用于胰腺癌术后的辅助治疗；放射治疗在术后辅助治疗的地位可能有所下降。

十一、症状性糖尿病的治疗

糖尿病可能既是胰腺癌的高危因素[81]，也可能是胰腺癌的症状之一或胰腺切除术后继发表现[82]。但不管何种情况，治疗原则基本相同。一般不要求严格的饮食控制，设置糖尿病饮食时可适当调高每千克体重摄取的热量及蛋白质在其中所占比重。根据糖尿病类型，可给予口服降糖药物及胰岛素治疗。但需注意的是，抗癌治疗本身就是一种应激状态，在抗癌治疗过程中应密切监测血糖变化情况，及时调整胰岛素剂型、剂量，重视糖尿病急症的预防及处理。同时应将糖尿病作为胰腺癌随访内容之一。

第二节　局部晚期胰腺癌多学科综合治疗策略

局部晚期胰腺癌在第六版AJCC分期系统中，是指原发肿瘤侵犯腹腔干分支或肠系膜上动脉的T4病变，暂无远处转移，分期是Ⅲ期，不能行根治性手术切除。这种病例约占胰腺癌确诊病例的40%[83]。局部晚期胰腺癌患者远处转移率高，是危及生存的主要因素，然而局部有效控制仍然有重要临床价值。放疗与化疗是局部晚期胰腺癌的主要治疗手段，但仍存在争议。

一、同期化放疗

同期化放疗用于局部晚期胰腺癌的治疗，最早的证据来自Mayo Clinic前瞻性临床研究[84]，结果显示化放联合治疗优于单纯放疗（$P<0.05$）。随后，GITSG进行的临床试验再次证实化放联合治疗局部晚期胰腺癌的效果[85]。同期化放疗优于单纯放射治疗，体现在化

放疗组中位生存时间为44.2周，明显长于放疗组的22.9周（$P<0.01$）。Mayo Clinic和GITSG的研究均证实同期化放疗（40 Gy+5FU）优于单纯的放射治疗。这也是目前将同期5FU化放疗作为局部晚期胰腺癌的“标准”治疗手段最直接的临床证据。但是，研究中5FU为静脉推注，目前认为持续静脉输注优于推注；而放射治疗采用分段放疗模式，分段治疗存在肿瘤细胞再增殖的问题，该模式无放射生物学优势。很显然，1994年GITSG所确立的标准治疗方案存在不足。

1997年GITSG对原标准方案进行改良，放疗剂量为50～60 Gy（1.8～2.0 Gy/d），放疗期间持续静脉输注5FU，与之前接受“标准”治疗相比，5FU剂量强度明显提高，放疗强度不受影响，不良反应相似，半年、1年及2年生存率分别为56%，34%和22%，似高于原“标准”治疗的52%，18%和13%，但差别没有统计学意义[86]。另一个研究也得出相似结果[87]，因此放疗（50～60 Gy，1.8～2.0 Gy/d）同期持续静脉输注5FU化疗成为新的标准治疗。NCCN指引推荐5FU同期化放疗可用于体力状况较好、无法手术切除的局部晚期胰腺癌的治疗。

吉西他滨同期放疗是否优于5FU同期化放疗，目前暂没有Ⅲ期随机临床试验头对头直接比较两种方案在局部晚期胰腺癌中的作用。MD安德森肿瘤中心的一个回顾性研究认为，吉西他滨同期放疗的效果与5FU同期化放疗效果相似（$P=0.19$）[88]。最近，另一项比较吉西他滨同期化放疗与5FU同期化放疗的研究结果提示，吉西他滨同期化放疗有更好的疗效。客观缓解率为50%，明显高于5FU组的13%（$P=0.005$）；临床获益反应率和中位生存期分别为50%和14.5个月，也高于5FU组的19%和6.7个月（$P<0.027$和$P=0.034$）；3/4度毒性反应两组没有区别[89]。虽然该试验显示吉西他滨同期化放疗有明显的生存获益，但值得注意的是此研究样本量小，同期化放疗后两组患者均接受了吉西他滨单药的维持治疗。目前证据提示，吉西他滨同期化放疗是安全且有一定疗效的，但尚不能确定吉西他滨同期化放治疗是否优于5FU同期化放疗。5FU同期或吉西他滨同期化放治疗均是临床可选择的治疗模式。

二、化放序贯治疗

对GERCOR研究的资料进行回顾性分析，初始化疗至少3个月，若疾病无进展则序贯同期化放疗或继续化疗，比较两种治疗策略对疾病无进展时间、总生存期的影响。结果序贯同期化放疗，疾病无进展时间及总生存期分别为10.8个月和15.0个月，优于继续化疗的7.4个月（$P=0.005$）和11.7个月（$P=0.000\,9$）。提示一线化疗有效者更容易从序贯同期化放疗中获益[90]。另一个研究，主要比较先诱导化疗再序贯化放疗与直接化放疗，也得出化疗序贯化放疗优于直接化放疗[91]。虽然两个研究方案有所不同，第一个研究提示减去放射治疗将影响疗效，而第二个研究表明同期化放疗之前接受诱导化疗可能为更好的治疗模式，但却一致认为先化疗再序贯同期化放疗可能有较好的疗效。研究中诱导化疗为吉西他滨单药化疗，序贯同期化放疗可采用5FU或吉西他滨同期化放疗。因此，先化疗再序贯同期化放疗对部分有选择的、不能手术切除的局部晚期胰腺癌可能是一种有效的治疗策略。

三、单纯化疗

1985年ECOG报告同期化放疗（40 Gy+5FU）与5FU单纯化疗比较的随机临床研究[92]，结果未能显示同期化放疗显著优于单纯5FU化疗，中位生存期分别为8.2个月和8.3个月（$P>0.05$）。但严重的不良反应同期化放疗组为51%，明显高于5FU单纯化疗组的27%，提示放疗在局部晚期胰腺癌的治疗作用可能不大。吉西他滨是转移性胰腺癌的一线化疗药物，部分学者认为该方案同样适用于局部晚期病例。其依据主要来自Burris等的随机研究，该试验中26%的病例是局部晚期[93]。一项回顾性研究提示，吉西他滨单药化疗中位生存期优于5FU同期化放疗[94]。

化放序贯治疗可能是治疗局部晚期胰腺癌的一种趋势。很多探讨吉西他滨单药治疗局部晚期胰腺癌的临床试验均以化放序贯治疗作为标准对照。比较著名的试验有法国的FFCD-SFRD试验[95]和东部肿瘤协作组的E4201试验[96]。

2006年ASCO公布了FFCD-SFRD试验结果[95]，试验方案为吉西他滨诱导化疗后，再分为继续吉西他滨维持治疗组，另一组为5FU、顺铂同期化放疗及同期化放疗后再序贯吉西他滨维持治疗。主要目的是探讨吉西他滨单药化疗在局部晚期胰腺癌治疗中的地位和价值。结果显示吉西他滨单药化疗优于化放联合治疗，且不良反应较轻的。2008年更新结果[97]，仍然显示吉西他滨单药化疗有明显的生存优势（13个月vs 8.6个月），而同期化放疗组有更多的3/4级不良反应，认为化放疗反而损害生存得益。化放疗不利于生存的原因可能为靶区过大，或者照射剂量过高，导致严重不良反应；而放疗同期吉西他滨维持治疗用量较低，降低了化疗效果，认为局部晚期胰腺癌可能仅需吉西他滨单药化疗。但是试验设计存在不足，同期化疗方案采用的5FU和顺铂联合化疗方案，并非普遍采用的5FU同期化放疗，吉西他滨相对的生存获益有可能是联合组毒性较大致使该组的生存获益下降所间接造成的，而非吉西他滨真正的疗效。

E4201试验是一个治疗局部晚期胰腺癌的Ⅲ期临床试验，比较吉西他滨单药与吉西他滨同期化放疗再序贯吉西他滨维持治疗，原计划入组316例患者，实际入组仅74例患者。由于符合纳入标准的患者入组速度过于缓慢，试验被迫提前关闭。2008年ASCO公布了E4201试验结果[96]，化放联合组Ⅳ度不良反应明显高于化疗组（41.2% vs 5.7%，$P<0.000\,1$）；疾病无进展生存期两组相似，分别为6.3个月和6.1个月（$P=0.34$）；但是联合组的中位生存期为11个月，明显优于对照组9.2个月（$P=0.044$）。E4201临床试验也存在严重缺陷，其入组率非常低，仅为原计划的23%，再有5例患者没有接受原计划的治疗，实际上最后仅有56例患者完成原计划的治疗。由于总生存期容易受后续治疗的影响（该报告未描述后续治疗方案），而疾病无进展生存期更能反映所接受治疗的疗效。因此，E4201试验结果提示，吉西他滨单药化疗似不能取代化放联合治疗，吉西他滨化放联合可作为治疗局部晚期胰腺癌一个选择，但仍需临床进一步探讨。

吉西他滨单纯化疗治疗局部晚期胰腺癌有一定的疗效，可作为临床的一种选择，但目前尚无高级别的证据支持单纯化疗可替代化放联合治疗而成为标准治疗。

四、术中放疗

Shipley等报道29例不可切除胰腺癌患者外照射联合术中放疗及化疗获得了16.5个月的中位生存期[98]。Willett等报道150例不可切除患者行外照射联合术中放疗及化疗[99]，结果8例肿瘤患者获得>3年的长期生存，其中5例>5年，提示联合术中放疗有望获得长期生存。国内研究资料显示[100]，联合术中放疗较单纯外照射可明显延长生存期（$P<0.05$）。该研究是针对1996—2001年间治疗的患者的回顾性非随机性资料研究，样本量较少，必须慎重对待联合术中放疗可延长生存期的结论。Roldan等回顾性分析剖腹探查术后确诊为不可切除胰腺癌的159例患者的治疗资料[101]，联合术中放疗可以明显提高局部控制率（$P<0.000\,5$），

但局控率的提高不能转化为生存获益，两组中位生存期相近（$P<0.05$）。分析治疗失败方式，联合术中放疗组与外照射组局部失败率分别为16%和72%，腹腔失败率（肝脏转移、腹腔种植或兼有）为54%和56%，肺转移率分别为22%和19%，据此考虑联合术中放疗无生存得益，可能与腹腔失败及远处转移未得到有效控制有关。可见术中放疗的地位仍有待明确，另外对设备及环境有一定的要求，因此术中放疗不推荐临床常规应用。

五、热治疗

目前报道较多的为高强度体外聚焦超声（HIFU）热疗治疗局部晚期胰腺癌。有研究共纳入29例不能手术切除的晚期胰腺癌患者，其中15例接受HIFU及吉西他滨治疗，14例仅接受吉西他滨治疗。结果联合组有效率是33.3%，吉西他滨组为14.3%（P=0.390）；临床获益率80.0%，高于吉西他滨组28.6%（P=0.016）；中位生存期两组分别是26周和25周（P=0.496 2）。两组毒副作用轻微[102]。另外一个多中心非随机病例对照研究共入选41例患者，其中24例进入单用HIFU治疗组，17例进入HIFU联合吉西他滨综合治疗组。结果显示，HIFU组临床获益率、平均生存期与综合组相似，而且安全性高，治疗费用相对较低。Cox回归分析显示吉西他滨对生存期无影响[103]。可以认为HIFU治疗局部晚期胰腺癌安全，病人临床获益率较高，疗效可能与吉西他滨相似；能有效地缓解晚期胰腺癌患者的疼痛[104，105]。

值得注意的是，上述试验均为非随机临床试验，样本量小，试验设计多不严谨，部分研究没有严格的病例纳入标准，且部分病例仅靠影像学检查及CA199确诊而没有病理或细胞学检查资料，研究间疗效区间波动较大，不排除存在病例选择的问题，因此参考价值受到了一定的限制，HIFU的疗效有待临床进一步评价。

第三节 转移性胰腺癌多学科综合治疗策略

胰腺癌一旦出现远处转移是不可能治愈的，现阶段所有治疗措施均是姑息性，治疗的目的是减轻症状、改善生活质量及尽可能地延长生存期。化疗为主要的治疗手段。

一、吉西他滨姑息化疗

现有证据提示，5FU为主的姑息化疗优于最佳的支持治疗，因此患者PS评分较好、可以耐受化疗的情况下应该给予化疗。Burris[93]在1997年发表的Ⅲ期随机临床试验中，比较了吉西他滨单药与5FU单药治疗晚期胰腺癌的效果，两组药物均使用了30 min静注的方法，该试验首次证实了吉西他滨单药优于5FU单药，中位生存期（5.65个月vs 4.42个月，P=0.002 5）、一年生存率提高（18% vs 2%），临床受益反应显著提高（23.8% vs 4.8%；P=0.002 2），提示吉西他滨有明显改善症状及中等程度的延长生存。此研究报告奠定了吉西他滨单药化疗作为晚期胰腺癌标准的一线治疗的地位。

二、联合化疗

吉西他滨批准的适应证中包括了减轻症状，对体能状态差的患者可以采用单药吉西他滨，也可选择最佳支持治疗；而对体能状态好的患者，单药吉西他滨是否足够仍存在争议。已有多个Meta分析证实吉西他滨为基础的联合化疗有明显的生存优势[106-108]。

吉西他滨和顺铂联合化疗方案为临床常用的方案。一项比较吉西他滨单药和联合顺铂的Ⅲ期随机对照研究表明，联合化疗组有增加总体生存和无进展生存的趋势[109]。一个纳入6个临床试验的Meta分析虽没有发现联合顺铂可以改善总估生存[110]，但半年TTP/TTF提高了9%（P=0.02），反映了联合顺铂确可以有效地控制疾病。有基于IPD资料的Meta分析结果[111]也显示，吉西他滨联合顺铂未能改善全组的生存，但进行分层分析后发现，KPS评分是一个重要的预后因子。KPS评分70～80分与90～100分相比，中位生存期分别为143 d和270 d（P=0.000 6），中位无进展生存期则为86 d和162 d（P=0.004 3）；进一步对KPS评分为90～100分的患者进行分析，联合化疗中位生存期为322 d，长于对照组的206 d（P=0.051）；而KPS评分为70～80分的患者不能从联合化疗中获益，中位生存期分别为143 d和147 d（P=0.64）。从而认为对体力状况较好的患者可以从联合化疗中获益。

一项有533例患者入组的随机对照研究发现，吉西他滨联合卡培他滨较吉西他滨单药明显改善总体生存和客观反应率[112]，1年生存率联合组高达26%，优于单药组的19%。另一个小样本的Ⅲ期研究虽然在总人群中没有得到同样的结论，但在分层分析发现，体能状态好的患者，总体生存也得到了明显的改善[113]。有Meta分析[114]显示，联合化疗可以提高患者半年生存率7%（95%CI：0.01～0.13，P=0.03），1年生存率提高5%（95%CI：0.01～0.10，P=0.08），也有改善的趋势。

因此认为，对体能状态好的局部晚期或转移的胰腺癌患者，可考虑给予吉西他滨为基础的联合化疗。NCCN指引将其作为2A级证据加以推荐。

三、吉西他滨联合靶向药物

尽管一些关于吉西他滨联合新的靶向药物如贝伐单抗、西妥昔单抗等的Ⅱ期临床试验显示了令人鼓舞的结果[115, 116]，但Ⅲ期临床研究结果却令人失望。CALGB进行的吉西他滨联合贝伐单抗的Ⅲ期随机双盲临床试验，以及SWOG的西妥昔单抗联合吉西他滨的Ⅲ期随机临床试验，均没有显示出吉西他滨联合靶向药物比单药吉西他滨明显改善生存[117, 118]。

吉西他滨联合埃罗替尼治疗晚期胰腺癌是目前唯一取得阳性结果的Ⅲ期临床试验[119]。埃罗替尼联合组获得明显的生存获益（HR=0.82，95%CI：0.69～0.99；P=0.038），中位生存期分别为6.24个月和5.91个月，而1年生存率分别为23%和17%（P=0.023），PFS改善明显（HR=0.77，95%CI：0.64～0.92；P=0.004）。从这一临床试验结果不难看出，中位生存期虽有统计学意义地延长，但延长的绝对值确实非常有限，仅仅10 d左右，而药物的价格昂贵，因此有人质疑联合用药的生存优势是否具有真正的临床意义，特别是结合我国的实际情况。但也有观点认为，在大多数癌症中，这一差别或许并无多大的临床价值，但对胰腺癌则不同，因为晚期胰腺癌的预后极差，目前没有其他更好的治疗建议，单药吉西他滨的疗效有限，联合用药的毒性可以接受。再者，HR=0.82，意味着死亡风险下降18%，总生存改善22%，1年生存率的改善反映了与埃罗替尼联合使某些个体患者可能获益[120]。而正是这一临床试验结果，促使美国FDA于2005年11月批准了埃罗替尼联合吉西他滨用于晚期胰腺癌的一线治疗。

2008年ASCO报道了吉西他滨联合靶向药物的Meta分析[121]。该研究共涉及8个RCT，3 698例患者，结果显示吉西他滨联合靶向药物并不优于吉西他滨单药，无论在总生存期（RR=0.97，95%CI：0.82～1.15，P=0.76）还是疾病无进展生存期（RR=0.98，95%CI：0.87～1.10，P=0.75）均无优势；而单用靶向药物则对患者生存有不利的影响，总生存期绝对值下降6.4%（RR=1.45，95%CI：1.01～2.09，P=0.043）、疾病无进展生存期绝对值下降15.2%（RR=1.79，95%CI：1.38～2.32，P<0.001）。

现有证据提示埃罗替尼联合吉西他滨可用于晚期胰腺癌的一线治疗。但NCCN指引仅将其作为2A级证据加以推荐。

四、吉西他滨固定剂量率输注

改变抗癌药物的用法也是提高疗效的有效策略之一。随着对吉西他滨药代动力学深入研究，发现标准30 min输注吉西他滨结束后其活性代谢产物在细胞内的浓度急剧下降，而延长输注时间可以维持吉西他滨活性代谢产物dFdCTP在细胞内的累积。由此人们对吉西他滨以10 mg/（m^2·min）的速度即固定剂量率输注来改善吉西他滨疗效寄予希望。Ⅰ期临床试验显示，吉西他滨以固定剂量率输注化疗治疗胰腺癌最大剂量可达1 500 mg/m^2，无明显毒副反应，耐受性良好[122]。Ⅱ期临床试验提示，固定剂量率输注吉西他滨治疗胰腺癌疗效优于标准的30 min静滴，主要表现为中位生存期（8个月vs 5个月，P=0.013）、1年生存率（28.8% vs 9%，P=0.014）和2年生存率（18.3% vs 2.2%，P=0.007）均有不同程度的改善[123]。目前唯一的1个Ⅲ期临床试验在2006年的ASCO会议上公布了结果[124]。主要的疗效评价指标中位生存期和1年生存率固定剂量率输注组均高于标准30 min输注组，但两组之间差别无统计学意义，而且固定剂量率输注吉西他滨的血液学毒性和恶心呕吐的发生率更高。Meta分析结果显示[125]，固定剂量率输注吉西他滨，客观缓解率提高5%（95%CI：0.00～0.09，P=0.03）、1年生存率提高6%（95%CI：0.00～0.12，P=0.06），提示固定剂量率输注很可能成为吉西他滨新的给药平台，可作为代替标准的30 min给药方式应用于临床。

五、二线治疗

目前吉西他滨广泛用于胰腺癌术后辅助治疗及晚期胰腺癌的一线治疗，因此临床更多的情况是吉西他滨治疗后失败的患者。CONKO-003临床试验（Ⅱ期临床）[126]显示奥沙利铂联合5FU（OFF方案）对吉西他滨治疗后复发的病例有效。接受OFF方案化疗可取得明显的生存获益，总生存期和中位生存期分别为40周和21周，优于最佳支持治疗的34.4周（P=0.031 2）和10周（P=0.007 7）。2008年ASCO发表CONKO-003临床试验的最后结果[127]，主要探讨奥沙利铂的地位和作用，试验随机分为OFF方案组和没有奥沙利铂的FF方案组，结果OFF方案明显优于FF方案，OFF方案可用于吉西他滨失败后胰腺癌的二线治疗。吉西他滨固定剂量率输注（FDR）联合奥沙利铂对一线吉西他滨标准治疗失败的患者可能有效[128]，虽然目前还不清楚获益是来自增加了奥沙利铂或是来自吉西他滨输注方法（FDR）的改变。其他Ⅱ期临床研究显示，单药卡培他滨[129]、FOLFOX方案[130]或CapOX[131]方案也可用于二线治疗。

对于吉西他滨治疗后复发或进展的患者，OFF方案为目前证据级别最高的二线治疗方案，临床上也可选用卡培他滨单药、卡培他滨联合奥沙利铂化疗方案。

六、介入治疗

尽管有报道认为介入化疗可能优于全身静脉化疗，但目前介入治疗更多地用于姑息性减症治疗。

大约65%～75%的胰腺癌出现胆道梗阻症状[132]，对确诊不可手术和胆道梗阻的患者，尤其是对那些估计生存期较短的患者，Meta分析提示与外科旁路手术解决梗阻性黄疸相比，经内镜胆管内支架置放术可能更具优点[133]，也有临床研究表明更为经济[134]。最近一个单中心的随机对照的临床研究，提示金属支架优于塑料支架[135]。有Meta分析结果支持以上结论，金属支架胆道堵塞的复发率低于塑料支架，两种支架置入的成功率、并发症和30 d死亡率并没有显著差异[136]。对绝大多数患者，推荐采用永久性金属支架。对于无法放置支架的患者，经皮、经胆管引流也是一种可选择的姑息治疗方法。

约30%～60%早期胰腺癌和>80%的进展期胰腺癌患者有癌痛体验，患者死亡前的癌痛发生率更高达90%[137]。阿片类药物为肿瘤相关性疼痛基本药物，由于进展期胰腺癌经常累及腹腔丛神经，利用介入手段，在CT，MR及B型超声引导下，或腹腔镜、手术直视下在腹腔神经丛周围注射无水乙醇，达到腹腔神经丛阻滞的目的，从而改善晚期患者的疼痛[138, 139]。有研究认为腹腔神经丛阻滞术可明显减少阿片类药物的用量，同时降低阿片类药物相关的并发症，对胰腺癌顽固性是一种安全有效的治疗手段[140, 141]。由于腹腔神经丛直接切除术技术较复杂且无前瞻性随机临床研究的资料，所以不能证明其较经皮或术中腹腔神经丛阻滞术有明显优势，临床不应推荐应用。国内应用HIFU治疗胰腺癌疼痛也取得较好的效果，疼痛缓解率为31.3%～100%（中位缓解率为80.0%），疼痛消失率为10.8%～88.9%（中位消失率为28.0%），认为这是一种安全有效的方法[142]。

参考文献

[1] Gudjonsson B. Cancer of the pancreas. 50 years of surgery [J]. Cancer, 1987, 60 (9): 2284-2303.

[2] Willett CG, Lewandrowski K, Warshaw AL, et al. Resection margins in carcinoma of the head of the pancreas. Implications for radiation therapy [J]. Ann Surg, 1993, 217: 144-148.

[3] Griffin JF, Smalley SR, Jewell W, et al. Patterns of failure after curative resection of pancreatic carcinoma [J]. Cancer, 1990, 66: 56-61

[4] Yeo CJ, Abrams RA, Grochow LB, et al. Pancreaticoduodenectomy for pancreatic adenocarcinoma: postoperative adjuvant chemoradiation improves survival. A prospective, single-institution experience [J]. Ann Surg. 1997, 225 (5): 621-633; discussion 633-636.

[5] Imamura M, Doi R, Imaizumi T, et al. A randomized multicenter trial comparing resection and radiochemotherapy for resectable locally invasive pancreatic cancer [J]. Surgery, 2004, 136: 1003-1011.

[6] Edge SB, Schmieg RE Jr, Rosenlof LK, et al. Pancreas cancer resection outcome in American University centers in 1989-1990 [J]. Cancer, 1993, 71 (11): 3502-3508.

[7] Lieberman MD, Kilburn H, Lindsey M, et al. Relation of perioperative deaths to hospital volume among patients undergoing pancreatic resection for malignancy [J]. Ann Surg, 1995, 222 (5): 638-645.

[8] Gordon TA, Burleyson GP, Tielsch JM, et al. The effects of regionalization on cost and outcome for one general high-risk surgical procedure [J]. Ann Surg, 1995, 221 (1): 43-49.

[9] Imperato PJ, Nenner RP, Starr HA, et al. The effects of regionalization on clinical outcomes for a high risk surgical procedure: a study of the Whipple procedure in New York State [J]. Am J Med Qual, 1996, 11 (4): 193-197.

[10] Ho V, Heslin MJ. Effect of hospital volume and experience on in-hospital mortality for pancreaticoduodenectomy [J]. Ann Surg, 2003, 237 (4): 509-514.

[11] Simunovic M, To T, Theriault M, et al. Relation between hospital surgical volume and outcome for pancreatic resection for neoplasm in a publicly funded health care system [J]. CMAJ, 1999, 160 (5): 643-648.

[12] Rosemurgy AS, Bloomston M, Serafini FM, et al. Frequency with which surgeons undertake pancreaticoduodenectomy determines length of stay, hospital charges, and in-hospital mortality [J]. J Gastrointest Surg, 2001, 5 (1): 21-26.

[13] Gouma DJ, van Geenen RC, van Gulik TM, et al. Rates of complications and death after pancreaticoduodenectomy: risk factors and the impact of hospital volume [J]. Ann Surg. 2000, 232 (6): 786-795.

[14] Birkmeyer JD, Finlayson SR, Tosteson AN, et al. Effect of hospital volume on in-hospital mortality with pancreaticoduodenectomy [J]. Surgery, 1999, 125 (3): 250-256.

[15] Birkmeyer JD, Siewers AE, Finlayson EV, et al. Hospital volume and surgical mortality in the United States [J]. N Engl J Med, 2002, 346 (15): 1128-1137.

[16] 刘桂杰，李学华，陈砚鑫，等. 肿块型胰腺炎与胰腺癌的鉴别诊断 [J]. 中华消化外科杂志，2007，6 (4): 251, 254.

[17] Prokesch RW, Chow LC, Beaulieu CF, et al. Local staging of pancreatic carcinoma with multi-detector row CT: use of curved planar reformations initial experience [J]. Radiology, 2002, 225: 759-765.

[18] Glasbrenner B, Ardan M, Boeck W, et al. Prospective evaluation of brush cytology of biliary strictures during endoscopic retrograde cholangiopancreatography [J]. Endoscopy, 1999, 31: 712-717.

[19] Duggan MA, Brasher P, Medlicott SA, et al. ERCP-directed brush cytology prepared by the Thinprep method: test performance and morphology of 149 cases [J]. Cytopathology, 2004, 15: 80-86.

[20] Foutch PG, Kerr DM, Harlan JR, et al. Kummet, A prospective, controlled analysis of endoscopic cytotechniques for diagnosis of malignant biliary strictures [J]. Am J Gastroenterol, 1991, 86: 577-580.

[21] Lee JG, Leung JW, Baillie J, et al. Benign, dysplastic, or malignant-making sense of endoscopic bile duct brush cytology: results in 149 consecutive patients [J]. Am J Gastroenterol, 1995, 90: 722-726.

[22] Ponchon T, Gagnon P, Berger F, et al. Value of endobiliary brush cytology and biopsies for the diagnosis of malignant bile duct stenosis: results of a prospective study [J]. Gastrointest Endosc, 1995, 42: 565-572.

[23] Pugliese V, Conio M, Nicolo G, et al. Endoscopic retrograde forceps biopsy and brush cytology of biliary strictures: a prospective study [J]. Gastrointest Endosc, 1995, 42: 520-526.

[24] Mansfield JC, Griffin SM, Wadehra V, et al. A prospective evaluation of cytology from biliary strictures [J]. Gut, 1997, 40: 671-677.

[25] Jailwala J, Fogel EL, Sherman S, et al. Triple-tissue sampling at ERCP in malignant biliary obstruction [J]. Gastrointest Endosc, 2000, 51: 383-390.

[26] Rosch T, Hofrichter K, Frimberger E, et al. ERCP or EUS for tissue diagnosis of biliary strictures? A prospective comparative study [J]. Gastrointest Endosc, 2004, 60: 390-396.

[27] Harewood GC, Wiersema LM, Halling AC, et al. Influence of EUS training and pathology interpretation on accuracy of EUS-guided fine needle aspiration of pancreatic masses [J]. Gastrointest Endosc, 2002, 55: 669-673.

[28] Williams DB, Sahai AV, Aabakken L, et al. Endoscopic ultrasound guided fine needle aspiration biopsy:

a large single centre experience [J]. Gut, 1999, 44: 720-726.

[29] Böttger TC, Junginger T. Factors influencing morbidity and mortality after pancreaticoduodenectomy: critical analysis of 221 resections [J]. World J Surg, 1999, 23 (2): 164-71, discussion 171-172.

[30] Lerut JP, Gianello PR, Otte JB, et al. Pancreaticoduodenal resection. Surgical experience and evaluation of risk factors in 103 patients [J]. Ann Surg, 1984, 199 (4): 432-437.

[31] Heslin MJ, Brooks AD, Hochwald SN, et al. A preoperative biliary stent is associated with increased complications after pancreatoduodenectomy [J]. Arch Surg, 1998, 133 (2): 149-154.

[32] Lai EC, Mok FP, Fan ST, et al. Preoperative endoscopic drainage for malignant obstructive jaundice [J]. Br J Surg, 1994, 81 (8): 1195-1198.

[33] McPherson GA, Benjamin IS, Hodgson HJ, et al. Pre-operative percutaneous transhepatic biliary drainage: the results of a controlled trial [J]. Br J Surg, 1984, 71 (5): 371-375.

[34] Pitt HA, Gomes AS, Lois JF, et al. Does preoperative percutaneous biliary drainage reduce operative risk or increase hospital cost? [J]. Ann Surg, 1985, 201 (5): 545-553.

[35] Povoski SP, Karpeh MS Jr, Conlon KC, et al. Preoperative biliary drainage: impact on intraoperative bile cultures and infectious morbidity and mortality after pancreaticoduodenectomy [J]. J Gastrointest Surg, 1999, 3 (5): 496-505.

[36] Pisters PW, Hudec WA, Hess KR, et al. Effect of preoperative biliary decompression on pancreaticoduodenectomy-associated morbidity in 300 consecutive patients [J]. Ann Surg, 2001, 234 (1): 47-55.

[37] Cubilla AL, Fortner J, Fitzgerald PJ. Lymph node involvement in carcinoma of the head of the pancreas area [J]. Cancer, 1978, 41 (3): 880-887.

[38] Nagai H, Kuroda A, Morioka Y. Lymphatic and local spread of T1 and T2 pancreatic cancer. A study of autopsy material [J]. Ann Surg, 1986, 204 (1): 65-71.

[39] Pisters P, Brennan M. Regional lymph node dissection for pancreatic adenocarcinoma [M]. Pancreatic cancer, New York: Springer-Verlag, 2002: 139-151.

[40] Ishikawa O, Ohhigashi H, Sasaki Y, et al. Practical usefulness of lymphatic and connective tissue clearance for the carcinoma of the pancreas head [J]. Ann Surg, 1988, 208 (2): 215-220.

[41] Manabe T, Ohshio G, Baba N, et al. Radical pancreatectomy for ductal cell carcinoma of the head of the pancreas [J]. Cancer. 1989, 64 (5): 1132-1137.

[42] Geer RJ, Brennan MF. Prognostic indicators for survival after resection of pancreatic adenocarcinoma [J]. Am J Surg, 1993, 165 (1): 68-72; discussion 72-73.

[43] Henne-Bruns D, Vogel I, Lüttges J, et al. Surgery for ductal adenocarcinoma of the pancreatic head: staging, complications, and survival after regional versus extended lymphadenectomy [J]. World J Surg, 2000, 24 (5): 595-601; discussion 601-602.

[44] Pedrazzoli S, DiCarlo V, Dionigi R, et al. Standard versus extended lymphadenectomy associated with pancreatoduodenectomy in the surgical treatment of adenocarcinoma of the head of the pancreas: a multicenter, prospective, randomized study. Lymphadenectomy Study Group [J]. Ann Surg, 1998, 228 (4): 508-517.

[45] Yeo CJ, Cameron JL, Lillemoe KD, et al. Pancreaticoduodenectomy with or without distal gastrectomy and extended retroperitoneal lymphadenectomy for periampullary adenocarcinoma, part 2: randomized controlled

trial evaluating survival, morbidity, and mortality [J]. Ann Surg, 2002, 236 (3): 355-66, discussion 366-368.

[46] Michalski CW, Kleeff J, Wente MN, et AL. Systematic review and meta-analysis of standard and extended lymphadenectomy in pancreaticoduodenectomy for pancreatic cancer [J]. Br J Surg, 2007, 94 (3): 265-273.

[47] Farnell MB, Aranha GV, Nimura Y, et al. The role of extended lymphadenectomy for adenocarcinoma of the head of the pancreas: strength of the evidence [J]. J Gastrointest Surg. 2008, 12 (4): 651-656.

[48] Traverso LW, Longmire WP Jr. Preservation of the pylorus in pancreaticoduodenectomy [J]. Surg Gynecol Obstet, 1978, 146 (6): 959-962.

[49] Yeo CJ, Cameron JL, Sohn TA, et al. Six hundred fifty consecutive pancreaticoduodenectomies in the 1990s: pathology, complications, and outcomes [J]. Ann Surg, 1997, 226 (3): 248-257; discussion 257-260.

[50] Kozuschek W, Reith HB, Waleczek H, et al. A comparison of long term results of the standard Whipple procedure and the pylorus preserving pancreatoduodenectomy [J]. J Am Coll Surg, 1994, 178 (5): 443-453.

[51] Seiler CA, Wagner M, Sadowski C, et al. Randomized prospective trial of pylorus-preserving vs. Classic duodenopancreatectomy (Whipple procedure): initial clinical results [J]. J Gastrointest Surg, 2000, 4 (5): 443-452.

[52] Lin PW. Lin VJ. Prospective randomized comparison between pylorus-preserving and standard pancreaticoduodenectomy [J]. Br J Surg, 1999, 86 (5): 603-607.

[53] Karanicolas PJ, Davies E, Kunz R, et al. The pylorus: take it or leave it? Systematic review and meta-analysis of pylorus-preserving versus standard whipple pancreaticoduodenectomy for pancreatic or periampullary cancer [J]. Ann Surg Oncol, 2007, 14 (6): 1825-1834.

[54] Fortner JG. Regional pancreatectomy for cancer of the pancreas, ampulla, and other related sites. Tumor staging and results [J]. Ann Surg, 1984, 199 (4): 418-425.

[55] Tseng JF, Raut CP, Lee JE, et al. Pancreaticoduodenectomy with vascular resection: margin status and survival duration [J]. J Gastrointest Surg, 2004, 8 (8): 935-949, discussion 949-950.

[56] Fuhrman GM, Leach SD, Staley CA, et al. Rationale for en bloc vein resection in the treatment of pancreatic adenocarcinoma adherent to the superior mesenteric-portal vein confluence. Pancreatic Tumor Study Group [J]. Ann Surg, 1996, 223 (2): 154-162.

[57] Leach SD, Lee JE, Charnsangavej C, et al. Survival following pancreaticoduodenectomy with resection of the superior mesenteric-portal vein confluence for adenocarcinoma of the pancreatic head [J]. Br J Surg, 1998, 85 (5): 611-617.

[58] Launois B, Stasik C, Bardaxoglou E, et al. Who benefits from portal vein resection during pancreaticoduodenectomy for pancreatic cancer? [J]. World J Surg, 1999, 23 (9): 926-929.

[59] Clavien PA, Rüdiger HA. A simple technique of portal vein resection and reconstruction during pancreaticoduodenectomy [J]. J Am Coll Surg, 1999, 189 (6): 629-634.

[60] van Geenen RC, ten Kate FJ, de Wit LT, et al. Segmental resection and wedge excision of the portal or superior mesenteric vein during pancreatoduodenectomy [J]. Surgery, 2001, 129 (2): 158-163.

[61] Spitz FR, Abbruzzese JL, Lee JE, et al. Pisters PW, Preoperative and postoperative chemoradiation

strategies in patients treated with pancreaticoduodenectomy for adenocarcinoma of the pancreas [J]. J Clin Oncol, 1997, 15 (3): 928-937.

[62] Talamonti MS, Small W Jr, Mulcahy MF, et al. A multi-institutional phase Ⅱ trial of preoperative full-dose gemcitabine and concurrent radiation for patients with potentially resectable pancreatic carcinoma [J]. Ann Surg Oncol, 2006, 13 (2): 150-158.

[63] Hoffman JP, Lipsitz S, Pisansky T, et al. Phase Ⅱ trial of preoperative radiation therapy and chemotherapy for patients with localized, resectable adenocarcinoma of the pancreas: an Eastern Cooperative Oncology Group Study [J]. J Clin Oncol, 1998, 16 (1): 317-323.

[64] Breslin TM, Hess KR, Harbison DB, et al. Neoadjuvant chemoradiotherapy for adenocarcinoma of the pancreas: treatment variables and survival duration [J]. Ann Surg Oncol, 2001, 8 (2): 123-132.

[65] Spitz FR, Abbruzzese JL, Lee JE, et al. Preoperative and postoperative chemoradiation strategies in patients treated with pancreaticoduodenectomy for adenocarcinoma of the pancreas [J]. J Clin Oncol, 1997, 15 (3): 928-937.

[66] Lowy AM. Neoadjuvant Therapy for Pancreatic Cancer [J]. J Gastrointest Surg, 2008, 12 (9): 1600-1608.

[67] White RR, Hurwitz HI, Morse MA, et al. Neoadjuvant chemoradiation for localized adenocarcinoma of the pancreas [J]. Ann Surg Oncol, 2001, 8 (10): 758-765.

[68] Evans DB, Rich TA, Byrd DR, et al. Preoperative chemoradiation and pancreaticoduodenectomy for adenocarcinoma of the pancreas [J]. Arch Surg, 1992, 127 (11): 1335-1339.

[69] Massucco P, Capussotti L, Magnino A, et al. Pancreatic resections after chemoradiotherapy for locally advanced ductal adenocarcinoma: analysis of perioperative outcome and survival [J]. Ann Surg Oncol, 2006, 13 (9): 1201-1208.

[70] Ammori JB, Colletti LM, Zalupski MM, et al. Surgical resection following radiation therapy with concurrent gemcitabine in patients with previously unresectable adenocarcinoma of the pancreas [J]. J Gastrointest Surg, 2003, 7 (6): 766-772.

[71] Pingpank JF, Hoffman JP, Ross EA, et al. Effect of preoperative chemoradiotherapy on surgical margin status of resected adenocarcinoma of the head of the pancreas [J]. J Gastrointest Surg, 2001, 5 (2): 121-130.

[72] Kim, HJ. Does neoadjuvant chemoradiation downstage locally advanced pancreatic cancer? [J]. J Gastrointest Surg, 2002, 6 (5): 763-769.

[73] Boeck S, Ankerst DP, Heinemann V. The role of adjuvant chemotherapy for patients with resected pancreatic cancer: systematic review of randomized controlled trials and meta-analysis [J]. Oncology, 2007, 72 (5-6): 314-321.

[74] Regine WF, Winter KW, Abrams R, et al. RTOG 9704 a phase Ⅲ study of adjuvant pre and post chemoradiation (CRT) 5FU vs. gemcitabine (G) for resected pancreatic adenocarcinoma [C]. J Clin Oncol, 2006, 24 (18S, Part I): 4007.

[75] Neoptolemos JP, Dunn JA, Stocken DD, et al. Adjuvant chemoradiotherapy and chemotherapy in resectable pancreatic cancer: a randomised controlled trial [J]. Lancet. 2001, 358 (9293): 1576-1585.

[76] Neuhaus P, Riess H, Post S, et al. CONKO-001: Final results of the randomized, prospective, multicenter phase Ⅲ trial of adjuvant chemotherapy with gemcitabine versus observation in patients with

resected pancreatic cancer (PC) [C]. J Clin Oncol, 2008, 26 (suppl): abstr LBA4504.

[77] Lau WY, Lai EC. Development and controversies of adjuvant therapy for pancreatic cancer [J]. Hepatobiliary Pancreat Dis Int, 2008, 7 (2): 121-125.

[78] Oettle H, Post S, Neuhaus P, et al. Adjuvant chemotherapy with gemcitabine vs observation in patients undergoing curative-intent resection of pancreatic cancer: a randomized controlled trial [J]. JAMA, 2007, 297 (3): 267-277.

[79] Stocken DD, Buchler MW, Dervenis C, et al. Meta-analysis of randomized adjuvant therapy trials for pancreatic cancer [J]. Br J Cancer, 2005, 92 (8): 1372-1381.

[80] Butturini G, Stocken DD, Wente MN, et al. Influence of resection margins and treatment on survival in patients with pancreatic cancer: meta-analysis of randomized controlled trials [J]. Arch Surg, 2008, 143 (1): 75-83.

[81] Hiatt RA, Klatsky AL, Armstrong MA. Pancreatic cancer, blood glucose and beverage consumption [J]. Int J Cancer, 1988, 41 (6): 794-797.

[82] Frye JN, Inder WJ, Dobbs BR, et al. Pancreatic cancer and diabetes: is there a relationship? A case-controlled study [J]. Aust N Z J Surg, 2000, 70 (10): 722-724.

[83] Russo S, Butler J, Ove R, et al. Locally advanced pancreatic cancer: a review [J]. Semin Oncol, 2007, 34 (4): 327-334.

[84] Moertel CG, Childs DS Jr, Reitemeier RJ, et al. Combined 5-fluorouracil and supervoltage radiation therapy of locally unresectable gastrointestinal cancer [J]. Lancet, 1969, 2 (7626): 865-867.

[85] Moertel CG, Frytak S, Hahn RG, et al. Therapy of locally unresectable pancreatic carcinoma: a randomized comparison of high dose (6000rads) radiation alone, moderate dose radiation (4000rads+5-fluorouracil), and high dose radiation+5-fluorouracil. The Gastrointestinal Tumor Study Group [J]. Cancer, 1981, 48 (8): 1705-1710.

[86] Mehta VK, Poen JC, Ford JM, et al. Protracted venous infusion 5-fluorouracil with concomitant radiotherapy compared with bolus 5-fluorouracil for unresectable pancreatic cancer [J]. Am J Clin Oncol, 2001, 24 (2): 155-159.

[87] Boz G, De Paoli A, Innocente R, et al. Radiotherapy and continuous infusion 5-fluorouracil in patients with nonresectable pancreatic carcinoma [J]. Int J Radiat Oncol Biol Phys, 2001, 51 (3): 736-40.

[88] Crane CH, Abbruzzese JL, Evans DB, et al. Is the therapeutic index better with gemcitabine-based chemoradiation than with 5-fluorouracil-based chemoradiation in locally advanced pancreatic cancer? [J]. Int J Radiat Oncol Biol Phys, 2002, 52 (5): 1293-1302.

[89] Li CP, Chao Y, Chi KH, et al. Concurrent chemoradiotherapy treatment (CCRT) of locally advanced pancreatic cancer (LAPC): gemcitabine (GEM) versus 5-fluorouracil (5FU) [C]. Proc Am Soc Clin Oncol, 2003, 22: 1280.

[90] Huguet F, André T, Hammel P, et al. Impact of chemoradiotherapy after disease control with chemotherapy in locally advanced pancreatic adenocarcinoma in GERCOR phase Ⅱ and Ⅲ studies [J]. J Clin Oncol, 2007, 25 (3): 326-331.

[91] Krishnan S, Rana V, Janjan NA, et al. Induction chemotherapy selects patients with locally advanced, unresectable pancreatic cancer for optimal benefit from consolidative chemoradiation therapy [J]. Cancer, 2007, 110 (1): 47-55.

[92] Klaassen DJ, MacIntyre JM, Catton GE, et al. Treatment of locally unresectable cancer of the stomach and pancreas: a randomized comparison of 5-fluorouracil alone with radiation plus concurrent and maintenance 5-fluorouracil-an Eastern Cooperative Oncology Group Study [J]. J Clin Oncol, 1985, 3(3): 373-378.

[93] Burris HA 3rd, Moore MJ, Andersen J, et al. Improvements in survival and clinical benefit with gemcitabine as first-line therapy for patients with advanced pancreas cancer: a randomized trial [J]. J Clin Oncol, 1997, 15(6): 2403-2413.

[94] Park JK, Ryu JK, Lee JK, et al. Gemcitabine Chemotherapy Versus 5-fluorouracil-based Concurrent Chemoradiotherapy in Locally Advanced Unresectable Pancreatic Cancer [J]. Pancreas, 2006, 33(4): 397-402.

[95] Chauffert B, Mornex F, Bonnetain F, et al. Phase Ⅲ trial comparing initial chemoradiotherapy (intermittent cisplatin and infusional 5FU) followed by gemcitabine vs. gemcitabine alone in patients with locally advanced non metastatic pancreatic cancer: A FFCD-SFRO study [C]. J Clin Oncol, 2006, 24(18S, Part I): 4008.

[96] Loehrer PJ, Powell ME, Cardenes HR, et al. A randomized phase Ⅲ study of gemcitabine in combination with radiation therapy versus gemcitabine alone in patients with localized, unresectable, pancreatic cancer: E4201 [J]. J Clin Oncol, 2008, 26(15S): 4506.

[97] Chauffert B, Mornex F, Bonnetain F, et al. Phase Ⅲ trial comparing intensive induction chemoradiotherapy (60 Gy, infusional 5FU and intermittent cisplatin) followed by maintenance gemcitabine with gemcitabine alone for locally advanced unresectable pancreatic cancer. Definitive results of the 2000-01 FFCD/SFRO study [J]. Ann. Onc, 2008, 19(9): 1592-1599.

[98] Shipley WU, Wood WC, Tepper JE, et al. Intraoperative electron beam irradiation for patients with unresectable pancreatic carcinoma [J]. Ann Surg, 1984, 200: 289-296.

[99] Willett CG, Del Castillo CF, Shih HA, et al. Long-term results of intraoperative electron beam irradiation (IOERT) for patients with unresectable pancreatic cancer [J]. Ann Surg, 2005, 241: 295-299.

[100] Ma HB, Di ZL, Wang XJ, et al. Effect of intraoperative radiotherapy combined with external beam radiotherapy following internal drainage for advanced pancreatic carcinoma [J]. World J Gastroenterol, 2004, 10: 669-771.

[101] Roldan GE, Gunderson LL, Nagorney DM, et al. External beam versus intraoperative and external beam irradiation for locally advanced pancreatic cancer [J]. Cancer, 1988, 61: 1110-1116.

[102] 谢德荣，陈岱佳，滕虹，等. HIFU联用双氟他滨治疗晚期胰腺癌的初步临床研究 [J]. 岭南现代临床外科，2001，1(4)：226-228

[103] 谢德荣，陈岱佳，滕虹，等. 高强度体外聚焦超声热疗治疗局部晚期胰腺癌的多中心临床研究 [J]. 中国肿瘤临床，2003，30(9)：631-633，637.

[104] 彭晶晶，张涛. 高强度聚焦超声用于晚期胰腺癌病人的止痛作用研究 [J]. 西南军医，2005，7(6)：23-24.

[105] 徐叶青，王国民，顾勇主，等. 高强度聚焦超声治疗晚期胰腺癌中的止痛作用 [J]. 中国临床医学，2003，10(3)：322-323.

[106] Xie DR, Liang HL, Wang Y, et al. Meta-analysis on inoperable pancreatic cancer: A comparison between gemcitabine-based combination therapy and gemcitabine alone [J]. World J Gastroenterol,

2006，12（43）：6973-6981.

［107］Banu E，Banu A，Fodor A，et al. Meta-analysis of randomised trials comparing gemcitabine-based doublets versus gemcitabine alone in patients with advanced and metastatic pancreatic cancer［J］. Drugs Aging，2007，24（10）：865-879.

［108］Sultana A，Smith CT，Cunningham D，et al. Meta-analyses of chemotherapy for locally advanced and metastatic pancreatic cancer［J］. J Clin Oncol，2007，25（18）：2607-2615.

［109］Boeck S，Hinke A，Wilkowski R，et al. Analysis of prognostic factors in patients with advanced pancreatic cancer：Subgroup analysis of a randomized phase Ⅲ trial comparing single-agent gemcitabine to the gemcitabine plus cisplatin combination［C］. 2005 ASCO Annual Meeting，abstr 4105.

［110］Heinemann V，Quietzsch D，Gieseler F，et al. Randomized phase Ⅲ trial of gemcitabine plus cisplatin compared with gemcitabine alone in advanced pancreatic cancer［J］. J Clin Oncol，2006，24（24）：3946-3952.

［111］Xie DR，Liang HL，Wang Y，et al. Meta-analysis of inoperable pancreatic cancer：gemcitabine combined with cisplatin versus gemcitabine alone［J］. Chin J Dig Dis，2006，7（1）：49-54.

［112］Cunningham D，Chau I，Stocken D，et al. Phase Ⅲ randomised comparison of gemcitabine（GEM）versus gemcitabine plus capecitabine（GEM-CAP）in patients with advanced pancreatic cancer［C］. European Cancer Conference（ECCO 13），presentation/abstract PS11，Paris，France，2005，November 2. Eur J Cancer，Supplements 2005，3：4.

［113］Herrmann R，Bodoky G，Ruhstaller T，et al. Gemcitabine plus capecitabine compared with gemcitabine alone in advanced pancreatic cancer：a randomized，multicenter，phase Ⅲ trial of the Swiss Group for Clinical Cancer Research and the Central European Cooperative Oncology Group［J］. J Clin Oncol，2007，25（16）：2212-2217.

［114］谢德荣，梁汉霖，杨琼，等. 吉西他滨联合卡培他滨一线治疗晚期胰腺癌的Meta分析［J］. 世界华人消化杂志，2007，15（16）：1868-1871.

［115］Xiong HQ，Rosenberg A，LoBuglio A，et al. Cetuximab，a monoclonal antibody targeting the epidermal growth factor receptor，in combination with gemcitabine for advanced pancreatic cancer：a multicenter phase Ⅱ Trial［J］. J Clin Oncol，2004，22（13）：2610-2616.

［116］Kindler HL，Friberg G，Singh DA，et al. Phase Ⅱ trial of bevacizumab plus gemcitabine in patients with advanced pancreatic cancer［J］. J Clin Oncol，2005，23（31）：8033-8040.

［117］Kindler HL，Niedzwiecki D，Hollis D，et al. A double-blind placebo-controlled，randomized phase Ⅲ trial of gemcitabine（G）plus bevicizumab（B）versus gemcitabine plus placebo（P）in patients（pts）with advanced pancreatic cancer（PC）：A preliminary analysis of Cancer and Leukemia Group B（CALGB）80303［C］. 2007，Gastrointestinal Cancers Symposium：Abstract 108.

［118］Philip PA，Benedetti J. Fenoglio-Preiser M，et al. Phase Ⅲ study of gemcitabine plus cetuximab versus gemcitabine in patients with locally advanced or metastatic pancreatic adenocarcinoma：SWOG S0205 study［C］. J Clin Oncol，2007，25：No. 18S（June 20 suppl）：Abstract LBA4509.

［119］Moore MJ，Goldstein D，Hamm J，et al. Erlotinib plus gemcitabine compared with gemcitabine alone in patients with advanced pancreatic cancer：a phase Ⅲ trial of the National Cancer Institute of Canada Clinical Trials Group［J］. J Clin Oncol，2007，25（15）：1960-1966.

［120］焦顺昌，孙胜杰，张国庆. 晚期胰腺癌内科治疗进展. 英国医学杂志中文版，2007，10（增刊）：

90–94.

[121] Milella M, Bria E, Cuppone F, et al. Current status of targeted agents (TA) in advanced pancreatic cancer (APC): Meta–analysis of randomized clinical trials (RCT) [C]. J Clin Oncol, 2008, 26: (suppl): Abstr 4637.

[122] Brand R, Capadano M, Tempero M. A phase I trial of weekly gemcitabine administered as a prolonged infusion in patients with pancreatic cancer and other solid tumors [J]. Invest New Drugs, 1997, 15 (4): 331–341.

[123] Tempero M, Plunkett W, Ruiz Van Haperen V, et al. Randomized phase Ⅱ comparison of dose–intense gemcitabine: thirty–minute infusion and fixed dose rate infusion in patients with pancreatic adenocarcinoma [J]. J Clin Oncol, 2003, 21 (18): 3402–3408.

[124] Poplin E, Levy DE, Berlin J, et al. Phase Ⅲ trial of gemcitabine (30–minute infusion) versus gemcitabine (fixed–dose–rate infusion [FDR]) versus gemcitabine+oxaliplatin (GEMOX) in patients with advanced pancreatic cancer (E6201) [C]. J Clin Oncol, 2006, 24 (18suppl): LBA4004.

[125] 杨琼，江志敏，郭双双，等. 吉西他滨固定剂量率输注一线治疗晚期胰腺癌随机对照试验的Meta分析 [J]. 中华肿瘤防治杂志，2008，15 (1): 57–60.

[126] Oettle H, Pelzer U, Stieler J, et al. Oxaliplatin/folinic acid/5–fluorouracil [24 h] (OFF) plus best supportive careversus best supportive care alone (BSC) in second–line therapy of gemcitabine– refractory advanced pancreatic cancer (CONKO 003) [C]. Proc Am Soc Clin Oncol, 2005: 4031.

[127] Pelzer U, Kubica K, Stieler J, et al. A randomized trial in patients with gemcitabine refractory pancreatic cancer. Final results of the CONKO 003 study [C]. J Clin Oncol, 2008, 26 (suppl): abstr 4508.

[128] Demols A, Peeters M, Polus M, et al. Gemcitabine and oxaliplatin (GEMOX) in gemcitabine refractory advanced pancreatic adenocarcinoma: a phase Ⅱ study [J]. Br J Cancer, 2006, 94 (4): 481–485.

[129] Cartwright TH, Cohn A, Varkey JA, et al. Phase Ⅱ study of capecitabine in patients with advanced or metastatic pancreatic cancer [J]. J Clin Oncol, 2002, 20: 160–164.

[130] Oettle H, Pelzer U, Stieler J, et al. Oxaliplatin/folinic acid/5–fluorouracil [24h] (OFF) plus best supportive care versus best care alone (BSC) in second–line therapy of gemcitabine–refractory advanced pancreatic cancer (CONKO 003) [J]. J Clin Oncol, 2005, 23: 4031.

[131] Xiong HQ, Wolff RA, Hess KR, et al. A phase Ⅱ trial of oxaliplatin plus capecitabine (xelox) as second–line therapy for patients with advanced pancreatic cancer [J]. J Clin Oncol, 2006, 24: No. 18S (June 20 suppl): Abstract 4119.

[132] House MG, Choti MA. Palliative therapy for pancreatic/biliary cancer [J]. Surg Clin North Am, 2005, 85 (2): 359–371.

[133] Moss AC, Morris E, Mac Mathuna P. Palliative biliary stents for obstructing pancreatic carcinoma [J]. Cochrane Database Syst Rev, 2006, (2): CD004200.

[134] Artifon EL, Sakai P, Cunha JE, et al. Surgery or endoscopy for palliation of biliary obstruction due to metastatic pancreatic cancer [J]. Am J Gastroenterol, 2006, 101 (9): 2031–2037.

[135] Soderlund C, Linder S. Covered metal versus plastic stents for malignant common bile duct stenosis: a prospective, randomized, controlled trial [J]. Gastrointest Endosc, 2006, 63 (7): 986–995.

[136] Moss AC, Morris E, Mac Mathuna P. Palliative biliary stents for obstructing pancreatic carcinoma. Cochrane Database Syst Rev, 2006, (2): CD004200.

[137] Caraceni A, Portenoy NK. Pain management in patients with pancreatic carcinoma [J]. Cancer, 1996, 78 (3 Suppl): 639-653.

[138] Gangi A, Dietemann JL, Schultz A, et al. Interventionalradiologic procedures with CT guidance in cancer pain management [J]. Radiographics, 1996, 16 (6): 1289-1304.

[139] Wong GY, Schroeder DR, Carns PE, et al. Effect of neurolytic celiac plexus block on pain relief, quality of life, and survival in patients with unresectable pancreatic cancer: a randomized controlled trial [J]. JAMA, 2004, 291: 1092-1099.

[140] Okuyama M, Shibata T, Morita T, et al. A comparison of intraoperative celiac plexus block with pharmacological therapy as a treatment for pain of unresectable pancreatic cancer [J]. J Hepatobiliary Pancreat Surg, 2002, 9 (3): 372-375.

[141] Yan BM, Myers RP. Neurolytic celiac plexus block for pain control in unresectable pancreatic cancer [J]. Am J Gastroenterol, 2007, 102 (2): 430-438.

[142] 贾林，谢飚. 高强度聚焦超声治疗晚期胰腺癌疼痛的荟萃分析 [J]. 中华胰腺病杂志，2008，8 (1): 13-15.

（谢德荣　陈邓林　马　雯）

第十四章　预后及随访

第一节　预 后 因 素

胰腺癌是消化道肿瘤恶性度最高的恶性肿瘤之一。其发现晚及进展迅速，在西方国家，居癌症致死原因的第4位[1]。根据目前已有的大量研究，影响胰腺癌患者预后的因素是多方面的，包括临床因素和分子生物学特征等。下面就有关的预后因素作一概述。

一、临床因素

（一）功能状态

功能状态（performance status，PS）是从患者的体力来了解其一般健康状况和对治疗耐受能力的指标。国际常用的有Karnofsky活动状态评分表和美国东部肿瘤协作组（ECOG）制定的活动状态评分表。研究表明，胰腺癌患者治疗前的功能状态可作为一独立预后因素。

Boeck等[2]综述的关于胰腺癌患者化疗前功能状态与预后关系的研究，提示功能状态较好的患者可以从联合化疗中获取生存获益，而功能状态较差者则不能从联合化疗获益，可能宜单药化疗或接受最佳支持治疗。其中Storniolo等[3]评估了3 023例胰腺癌患者吉西他滨单药治疗的情况，KPS≥70分患者的中位疾病进展时间（TTP）和中位生存期（OS）均显著优于KPS＜70分患者，分别为2.9个月vs 1.7个月（$P<0.05$）和5.5个月vs 2.4个月（$P<0.05$）。Heinemann等[4, 5]及Riess等[6]的研究提示，KPS≤80分的患者均不能从吉西他滨的联合化疗（吉西他滨+顺铂、吉西他滨+卡培他滨、吉西他滨+5-氟尿嘧啶）中获益，其疗效与单药吉西他滨比较无异。

来自M. D. Anderson医院的一个研究回顾分析了247例放疗联合化疗治疗的局部晚期胰腺癌[7]，经多因素回归分析，结果显示患者的功能状态（KPS评分）是唯一同时影响无病生存率和总生存率的独立因子。

（二）年龄与性别

大多数研究表明，胰腺癌患者的年龄和性别对术后生存时间没有影响[8, 9]。但Muscari[10]的300例胰腺癌病人的研究中表明，患者年龄＞70岁是增加PD（胰十二指肠切除术）术后死亡和并发症的独立性危险因素。另中国抗癌协会胰腺癌专业委员会回顾性分析了2 340例胰腺癌病例[11]，其中40岁以上的占92.9%，40岁以下的仅占7.1%，显示无论是单因素还是多因素回归分析，年龄均为影响胰腺癌预后的独立因素。但不同研究采用的年龄分界点不一，而且年龄因素可能与功能状态因素相互干扰、相互影响。

（三）肿瘤发生部位

胰腺癌可发生在胰腺任何部位，约2/3的胰腺癌发生在胰头部，另外约1/3的胰腺癌位于胰体、尾部，极少数呈弥漫性结节状而遍及全胰腺。研究表明，胰腺癌的发生部位与患者的预后关系不大[11, 12]。

（四）原发肿瘤大小

许多研究提示肿瘤较大预示预后不良[9, 13-15]。Lim等[9]回顾分析396例手术治疗的胰腺癌病例，结果显示，原发肿瘤≤2 cm的患者中位生存期为37.8月，1年和3年生存率分别为75.7%和51.3%；而肿瘤>2 cm的患者的三项指标分别为14.8月、55.2%和28.8%，统计学上有显著差异（P=0.002）；且多因素回归分析也提示肿瘤>2 cm是独立预后因子。Yeo等[15]回顾分析201例手术治疗的胰头癌，同样提示肿瘤≤3 cm的患者生存情况明显优于>3 cm者。但不同研究者采取的肿瘤大小分界点有所不同。

（五）淋巴结转移情况

区域淋巴结转移情况与胰腺癌术后生存密切相关，几乎所有研究表明，淋巴结转移患者的预后差于未转移者[15, 16]。Lim等[9]报道淋巴结阴性的胰腺癌患者的中位生存期为19.9个月，1年、3年的生存率分别为64%、37.9%，而淋巴结阳性组以上三项指标分别为15.5个月、56%、29.1%（P=0.05）。

研究还显示，淋巴结转移个数/送检的淋巴结总数（LNR）与生存关系密切。Pawlik等[17]总结了1995—2005年间共905例行PD术（胰十二指肠切除术）的胰腺癌病例，其中187例（20.7%）为N0患者，平均送检淋巴结15个；718例（79.3%）为N1患者，平均送检淋巴结18个。分析结果除了显示N1患者预后明显差于N0患者（中位生存期：16.5个月vs 25.3个月，P=0.001）外，还显示随着LNR数值的增加中位生存期下降（LNR=0，25.3个月；0<LNR≤0.2，21.7个月；0.2<LNR≤0.4，15.3个月；LNR>0.4，12.2个月；P=0.001）。同样，一个大宗的病例回顾分析也显示LNR与预后密切相关[18]。研究包含1988—2003年间4 005例手术治疗的胰腺癌病例，390例未送检淋巴结，在送检淋巴结中N0为43.3%，N1为56.7%，中位送检数为7个。分层分析显示，对于N0患者，送检淋巴结总数越多生存期越长：送检数目1～11个，中位生存期为16个月；送检数目≥12个，中位生存期长达23个月；两者有显著差异（P<0.001）。对于N1患者，LNR数值越高预后越差（0<LNR≤0.2，15个月；0.2<LNR≤0.4，12个月；LNR>0.4，10个月；P<0.001）。但LNR受外科及病理科水平因素影响。

（六）肿瘤分化程度

研究表明，肿瘤的分化程度影响胰腺癌的生存预后。一个对396例胰腺癌的分析显示，高分化患者的中位生存期为35.3个月，明显高于低分化肿瘤的12.5个月（P=0.002）[9]。但也有研究指出肿瘤的分化程度并不是影响胰腺癌预后的独立因子[15, 16]。可能与肿瘤分化程度的判别受人为因素影响、研究多为回顾性及病例数等因素有关。

（七）神经浸润

研究发现，胰腺癌术后容易复发的原因之一是胰腺癌具有嗜神经性侵袭特性，并可沿神经纤维扩散、转移；这种嗜神经生长、侵袭的特性与肿瘤大小[19]、分化程度[20]、淋巴是否受累[21]都没有明确的关系，与腹膜后浸润[20]、K-ras基因突变[22]有关。胰腺神经一般分为两部分：胰内神经——胰腺被膜内的神经纤维；胰外神经——支配胰腺的交感和副交感神经干以及紧邻胰腺的腹腔神经丛。

Nakao等[23]随访204例胰腺癌患者长达10年，129例行广泛根治术，116例（90%）出现胰腺内神经浸润，其中80例同时合并胰周神经丛浸润，伴胰周神经侵犯者生存率显著低于无胰周神经侵犯者。Tezel等[24]报道胰腺癌伴有胰周神经丛浸润的患者1年、2年、3年的平均生存率分别为30%，6%，0，而无神经转移的患者上述指标分别为52%，32%和18%，两者差异显著。Ozaki等[25]分析了193例胰腺癌根治术患者，结果显示，对于既无淋巴结受累又无神经浸润者，其5年生存率为79%；无淋巴结受累但有神经浸润者5年生存率则为29%。

因众多研究显示，胰腺癌的神经浸润与预后密切相关，有学者提出应把神经浸润纳入胰腺癌分期标准[26]。

（八）术后切缘情况

胰腺癌术后切缘是否阳性直接影响着肿瘤局部的复发，可影响生存预后。Yeo等[15]报道胰腺癌切缘阳性的病人中位生存时间仅为10个月，5年生存率为8%，而切缘阴性患者的生存时间为18个月，5年生存率为26%；两者有显著差异（P=0.000 1）。

但也有研究认为切缘状态与生存预后无关。Raut等[27]的研究指出，单因素分析中切缘阳性的患者生存期短于切缘阴性者（21.5个月vs 27.8个月，P=0.027），但多因素分析显示切缘状态并不是独立预后因素。ESPAC-1研究[28]显示，在多因素分析中，只有在缺乏肿瘤分化程度和淋巴结转移情况这2个变量时，切缘状态才作为胰腺癌独立预后因素。一个META分析共包含875例手术切除的胰腺癌患者[29]，其中R0切除591例（68%），R1切除278例（32%）。结果显示，R0切除者2年和5年生存率分别为33%和16%，R1切除者则分别为29%和15%；切缘状态并不影响总生存（HR 1.10；95%CI：0.94～1.29，P=0.24）。但这几个研究结论均是在接受术后辅助治疗的情况下得出的。

（九）CA199

CA199是一种能被116NS199单克隆抗体识别的分子质量为50×10^5 Da的低聚糖类肿瘤相关抗原，为迄今对胰腺癌敏感性最高、临床应用最多和最有价值的肿瘤标志物。

研究显示，胰腺癌患者的血清CA199水平与生存密切相关。英国一研究回顾分析了154例接受化疗的进展期胰腺癌患者[30]，以37U/mL为正常值上限，结果显示患者CA199≤958 U/mL时的1年生存率明显高于CA199＞958 U/mL者（46% vs 19%），CA199为独立预后因素（HR1.8；95%CI：1.3～2.5，P=0.000 4）。一临床Ⅲ期随机对照研究比较吉西他滨联合卡培他滨和单药吉西他滨治疗晚期胰腺癌的疗效[31]，亚组分析中剔除治疗前CA199低于正常值上限（37 U/mL）者和未检测血清CA199的患者，共247例符合条件，每3周监测CA199水平。分析结果显示，治疗前CA199较高者（≥2 783 U/mL）的中位生存期明显低于CA199较低者（＜2 783 U/mL。5.8个月vs 10.3个月，P＜0.000 1），但治疗期间任意时间或化疗2疗程后CA199跌幅≥50%者并未显示出显著的生存优势。

有研究发现，CA199变化反应与生存预后相关。在一项队列研究中（n=347）[32]，肿瘤分期相同的胰腺癌患者经手术治疗后，CA199恢复正常组的中位生存期明显长于术后CA199下降但未恢复至正常组。Halm[33]和Ziske[34]的研究均发现，吉西他滨化疗8周后CA199跌幅＞20%者较跌幅≤20%或CA199升高者有显著的生存优势，且多因素分析显示CA199反应为独立预后因素。Saad[35]和Stemmler[36]的研究发现，吉西他滨或吉西他滨联合顺铂化疗后CA199跌幅≥50%者有较优的生存优势。

另外，研究发现血清CA199水平与胰腺癌分期相关。王洛伟等[37]回顾性分析了778例胰腺癌患者，发现血清CA199数值随胰腺癌TNM分期呈增加趋势，CA199水平与胰腺癌TNM分期呈明显正相关，而与患者生存期呈负相关。Ferrone等[38]回顾分析176例术前曾监测血清CA199的胰腺癌患者，N0患者术前CA199水平较N1患者低（90 U/mL vs 164 U/mL，非参数检验P=0.06），T1/T2患者术前CA199水平明显低于T3患者（41 U/mL vs 162 U/mL，P=0.03）。

总而言之，上述研究均提示CA199影响胰腺癌患者的生存预后。

但须注意，CA199是Lewis a血型抗原的一部分，某些人群由于缺少这种基因不表达CA199，即使发生胰腺癌也不能合成CA199。这类人群约占白种人口的5%～10%，而有关中国人群的比例报道较少[32]。CA199经肝脏代谢和胆汁排泄，在肝功能不全和肝外胆管阻塞时CA199可能会升高，胰腺癌尤其胰头癌较易发生阻塞性黄疸，可能干扰病情预后判断。另外，不同研究机构定义CA199正常值及中位数不统一、监测时间不统一、CA199变化反应界值不统一等可能对病情预后判断造成干扰。

二、治疗方式

（一）手术治疗

到目前为止，手术在治疗胰腺癌的首要地位是不可替代的。按目的，胰腺癌的手术可分为根治、姑息、单纯探查术等。手术方式主要有胰十二指肠切除术（PD Whipple）、保留幽门的胰十二指肠切除术（PPPD）、全胰切除术（TP）、扩大根治术等。

研究表明，手术方式是影响胰腺癌预后的独立因素。中国抗癌协会胰腺癌专业委员会回顾性分析2 340例胰腺癌病例[11]，非手术组中位生存期为3.0个月，1年、3年和5年生存率均为0%；探查性手术组上述4个指标分别为4.5个月、7.35%，0%，0%；姑息性手术组4个指标分别为9.0个月、17.78%，0.67%，0%；胰头癌根治性手术组4个指标分别为17.1个月、54.36%，13.47%，8.47%。Gehan比分检验显示，除探查手术组与非手术组间差异无显著意义（P=0.062）外，其余各组之间差异均有显著意义（P<0.01）。

有研究显示，因胰腺癌患者较易发生腹腔干及肠系膜动脉淋巴结等区域淋巴结转移，故胰十二指肠切除术并扩大淋巴结切除（即扩大切除术，ELA）对比标准PD术（SLA）有生存获益[39-41]。但也有研究显示ELA并无生存优势且可导致较多术后并发症发生[42, 43]。2007年发表的一个Meta分析探讨了比较ELA和SLA治疗胰腺癌的疗效，共4个随机临床试验（其中1个试验并无完整资料未进行分析）[44-47]，共424例患者，50%接受SLA，50%接受ELA，结果显示，ELA较SLA并无生存获益（P=0.48），术后并发症及死亡率2组间并无差别，ELA组发生胃排空延迟较多但无显著差别[48]。分析建议目前胰腺癌手术治疗宜采用标准PD术。

（二）辅助化疗

胰腺癌初诊时不到20%的患者有手术切除的机会，但是根治性切除术后中位生存期为11～20个月，5年生存率约为7%～25%[49]。肿瘤治疗失败的原因有局部复发（34%～87%），腹膜转移（19%～53%），肝转移（38%～73%），腹腔外脏器转移（如肺脏，8%～19%）。研究如ESPAC-1试验[50]和CONKO-001试验[51]，结果均显示术后辅助化疗可改善胰腺癌术后无病生存，但也有不同意见[52-54]。

2007年发表的一个Meta分析，探讨了胰腺癌术后辅助化疗的地位[55]。其共涉及5个随机临床试验[50-54]，482例患者行术后辅助化疗，方案包括FAM（5FU+ADM+MMC），MF（5FU+MMC），PF（5FU+DDP），5FU/LV、单药吉西他滨，469例患者单纯术后观察，结果辅助化疗者中位生存期较单纯观察者延长3个月（P=0.03），但两者5年生存率无显著差别（$P>0.05$）。究其生存率并未改善的原因可能与病例数过少、疾病进展后续治疗（部分研究开始于97年前，未把吉西他滨作为姑息化疗的治疗）等因素有关。目前认为，可手术胰腺癌可从术后辅助化疗中获益。

（三）联合化放疗

胰腺癌术后易局部复发，尤其切缘阳性的患者，因此有研究者提出应术后行联合化放疗，如GITSG研究[56]、RTOG 9704试验[57]、Hsu报道的研究[58]等。但EORTC 40891试验[59]，ESPAC-1试验[50]认为联合治疗并无生存获益。

2008年发表的一个Meta分析比较了胰腺癌术后联合化放疗和单纯化疗的疗效[29]。其共涉及4个随机临床试验，共875例患者，其中R1切除278例（32%），R0切除591例（68%），分析结果显示，对于R0切除患者，联合化放疗会增加19%的死亡风险（HR1.19；95%CI：0.95～1.49）单纯化疗可下降35%的死亡风险（HR0.65；95%CI：0.53～0.80）；R1切除者刚好相反，单纯化疗可增加4%的死亡风险（HR1.04；95%CI：0.78～1.40），联合化放疗则可下降28%的死亡风险（HR0.72；95%CI：0.47～1.10）。但涉及试验放疗剂量及化疗药物、剂量强度不一，以及研究间手术水平等因素并不统一。目前尚缺乏强有力的证据支持联合化放疗可影响胰腺癌术后的生存。

三、分子生物学特征

（一）抑癌基因

1. P^{53}抑癌基因

P^{53}基因是迄今发现与人类肿瘤相关性最高的基因，位于17p13.1，约20 Kb长，包含11个外显子，编码393个氨基酸组成的53 KD的核内磷酸化蛋白。P^{53}蛋白分为野生型和突变型，野生型P^{53}蛋白半衰期短，在正常组织中的含量极低，用免疫组化方法只能检测到突变型的表达。正常P^{53}基因，即野生型P^{53}，其功能类似“分子警察”，监视并维持细胞基因组的完整性。DNA受到损伤后，野生型P^{53}被激活，诱导细胞停滞在G1期进行修复；若修复失败，野生型P^{53}就活化那些诱导凋亡的基因的转录，如上调靶基因Bax和P^{21}（waf-1），同时抑制Bcl-2基因，使细胞凋亡，从而避免DNA的突变。突变型P^{53}则具有癌基因的作用，不仅引起P^{53}抑癌活性的丧失，并且可以使编码产物的调节紊乱，细胞分化障碍，生长失控乃至癌变。

P^{53}基因在胰腺癌中的突变率为60%～70%[60]。研究表明，P^{53}基因有突变或P^{53}蛋白过度表达的胰腺癌患者的生存期或生存率明显低于阴性者[61-63]。但也有一些研究未能得到P^{53}与胰腺癌生存预后相关的结果[64-66]。另有研究指出，P^{53}突变者有较高的化疗的敏感性，确切原因未知，这可能与缺失修复细胞毒药物所致的DNA损伤的能力有关[67, 68]。

2. P^{16}抑癌基因

P^{16}基因，又称多种肿瘤抑制基因（multip letumor supp resor 1，MTS1）或CDKN2（cyclin dependent kinase inhibitor 2），定位于人染色体9p21，全长8.5 Kb，由3个外显子和2个内显子组成，编码产物即P^{16}蛋白，定位于细胞核内。P^{16}既是细胞周期有效调控者，又是抑制肿瘤细胞生长的关键因子。P^{16}可与细胞周期蛋白D（cyclinD）竞争性结合细胞周期依赖性激酶（CDK4），CDK4与cyclinD1结合能使细胞周期进入G1期，而P^{16}蛋白与CDK4结合后，使视网膜母细胞瘤基因蛋白（Rb）磷酸化作用减少，导致转录因子E2F释放减少，从而阻止细胞由G1进入S期，细胞生长停滞。

P^{16}基因异常主要表现为基因缺失。P^{16}基因异常在胰腺癌细胞株中可达85%，研究显示P^{16}基因缺失的胰腺癌患者生存率较低，并与肿瘤分期、分化密切相关[69-72]。但也有研究得出相反结果，认为P^{16}基因表达情况与胰腺癌预后无关[65, 66]。

3. P^{21}基因

人P^{21}基因位于染色体6q21.2，85 Kb长，有3个外显子，编码164个氨基酸组成的21 KD的蛋白。P^{21}参与由P^{53}介导的细胞DNA损伤反应，P^{53}作为转录因子启动P^{21}表达，抑制CyclinE-CDK2复合物活性，使Rb低磷酸化，致使细胞停滞于G1期而不能进入S期；另外，P^{21}与PCNA（细胞增殖核抗原）结合抑制DNA复制[73]。

在胰腺癌组织中发现约30%～60%的P^{21}表达异常，但许多研究并未显示P^{21}与生存预后密切相关[66, 74-76]。

（二）癌基因

位于染色体12p12.1的K-ras原癌基因是胰腺癌中最常见的突变基因。在胰腺癌中K-ras突变主要发生在第12位密码子，且第2个碱基常常由鸟嘌呤转变为腺嘌呤。约71%～94%的胰腺导管癌可发生该基因突变，而且胰腺癌初期即存在K-ras癌基因的突变。K-ras基因的突变降低了相应的ras蛋白水解GTP（三磷酸鸟苷）为GDP（二磷酸鸟苷）的能力，导致ras蛋白与GTP持续结合促进细胞生长[75]。

研究显示，接受手术治疗的胰腺癌患者，有K-ras突变者其术后生存时间明显短于无突变者[77, 78]。也有研究指出，K-ras突变与生存无关，但某些亚型的K-ras突变似乎影响预后[65, 79]。

（三）表皮生长因子及其受体

表皮生长因子（epidermal growth factor，EGF）是最早发现的生长因子，对调节细胞生长、增殖和分化起着重要的作用。EGF是通过与细胞表面的表皮生长因子受体（EGFR）结合而起作用的。EGFR是具有配体依赖性的酪氨酸激酶活性的跨膜糖蛋白，EGF与EGFR结合将引起受体构象改变，胞内酪氨酸激酶的活化，蛋白质磷酸化和刺激多种细胞信号传导通路引起基因转录和细胞周期变化，从而引起下游一系列信号通路的活化，这些通路的激活最终会导致细胞的增殖、逃避凋亡及癌细胞浸润和转移[80]。

研究报道胰腺癌组织中EGF和或EGFR的过表达，且与肿瘤分化差、分期晚、生存时间短有关[81-85]，但也有研究指出其表达与生存预后无密切关系[86, 87]。

（四）血管内皮生长因子（VEGF）

VEGF是目前已被发现的最特异性血管生成因子，能刺激血管内皮细胞的增生及提高血管的渗透性，在肿瘤血管形成过程中起重要的作用。

许多研究表明，在胰腺癌组织中存在VEGF过表达，约70%～90%且高表达者生存预后差[88-94]。

（五）其他

钙黏蛋白、连环蛋白、尿激酶纤维蛋白溶酶原激活剂、基质金属蛋白酶、Bcl-2、Survivin等，它们与胰腺癌的周围侵犯和转移有着密切的关系，研究表明它们可能影响胰腺癌的生存预后[95-106]。

第二节　胰腺癌的随访

2008年NCCN指南推荐对胰腺癌术后的患者应每3～6个月进行随访，主要是询问病史和体格检查[107]。有争议指出，应监测CA199水平和CT检查，但目前没有大宗样本证据证实肿瘤标志物和CT检查可早期预测肿瘤复发及转移。

PET/CT是通过探测器接收并记录引入体内靶组织或器官的正电子药物发射的核射线，然后以影像的方式显示出来。PET/CT不仅可以显示脏器或病变的位置、形态、大小等解剖学结构，更可以同时提供有关脏器和病变的血流、功能、代谢和/或受体密度，甚至是分子水平的化学信息，因此有助于疾病的早期诊断。近年PET/CT在肿瘤的早期诊断、分期、寻找原发灶、监测疗效等方面日益起重要的作用。但目前缺乏证据显示PET/CT对胰腺癌的监测作用，而且其价格昂贵难以在基层单位推广。

建议可根据胰腺癌的不同分期及不同的治疗方式进行相关随访。

一、可切除胰腺癌的随访

胰腺癌切除术后除应询问病史、体格检查、定期监测CA199水平、腹部CT检查外，胰腺癌因不同的手术范围和方式可引起胰腺分泌功能不同程度的变化，应定期监测血糖、尿糖或糖化血红蛋白等水平而早期发现、治疗继发性糖尿病。

二、局部晚期胰腺癌的随访

局部晚期胰腺癌因放射治疗可引起相应的放射毒性反应，如放射性肠炎、放射性胃炎、放射性肝炎等。胰腺癌放疗的毒副反应除了与联合的化疗方案有关外，还与照射方式、剂量大小、照射野大小有关。有研究报道，胰腺癌采用三维放疗引起的胃肠道急性反应1～2度为70%，3度为9%，迟发性反应3度为6.8%，4度为4.5%[108]。随访时可根据具体情况选择行胃镜、肠镜等检查。

三、晚期胰腺癌的随访

晚期胰腺癌治疗以姑息治疗为主，应定期监测CA199水平、腹部CT检查及了解患者疼痛变化、生活质量、化疗相关毒性（如5FU引起的肝毒性和黏膜反应、草酸铂引起的神经毒性）等。

参考文献

[1] Parkin DM, Bray F, Ferlay J, et al. Global cancer statistics, 2002 [J]. CA Cancer J Clin, 2005, 55 (2): 74–108.

[2] Boeck S, Hinke A, Wilkowski R, et al. Importance of performance status for treatment outcome in advanced pancreatic cancer [J]. World J Gastroenterol, 2007, 14, 13 (2): 224–227.

[3] Storniolo AM, Enas NH, Brown CA, et al. An investigational new drug treatment program for patients with gemcitabine: results for over 3 000 patients with pancreatic carcinoma [J]. Cancer, 1999, 85: 1261–1268.

[4] Heinemann V, Quietzsch D, Gieseler F, et al. Randomized phase Ⅲ trial of gemcitabine plus cisplatin compared with gemcitabine alone in advanced pancreatic cancer [J]. J Clin Oncol, 2006, 24: 3946–3952.

[5] Herrmann R, Bodoky G, Ruhstaller T, et al. Gemcitabine (G) plus Capecitabine (C) versus G alone in locally advanced or metastatic pancreatic cancer: A randomized phase Ⅲ study of the Swiss Group for Clinical Cancer Research (SAKK) and the Central European Cooperative Oncology Group (CECOG) [C]. Proc Am Soc Clin Oncol, 2005, 23: 4010.

[6] Riess H, Helm A, Niedergethmann M, et al. A randomised, prospective, multicenter phase Ⅲ trial of gemcitabine, 5–fluorouracil (5FU), folinic acid vs gemcitabine alone in patients with advanced pancreatic cancer [C]. Proc Am Soc Clin Oncol, 2005, 23: 4009.

[7] Krishnan S, Rana V, Janjan NA, et al. Prognostic factors in patients with unresectable locally advanced pancreatic adenocarcinoma treated with chemoradiation [J]. Cancer, 2006, 107 (11): 2589–2596.

[8] DiMagno EP, Reber HA, Tempero MA. AGA technical review on the epidemiology, diagnosis, and treatment of pancreatic ductal adenocarcinoma [J]. J Gastroenterology, 1999, 117 (6): 1464–1484.

[9] Lim JE, Chien MW, Earle CC. Prognostic factors following curative resection for pancreatic adenocarcinoma: a population–based, linked database analysis of 396 patients [J]. J Ann Surg, 2003, 237: 74–85.

[10] Muscari F, Suc B, Kirzin S. Risk factors for mortality and intra–abdominal complications after pancreato–duodenectomy: multivariate analysis in 300 patients [J]. J Surgery, 2006, 139 (5): 591–598.

[11] 张群华，倪泉华. 胰腺癌2 340例临床病例分析 [J]. 中华医学杂志，2004，84 (3): 214–218.

[12] 马刚，赵明芳，刘洪波，等. 胰腺癌手术患者预后的多因素分析 [J]. 中国医科大学学报，2000，29 (1): 31–32.

[13] Fortner JG, Klimstra DS, Senie RT, et al. Tumor size is the primary prognosticator for pancreatic cancer after regional pancreatectomy [J]. Ann Surg, 1996, 223 (2): 147–153.

[14] Kedra B, Pop iela T, SierzegaM, et al. Prognostic factors of long term survival after resective procedures for pancreatic cancer [J]. Hepatogastroenterology, 2001, 48 (42): 1762–1766.

[15] Yeo CJ, Cameron JL, Lillemoe KD, et al. Pancreaticoduodenectomy for cancer of the head of the pancreas, 201 patients [J]. Ann Surg, 1995, 221: 721–731.

[16] Schnelldorfer T, Ware AL, Sarr MG, et al. Long–term survival after pancreatoduodenectomy for pancreatic adenocarcinoma: is cure possible? [J]. Ann Surg, 2008, 247 (3): 456–462.

[17] Pawlik TM, Gleisner AL, Cameron JL, et al. Prognostic relevance of lymph node ratio following pancreaticoduodenectomy for pancreatic cancer. Surgery. 2007, 141 (5): 610–618.

[18] Slidell MB, Chang DC, Cameron JL, et al. Impact of total lymph node count and lymph node ratio on staging and survival after pancreatectomy for pancreatic adenocarcinoma: a large, population-based analysis [J] . Ann Surg Oncol, 2008, 15 (1) : 165-174.

[19] Takahashi T, Ishikura H, Motohara T, et al. Perineural invasion by ductal adenocarcinoma of the pancreas [J] . J Surg Oncol, 1997, 65 (3) : 164-167.

[20] Nagakawa T, Kayahara M, Ueno K, et al. Clinicopathological study on neural invasion to the extrapancreatic nerve plexus in pancreatic cancer [J] . Hepatogastroenterology, 1992, 39 (1) : 51-55.

[21] Pour PM, Egami H, Takiyama Y. Patterns of growth and metastases of induced pancreatic cancer in relation to the prognosis and its clinical implications [J] . Gastroenterology, 1991, 100 (2) : 529-536.

[22] Ohigashi H, Ishikawa O, Sasaki Y, et al. K-ras point mutation in the nerve plexuses around the superior mesenteric artery in resectable adenocarcinoma of the pancreatic head: distribution pattern and related factors [J] . Arch Surg, 2000, 135 (12) : 1450-1455.

[23] Nakao A, Harada A, Nonami T, et a1. Clinical significance of carcinoma invasion of the extrapancreatic nerve plexus in pancreatic cancer [J] . Pancreas, 1996, 12: 357-361.

[24] Tezel E, Kaneko T, Sugimoto H, et a1. Clinical significance of intraportal endovascular ultrasonography for the diagnosis of extrapancreatic nerve plexus invasion by pancreatic carcinoma [J] . Pancreatology, 2004, 4: 76-81.

[25] Ozaki H, Hiraoka T, Mizumoto R, et al. The prognostic significance of lymph node metastasis and intrapancreatic perineural invasion in pancreatic cancer after curative resection [J] . Surg Today, 1999, 29 (1) : 16-22.

[26] Oshima K, Nakao A. New classification of the T category for pancreatic cancer [J] . Nippon Geka Gakkai Zasshi, 2000, 101, 195-199.

[27] Raut CP, Tseng JF, Sun CC, et al. Impact of resection status on pattern of failure and survival after pancreaticoduodenectomy for pancreatic adenocarcinoma [J] . Ann Surg, 2007, 246 (1) : 52-60.

[28] Neoptolemos JP, Stocken DD, Dunn JA, et al. Influence of resection margins on survival for patients with pancreatic cancer treated by adjuvant chemoradiation and/or chemotherapy in the ESPAC-1 randomized controlled trial [J] . Ann Surg, 2001, 234 (6) : 758-768.

[29] Butturini G, Stocken DD, Wente MN, et al. Influence of resection margins and treatment on survival in patients with pancreatic cancer: meta-analysis of randomized controlled trials [J] . Arch Surg, 2008, 143 (1) : 75-83.

[30] Maisey NR, Norman AR, Hill A, et al. CA199 as a prognostic factor in inoperable pancreatic cancer: the implication for clinical trials [J] . Br J Cancer, 2005, 93 (7) : 740-743.

[31] Hess V, Glimelius B, Grawe P, et al. CA 19-9 tumour-marker response to chemotherapy in patients with advanced pancreatic cancer enrolled in a randomised controlled trial [J] . Lancet Oncol, 2008, 9 (2) : 132-138.

[32] Safi F, Schlosser W, Falkenreck S, et al. CA 19-9 serum course and prognosis of pancreatic cancer [J] . Int J Pancreatol, 1996, 20 (3) : 155-161.

[33] Halm U, Schumann T, Schiefke I, et al. Decrease of CA 19-9 during chemotherapy with gemcitabine predicts survival time in patients with advanced pancreatic cancer [J] . Br J Cancer, 2000, 82 (5) : 1013-1016.

[34] Ziske C, Schlie C, Gorschlüter M, et al. Prognostic value of CA 19-9 levels in patients with inoperable adenocarcinoma of the pancreas treated with gemcitabine [J]. Br J Cancer, 2003, 89 (8): 1413-1417.

[35] Saad ED, Machado MC, Wajsbrot D, et al. Pretreatment CA 19-9 level as a prognostic factor in patients with advanced pancreatic cancer treated with gemcitabine [J]. Int J Gastrointest Cancer, 2002, 32 (1): 35-41.

[36] Stemmler J, Stieber P, Szymala AM, et al. Are serial CA 19-9 kinetics helpful in predicting survival in patients with advanced or metastatic pancreatic cancer treated with gemcitabine and cisplatin? [J]. Onkologie, 2003, 26 (5): 462-467.

[37] 王洛伟，李兆申，余志良，等. 血清CA199水平对胰腺癌的诊断价值 [J]. 解放军医学杂志，2002，27 (4): 302-303.

[38] Ferrone CR, Finkelstein DM, Thayer SP, et al. Perioperative CA199 levels can predict stage and survival in patients with resectable pancreatic adenocarcinoma [J]. J Clin Oncol, 2006, 24 (18): 2897-2902.

[39] Ishikawa O, Ohhigashi H, Sasaki Y, et al. Practical usefulness of lymphatic and connective tissue clearance for the carcinoma of the pancreas head [J]. Ann Surg, 1988, 208: 215-220.

[40] Manabe T, Ohshio G, Baba N, et al. Radical pancreatectomy for ductal cell carcinoma of the head of the pancreas [J]. Cancer, 1989, 64: 1132-1137.

[41] Kawarada Y, Yokoi H, Isaji S, et al. Modified standard pancreaticoduodenectomy for the treatment of pancreatic head cancer [J]. Digestion, 1999, 60 (Suppl 1): 120-125.

[42] Iacono C, Accordini S, Bortolasi L, et al. Results of pancreaticoduodenectomy for pancreatic cancer: extended versus standard procedure [J]. World J Surg, 2002, 26: 1309-1314.

[43] Henne-Bruns D, Vogel I, Luttges J, et al. Surgery for ductal adenocarcinoma of the pancreatic head: staging, complications, and survival after regional versus extended lymphadenectomy [J]. World J Surg, 2000, 24: 595-601.

[44] Farnell MB, Pearson RK, Sarr MG, et al. A prospective randomized trial comparing standard pancreat-oduodenectomy with pancreatoduodenectomy with extended lymphadenectomy in resectable pancreatic head adenocarcinoma [J]. Surgery, 2005, 138: 618-628.

[45] Yeo CJ, Cameron JL, Lillemoe KD, et al. Pancreaticoduodenectomy with or without distal gastrectomy and extended etroperitoneal lymphadenectomy for periampullary adenocarcinoma, part 2: randomized controlled trial evaluating survival, morbidity, and mortality [J]. Ann Surg, 2002, 236: 355-366.

[46] Pedrazzoli S, DiCarlo V, Dionigi R, et al. Standard versus extended lymphadenectomy associated with pancreatoduodenectomy in the surgical treatment of adenocarcinoma of the head of the pancreas: a multicenter, prospective, randomized study. Lymphadenectomy Study Group [J]. Ann Surg, 1998, 228: 508-517.

[47] Nimura Y, Nagino M, Kato H, et al. Regional versus extended lymph node dissection in radical pancreaticoduodenectomy for pancreatic cancer: a multicenter, randomized controlled trial [J]. HPB, 2004, 6 (Suppl 1): 2 (Abstract).

[48] Michalski CW, Kleeff J, Wente MN, et al. Systematic review and meta-analysis of standard and extended lymphadenectomy in pancreaticoduodenectomy for pancreatic cancer [J]. Br J Surg, 2007, 94 (3): 265-273

[49] Cress RD, Yin D, Clarke L, et al. Survival among patients with adenocarcinoma of the pancreas: a

population- based study (United States) [J]. Cancer Causes Control, 2006, 17: 403-409.

[50] Neoptolemos JP, Stocken DD, Friess H, et al. A randomized trial of chemoradiotherapy and chemotherapy after resection of pancreatic cancer [J]. N Engl J Med, 2004, 350: 1200-1210.

[51] Oettle H, Post S, Neuhaus P, et al. Adjuvant chemotherapy with gemcitabine vs observation in patients undergoing curative-intent resection of pancreatic cancer [J]. JAMA, 2007, 297: 267-277.

[52] Bakkevold KE, Arnesj B, Dahl O, et al: Adjuvant combination chemotherapy (AMF) following radical resection of carcinoma of the pancreas and papilla of vater - results of a controlled, prospective, randomised multicentre study [J]. Eur J Cancer, 1993, 29: 698-703.

[53] Takada T, Amano H, Yasuda H, et al: Is postoperative adjuvant chemotherapy useful for gallbladder carcinoma? A phase Ⅲ multicenter prospective randomized controlled trial in patients with resected pancreaticobiliary carcinoma [J]. Cancer, 2002, 95: 1685-1695.

[54] Kosuge T, Kiuchi T, Mukai K, et al: A multicenter randomized controlled trial to evaluate the effect of adjuvant cisplatin and 5-fluorouracil therapy after curative resection in cases of pancreatic cancer [J]. Jpn J Clin Oncol, 2006, 36: 159-165.

[55] Boeck S, Ankerst DP, Heinemann V. The role of adjuvant chemotherapy for patients with resected pancreatic cancer: systematic review of randomized controlled trials and meta-analysis [J]. Oncology, 2007, 72 (5-6): 314-321.

[56] Gastrointestinal Tumor Study Group. Further evidence of effective adjuvant combined radiation and chemotherapy following curative resection of pancreatic cancer [J]. Cancer, 1987, 59 (12): 2006-2010.

[57] Regine WF, Winter KW, Abrams R, et al. RTOG 9704 a phase Ⅲ study of adjuvant pre and post chemoradiation (CRT) 5FU vs. gemcitabine (G) for resected pancreatic adenocarcinoma [C]. J Clin Oncol, 2006, 24 (18S, Part I): 4007.

[58] Hsu CC, Herman JM, Corsini MM, et al. Adjuvant Chemoradiation for Pancreatic Adenocarcinoma: The Johns Hopkins Hospital - Mayo Clinic Collaborative Study [C]. 2008 Gastrointestinal Cancers Symposium, Abstract 124.

[59] Klinkenbijl JH, Jeekel J, Sahmoud T, et al. Adjuvant radiotherapy and 5-fluorouracil after curative resection of the pancreas and periampullary region: phase Ⅲ trial of the EORTC Gastrointestinal Tract Cancer Cooperative Group [J]. Ann Surg, 1999, 230 (6): 776-782.

[60] Barton CM, Staddon SL, Hughes CM, et al. Abnormalities of the P^{53} tumour suppressor gene in human pancreatic cancer [J]. Br J Cancer, 1991, 64: 1076-1082.

[61] Yokoyama M, Yamanaka Y, Friess H, et al. P^{53} expression in human pancreatic cancer correlates with enhanced biological aggressiveness [J]. Anticancer Res, 1994, 14 (6B), 2477-2483.

[62] Nakamori S, Yashima K, Murakami Y, et al. Association of P^{53} gene mutations with short survival in pancreatic adenocarcinoma [J]. Jpn J Cancer Res, 1995, 86 (2), 174-181

[63] Campani D, Boggi U, Cecchetti D, et al. P^{53} overexpression in lymph node metastases predicts clinical outcome in ductal pancreatic cancer [J]. Pancreas, 1999, 19, 26-32.

[64] Ruggeri BA, Huang L, Berger D, et al. Molecular pathology of primary and metastatic ductal pancreatic lesions: analyses of mutations and expression of the P^{53}, mdm-2, and P^{21}/WAF-1 genes in sporadic and familial lesions [J]. Cancer, 1997, 79 (4): 700-716.

[65] Kawesha A, Ghaneh P, Andren-Sandberg A, et al. K-ras oncogene subtype mutations are associated with survival but not expression of P^{53}, P^{16} (INK4A), P^{21} (WAF-1), cyclin D1, erbB-2 and erbB-3 in resected pancreatic ductal adenocarcinoma [J]. Int J Cancer, 2000, 89 (6): 469-474.

[66] Biankin AV, Morey AL, Lee C, et al. DPC4/Smad4 expression and outcome in pancreatic ductal adenocarcinoma [J]. J Clin Oncol, 2002, 20: 4531-4542.

[67] Mueller H, Eppenberger U. The dual role of mutant P^{53} protein in chemosensitivity of human cancers. Anticancer Res, 1996, 16 (6B), 3845-3848.

[68] Petty RD, Cree IA, Sutherland LA. Expression of the P^{53} tumour suppressor gene product is a determinant of chemosensitivity [J]. Biochem Biophys Res Comm, 1994, 199: 264-270.

[69] Naka T, Kobayashi M, Ashida K, et al. Aberrant p16INK4 expression related to clinical stage and prognosis in patients with pancreatic cancer [J]. Int J Oncol, 1998, 12 (5): 1111-1116.

[70] Ohtsubo K, Watanabe H, Yamaguchi Y, et al. Abnormalities of tumor suppressor gene P^{16} in pancreatic carcinoma: immunohistochemical and genetic findings compared with clinicopathological parameters [J]. J Gastroenterol, 2003, 38 (7): 663-671.

[71] Gerdes B, Ramaswamy A, Ziegler A, et al. p16INK4a is a prognostic marker in resected ductal pancreatic cancer: an analysis of p16INK4a, P^{53}, MDM2, an Rb [J]. Ann Surg, 2002, 235 (1): 51-59.

[72] Hu YX, Watanabe H, Ohtsubo K, et al. Frequent loss of P^{16} expression and its correlation with clinicopathological parameters in pancreatic carcinoma [J]. Clin Cancer Res, 1997, 3 (9): 1473-1477.

[73] Xiong Y, Hannon GJ, Zhang H, et al. P^{21} is a universal inhibitor of cyclin kinases [J]. Nature, 1993, 366 (6456): 701-704.

[74] Hashimoto Y, Nio Y, Sumi S, et al. Correlation between TGF-beta 1 and P^{21} (WAFI/CIP1) expression and prognosis in resectable invasive ductal carcinoma of the pancreas [J]. Pancreas, 2001, 22: 341-371.

[75] Song MM, Nio Y, Dong M, et al. Comparison of K-ras mutation at codon 12 and P^{21} expression in pancreatic cancer between Japanese and Chinese patients [J]. J Surgical Oncol, 2000, 75: 176-185.

[76] Yamaguchi K, Enjoji M. Carcinoma of the pancreas: a clinicopathologic study of 96 cases with immunohistological observations [J]. Jap J Clin Oncol, 1989, 19: 14-22.

[77] Castells A, Puig P, Mora J, et al. K-ras mutations in DNA extracted from the plasma of patients with pancreatic carcinoma: diagnostic utility and prognostic significance [J]. J Clin Oncol, 1999, 17: 578-584.

[78] Finkelstein SD, Przygodzki RM, Pricolo VE, et al. K-ras-2 topographic genotyping of pancreatic adenocarcinoma [J]. Arch Surg, 1994, 129: 367-372.

[79] Song MM, Nio Y, Sato Y, et al. Clinicopathological significance of K-ras point mutation and expression in benign and malignant exocrine tumours of the human pancreas [J]. Int J Pancreatology, 1996, 20: 85-93.

[80] Ullrich A, Schlessinger J. Signal transduction by receptors with tyrosine kinase activity [J]. Cell, 1990, 61: 203-212.

[81] Ueda M, Ogata S, Tsuda H, et al. The correlation between cytoplasmic overexpression of epidermal growth factor and tumour aggressiveness: poor prognosis in patients with pancreatic ductal adenocarcinoma [J]. Pancreas, 2004, 29: 1-8.

[82] Friess H, Yamanaka Y, Kobrin MS, et al. Enhanced erB-3 expression in human pancreatic cancer

correlates with tumour progression [J] . Clin Cancer Res, 1995, 11: 1413-1420.

[83] Lei S, Appert HE, Nakata B, et al. Overexpression of HER2/neu oncogene in pancreatic cancer correlates with shortened survival [J] . Int J Pancreatol, 1995, 17: 15-21.

[84] Tobita K, Kijima H, Dowaki S, et al. Epidermal growth factor expression in human pancreatic carcinoma: significance for liver metastasis [J] . Int J Mol Med, 2003, 11: 305-309.

[85] Thybusch-Bernhardt A, Beckmann S, Juhl H. Comparative analysis of the EGF-receptor family in pancreatic cancer: expression of HER-4 correlates with a favourable tumour stage [J] . Int J Surg Invest, 2001, 2: 393-400.

[86] Tamiolakis D, Venizelos I, Simopoulos C, et al. Correlation of immunohistochemically detected HER-2/neu (erbB-2) with histological stage and perineural invasion in pancreatic cancer [J] . Hepatogastroenterology, 2004, 51: 334-337.

[87] Koka V, Potti A, Koch M, et al. Role of immunohistochemical identification of Her-2/neu and detection of variability inoverexpression of pancreatic carcinoma [J] . Anticancer Res, 2002, 22: 1593-1597.

[88] Ikeda N, Adachi M, Taki T, et al. Prognostic significance of angiogenesis in human pancreatic cancer [J] . Br J Cancer, 1999, 79: 1553-1563.

[89] Seo Y, Baba H, Fukuda T, et al. High expression of vascular endothelial growth factor is associated with liver metastasis and poor prognosis for patients with ductal adenocarcinoma [J] . Cancer, 2000, 88: 2239-2245.

[90] Buchler P, Reber HA, Buchler MW, et al. VEGF-RII influences the prognosis of pancreatic cancer. Ann Surg, 2002, 236, 738-749.

[91] Niedergethmann M, Hildenbrand R, Wostbrock B, et al. High expression of vascular endothelial growth factor predicting early recurrence and poor prognosis after curative resection of ductal adenocarcinoma of the pancreas [J] . Pancreas, 2002, 25: 122-129.

[92] Kuwahara K, Sasaki T, Kuwada Y, et al. Expression of angiogenic factors in pancreatic ductal carcinoma: a correlative study with clinicopathological parameters and patient survival [J] . Pancreas, 2003, 26: 344-349.

[93] Karayiannakis AJ, Bolanaki H, Syrigos KN, et al. Serum vascular endothelial growth factor levels in pancreatic cancer patients correlate with advanced and metastatic disease and poor prognosis [J] . Cancer Letts, 2003, 194: 119-124.

[94] Shimoyama S, Gansuage F, Gansauge S, et al. Increased angiogenin expression in pancreatic cancer is related to cancer aggressiveness [J] . Cancer Res, 2003, 56: 2703-2706.

[95] Shin SJ, Kim KO, Kim MK, et al. Expression of E-cadherin and uPA and their association with the prognosis of pancreatic cancer [J] . Jpn J Clin Oncol, 2005, 35 (6) : 342-348.

[96] Karayiannakis AJ, Syrigos KN, Polychronidis A, et al. Expression patterns of alpha-, beta- and gamma-catenin in pancreatic cancer: correlation with E-cadherin expression, pathological features and prognosis [J] . Anticancer Res, 2001, 21 (6A) : 4127-4134.

[97] Julkunen K, Makinen K, Karja V, et al. alpha, beta and chi-catenin expression in human pancreatic cancer [J] . Anticancer Res, 2003, 23: 5043-5047.

[98] Li YJ, Ji XR. Relationship between the expression of beta-catenin, cyclin D1 and myc and the occurrence and biological behaviour of pancreatic cancer [J] . Zhonghua Bing Li Xue Za Zhi, 2003, 32: 238-241.

[99] Harvey SR, Hurd TC, Markus G, et al. Evaluation of urinary plasminogen activator, its receptor matrix metalloproteinase-9 and von Willebrand factor in pancreatic cancer [J]. Clin Cancer Res, 2003, 15: 4935-4943.

[100] Ito T, Ito M, Shiozawa J, et al. Expression of MMP-1 in human pancreatic carcinoma: relationship with prognostic factors [J]. Mod Pathol, 1999, 12: 669-674.

[101] Yammamoto H, Itah F, Iku S, et al. Expression of matrix metalloproteinases and tissue inhibitors of metalloproteinases in human pancreatic adenocarcinomas: clinicopathologic and prognostic significance of matrilysin expression [J]. J Clin Oncol, 2001, 19: 1118-1127.

[102] Nakamura H, Horita S, Senmaru N, et al. Association of matrilysin expression with progression and poor prognosis in human pancreatic adenocarcinoma [J]. Oncol Rep, 2002, 9: 751-755.

[103] Sun CY, Wang BL, Hu CQ, et al. Expression of the bcl-2 gene and its significance in human pancreatic cancer [J]. Hepatobiliary Pancreatic Dis Int, 2002, 1: 306-308.

[104] Nio Y, Iguchi C, Yamasawa K, et al. Apoptosis and expression of Bcl-2 and Bax proteins in invasive ductal carcinoma of the pancreas [J]. Pancreas, 2001, 22: 230-239.

[105] Kami K, Doi R, Koizuma M, et al. Survivin expression is a prognostic marker in pancreatic cancer patients [J]. Surgery, 2004, 136: 443-448.

[106] Qiao JG, Zhang YQ, Yin YC, et al. Expression of survivin in pancreatic cancer and its correlation to expression of Bcl-2 [J]. World J Gastroenterol, 2004, 10: 2759-2761.

[107] 2008 NCCN Clinical Practice Guidelines in Ocology, Pancreatic Adenocarcinoma.

[108] Ceha HM, Van Tienhoven G, Gouma DJ, et a1. Feasibility and efficacy of high dose conformal radiotherapy for patients with locally advanced pancreatic carcinoma [J]. Cancer, 2000, 89: 2222-2229.

（江志敏　谢德荣）

第十五章 胰腺癌护理

第一节 围诊断期护理

由于胰腺的解剖位置较深，胰腺癌的患者多无特异性症状，首发症状与其他消化道疾病相类似，目前也无特异性较高的肿瘤定性检查方法。临床上仍根据患者的临床表现，结合影像学检查等资料进行确诊，这就意味着患者从出现症状就诊到确诊需要一段较长的时间。在这段时间里，护士重要的职责是在术前全面评估病人的身心状况，采取措施使病人具备耐受手术的良好身心条件；术中确保病人安全和手术的顺利实施；术后帮助病人尽快地恢复生理功能，防止各种并发症的出现，实现早日全面康复的目标[1]。

一、症状护理

（一）疼痛

胰腺癌的疼痛多种多样，在病程中也可以发生变化。早期的胰腺癌患者仅表现为上腹部的不适或隐痛，晚期胰腺癌患者由于癌瘤浸润，压迫腹膜后内脏神经丛，腰背痛可比上腹痛更为显著，坐位、弯腰、侧卧、屈膝可减轻，仰卧平躺加重，夜间比白天明显，这是胰腺癌的典型腹痛。

护理要点主要包括：

1）观察并记录疼痛的特征，包括疼痛的部位、发作的方式、程度、性质、开始时间、持续时间及其他的伴随症状。

2）指导患者以坐位、弯腰、侧卧、屈膝等体位改善不良感受，减少疼痛的刺激。在疼痛的部位垫软枕并确保正确的移动，以预防不当姿势造成的疼痛。

3）与家属支持系统沟通，促进家人共同参与护理计划，给予患者充分的家庭和社会心理支持。

4）药物治疗是癌症疼痛治疗的主要治疗手段之一，护理人员应正确执行给药医嘱，了解患者的疼痛强度动态变化，选择最适合患者的止痛药物种类和给药途径，了解止痛剂的有效止痛剂量和使用时间，并正确辨认和预防、处理不良反应[2]。

（二）食欲降低

胰腺癌常伴有消化不良、食欲不振、饱胀不适及恶心、呕吐等表现，这可能与胰腺癌患者常有胃排空延迟有关。另外，胆总管下端及胰腺导管被肿瘤阻塞、胆汁和胰液不能正常进入十二指肠及胰腺外分泌功能不良等均会影响食欲。

护理要点主要包括：

1）认真评估患者的体重和进食量，了解患者的黄疸程度、血电解质及血清白蛋白/球蛋白水平，并向患者讲解足够的营养对维持身体机能、保持体力的重要性。

2）与患者共同制订饮食计划，指导患者进食高蛋白、高碳水化合物、低脂食物。

3）指导家属烹饪技巧，少用或不用油，注意调整食物的色香味，选择清淡易消化食物，勿食过热、粗糙、辛辣食物。

4）为患者创造良好的进食环境，保持室内空气清新，减少环境的不良刺激，包括视觉、嗅觉、听觉。对已有呕吐的患者灵活掌握进食的时间，少食多餐。

5）鼓励患者适当的运动，护士应根据患者的实际情况，对活动的时间、频率、内容、强度等加以限定，注意协调活动和休息。

（三）皮肤瘙痒

多数胰腺癌的患者会有皮肤瘙痒，原因是胆盐沉积于皮肤或胆盐使周围细胞分泌蛋白酶，但患者的瘙痒程度不一。

护理要点主要包括：

1）指导患者穿着柔软棉、丝质内衣，不要用手搔抓痒处，可用抚摸代替；注意皮肤清洁，每天使用温水淋浴。

2）鼓励患者通过听音乐、运动等转移注意力，瘙痒厉害者使用氧化锌软膏涂抹瘙痒处。

（四）消化道出血

约10%的胰腺癌患者会发生消化道出血，表现为呕血、黑便，也有患者仅大便潜血阳性。

护理要点主要包括：

1）及时发现消化道出血的征象，重视患者的主诉，注意患者有无头晕、眼花等不适。

2）避免进食辛辣、刺激或坚硬的食物，杜绝消化道大出血的诱因。

二、各种检查的护理

（一）内镜逆行胰胆管造影（ERCP）的护理

1. 术前护理

1）术前检测血或尿淀粉酶、凝血酶原时间，阻塞性黄疸及怀疑胆管梗阻或结石，应注意体温和白细胞计数及分类的改变，胰胆管存在活动性感染或炎症时，禁做ERCP术。

2）术前应对患者详细说明ERCP的过程，以取得患者的主动合作。

3）术前用药：术前应空腹4～6 h，一般以上午为宜，用润滑止痛凝胶作咽部麻醉，应用少量镇静剂及解痉剂，如安定、654–2或阿托品。

2. 术中护理

告知患者术中应左侧卧位，解开领口、领带及腰带，对精神紧张者用镇静剂；教会患者学会造影前屏气，造影后嘱患者呼气，如有不适，也不能咬牙垫。

3. 术后护理

1）术后4～6 h可进高脂半流食2～3 d。

2）造影后可引起胰腺炎、血清淀粉酶增高，因此应注意观察有无腹痛及胃肠道症状。

3）胰胆管有病变时，极易引起继发感染，必要时术后应用抗生素3～7 d。

4）如有造影剂滞留，应于术后3～4 h到放射科观察胰胆管显影排泄情况。

（二）经皮肝穿刺胆管造影（PTC）的护理

1. 术前护理

1）心理护理：耐心做好病人及家属的心理辅导工作，解释行PTCD穿刺的目的、意义、方法，增强病人的信心。

2）术前掌握病人的情况，评估有否出血倾向，配合医生使用止血药，感染严重者，应用抗生素，嘱病人注意休息。做普鲁卡因及碘过敏试验。

3）告知患者手术时间，嘱病人术前禁食禁饮。

2. 术中护理

1）经肋间穿刺时病人取仰卧位，经腹膜外肝穿刺时取俯卧位。

2）嘱患者在穿刺过程中平稳呼吸，避免憋气或做深呼吸。

3. 术后护理

1）术后需卧床24 h，每2 h监测生命体征一次，直至平稳。

2）观察腹部体征，观察上腹部有无进行性增大的肿块及腹膜刺激症现象，及时报告医生处理。

3）按医嘱输液使用抗生素，止血药和维生素K，注意电解质平衡及营养的补充。

三、心理护理

癌症威胁着人类的生命，往往让患者从意识上将其与死亡等同起来。一个可疑癌症患者，往往对未来有不确定感，有可能比确诊癌症的患者有着更多的焦虑、紧张等情绪[3]。胰腺癌的死亡率高，更增加了可疑胰腺癌患者的心理负担。患者在确诊前后，心理上往往经历以下4个阶段：

1）怀疑期。企图以否认的心理方式来达到心理平衡，怀疑大夫的诊断错误，检查上的错误。

2）愤怒期。经确诊后患者会感到对世间的一切都有无限的愤怒和不平，有被生活遗弃，被命运捉弄的感觉。

3）绝望期。由于患者对疾病认识不足，再加上疼痛的折磨、用药的不良反应，患者会从内心深处产生难以言状的痛楚和悲伤，有时会产生轻生的念头。

4）麻木期。随着治疗的进行，患者的自我认知能力下降，会产生脱离尘世的错觉。

应针对不同时期对患者采取相应的心理干预措施。

（一）确诊前的心理干预

心理干预主要是通过教授患者有关的知识，纠正过高的期望和不良行为等，以不同程度地改善患者的情绪，增强自信心，提高对治疗的依从性，改善躯体症状[4]。

1）在患者住院治疗期间，护士应增加心理支持，列举大量治疗成功病例让他们认同“癌症不等于死亡”，密切观察患者心理反应，给予其支持和疏导。此外，还要讲解一些医学研究的进展，让患者对前沿医学有所了解，增强患者的信心。

2）加强护患沟通，转移患者的注意力，护理人员除了成为患者的朋友外，还应积极鼓励其家属、亲友、同事、领导经常探视，给予情感上的安慰与关爱、生活上的帮助与照顾，让患者能感受到来自各方面的关爱及其自身存在的价值。

（二）确诊后的心理疏导

当患者得知自己确诊癌症时，往往会感到脑子一片空白，甚至思维麻木，即所谓“诊断休克”，可持续数小时或数日。护理人员必须与患者建立信任关系，提供信息，提供支持，向患者表达情感上的安慰和关心。这时，患者往往无力主动表达内心的感受和痛苦，对他人的帮助会表示拒绝。护士应动员家人为患者做出具体的、实际的帮助，如陪伴、握住患者的手或拥抱患者，使患者有安全感。护理人员的体态语言很重要，不能在患者面前表情紧张，而应保持镇静、温和，使患者受到积极的影响。

在经历了诊断休克期后，患者有时会对诊断的结果极力否认，这种否认的态度是在应激下的正常心理反应，属于保护性、防御性反应，可降低患者的恐惧程度，缓解痛苦的体验，逐渐适应打击。患者往往并未意识到自己在回避，因此护士无需让患者接受现实，应尽可能使患者不至于一下子受到太大的打击。这时应采取适合该患者的策略，帮助患者逐渐了解事实真相，让患者尽情表达内心的感受和想法，最终接受治疗方案[5]。

另外，当患者确认了胰腺癌的诊断后，会产生恐惧，包括对死亡的恐惧，对离开家人的恐惧，对疼痛和治疗反应的恐惧，对手术的恐惧。患者会出现恐慌、哭泣、冲动性行为。护士应通过与患者的交谈，倾听患者的感受，进行有关的健康教育，纠正患者的一些错误认识，或让其他病友讲述成功应对该类恐惧情绪的经验，让患者增加安全感。

第二节　围手术期护理

胰腺癌早期无特异症状，多数患者在确诊时已属晚期而不能切除，有少数能够手术切除，获得较长生存期，中位生存时间多为18～24个月，5年生存率不足10%。为了提高胰腺癌手术患者的生存率，减少术后并发症，除了不断改善手术操作外，重视围手术期护理也是必不可少的[6, 7]。

一、手术前护理

（一）饮食护理

1）严格进行饮食管理，对出现如厌油、厌食、恶心呕吐的患者，应指导患者禁食油炸、辛辣食物，杜绝烟酒，控制每日饮食中蛋白质、脂肪、碳水化合物，摄入量应分别占总热量的15%～20%，20%～35%，50%～60%。

2）记录进食量，并观察进食后消化情况，根据医嘱给予助消化药物。

3）对于有摄入障碍的病人，按医嘱合理安排补液，补充营养物质，纠正水、电解质、酸碱失衡等。不能进食者需TPN补充营养。在完全胃肠外高营养液的配制过程中，要严格遵守无菌技术原则，防止感染及败血症的发生。

（二）疼痛护理

同第一节围诊断期疼痛护理。

（三）改善身体状态，提高手术耐受力

按医嘱输注白蛋白、氨基酸、新鲜血、血小板等，纠正低蛋白血症、贫血、凝血机制障碍等。

（四）控制感染

1）教育患者穿着柔软棉、丝质内衣，温水擦浴1～2次/d，擦浴后涂止痒剂；出现瘙痒时，可用手拍打，切忌用手抓，以免抓破后造成感染；瘙痒部位尽量不用肥皂等清洁剂清洁；瘙痒难忍影响睡眠者，按医嘱予以镇静催眠药物。

2）有胆道梗阻继发感染者，遵医嘱予抗生素控制感染。

（五）控制血糖

对合并高血糖者，应调节胰岛素用量。若有低血糖表现，如头晕、出冷汗、面色苍白、乏力、饥饿、震颤等，则适当补充葡萄糖。

（六）睡眠休息护理

充足的休息对患者的康复起着不可忽视的作用。术前应正确评估患者睡眠型态、时间和质量，鼓励其表达失眠的原因。促进睡眠的有效措施有：

1）消除引起不良睡眠的诱因，如疼痛、皮肤瘙痒等。

2）创造良好的休息环境，做好陪人管理，保持病房安静，避免强光刺激，定时通风，保持空气新鲜和温、湿度适宜。

3）提供放松技术，如缓慢深呼吸、全身肌肉放松、听音乐等自我调节方式。

4）病情允许的情况下，尽量减少患者白天睡眠的时间和次数，适当地增加白天的活动量。

5）必要时遵医嘱使用镇静安眠药，如安定等。

二、术前准备

（一）呼吸道准备

护士应对患者进行深呼吸和有效排痰的锻炼。胰腺癌手术属于腹部手术，术前护士应训练患者练习胸式呼吸。深呼吸有效排痰法：患者先轻咳数次，使痰液松动，深吸气后用力咳嗽。有吸烟嗜好者，术前2周戒烟，以免呼吸道黏膜因受尼古丁刺激分泌物过多阻塞气道。

（二）胃肠道准备

1）术前一天中午正常清淡饮食，术前12 h起禁食，4 h起禁水，以防因麻醉或手术过程中呕吐而窒息或吸入性肺炎。

2）术前一天晚上用0.1%～0.2%肥皂水灌肠或使用开塞露，排空肠腔内粪便，以防麻醉后肛门括约肌松弛大便排出污染手术区及术后腹胀。

（三）排尿练习

术后患者因创伤和麻醉的影响，加之不习惯在床上大小便，易发生尿潴留，尤其老年男性患者。术前应进行练习。

（四）手术区皮肤准备

手术区皮肤准备是预防切口感染的重要环节，重点是充分清洁术野皮肤和剃除毛发。

1）清洁皮肤仅能清除皮肤表面的暂驻菌，难以有效清除皮肤深层的常驻菌，后者可随汗腺、皮脂腺的分泌，成为皮肤表面新的暂驻菌，其数量与距皮肤准备的时间成正比。因此，皮肤准备的时间应越接近手术开始时间越好，若皮肤准备的时间>24 h，应重新准备。

2）皮肤准备范围：上起乳头连线，两侧至腋中线，下至耻骨联合及会阴部，并剃除阴毛。

（五）其他准备

1）术前做好血型鉴定和交叉配血试验。

2）手术前夜，为保证患者的休息，遵医嘱使用镇静安眠药。

3）术晨护士应全面检查术前准备情况，测量体温、脉搏、呼吸、血压，若发现患者有生命体征的异常或女性患者月经来潮时，应及时通知医生，必要时延期手术。

4）协助患者更换干净的病员服。

5）遵医嘱予停留尿管、胃管。

6）术前30 min遵医嘱注射术前用药，给药后要特别注意患者的安全，不可让患者自己下床。

7）取下患者的一切活动的人工弥补物如义齿、义眼、假发、隐形眼镜等，并交代患者将贵重物品交由家属保管。

8）准备手术用品，如病历、X线片、CT片、MRI片、术中用药等。

三、手术后护理

（一）术后常规护理

1. 一般护理

护士应根据患者术中、术后的具体情况及出现不适的原因做好患者和家属的解释工作，并给予对症护理；避免各种不良刺激，缓解不良心理反应，做好针对性的心理疏导；创造安静、舒适的病区环境，保证患者有足够的休息和睡眠，以利早日康复。

2. 生命体征的观察

1）血压：每15～30 min测血压一次，病情稳定后改为每1～2h测一次，并做好记录。

2）体温：术后24 h内，每4 h测体温一次，随后每8h一次，直至体温正常后改为2次/d。若术后3～6 d仍持续发热，则提示存在感染或其他不良反应。伤口感染是常见的原因，术后留置导尿管容易并发尿路感染，若持续高热，应警惕是否存在严重的并发症，如胆瘘、肠瘘和吻合口瘘等。

3）脉搏：随体温而变化。若脉搏增快、细弱，伴血压下降、脉压差变小时，警惕为失血失液性休克。

4）呼吸：随体温的升高而加快，有时可因腹带包扎过紧而受影响。若术后患者出现呼吸困难或急促时，应先检查腹带的松紧度，作适当调整，但仍应警惕肺部感染和急性呼吸窘迫综合征的发生。

5）意识：术后患者意识恢复较慢时，注意有无表情淡漠、出虚汗等现象，应警惕低血糖的发生，并通过监测血糖及肝功能判断有无因低血糖、肝功能损害引起的意识障碍。

3. 体位

根据患者的全身状况和麻醉方式选择体位。

1）全身麻醉未清醒的患者，取平卧位，头转向一侧，避免口腔分泌物或呕吐物误吸入气道。

2）麻醉完全清醒且一般情况好的患者，取低半坐卧位或斜坡卧位，这样既能降低切口的疼痛，又利于呼吸。

4. 伤口的护理

严密观察伤口有无出血、渗血、渗液、敷料脱落及局部红、肿、热、痛。若伤口有渗血、渗液，应及时更换，以防伤口感染。

5. 引流管的护理

1）护士应了解各种引流管放置的目的、位置和种类。

2）妥善固定各种引流管，保持引流通畅，防止引流管脱出。观察并记录引流液的色、质和量。

3）腹腔引流管护理。行Whipple术后患者的腹腔放置引流管3～4根，分别是胆肠吻合，胰肠吻合旁上下引流管，应注意不能使引流管高于腹部，防止引流液倒流，引起逆行感染。术后24 h引流液为淡红或暗红色，一般应≤200～300 mL。术后第2 d为少量浅红色浆液样，第3 d为微量粉红色浆液样渗出液。如短时间内有＞300 mL鲜红色血性液体引出，应警惕有内出血可能；若含有胃肠液、胆汁或胰液，要考虑吻合口瘘、胆瘘或胰瘘的可能；若为浑浊或浓性液体，需考虑继发感染的可能，应取液体做涂片检查和细菌培养。

4）胰腺引流管。胰腺引流管较细，应妥善固定，防止打折、扭曲或脱出。胰腺引流管接无菌引流袋，每周更换2次。注意无菌操作，预防逆行感染。引流量未进食时量少，进食后每天引流量可增加约300～500 mL，颜色为乳白色。若无异常情况发生，2～3周可拔出引流管。

6. 疼痛的护理

麻醉作用消失后，患者会出现疼痛。凡增加伤口张力的动作，如咳嗽、翻身等都会加剧疼痛。术后24 h内疼痛最为剧烈，2～3 d逐渐缓解。若疼痛呈持续性或减轻后又加剧，需警惕伤口感染的可能。

护士应依据疼痛的性质、时间和程度作出正确的评价和对症护理。首先，妥善固定各类引流管，防止其移动所致伤口牵拉痛；其次，指导患者在翻身、深呼吸或咳嗽时，用手按压伤口部位，减少因伤口张力增加或震动引起的疼痛；指导患者利用非药物措施，如听音乐、数数字等分散注意力的方法减轻疼痛；医护人员在进行疼痛增加的操作如较大创面的换药前，适量应用止痛剂，以增强患者对疼痛的耐受性。

使用止痛剂前，应评估：①疼痛的部位、性质、强度；②先测量血压，血压偏低者止痛剂应减量；③膀胱是否充盈，患者是否已能自行排尿；④有否腹胀，手术后患者因麻醉剂残余作用和活动受限常会出现腹胀，并至伤口张力增加，产生疼痛。

7. 术后营养支持

一般患者手术后72 h之内需要肠外营养支持，如无胰瘘等并发症，4 d左右可以根据病情实施肠内营养。输入体内的营养液温度一般保持在37 ℃左右。输注速度的控制是成功的关键，开始以20～50 mL/h的速度输注生理盐水，在患者适应后逐渐增加肠内营养液的浓度，2.09 kJ/mL，500 mL/d，输注速度可达80～100 mL/h。如患者出现腹痛、腹泻，应立即减慢或暂停滴注。

8. 饮食的护理

由于患者有多处胃肠道吻合口，胃管留置的时间长，一般术后5～7 d待胃肠道畅通后才能拔出胃管。可少量饮水，并逐渐过渡到正常饮食。

9. 预防褥疮

由于胰腺癌手术大，放置了多条引流管，而且患者术前有黄疸、机体组织松脆，易发生褥疮，因此必须认真做好晨晚间护理和皮肤护理，定时协助患者翻身更换体位，并有效地按摩皮肤受压部位，保持床单位的整洁、干燥。

（二）术后常见并发症的护理[8-11]

1. 胰瘘

发生率较高，常在10%左右，且病死率可高达40%。胰瘘与吻合技术及组织血供有关，常发生于术后2～4 d，表现为腹痛、腹胀、发热、腹腔引流液内淀粉酶增高。若漏出液弥漫腹腔，则可出现全腹肌紧张，有压痛和反跳痛等腹膜刺激征。典型者可自伤口流出清亮液体，腐蚀周围皮肤，引起糜烂疼痛。胰瘘经抗感染支持治疗，生长抑素及TPN治疗，多数经治疗后可治愈。

护理措施：①一旦发生胰瘘，应立即禁食，并给予充分有效的引流，以及完全胃肠外营养支持。同时遵医嘱予奥曲肽和生长抑素等，以抑制胰液分泌。②加强瘘口皮肤护理，应保持受累皮肤清洁、干燥，可用氧化锌软膏或水解蛋白粉与蛋清制成的糊剂涂于皮肤上保护皮肤，防止皮肤糜烂。

2. 胆瘘

发生率较胰瘘低，但胰瘘发生后很容易发生胆瘘，多发生于术后5～10 d，表现为发热、腹痛及胆汁性腹膜炎，T管引流量突然减少，但可见沿腹腔引流管或腹壁伤口溢出胆汁样液体。

护理措施：①密切观察胆汁引流量、色泽及患者黄疸消退的情况；②要保持T管引流通畅，避免引流管受压、扭曲、折叠，以便充分引流胆汁；③注意保持吻合口附近皮肤无菌状态，防止逆行感染。

3. 胃肠功能紊乱

胃肠功能紊乱是Whipple术后最常见的并发症，发生率高达14%～30%。长时间的手术操作与麻醉、广泛的淋巴切除、保留幽门的手术方式、腹腔内其他并发症（特别是胰瘘）均与术后胃肠功能紊乱有关，表现为腹胀、恶心、呕吐、术后肠麻痹等。术后经胃管减压3～7 d，多能缓解。如胃肠减压引流量＞800 mL/d，且持续1周左右，可诊断为为排空延迟症。

护理措施：①维持胃肠减压有效引流，观察并记录引流液性状；②遵医嘱经胃管注入促进胃蠕动药物，如多潘立酮10 mg研碎后胃管注入，2～3次/d。③胃排空延迟症患者应予肠内营养。从低浓度、低容量的营养液开始，逐渐增加浓度、增加容量，并观察患者有无恶心、呕吐、腹胀、腹泻等不良反应。

4. 腹腔感染

腹腔感染是Whipple术后死亡的主要原因。腹腔感染的发生与胰腺残端质地、微小胰瘘及有无肺部感染有关，表现为持续高热、腹胀及脓毒血症。一经诊断，首先应保持各引流管通畅，加强静脉营养补充，纠正水电解质紊乱，大剂量使用广谱抗生素，必要时可行手术引流。

护理措施：①术后协助患者早期下床活动，以减少腹腔感染和肺部感染的发生；②注意保持伤口敷料的干燥以及引流管附近皮肤的清洁；③协助患者取半坐卧位或间歇坐位以利于引流；④保持引流管通畅，更换引流袋要严格无菌操作；⑤加强术后营养支持。

四、健康宣教

主要包括几个方面：①饮食需少量多餐，予以高蛋白、高糖、低脂肪饮食，补充脂溶性维生素；②定期检测血糖，发生糖尿病时给予药物治疗和饮食控制；③定期放疗或化疗。化放疗期间定期复查血常规，一旦出现骨髓抑制现象，应暂停化放疗；④每3～6个月复查一次，出现如黄疸加剧、腹胀、腹痛加剧、发热、黑便、黏膜出血等情况应及时就医。

第三节　化学治疗护理

一、常规护理

由于化疗药物的细胞毒作用，临床上常伴有不同程度的毒副反应及组织脏器的损伤。随着医学模式的转变，人们对肿瘤病人的生存质量、心理调节、饮食调节等方面越来越重视。因此，对化疗中病人的全方位护理是完成化疗计划的保证[12]。

（一）心理护理

1）对癌症病人的真实病情要适度保守秘密，以免病人过于紧张与恐惧。对已经知道自己患癌症的病人，应给予科学的解释、安慰与鼓励，使病人能正确对待疾病。

2）对消极失望的病人要分析原因，做好心理上的安慰和调养精神与生活的指导，排除不利于治疗的有关心理、社会因素。

3）要及时把握病人的心理活动，抓住时机对病人进行心理疏导，尽量消除病人的悲观情绪。向病人介绍疾病的特点、化疗药物的作用和副作用。同时以治愈的病例为典型，激发病人以乐观自信的心理从绝望中解脱出来，在精神上得到鼓励，在治疗上看到希望。

4）要动员病人周围的人关心体贴病人。亲人情感的微妙变化，会影响病人的情绪，如果亲人对其关心体贴，病人的悲观情绪就会减轻甚至消失；反之，病人悲观心理会加重。因此，做好病人亲属的动员工作是扭转病人悲观心理的关键步骤。

5）要建立良好的护患关系，重视语言交流。护士的态度要和蔼，举止文雅；对病人要在治病和精神上给予支持，要耐心、细心，要有爱心。护士要经常接近病人，明确回答病人提出的问题，切不可用消极的语言加重病人的心理负担，应用自己娴熟的技术取得病人的依赖，争取病人的配合。

6）要为病人创造温馨舒适、安静优雅、温度适宜的生活环境。室内要保持空气流通，光线充足；窗台上放一些花草，陶冶病人情操。良好的生活环境有利于病人身心休息，促进病友间的人际关系，增强病人心理治疗效果，使病人在轻松、愉快的气氛中积极配合治疗，达到治疗目的[13, 14]。

（二）饮食护理

1）化疗期间，患者会出现不同程度的胃肠道反应，轻者仅表现为味觉减退，食欲不振，严重者剧烈呕吐，不能进食。护士应鼓励患者进食清淡易消化饮食，保证每日摄入足够的营养。

2）选择合适的治疗时间，宜在饭后进行，以减少化疗药物引起的胃肠道反应，同时可避免影响进食。告知病人少食多餐，进食的食物应新鲜，进食前和进食后1 h不饮水，餐前吃饼干及烤面包等柔软干燥而不易引起呕吐的食物。

3）营造一个愉快舒适的进餐环境，根据患者口味要求调配食物，嘱病人勿吃油腻辛辣等刺激性食物。可进偏酸性食物，因酸性食物可缓解恶心。

4）饭后不要立即躺下，不要翻身太多，以免食物反流而引发恶心、呕吐。

5）严重呕吐不能进食者，不强迫进食，应静脉补液，保证水电解质平衡。

（三）保护静脉

1）化疗前应为患者长期治疗考虑，有计划地选择静脉，由远端向近端，左右臂交替变换部位，避免反复穿刺同一部位，推药过程反复抽回血，以确保针在血管内[15]。

2）避免使用一次性针头，可选用安全静脉留置针，依情况可留置3～5 d，最好使用锁骨下静脉置管或经外周中心静脉置管（PICC）[16]。

3）药物稀释宜淡，静脉注射宜缓，注射前后均用10～20 mL生理盐水冲管。

4）因下肢静脉易形成血栓，除上肢静脉综合征外，不宜采用下肢静脉给药。

二、化疗不良反应的护理

（一）恶心、呕吐反应的护理

胃肠道黏膜上皮细胞增殖旺盛，故对化疗药物极为敏感，常引起严重的胃肠道症状：厌食、恶心、顽固性呕吐。出现反应的时间、程度与病人体质有关，常在用药后数小时内发生，发生率达70%～80%[17]，因此，我们应密切观察。

1）恶心、呕吐时采取舒适的卧位，鼓励病人做深呼吸，给予心理支持，分散注意力。发生呕吐时必须仰卧，头侧向一边，注意口腔清洁，呕吐前后多漱口。

2）告知患者化疗前后勿大量进食，饮食清淡，饭后1～2 h坐在椅子上休息，不要马上卧床。

3）遵医嘱予止吐剂，口服止吐剂应卧床休息0.5～1 h后再起床。

4）可以利用针灸、指压来减轻症状，常用部位：内关，足三里，天穴等。

5）注意观察病人呕吐物的颜色、性质和量，并要做好护理记录。

（二）口腔黏膜反应的护理[18, 19]

化疗药物减弱了口腔黏膜的再生能力，使口腔黏膜出现溃疡、假膜，可伴有疼痛、感染、出血，从而影响进食。按其严重程度分为Ⅰ级：口腔黏膜红斑；Ⅱ级：孤立性小溃疡；Ⅲ级：融合性溃疡；Ⅳ级：出血性溃疡。

某些化疗药物的毒性亦表现在黏膜上，尤其是大剂量应用时常引起严重的口腔炎、口腔糜烂、坏死。对此，我们首先要有预防措施，口腔炎发生后给予及时、合理的治疗和护理。

1）化疗期间应嘱病人多饮水以减轻药物对黏膜的毒性刺激，保持口腔清洁，饭前、饭后要漱口。

2）嘱病人使用软毛牙刷刷牙，或用棉签轻轻擦洗口腔牙齿，避免损伤口腔黏膜。

3）口腔炎发生后，应改用2%雷夫诺尔和1%过氧化氢交替漱口，并给予西瓜霜等局部治疗；给予无刺激性软食，因口腔疼痛而致进食困难者给予2%普鲁卡因含漱或口含冰块减轻疼痛，止痛后再进食；对口腔溃疡的病人可给予西吡氯铵含漱液、口炎清、复方维生素B_{12}溶液等漱口，必要时行溃疡分泌物涂片找念珠菌。

4）口服化疗药物时，应先用纱布擦去露出胶囊外的粉末，服后反复漱口并多饮水。

5）有报道认为冷开水漱口有防治口腔炎的作用，因此可鼓励患者多用冷开水含漱。

（三）药液外渗及静脉炎的处理

1）注射过程，注意观察注射部位有无肿胀，如果注射部位有刺痛、烧灼或水肿，应停止注射，医嘱从原针头注入解毒剂或注入0.9%NS5 mL+地塞米松2.5 mg。

2）发生化疗药外渗可用冷敷局部，也可配合硫酸镁湿敷直到症状消失。

3）静脉炎发生后可行局部热敷，按血管走向外涂喜疗妥软膏或理疗。

4）鼓励患者接受PICC置管[20]。

（四）骨髓抑制的护理

化疗药物杀伤肿瘤细胞的剂量与损害骨髓的剂量差异很小，因此，对接受化疗的病人应密切观察骨髓抑制征象，其特征是血细胞减少，这是抗肿瘤治疗的主要危险，应定时为病人进行血细胞计数和骨髓检查。当白细胞<4 000/mm^3、血小板计数下降至100 000/mm^3时，除停止化疗外，应予以保护性隔离，并采取预防并发症的措施。

1）为患者创造一个空气清新、整洁的环境，绝对禁止病人与传染性相接触，防止交叉感染。进行各项诊疗和护理操作时，严格遵守无菌技术操作规程，并尽量减少检查次数。

2）预防呼吸道感染，做好病室的通风工作，保持室内空气流通，病房用紫外线空气消毒2次/d。

3）观察病人有无出血倾向，如牙龈、鼻子出血，皮肤瘀斑，血尿及便血等。保持室内适宜的温度及湿度，病人的鼻黏膜和口唇部可涂石蜡油防止干裂，静脉穿刺时慎用止血带，注射完毕时压迫针眼5～10 min，严防利器损伤病人皮肤[21]。

（五）腹痛、腹泻的护理

1）向患者做好宣传教育工作，腹泻患者应少吃水果、冷饮、多渣食物，及时补充水分，有助于预防及治疗腹泻。

2）腹泻频繁的患者，因粪便的刺激而使肛门周围皮肤受损，每次排便后应用温水洗净，并喷润肤溶液保护肛周皮肤。

3）严密观察腹痛情况、腹泻次数及大便的色、质、量，同时留取大便标本作细菌培养。

4）腹泻严重的病人应严格记录出入量，防止水、电解质平衡紊乱。

（六）神经系统毒性反应的预防和护理

表现为肢体末端感觉障碍或感觉异常，通常遇冷会激发，随着治疗周期的增加，症状会逐渐加重。化疗期间忌凉、冷，加强手、足、面部保暖，特别是冬季，宜穿厚袜子，戴厚手套、口罩、帽子，尽量减少冬季的户外活动，室内的金属门把手等要用布包裹，用温水洗脸、手、脚等，以免遇凉，产生不适感。

（七）手足综合征的护理

口服希罗达可引起手足综合征，主要表现为手足麻木、麻刺感、肿胀，手足、面部、甲床色素沉着，类似于老年斑，随着疗程的增加，色素沉着会越来越重，严重者，面部色素沉着会融合成片，手足、面部肿胀，甚至手、足部出现大小不等的水泡，护士应于化疗前告知患者及家属可能出现的不良反应。一旦出现不良反应，告知患者不必惊慌，水泡、肿胀每周期化疗结束后会消失，色素沉着于化疗全疗程结束后3～6个月会逐渐消失。

（八）脱发的护理

用药不同脱发程度不同。出现脱发后，头皮敏感，应避免使用刺激性的香皂或洗发液，可剪短发，勿用高温电吹风。另外可在化疗时戴冰帽，使头皮血管收缩，减少药物到达毛囊，同时做好解释工作，建议戴假发等。

（九）皮疹的护理

口服特罗凯Tarceva（厄洛替尼）最常见的不良反应是皮疹。皮疹的中位出现时间是8d，应告诉患者注意保持个人卫生，每日应用温开水清洁皮肤，身体干燥的部位可应用无酒精成分的润肤露。避免应用刺激性的洗涤剂，可使用非擦拭性肥皂或清洁剂；避免穿粗糙的衣物。如有瘙痒者，使用湿敷料有助舒解发炎皮肤的痛楚，切勿用手抓挠，避免抓破皮肤引起继发感染。饮食要清淡且富含营养，避免辛辣刺激性食物。室温要适宜，温度不可过高，如果干燥，室内可放置加湿器。遵医嘱应用止痒或抗组胺药物，密切观察药物疗效及皮疹恢复情况，并做好详细的记录。出现严重皮肤反应的患者需要剂量减量或暂时停药[22]。

第四节　放射治疗护理

一、放疗前护理

1）护士应首先了解该病人的治疗时间和疗程、射线种类、照射部位、病人的生理情况及放疗的预期效果等，并要掌握病人的思想动态，有的放矢做好准备工作。

2）放疗前，多数病人对“放疗”缺乏正确的认识，治疗前应简明扼要的向病人及家属介绍有关放疗的知识、放疗中可能出现的副作用和要配合的事项。并为病人提供通俗易懂、图文并茂的放疗宣教手册，使病人消除恐惧心理，积极配合治疗。

3）了解病人的身体情况及营养状况，给予高蛋白、高维生素饮食，以增强体质，另须检查血常规和肝肾功能各项指标。

4）如照射区皮肤有伤口，应在接受照射前，将伤口妥善处理并愈合，如有感染，须控制感染后再行放疗。

二、放疗期间护理[23, 24]

（一）饮食护理

进食高蛋白、高维生素、高碳水化合物饮食，少食多餐，以加强营养，增强体质，确保治疗的顺利进行。为病人创造一个清洁舒适的进食环境，在食品的调配上，注意色、香、味，少量多餐。放疗间歇期间，给予浓缩优质蛋白质及其他必需的营养素，以迅速补足病人的营养消耗。放疗期间应鼓励病人多饮水，3 000 mL/d以增加尿量，使因放疗所致肿瘤细胞大量破裂、死亡而释放出的毒素排出体外，减轻全身放疗反应。

（二）照射野皮肤的护理

1）照射前应向病人说明保护照射野皮肤对预防放射性皮炎的重要性。建议选用全棉柔软内衣，避免粗糙衣物摩擦。

2）照射野可用温水和柔软毛巾轻轻沾洗，局部禁用肥皂擦洗或热水浸浴；局部皮肤禁用碘油、酒精等刺激性消毒剂，避免冷热刺激如热敷、冰袋等。

3）照射区皮肤禁作注射点，忌用化妆品外涂，不可贴胶布，因氧化锌为重金属，可产生二次射线，加重皮肤放射性损伤。照射区皮肤禁涂氧化锌，同时禁止剃毛发，宜用电剃须刀，防止损伤皮肤感染。

（三）不良反应的防治与护理

1）治疗后定时为病人测体温。病人治疗后出现发热，考虑为早期放射反应。给予APC 0.5 g口服后退热。

2）因胰腺与胃、十二指肠及结肠相毗邻，治疗过程中胃肠道受到一定放射剂量的刺激，出现恶心、呕吐、腹泻等消化道反应。于治疗前给予泰胃美0.4 g/d，3 g/d，枢复宁8 mg，3 g/d，并告知病人进软食，禁刺激性食物，以保护胃肠道黏膜，预防胃溃疡、十二指肠溃疡及消化道出血的发生。每周查大便潜血1次。

3）对有消化道出血倾向的病人，应严密观察其病情变化。若病人突然出现头晕、面色苍白、脉搏弱而快、血压下降等症状，即使没有呕血、黑便等症状，也应高度怀疑消化道出血的可能性。要立即采取止血、补充血容量等抢救措施，严密观察生命体征变化。

三、出院指导

病人出院时做好健康指导，如注意进软而无刺激性食物，5个月内定期门诊复查大便潜血、血、尿淀粉酶，发现消化道出血及放射性胰腺炎，立即入院处理。

第五节 疼痛护理

疼痛是癌症患者的一个最常见的主要症状。据统计，癌症患者中30%～50%伴有不同程度的疼痛。在有癌痛的患者中，50%伴有中等程度或剧烈的疼痛，30%的患者有剧烈或难以忍受的疼痛。癌痛，限制患者的活动，食欲下降，影响睡眠，严重的会产生焦虑、恐惧、抑郁等不同程度的精神障碍，给患者及家属增添精神压力，增加家庭经济负担[25, 26]。胰腺癌晚期的病人85%伴有疼痛，其性质常为上腹部钝痛，随着病情进展，疼痛可放射至背部。其主要原因是肿瘤本身浸润腹腔神经和胰管梗阻所致，后者致胰管内压力升高刺激感觉神经而疼痛；极少数病人也可因转移而出现转移部位的疼痛。在对癌痛控制过程中，疼痛的评估是第一重要环节。护士不仅要客观地判断疼痛是否存在，还要确定疼痛的程度。在用药前护士必须根据个体疼痛作出准确的判断，采取相应措施，才能有效地减轻病人的痛苦。

一、疼痛的分类

疼痛按其持续时间可以分为急性和慢性疼痛。

1. 急性疼痛

一般在患病的1～3个月内出现，提示某种类型癌症的信号，是疾病的暂时自然征象，明显的疼痛可见疼痛行为（如呻吟、痛苦面容等）或交感神经过度兴奋（如盗汗、高血压、心搏过速等）并伴随着焦虑症状。

2. 慢性疼痛

持续时间长，一般错过了对早期诊断的提示，患者常常伴有抑郁。癌症患者也可以有慢性疼痛，由于疾病恶化使疼痛急性加剧。

3. 癌症疼痛症候群

癌症疼痛症候群是由于癌症或其治疗引发特定的疼痛性质及生理征象。特殊的症候群与不同的病因、病生理、预后及治疗措施有关。

二、癌症疼痛的评估

通过评估可以了解疼痛的分类、性质、强度、部位、范围，为临床选择疼痛治疗方法提供参考依据。

（一）癌症疼痛评估的方法

1. 收集疼痛的详细病史

疼痛的发病时间、部位、程度、性质、病期，持续性或间断性、加重或减轻的因素、疼痛治疗史、疼痛对患者及家属的影响、疾病治疗史、病变范围、癌痛治疗以及目前治疗存在的问题。

2. 身体检查

包括精神状态、一般状况检查、脑神经、运动神经、感觉神经、身体协调功能和步态等，必要时进行影像学或检验检查。

3. 评估病人疼痛的程度

（1）疼痛强度简易描述量表（VRS）

1　　2　　4　　6　　8　　10

|———|———|———|———|———|（标上数字）

无痛　轻度痛　中度痛　重度痛　剧烈痛　最痛

疼痛强度简易描述量表由疼痛测量尺与口述描绘评分法结合构成，其特点是将描绘疼痛强度的词汇通过疼痛测量尺图形表达，使描绘疼痛程度词汇的梯度更容易让病人理解和使用。

（2）视觉模拟量表（VAS）

|………………………………………………………|

无痛　　　　　　　　　　　　难以忍受的剧烈疼痛

VAS方法是在白纸上划一条10 cm直线，一端表示无疼痛，另一端表示难以忍受的剧烈疼痛，病人根据自己感受到的疼痛程度，在直线上的某一点上表达出来，然后使用直尺测量从起点到病人确定点的直线距离，用所测量到的数字表达疼痛强度。另外也可以使用疼痛测量尺，该尺正面是无刻度的10 cm长的滑道，上面有一个可以滑动的标志物，病人根据疼痛的强度滑动标志物至相应的位置，疼痛治疗尺的背面有具体的刻度，根据标志物的位置可以直接读出疼痛程度指数。

另外，测量尺滑道可以做成颜色变化，即从蓝色→绿色→黄绿色→黄色→橘黄色→浅红色→深红色。蓝色代表无痛，深红色代表难以忍受的剧烈疼痛。病人选择符合自己疼痛程度的颜色，根据标志物的位置读出疼痛程度指数。VAS方法可以用于评价疼痛缓解的情况，在线的一端标上疼痛无缓解，另一端疼痛完全缓解。疼痛的缓解评分是初次疼痛评分减去治疗后的评分，此方法称为疼痛缓解的视觉模拟评分法（VAP）。

|………………………………………………………|

疼痛无缓解　　　　　　　　　　疼痛完全缓解

（3）0 ~ 10数字疼痛强度量表（NRS）

|——|——|——|——|——|——|——|——|——|——|

0　1　2　3　4　5　6　7　8　9　10

无痛　　　　　　　　　　　　　　　最痛

NRS方法是一种数字直观的表达方法，其优点较VAS方法更为直观。0为无痛，10为最剧烈疼痛，让患者自己圈出一个最能代表其疼痛程度的数字，是一种简单有效和最为常用的评价方法。

（4）面容评估量表

把画有不同面容的表随便拿一张给儿童，让其选择最能代表感觉疼痛的面容，从“可能感觉最高兴的”到“可能感觉最难过的”面容，每个面容下的数字代表疼痛影响的大小，适用于儿童及语言交流障碍的患者。

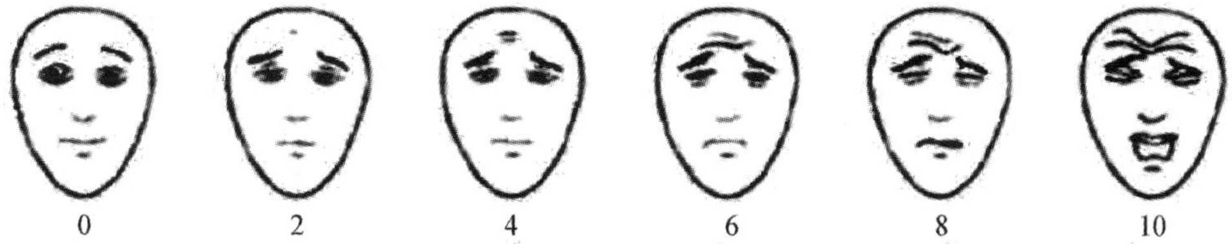

使用说明：这些面容显示了疼痛的程度。最左面的面容表示没有任何疼痛，然后从左到右的面容依次表示疼痛越来越严重直至最右侧的面容（表示痛到极点），选择一个面容代表你的疼痛程度（即时指出）[27]。

（5）疼痛行为量表

疼痛行为量表是对疼痛引起的行为变化做定量测定。此评分方法将10种疼痛行为按严重程度和出现时间做三级评分（0，1/2，1）：0——无；1/2——偶尔；1——经常。患者的各项行为指标的总积分即为其疼痛行为得分。内容包括10项：①发音性主诉——语言性；②发音性主诉——非语言性（呻吟、喘气）；③躺着的时间——因为疼痛；④脸部扭曲；⑤站立姿势；⑥运动；⑦身体语言——抓擦疼痛部位；⑧支撑物体；⑨静止运动；⑩治疗。

三、癌症疼痛护理

（一）药物止痛治疗的护理

1）按时给药：严格掌握镇痛药的半衰期，有规律地给药，可预防疼痛的发生和加重。

2）个体化给药：根据病人的性别、年龄、体重、耐药性的不同区分给药。要注意患者的实际疗效，选择适当的剂量，以达到有效镇痛的目的。

3）口服给药：在可能的情况下，力争口服给药。既可保持患者的独立性，又便于病人长期服用，能免去长期注射给患者带来的疼痛和伤害。如不能口服应考虑直肠或经皮下给药。

4）按阶梯给药：按由弱到强、由小到大、由少到多的原则逐渐加量，不要等病人需要时才用，要有规律地按点用药，并仔细观察疗效及副作用。

5）注意具体细节：从最简单的剂量方案及创伤最小的止痛疗法开始；不要用安慰剂治疗癌痛，安慰剂并不能真正止痛；病人对阶梯药物在不良反应的敏感性上有很大差异，用时要留心：若大剂量用会出现震颤、幻觉、抽搐、肌阵挛和癫痫发作等；长期使用二氢挨托非可导致明显的精神依赖及躯体依赖，不能用于癌痛的常规治疗[28]。

（二）非药物止痛法护理

1. 转移止痛法

可以叫病人坐在舒适的椅子上闭目养神，想自己童年有趣可乐的事，或想自己愿意想的任何事，每次20 min。也可根据个人喜好，放一些轻松高调的音乐，让病人边欣赏边随节奏做打拍、摇手等动作，还可以让病人看一些笑话、幽默小说或听一段相声来取乐，这样都可以分散注意力，增强止痛效果。

2. 放松止痛法

全身松弛可给人轻松感，同时肌肉松弛可阻断疼痛反应。让病人闭上双目，做叹气、打呵欠等动作，随后屈髋屈膝平卧，放松腹肌、背肌、脚肌，缓慢作腹式呼吸，或者让病人在幽静环境里闭目进行深而慢的吸气和呼气，并随呼吸数1，2，3……使清新空气进入肺部，达到止痛的目的。

3. 物理止痛法

可以通过刺激疼痛周围皮肤或相对应的健侧达到止痛的目的。刺激方法可采用局部用薄荷油、樟脑酊、冰片等涂擦，也可以采用各种温度湿敷，阻断疼痛信息向大脑的传递，如用水袋或冷湿毛巾作冷湿敷，或用65 ℃热水袋放在温毛巾上作热敷，每次20 min[29]。

（三）心理护理

疼痛是因人而异的，疼痛的程度常与人们对过去经验的回忆、痛因的分析、情境的理解、注意的程度、后果的预料等心理活动有关，所以疼痛有相关的随机性和可变性。癌痛患者大多存在不同程度的恐惧、焦虑、悲观、失望等消极心理情绪，个别患者甚至还有轻生的念头。故采取有针对性的心理护理措施十分必要[30]。

1. 建立良好的护患关系

良好的护患关系是心理护理的前提。护士在病人面前始终要表现出语言大方得体、举止端庄沉稳，对工作要认真负责，给患者以信任感和安全感。

2. 疏泄

主动、热情关心病人，抽一定时间陪伴病人，倾听其诉说心中的焦虑，并表示理解和同情，消除其孤寂感，让其体会到并非孤立地承担痛苦。

3. 安慰

安慰要恰到好处，既强调有希望的方面，又不能过于乐观，帮助病人分析疼痛的反应性，通俗易懂地解释疼痛有关的生理心理学问题。

4. 暗示疗法

让患者认识到疼痛是机体与病魔作斗争而表现的保护性反应，说明机体正处在调整状态，疼痛感是暂时的，只要打败病魔，疼痛自然消失，鼓励患者增强战胜疾病的信心。

5. 家属的心理护理

亲人的关心对患者至关重要。指导家属积极配合医护人员，给病人以安慰、鼓励和支持，使患者从精神上摆脱对疼痛的恐惧和害怕，增加对生活的希望。

（四）饮食护理

宜清淡易消化饮食，疼痛持续不已者应进流食；中药汤剂应采用多次分服，对于质地较硬的片剂或丸药可用温开水化开后服用；多食用有利于排便的食物，如香蕉、蜂蜜、蔬菜等以预防因长期使用阿片类药物引起的便秘，严重者可予通便药物或预防性治疗。

（五）加强基础护理

由于疼痛的折磨，患者大多自感身心疲劳，长期卧床休息，采取被动卧位，多数还影响到日常生活的自理能力。因此，应加强各项基础护理，注意患者皮肤、口腔、呼吸系统、泌尿生殖系统等的护理，防止各种并发症的发生。尽量为患者创造一个安静、舒适、无痛苦的环境，以提高患者对疼痛的耐受性。

（六）观察不良反应

阿片类药物副作用和敏感性个体差异很大，医护人员和家属均应注意观察患者的精神状况，有无嗜睡、意识不清甚至昏迷，呼吸有无受抑制，瞳孔有无缩小等变化，如有异常应及时采取措施。

晚期癌症病人的疼痛是顽固性剧痛。癌痛不但影响患者的生理变化，还会给病人带来心理、精神上的巨大伤害。因此，在对癌痛控制过程中，护士不仅要客观地判断疼痛是否存在，还要确定疼痛的程度。在用药前，护士必须根据个体疼痛作出准确的判断，采取相应措施，才能有效地减轻病人的痛苦，提高癌症患者的生活质量[31，32]。

参考文献

［1］蔡景修，郑树国．胰腺癌围手术期主要并发症的防治对策［J］．临床外科杂志，2004，12（4）：195–197.

［2］冯艺．慢性癌性疼痛评估与治疗策略［J］．中国医刊，2005，40（4）：11–14.

［3］焦克文．浅谈癌症患者心理状态及心理护理［J］．实用全科医学，2006，4（5）：589.

［4］韩淑惠，张顺旺．肿瘤患者常见心理问题的护理干预［J］．白求恩军医学院学报，2005，3（1）：60–61.

［5］刘钦玲，周忠岚，李爱芳，等．肿瘤病人心态变化调查和实施心理护理相关措施的探讨［J］．护士进修杂志，2002，17（8）：617–619.

［6］陈彩云，刘慧敏，王静，等．胰十二指肠切除术14例围术期护理体会［J］．山东医药，2006，46（3）：82.

［7］陈振兰，庞永慧，葛德湘，等．胰腺癌的围手术期护理［J］．护理实践与研究，2008，5（3）：34，44，54.

［8］吴莉，丁洪琼，曾祥英．老年胰腺癌患者术后并发症的预见性观察及护理［J］．现代护理，2006，12（23）：2226–2227.

［9］张延龄．胰腺癌手术的并发症及其处理［J］．肝胆胰外科杂志，2000，12（2）：57–58.

［10］金佳斌，邓侠兴，沈柏用，等．胰腺癌患者围手术期的安全管理［J］．中国医院，2007，11（6）：8–9.

［11］金子，周雪玲．胰腺癌患者术后并发症的观察及护理［J］．中国误诊学杂志，2007，7（29）：7078–7079.

［12］林长虹，于伟，薛凤艳．人性化护理在肿瘤病人中的应用［J］．吉林医学，2007，28（2）：230–231.

［13］於爱宝．肿瘤患者的心理护理及其对策［J］．解放军护理杂志，2004，21（7）：77–78.

［14］朱开梅，盛晕，蔡忠香，等．恶性肿瘤病人化疗前的心理问题及护理［J］．护理学杂志，2003，18（10）：749–751.

［15］吴勤，王鹏巨．静脉给药并发静脉炎的发病机理和防治进展［J］．实用护理杂志，2005，19（2）：41.

［16］陈岱佳，谢德荣，李志花，等．PICC防治化学治疗所致静脉炎的初步研究［J］．肿瘤防治杂志，2004，11（2）：179–180.

［17］张继良．化疗所致恶心呕吐防治进展［J］．实用护理杂志，1999，15（8）：5–6.

[18] 谢德荣，陈岱佳，谢雪霞，等．化疗患者口腔炎的高危因素及应用数学模型对口腔炎的预测［J］．肿瘤防治杂志，2002，9（1）：79–81.

[19] 陈岱佳，谢德荣．冷开水漱口对恶性肿瘤患者化疗所致口腔炎的防治作用［J］．中华护理学杂志，1999，34（12）：730–731

[20] 陈岱佳，谢德荣，谢雪霞，等．肝素盐水间断静脉推注预防化疗性静脉炎的效果观察［J］．护理学杂志，2002，17（2）：109–110.

[21] 王传俭，王焕莲．放射治疗的肿瘤患者心理特征与护理［J］．护理学杂志，1998，13（4）：238–240.

[22] 谢雪霞，钟金霞，梁佩仲，等．化疗并发症的防治及护理［M］//谢德荣，林显敢．消化系肿瘤循证化学治疗学．广州：广东科技出版社．2008：413–433.

[23] 姜典会．三维适形放射治疗胰腺癌患者的护理［J］．护理学杂志，2005，20（21）：15–16.

[24] 赵海燕，张中民，陈强华，等．吉西他滨联合顺铂方案结合适形放疗治疗胰腺癌临床观察［J］．中国肿瘤临床与康复，2006，13（1）：32–34.

[25] NCCN．Adult cancer pain．Clinical Practice Guidelines in Oncology［S］．V．1．2008．More details in www．nccn．org.

[26] 王瑛主译．癌症疼痛治疗［M］．天津：天津科技翻译出版公司，1997：57.

[27] Keskinbora K，Pekel A F，Aydinli I．Gabapentin and an opioid combination versus opioid alone for the management of neuropat hic cancer pain：a randomized open trial［J］．J Pain Symptom Manage，2007，34（2）：183 – 189.

[28] 孙燕，顾慰萍．癌症三阶梯止痛指导原则［M］．第2版，北京：北京医科大学出版社，2002，21–23.

[29] 胡道珍，陈齐香．晚期癌症患者在家接受止痛治疗的用药指导及护理［J］．中国误诊学杂志，2007，7（17）：4060–4061.

[30] 殷小勇，杨文霞，牛松涛．癌症患者的护理需求［J］．中国误诊学杂志，2005，5（8）：1527–1528.

[31] 胡欣玥，田迎春，姜波，等．老年癌症患者疼痛治疗与护理的研究进展［J］．中华现代护理杂志，2008，14（10）：1222–1223.

[32] 林秀英，赵小琼，曹燕．癌痛控制的护理［J］．实用医技杂志，2007，14（19）：2622–2623.

（谢雪霞　陈岱佳　李　玲）

第十六章　正在进行的胰腺癌临床试验

第一节　可手术切除胰腺癌的新辅助和辅助治疗

对于早期胰腺癌，手术切除是首选的治疗手段，但根治性切除术后中位生存期仅为15~19个月，5年生存率约15%~20%[1]。肿瘤治疗失败的主要原因是局部复发。胰腺癌患者是否能从术前、术后的辅助治疗中获益，确切方案如何等问题均在探讨中。本文以互联网上注册的临床试验数据库为主要来源，搜索目前正在进行相关的临床试验10余篇，其中化疗药物多数以吉西他滨为主，也有部分联合靶向药物的治疗。

1）诱导化疗（gemcitabine+docetaxel+capecitabine）+新辅助化放疗（capecitabine+oxaliplatin+放疗）+手术+辅助化疗（gemcitabine+oxaliplatin），Ⅱ期。由Fred Hutchinson Cancer Research Center，NCI发起合作，计划30人。

2）新辅助化放疗（5FU+DDP+干扰素）+手术，Ⅱ期。由American College of Surgeons发起，计划93人。

3）新辅助化疗（Gemcitabine and Oxaliplatin），Ⅱ期。由Memorial Sloan-Kettering Cancer Center发起，计划37人。

4）新辅助化疗（gemcitabine and cisplatin）+手术vs手术，Ⅱ期。由Interdisziplinare Arbeitsgruppe Gastrointestinaler Tumore der Deutschen发起，计划254人。

5）新辅助化疗（gemcitabine and erlotinib）+手术+辅助化疗（gemcitabine and erlotinib），Ⅱ期。由 American College of Surgeons，NCI发起合作，计划91人。

6）辅助化疗Gemcitabine+Erbitux®，Ⅱ期。由Philipps University Marburg Medical Center发起，计划73人。

7）辅助化疗（Vaccine Administered Either Alone or in Combination With Either a Single Intravenous Dose or Daily Metronomic Oral Doses of Cyclophosphamide）。由Sidney Kimmel Comprehensive Cancer Center发起，计划60人。

8）辅助化疗（Fixed-Dose Rate Gemcitabine and Bevacizumab），Ⅰ/Ⅱ。由UCSF Helen Diller Family Comprehensive Cancer Center，NCI发起合作，计划20人。

9）辅助化放疗（Cisplatin，Interferon，5FU With XRT），Ⅱ期。由M. D. Anderson Cancer Center，NCI发起合作，计划44人。

10）辅助化放疗（fluorouracil and radiation），Ⅱ期。由Groupe Cooperateur Multidisciplinaire en Oncologie（GERCOR）发起，计划40人。

11）辅助化放疗（gemcitabine+放疗）VS 辅助化疗（gemcitabine），Ⅱ/Ⅲ期。由European Organization for Research and Treatment of Cancer，Federation Francophone de Cancerologie Digestive发起合作，计划538人。

12）辅助化放疗 Erlotinib（Tarceva）+Chemoradiation，Ⅱ期。由Sidney Kimmel Comprehensive Cancer Center，NCI发起合作，计划60人。

第二节　局部晚期胰腺癌的姑息治疗

对于局部晚期、无法手术切除的胰腺癌，根据现有的临床试验，欧美国家将5FU为主的同步化放疗作为局部晚期胰腺癌的标准治疗，然而疗效却不能令人满意。随着新的化疗药物及其靶向药物的出现，寻求新的治疗方案是目前研究的热点，以互联网上注册的临床试验数据库为主要来源，搜索目前正在进行相关的临床试验30余篇，可以大致分为5FU的化疗与放疗联合，或除5FU的化疗药物与放疗联合，或靶向药物与放疗联合，或联合手术。另外，单纯姑息化疗的临床试验少，其中姑息化疗VS放疗的Ⅲ期临床对照试验正在进行中。

一、联合5FU的化疗与放疗联合

1）Gemcitabine，Oxaliplatin，5FU and Leucovorin+放疗，Ⅱ期 。由National Health Research Institutes，Taiwan，Chang Gung Memorial Hospital，National Taiwan University Hospital，Mackay Memorial Hospital，China Medical University Hospital，National Cheng-Kung University Hospital发起合作，计划45人。

2）Oxaliplatin+fluorouracil+gemcitabine，Ⅱ期。由North Central Cancer Treatment Group，NCI发起合作，计划50人。

3）Oxaliplatin and 5FU+放疗，Ⅰ/Ⅱ 期。由New York University School of Medicine，Sanofi-Aventis发起合作，计划24人。

4）Nelfinavir+gemcitabine+leucovorin+fluorouracil+放疗，Ⅰ期。由University of Nebraska，NCI发起合作，计划24人。

5）Gemcitabine+Radiotherapy vs. Gemcitabine，5-Fluorouracil And Cisplatin Followed By Radiotherapy And 5-Fluoraracil，Ⅱ期由Eastern Cooperative Oncology Group，NCI发起合作，计划80～160人。

6）TNFerade^{TM} Biologic With 5FU+放疗，Ⅱ/Ⅲ期。由GenVec发起，未提供计划人数。

7）Gemcitabine together with oxaliplatin followed by radiation therapy，fluorouracil，and oxaliplatin，Ⅱ期。由Groupe Cooperateur Multidisciplinaire en Oncologie（GERCOR）发起，计划58人。

8）5-Fluorouracil，Gemcitabine and External Beam Radiation With or Without Radiopharmaceutical Therapy。由University of South Florida发起，计划80人。

二、非5FU的化疗药物与放疗联合

1）Capecitabine and Oxaliplatin+Radiation放疗，Ⅱ期。由University of Utah发起，计划16人。

2）Capecitabine+放疗，Ⅱ期。National Cancer Center，Korea发起，计划55人。

3）Gmcitabine+放疗 vs gemcitabine，Ⅲ期。由Eastern Cooperative Oncology Group、NCI、Radiation Therapy Oncology Group发起合作，计划332人。

4）Gemcitabine，Cisplatin+放疗，Ⅱ期。由North Central Cancer Treatment Group，NCI发起合作，计划20～47人。

5）Gemcitabine+oxaliplatin+放疗，Ⅱ期。由Technische Universität München发起，计划29人。

6）Triapine®+放疗，Ⅰ期。由Arthur G. James Cancer Hospital & Richard J. Solove Research Institute，NCI发起合作，计划24人。

三、靶向药物与放疗联合

1）Gemcitabine and Erlotinib+放疗，Ⅰ期。由Fox Chase Cancer Center发起合作，计划30人。

2）5-Fluorouracil，Oxaliplatin and Bevacizumab+放疗，Ⅰ期。由Massachusetts General Hospital，Dana-Farber Cancer Institute，Beth Israel Deaconess Medical Center，Genentech，Sanofi-Aventis发起合作，计划52人。

3）R115777+放疗，Ⅰ期 。由University of Pennsylvania，NCI发起合作，计划18人。

4）Gemcitabine+OSI-774+放疗，Ⅰ期 。由Memorial Sloan-Kettering Cancer Center 和NCI发起合作，计划28人。

5）gemcitabine+paclitaxel+tipifarnib+放疗VS gemcitabine+paclitaxel+放疗，Ⅰ期。由Radiation Therapy Oncology Group，NCI发起合作，计划154人。

6）Panitumumab+Chemotherapy+放疗，Ⅱ期。由North Central Cancer Treatment Group，NCI发起合作，计划50人。

7）Gemcitabine，Oxaliplatin+Bevacizumab Followed by 5-Fluorouracil+Oxaliplatin+Bevacizumab+放疗，Ⅱ期。由University of Pennsylvania，NCI发起合作，计划99人。

8）cetuximab+放疗，Ⅱ期。由Christie Hospital发起，计划44人。

9）Erbitux+Gemcitabine+放疗，Ⅰ期。由Vanderbilt-Ingram Cancer Center，NCI发起合作，计划30人。

10）Cetuximab，Gemcitabine，5FUorouracil+放疗，Ⅱ期。由University of Massachusetts发起，计划46人。

11）Sorafenib（BAY 43-9006），Gemcitabine+放疗，Ⅰ/Ⅱ期。由Grupo Espanol Multidisciplinario del Cancer Digestivo发起，计划46人。

12）Capecitabine and Erlotinib+放疗，Ⅰ期。由Penn State University，Genentech发起合作，计划27人。

13）Sorafenib（BAY 43-9006）+放疗，Ⅰ期。由 Indiana University School of Medicine，ONYX Pharmaceuticals发起合作，计划27人。

四、化放疗+手术

1）Gemcitabine and cisplatin+放疗+手术，Ⅰ/Ⅱ 期。由New York University School of Medicine，NCI发起合作，计划36人。

2）适型调强放疗+化疗+手术，Ⅱ期。Fred Hutchinson Cancer Research Center，NCI发起合作，计划30人。

3）腹腔注射+静脉注射Gemcitabine+放疗+手术+Gemcitabine and 5FU. 由NCI发起，计划10～100人。

五、姑息化疗与放疗的Ⅲ期临床对照试验

1）Gemcitabine With or Without Chemoradiotherapy and With or Without Erlotinib. Intergroup Study，Ⅲ期。由Groupe Cooperateur Multidisciplinaire en Oncologie（GERCOR）发起，计划820人。

第三节 转移性胰腺癌的姑息化疗

晚期胰腺癌，姑息化疗有一定的疗效[2]。传统的药物是5FU，1997年一个大型的Ⅲ期随机对照临床试验证实吉西他滨单药优于5FU，中位生存期提高（5.65个月vs 4.42个月，P=0.002 5），临床缓解率也显著提高（23.8% vs 4.8%，P=0.002 2），从此吉西他滨30 min静脉点滴成为晚期胰腺癌的标准化疗方案[3]。为了更好地提高疗效，临床正在进行各种试验，目前注册的临床试验有80多个，分类如下。

一、改变吉西他滨用药方法的临床试验

临床药理学研究[4-7]显示，当吉西他滨固定剂量率输注时，吉西他滨代谢酶已达饱和状态，常规30 min输注时代谢酶过饱和反而限制了吉西他滨三磷酸盐的累计，从而影响临床疗效。Ⅱ期临床试验[8, 9]表明，吉西他滨固定剂量率输注优于标准的30 min输注，表现在中位生存期延长（8个月vs 5个月，P=0.013），1年生存率和2年生存率均有提高，与氟尿嘧啶[10]、优福定[11]联合化疗也表现为良好的耐受性。但是其3/4度中性粒细胞下降及3/4度血小板下降的发生率也有不同程度的增加。我们的一篇Meta分析[12]也提示，吉西他滨固定剂量率输注优于标准的30 min输注，主要表现在客观缓解率提高5%（95%CI：0.00～0.09 P=0.03）、1年生存率提高6%（95%CI：0.00～0.12，P=0.06）。提示吉西他滨固定剂量率输注可能成为吉西他滨治疗晚期胰腺癌的新的给药平台。目前正在进行的这方面的临床试验将有助于进一步确定吉西他滨固定剂量率输注的地位及其与靶向药物联合治疗的可能性。具体如下：

1）Fixed-Dose Rate Gemcitabine+Cetuximab and Bevacizumab vs Cetuximab and Bevacizumab。Ⅱ期，由ImClone Systems发起，计划130人。

2）Fixed-Dose Rate Gemcitabine+Cisplatin+Bevacizumab，Ⅱ期，由UCSF Helen Diller Family Comprehensive Cancer Center发起，和NCI合作，计划36人。

3）Fixed Dose Rate Infusion Gemcitabine vs Gemcitabine/Cisplatin vs Gemcitabine /Docetaxel vs Gemcitabine/Irinotecan，Ⅱ期，由Cancer and Leukemia Group B发起，和NCI合作，计划240人。

4）Gemcitabine hydrochloride Ⅳ over 100 minutes on day 1 and oxaliplatin Ⅳ over 2 hours on day 2. vs Patients receive gemcitabine hydrochloride Ⅳ over 100 minutes followed by oxaliplatin Ⅳ over 2 hours on day 1，Ⅲ期，由GERCOR发起，计划80人。

二、吉西他滨联合其他药物的临床试验

吉西他滨单药治疗晚期胰腺癌，其中位生存期仅为5.4～5.6个月，1年生存率仅为16%～19%[3]。Meta分析显示[13]：吉西他滨联合化疗与单药相比，联合化疗提高了半

年生存率、客观缓解率和半年的肿瘤无进展生存期，并取得统计学意义，不过相应副作用有所增加。目前已完成的临床试验中，研究较多的是吉西他滨与靶向药物、卡培他滨、铂类、伊利替康等的联合应用。目前正在进行的临床试验如下：

（一）吉西他滨联合靶向药物的临床试验

随着分子生物学的发展，靶向药物越来越多地应用于临床。在已完成的Ⅲ期临床试验中法呢酰基转移酶抑制剂R115777及基质金属蛋白酶抑制剂与吉西他滨的联合应用是失败的[14, 15]，但Erlotinib与吉西他滨的联合治疗比单药有更长的生存期[16]。2006年ASCO报道联合C225，bevacizumab为阴性结果，2008年ASCO Meta分析也是阴性结果[17]，目前正在进行的联合靶向药物的临床试验如下：

1）Gemcitabine vs Gemcitabine+OSI-774（TARCEVA），Ⅲ期，由National Cancer Institute of Canada发起，计划800人。

2）Gemcitabine vs Gemcitabine+Exatecan Mesylate，Ⅲ期，由Daiichi Sankyo Inc发起，计划340人。

3）Gemcitabine+placebo vs Gemcitabine+单克隆抗体（OSAG 101），Ⅱ/Ⅲ期，由Oncoscience AG发起，和Marienhospital Herne，Abt. für Hämatologie und Onkologie，Herne，Germany，Onkologische Ambulanz，Klinik für Allgemeine Innere Medizin，Kiel，Germany，Gemeinschaftspraxis für Hämatologie und Onkologie，Köln，Germany、Onkologisches Zentrum Ⅲ，Medizinische Klinik，Mannheim，Germany，Onkologische Gemeinschaftspraxis，Mülheim，Germany、Ⅱ. Medizinische Kliniku. Poliklinik，Klinikum rechts der Isar，München，Germany，Hämatologisch-Onkologische Schwerpunktpraxis，Münster，Germany，Praxis für Internistische Onkologie und Hämatologie，Recklinghausen，Germany合作，计划188人。

4）Gemcitabine Versus Gemcitabine Plus Cetuximab（IMC-C225），Ⅲ期，由Southwest Oncology Group发起，和NCI，Cancer and Leukemia Group B、National Cancer Institute of Canada合作，计划704人。

5）Gemcitabine alone vs gemcitabine and bevacizumab，Ⅲ期，由Cancer and Leukemia Group B发起，和NCI合作，计划590人。

6）Gemcitabine+Placebo VS Gemcitabine+Sorafenib（口服多激酶抑制剂，靶向作用于肿瘤细胞和肿瘤血管上的丝氨酸/苏氨酸和受体酪氨酸激酶），Ⅲ期，Marseille Institute of Cancer-Institut J. Paoli and I. Calmettes发起，计划104人。

7）Gemcitabine+Capecitabine/Erlotinib Versus Gemcitabine/Erlotnib+Capecitabine，Ⅲ期，由Ludwig-Maximilians - University of Munich发起，和Hoffmann-La Roche合作，未提供计划人数。

8）Gemcitabine+Erlotinib+IMC-A12（NSC-742460）vs Gemcitabine+Erlotinib，Ⅰ/Ⅱ期，由Southwest Oncology Group发起，和NCI合作，计划118人。

9）Gemcitabine+Panitumumab+Erlotinib VS Gemcitabine+Erlotinib，Ⅱ期，由North Central Cancer Treatment Group发起，和NCI合作，计划98人。

10）Panitumumab+化疗+外照射治疗局部晚期胰腺癌，Ⅱ期，由North Central Cancer Treatment Group发起，计划50人。

11）Gemcitabine+Panitumumab，Ⅱ期，由Amgen发起，计划75人，目前已终止，未报道

试验结果。

12）Gemcitabine+oxaliplatin+erlotinib，Ⅰ期，由UNC Lineberger Comprehensive Cancer Center发起，和NCI合作，计划110人。

13）Gemcitabine+CS-1008（人源化单抗），Ⅱ期，由Daiichi Sankyo Inc发起，计划60人。

14）Gemcitabine+Bevacizumab+Oxaliplatin，Ⅱ期，由North Central Cancer Treatment Group，和NCI合作，计划83人。

15）Gemcitabine+the mTOR-Inhibitor RAD001，Ⅰ期，由Novartis发起，计划61人。

16）Gemcitabine+AG-013736（多效酪氨酸激酶抑制剂）VS Gemcitabine，Ⅱ期，由Pfizer发起，计划103人。

17）Gemcitabine+Temsirolimus［一种mTOR（一种哺乳类动物的雷帕霉素靶蛋白）抑制剂］，Ⅰ期，由Massachusetts General Hospital发起，和Brigham and Women's Hospital，Dana-Farber Cancer Institute，Wyeth合作，计划30人。

18）Gemcitabine+Erlotinib（Tarceva）+Bevacizumab+Capecitabine，Ⅰ/Ⅱ期，由Royal Marsden NHS Foundation Trust发起，和Professor Cunningham's Clinical Research Fund，Hoffmann-La Roche合作，计划40人。

19）Gemcitabine+CP-675，206（人源单抗药物），Ⅰ期，由Pfizer发起，计划48人。

20）Gemcitabine+Capecitabine+Avastin，Ⅱ期，由Roswell Park Cancer Institute发起，计划35人Gemcitabine+Sorafenib，Ⅱ期，由University of Chicago发起，和NCI合作，计划12-gemcitabine+oxaliplatin+cetuximab，由Sylvester Cancer Center发起，计划40人。

21）Gemcitabine+Imatinib Mesylate，Ⅱ期，由Cancer Institute of New Jersey发起，和NCI合作，计划42人。

22）Gemcitabine+单克隆抗体RAV12，Ⅱ期，由Raven Biotechnologies发起，计划81人。

23）Gemcitabine+Bevacizumab+Oxaliplatin，Ⅱ期，由University of Oklahoma发起，和Genentech，Sanofi-Aventis，M. D. Anderson Cancer Center发起，计划30人。

24）Gemcitabine+Herceptin，Ⅱ期，由Brown University发起，和NCI合作，计划41人。

（二）吉西他滨联合非靶向药物的临床试验

主要为吉西他滨联合细胞毒药物。

1）Gemcitabine vs Gemcitabine+pemetrexed（培美曲塞，一种抗叶酸代谢的抗肿瘤药物），Ⅲ期，由Ireland Cancer Center发起，和NCI合作，计划520人。

2）Gemcitabine Versus Gemcitabine-Oxaliplatine，Ⅲ期，由GERCOR发起，计划230人。

3）Gemcitabine vs gemcitabine+dalteparin（达肝素钠），Ⅲ期，由University of Rochester发起，和NCI合作，计划400人。

4）Gemcitabine vs Gemcitabine+Dalteparin，Ⅱ期，由Hull and East Yorkshire Hospitals NHS Trust发起，计划120人。

5）Gemcitabine Versus Gemcitabine+Curcumin（姜黄素）+Celebrex，Ⅲ期，由Tel-Aviv Sourasky Medical Center发起，未提供计划人数。

6）Gemcitabine+Placebo Versus Gemcitabine+Amplimexon，Ⅱ期，由AmpliMed Corporation

发起，计划124人。

7）Docetaxel/Gemcitabine vs Docetaxel/Cisplatin，Ⅱ期，由European Organization for Research and Treatment of Cancer发起，计划82人。

8）Gemcitabine+Capecitabine vs Gemcitabine+Capecitabine+端粒酶疫苗，Ⅲ期，由Royal Liverpool University Hospital发起，计划1 100人。

9）Gemcitabine+Celecoxib（COX-2抑制剂），Ⅱ期，由M. D. Anderson Cancer Center发起，和NCI合作，计划40人。

10）Gemcitabine+Cisplatin+全身热疗，Ⅱ期，由The University of Texas Health Science Center，Houston发起，计划36人。

11）Gemcitabine+cisplatin+低剂量干扰素α+全身热疗，Ⅱ期，由The University of Texas Health Science Center，Houston发起，计划48人。

12）Gemcitabine+BAY 43-9006（一新型的RAF激酶和VEGFR双重抑制剂），Ⅱ期，由California Cancer Consortium发起，和NCI合作，计划74人。

13）Gemcitabine+3-AP，Ⅱ期，由Princess Margaret Hospital，Canada发起，和NCI合作，计划28～50人。

14）Gemcitabine+3-AP，Ⅱ期，由Vion Pharmaceuticals发起，计划50～95人。

15）Gemcitabine+AZD0530（肿瘤Src抑制剂），Ⅱ期，由National Cancer Institute of Canada发起，计划60人。

16）Gemcitabine+Etoposide，Ⅱ期，Spectrum Health Hospitals发起，和Van Andel Research Institute，Eli Lilly and Company，Battle Creek Health System，Hackley Hospital，Metropolitan Hospital，Michigan、Mecosta County General Hospital，Munson Medical Center，Saint Mary's Health Care合作，计划40人。

17）Gemcitabine+17-AAG（分子伴侣Hsp90的抑制剂），Ⅱ期，由Mayo Clinic发起，和NCI合作，计划72人。

18）Gemcitabine+Leukovorin+Fluorouracil，Ⅱ期，由GERCOR发起，计划39人。

19）Gemcitabine+irinotecan，Ⅰ期，由Robert H. Lurie Cancer Center发起，和NCI合作，计划至少12人。

20）Gemcitabine+Oxaliplatin，Ⅱ期，由GERCOR发起，计划66人。

（三）不含吉西他滨的临床试验

1. 吉西他滨治疗失败后的临床试验

1）RAD001（mTOR抑制剂），Ⅱ期，由Dana-Farber Cancer Institute发起，和Massachusetts General Hospital，Beth Israel Deaconess Medical Center，Novartis合作，计划35人。

2）Irofulven（一种新型的细胞毒类抗癌药）vs 5-Fluorouracil，Ⅲ期，由MGI PHARMA，Inc. 发起，计划350人。

3）PANVAC™-VF疫苗+GM-CSF Versus Best Supportive Care or Palliative Chemotherapy，Ⅲ期，由Therion Biologics Corporation发起，计划250人。

4）S-1二线化疗，Ⅱ期，由Quintiles发起，计划50人。

5）口服 MKC 1，Ⅱ期，由EntreMed发起，计划33人。

6）Capecitabine+Docetaxel，由Sylvester Cancer Center发起，计划45人。

7）Glufosfamide vs Best Supportive Care，Ⅲ期，由Threshold Pharmaceuticals发起，和PPD合作，计划300人。

2. 其他药物治疗的临床试验

1）Gemcitabine Versus Oxaliplatin / Irinotecan / LV5FU2，Ⅱ/Ⅲ期，由Federation Nationale des Centres de Lutte Contre le Cancer发起，计划348人。

2）Gemcitabine vs PN401（三酰基尿苷）+High Dose 5-Fluorouracil（5FU），Ⅲ期，由Wellstat Therapeutics发起，计划260人。

3）Gemcitabine vs biological therapy，Ⅱ期，由Meyer Pharmaceuticals发起，计划150人。

4）Gemcitabine vs 口服 nitrocamptothecin（9-硝基喜树碱），Ⅲ期，由SuperGen发起，计划994人。

5）Bevacizumab+docetaxel vs bevacizumab alone，Ⅱ期，由Fox Chase Cancer Center发起，和NCI合作，计划46人。

6）Irinotecan/Docetaxel vs Irinotecan/Docetaxel+C225，Ⅱ期，由Eastern Cooperative Oncology Group发起，和NCI合作，计划92人。

7）Bortezomib（是一种哺乳动物细胞内具有类似糜蛋白酶样活性26S蛋白酶组的可逆性抑制剂）+Carboplatin，Ⅱ期，由M. D. Anderson Cancer Center发起，和NCI合作，计划39人。

8）S-1，Ⅱ期，由Taiho Pharma USA，Inc. 发起，和Quintiles，United Biosource Corporation合作，计划40人。

9）Dolastatin 10（是从海洋软体动物Dolabella auricularia耳状幼体分离出的一种新颖五肽制剂，具有抗肿瘤活性机制，包括对微管聚集有抑制作用），Ⅱ期，由M. D. Anderson Cancer Center发起，和NCI合作，计划37人。

10）Taxoperxin（DHA-Paclitaxel），Ⅱ期，由Theradex发起，计划21～50人。

11）R115777（NSC 702818），Ⅱ期，由Southwest Oncology Group发起，和NCI合作，计划21～50人。

12）Paclitaxel，Ⅱ期，由Theradex发起，计划43人。

13）Paclitaxel and bryostatin-1，Ⅱ期，由Albert Einstein College of Medicine of Yeshiva University发起，和NCI合作，计划18～35人。

14）BBR 3464（铂类）一线化疗，由Theradex发起，计划50人。

15）Ixabepilone（新一代抗有丝分裂药物）+Cetuximab，一线治疗，Ⅱ期，由Bristol-Myers Squibb发起，计划52人。

16）Oxaliplatin+Irinotecan，Ⅰ期，由Memorial Sloan-Kettering Cancer Center发起，和NCI合作，计划36人。

17）Exatecan（DX-8951f，是一种新型的拓普异构酶抑制剂），Ⅱ期，由Daiichi Sankyo Inc发起，计划37人。

18）Calcitriol+Docetaxel一线治疗，Ⅱ期，由Oregon Health and Science University Cancer Institute发起，和NCI合作，计划40人。

19）5FU/DDP vs 5FU，Ⅲ期，由European Organization for Research and Treatment of Cancer

发起，计划200人。

20）疫苗+环磷酰胺+cetuximab，Ⅱ期，由Sidney Kimmel Comprehensive Cancer Center发起，计划60人。

21）Avastin+Fluorouracil+Doxorubicin+Streptozocin（链脲佐菌素），Ⅱ期，由H. Lee Moffitt Cancer Center and Research Institute发起，和Genentech合作，计划45人。

22）3-AP（一种新型核糖核苷酸还原酶抑制剂）一线或二线治疗，Ⅱ期，由Mayo Clinic发起，和NCI合作，计划48～116人。

23）Erlotinib，Ⅱ期，由University Health Network，Toronto发起，和OSI Pharmaceuticals合作，计划35人。

24）Weekly doses of paclitaxel+oxaliplatin+leucovorin+5-fluorouracil，二线治疗，Ⅱ期，由Seattle Cancer Treatment and Wellness Center发起，计划80人。

25）glufosfamide+水化 vs glufosfamide-水化，Ⅱ期，由European Organization for Research and Treatment of Cancer发起，计划16～32人。

26）FOLFIRI一线治疗，Ⅱ期，由Federation Francophone de Cancerologie Digestive发起，计划20人。

参考文献

[1] Sataley CA, Cleary KR, Abbruzzese JL, et al. The need for standardized pathologic staging of pancreaticoduodenectomy specimens [J]. Pancreas, 1996, 12 (4): 373-380.

[2] 梁汉霖，王羽，谢德荣. 姑息化疗和最佳支持治疗在晚期胰腺癌中的比较 [J]. 循证医学，2004，4: 9-13.

[3] Burris HA 3rd, Moore MJ, Andersen J, et al. Improvements in survival and clinical benefit with gemcitabine as first-line therapy for patients with advanced pancreas cancer: a randomized trial [J]. J Clin Oncol, 1997, 15 (6): 2403-2413.

[4] 郭双双，王羽，杨琼，等. 固定剂量率输注吉西他滨治疗晚期胰腺癌 [J]. 岭南现代外科，2006，6 (1): 75-76.

[5] Bengala C, Guarneri V, Giovannetti E, et al. Prolonged fixed dose rate infusion of gemcitabine with autologous haemopoietic support in advanced pancreatic adenocarcinoma [J]. Br J Cancer, 2005, 93 (1): 35-40.

[6] Hochster HS. Newer approaches to gemcitabinebased therapy of pancreatic cancer: fixed-dose-rate infusion and novel agents [J]. Int J Radiat Oncol Biol Phvs, 2003, 56 (4): 24-30.

[7] Tempero M, Plunkett W, Ruiz VHV, et al. Randomized phase Ⅱ comparison of dose-intense gemcitabine: thirty-minute infusion and fixed dose rate infusion in patients with pancreatic adenocarcinoma [J]. J Clin Oncol, 2003, 21 (18): 3402-3408.

[8] Margaret T, William P. Randomized phase Ⅱ comparison of dose-intense gancitabine thirty-minute infusion and fixed dose rate infusion in patients with pancreatic adenocarcincma [J]. J Clin Oncol, 2003, 21 (18): 3402-3408.

[9] Shewach DS, Lawrence TS. It's What Inside That Counts [J]. J Clin Oncol, 2003, 21 (18): 3383-3384.

[10] Cascinu S, Frontini L, Iabianca R, et al. A combination of fixed dose rate infusion of gemcitabine

associated to a bolus 5–fluorouracil in advanced pancreatic cancer，a report from the italian group for the study of digestive tract cancer（GISCAD）［J］. Ann Oncol，2000，11（10）：1309–1311.

［11］Feliu J，Mel R，Borrgea P，et al. Phase Ⅱ study of a fixed dose–rate infusion of gemcitabine associated with uraci/tegafur in advanced carcinoma of the pancreas［J］. Ann Oncol，2002，13（11）：1756–1762.

［12］杨琼，江志敏，郭双双，等. 吉西他滨固定剂量率输注一线治疗晚期胰腺癌随机对照试验的Meta分析［J］. 2008，15：57–60.

［13］Xie DR，Han–Lin Liang，Yu Wang，et al. Meta–analysis on inoperable pancreatic cancer：A comparison between gemcitabine–based combination therapy and gemcitabine alone［J］. World J Gastroenterol，2006，12（42）：6973–6981.

［14］Bramhall SR，Schulz J，Nemunaitis J，et al. A double–blind placebo–controlled，randomised study comparing gemcitabine and marimastat with gemcitabine and placebo as first line therapy in patients with advanced pancreatic cancer［J］. Br J Cancer，2002，87：161–167.

［15］Van Cutsem E，van de Velde H，Karasek P，et al. Phase Ⅲ trial of gemcitabine plus tipifarnib compared with gemcitabine plus placebo in advanced pancreatic cancer［J］. J Clin Oncol，2004，22：1430–1438.

［16］Moore MJ，Goldstein D，Hamm J，et al. Erlotinib improves survival when added to gemcitabine in patients with advanced pancreatic cancer：a phase Ⅲ trial of the National Cancer Institute of Canada Clinical Trials Group［NCIC–CTG］［C］. 2005 Gastrointestinal Cancers Symposium：Multidisciplinary Approaches to Gastrointestinal Malignancies and Premalignancies；2005 January 27–29；Hollywood，FL：Abstract 77.

［17］Milella M，Bria E，Cuppone F，et al. Current status of targeted agents（TA）in advanced pancreatic cancer（APC）：Meta–analysis of randomized clinical trials（RCT）［C］. J Clin Oncol，2008，abstr 4637.

（王　羽　林大任）

第十七章 NCCN诊疗指引解读

第一节 诊断和分期原则

一、诊断和分期原则

1）根据影像学资料评估病灶累及的范围，由多学科讨论决定明确诊断所采用的手段和肿瘤的可切除性。

2）手术应该在有经验的医院（年胰腺的手术数量>20台）实施。

3）超声内镜检查（EUS）可弥补CT在分期上的不足，同时应该根据需要采用三维成像CT或薄层CT等技术。

4）对可手术切除的患者行EUS引导下的细针穿刺活检，比经皮穿刺降低了腹膜种植的危险性，因此优于CT引导的经皮细针穿刺。但手术前并不强调一定有病理诊断，当临床高度怀疑胰腺癌时，应该及时手术。

5）采用腹腔镜进行分期检查可排除影像学怀疑的转移病灶（尤其在胰体尾部的病灶），对有条件的医院，可以在术前或化放疗前常规检查，也可以选择有可能腹腔播散的高危患者（临界可切除、CA199明显升高或原发病灶过大）进行检查。

6）无论是经腹腔镜或剖腹术，当腹腔冲洗液的细胞学检查发现肿瘤细胞时则等同于M1期，如这些患者已经行胰腺癌切除术，仍应该作为M1期进行治疗。

二、诊断和分期原则更新

与2007年版相比，新版对诊断和分期原则部分作了更新，主要内容有：

1）在2007版的NCCN胰腺诊疗指南中检测CA199水平作为2B共识推荐于术前检查，2008版中做了更新，提升至2A级共识，并且注释修改为：在某些良性的梗阻性胆管疾病中可以出现假阳性，在Lewis瘤也可能出现假阴性。

2）在诊断和分期原则中新增加第三点：“超声内镜检查（EUS）可以弥补CT在分期上的不足，同时应该根据需要采用三维成像CT或薄层CT等技术。”

3）对可手术切除的患者行EUS引导下的细针穿刺活检，比经皮穿刺降低了腹膜种植的危险性，因此优于CT引导的经皮细针穿刺。在2008版修改补充“手术前并不强调一定有病理诊断，当临床高度怀疑胰腺癌时，应该及时手术。”

三、诊断和分期原则解读

胰腺癌早期没有特征性的症状体征，常见的症状包括体重减轻、黄疸、腹泻、疼痛、消化不良、呕吐和衰弱。对年龄>50岁突然出现Ⅱ型糖尿病的患者应警惕胰腺癌的可能，当糖尿病患者出现腹部症状或持续的体重下降，也可能与胰腺癌有关。胰腺癌通常在B超或CT发现胰腺肿块或胰胆管扩张（或狭窄）之后才被诊断。各种影像检查均可用于胰腺癌的辅助诊断，但具有各自的特点和优势。

术前分期评估肿瘤范围是最为重要的。临床最常用的术前分期手段是CT扫描，对临床怀疑胰腺癌或出现胰胆管扩张（或狭窄）时，应该给予增强的螺旋CT检查，并根据需要予三维或薄层CT检查[1, 2]。采用螺旋CT这种高分辨技术可以判断：①肿瘤是否有胰腺外病灶；②是否有肠系膜上静脉–门静脉汇合处的阻塞；③肿瘤是否外侵超过腹腔中轴或累及肠系膜上动脉[3]。螺旋CT对可手术的预测准确率可达到70%～85%[4, 5]。对CT未发现腹腔转移的患者术前需胸部的X线检查以排除肺转移[6]。

超声内镜检查对血管或淋巴结受侵的诊断优于CT，尤其是在判断某些类型的血管受侵方面[1, 7, 8]，可以弥补CT在分期上的不足，为准确分期提供有用的信息。超声内镜检查也用于壶腹周围肿块、分离病灶等的检查，另外对胰腺囊肿的鉴别诊断具有较高价值，超声内镜下胰腺的恶性囊性病灶往往表现为低回声的囊性或实性病灶，或囊实性混合病灶，同时常伴有主胰管的扩张。利用超声内镜，还可进行某些介入性治疗如：腹腔神经的阻断、放腹水等。但由于EUS易受操作者的技巧和经验的影响而使这一技术的应用出现分歧。

ERCP诊断胰腺癌也是相当有用的工具，只有不到3%的胰腺癌患者胰管造影是正常的[9]，虽然对胰管狭窄难以判断良恶性，但恶性往往表现为严重的狭窄和明显的近端扩张[10]。非手术或需要延迟手术的患者可以在ERCP的同时放置支架，以解除胆道梗阻。在ERCP的同时还可以行胰管的刷检或活检，通常可检出肿瘤细胞来支持胰腺癌的诊断。当ERCP有困难时，MR下的胰胆管造影（MRCP）也是可行的。术前评估要求增强螺旋CT，当无法实施或有相关禁忌证时，也可以用增强MR代替。

除CT以外，腹腔镜是胰腺癌临床分期另一个有用的工具，它可以明确是否有腹腔的种植转移，还可以发现增强螺旋CT可能遗漏的肝转移[11]。当腹腔镜或剖腹术获得的腹腔冲洗液发现肿瘤细胞时，则表示肿瘤已经出现腹腔播散，应等同于M1期处理[12]。对可切除及临界可切除病灶行腹腔镜检查的价值目前仍存在争议，但多数学者认为对临界可切除病灶或有较差预后因素（如CA199明显升高，原发病灶过大和病灶位于胰体尾部），可附加腹腔镜检查进行分期。

除非需要进行新辅助治疗，否则术前并不强调一定有病理诊断。当临床高度怀疑胰腺癌时，则应该及时手术而无须活检耽误时间。当需要对病灶进行有创检查和手术处理时，建议由相关学科讨论决定。对不可切除的局部晚期或已经出现转移者，在系统治疗前应予活检确诊，有转移灶者，对转移灶的经皮穿刺活检更为可取。术前的病理诊断通常需要超声内镜或CT引导下行细针穿刺活检，超声内镜引导细针穿刺活检无须经皮穿刺，减少了腹腔种植的风险，因此优于CT引导下的经皮穿刺活检[13]。在患者没有阻塞性黄疸时，行超声内镜引导细针穿刺的准确性高，结果可靠；而当出现阻塞性黄疸或胆道狭窄时，准确性则下降[1]。当活检阴性时至少应再重复一次超声内镜引导穿刺。

癌胚抗原（CEA）、胰腺癌胚抗原、组织多肽抗原、CA125、CA199等肿瘤相关抗原与胰腺癌有一定的关系，对辅助诊断有一定帮助。在胰腺或肝胆肿瘤CA199通常高表达，虽然没有肿瘤的特异性，但CA199升高的水平可以鉴别胰腺癌和胰腺炎[14]，而且手术或化疗后CA199降低的水平也与胰腺癌患者的生存有关[15, 16, 17]。尽管在良性的胆道梗阻CA199可能出现假阳性[18]，对Lewis瘤也可能出现假阴性，但对已经行胆道减压术的患者，行胰腺手术前检测CA199水平辅助术前诊断还是需要的。

手术是唯一可能治愈胰腺癌的手段，然而有80%的胰腺癌患者并不能手术治疗。多个临床研究证实，临床经验与手术治疗效果密切相关，对实施胰十二指肠切除术较少的外科医生，其患者的并发症和手术死亡率增加。在有经验的医院，手术死亡率<5%，手术患者的中位生存为15～19个月，5年生存率接近20%。1995年Sloan–Kettering纪念肿瘤医院统计了纽约的1 972例胰腺手术病例发现，高手术量（年胰腺手术量>40例）的医院手术死亡率明显低于低手术量的医院（4% vs 12.3%），而且住院时间、总的医疗费用等也有明显减少。因此有必要选择在有经验的医院（年胰腺手术数量>20台）进行手术。

临床分期系统主要依据术前的影像学资料，结合CT或EUS/ERCP检查、术前CA199的水平、黄疸的情况，将病灶分为：①可切除；②临界可切除；③不可切除的局部晚期；④扩散。因此临床分期系统对指导治疗更有价值。TNM分期是一种术后分期系统，需要结合临床分期和病理分期的资料，这种分期系统对判断预后有一定价值[19]。同时可根据手术切除的完整性加入外科评分：R0指完全切除，所有切缘均为阴性；R1指不完全切除，镜下切缘阳性；R2指不完全切除，肉眼肿瘤残留。有证据显示，R0切除与否、肿瘤的DNA含量、肿瘤的大小和淋巴结转移的状况是患者获得长期生存的独立预后因素[20-22]。但也有不同的观点，认为即使是R1切除其生存获益也优于姑息化放疗[23]。

第二节　外科治疗原则

一、外科治疗原则

（一）可切除

1. 胰头/胰体/胰尾癌

1）无远处转移；

2）腹腔和肠系膜上动脉周围脂肪无浸润；

3）肠系膜上静脉和门静脉无阻塞。

（二）临界可切除

1. 胰头/胰体癌

1）一侧肠系膜上动脉或门静脉严重受侵；

2）肿瘤与肠系膜上动脉粘连；

3）肿瘤包绕胃十二指肠直到肝动脉上端；

4）肿瘤局部侵犯下腔静脉；

5）肠系膜上静脉阻塞，但阻塞段较短，静脉两端仍通畅，如肠系膜上静脉近端阻塞至门静脉分支则属不可切除；

6）结肠或结肠系膜受侵。

2. 胰尾癌

肾上腺、结肠、结肠系膜或肾脏受侵。

（三）不可切除

1. 胰头癌

1）远处转移；
2）腹腔或肠系膜上动脉被肿瘤包绕；
3）肠系膜上静脉和门静脉阻塞；
4）主动脉/下腔静脉受侵或被肿瘤包绕；
5）肠系膜上静脉在横结肠系膜以下受侵。

2. 胰体癌

1）远处转移；
2）肠系膜上动脉、腹腔、肝脏被包绕；
3）肠系膜上静脉/门静脉阻塞；
4）主动脉受侵。

3. 胰尾癌

1）远处转移；
2）肠系膜上动脉、腹腔动脉被包绕；
3）肋骨/脊椎受侵。

4. 淋巴结状况

强调在术野以外的淋巴结出现转移则应被认为是不可切除的。

二、外科治疗原则更新

与2007年版相比，新版对外科治疗原则部分作了更新，主要内容有：

1）对于临界可切除病例（无黄疸者），由2007年固定的治疗程序更换为两种不同的治疗决策途径：拟行新辅助治疗（2B级共识）和拟行手术切除（2B级共识）。

2）对于可切除病例（无黄疸者），新增脚注："可考虑参加新辅助治疗的临床试验。"

3）对于临界可切除病例（无黄疸者），新增脚注："大多数NCCN会员单位主张进行新辅助治疗。"

4）对于临界可切除病例（有黄疸者），由2007年固定的治疗程序更换为两种不同的治疗决策途径：拟行新辅助治疗（2B级共识）和拟行手术切除（2B级共识）。

5）对于可切除病例（有黄疸，无转移者），新增脚注："可考虑参加新辅助治疗的临床试验。"

6）对于临界可切除病例（有黄疸，无转移者），新增脚注："大多数NCCN会员单位主张进行新辅助治疗。"

7）在外科治疗原则中明确强调淋巴结状况与评估可切除性的关系：若术野以外的淋巴结出现转移则应被认为是不可切除的。

三、外科治疗原则解读

胰腺癌唯一的根治性治疗是将肿瘤及其周围组织切除，手术的形式和范围取决于肿瘤的位置和大小。胰体尾部的肿瘤出现症状较晚，通常诊断时多为晚期已无手术指征，胰头肿瘤常因为黄疸而被发现，手术可采用胰十二指肠切除术（Whipple术式）。但此复杂的术式损伤大，手术死亡率较高，目前仍存在某些争议。

迄今为止，对胰腺癌的手术治疗仍缺乏统一标准，外科医生通常凭其临床经验和技术来判断病灶能否切除，因此对局部受累病灶的处理方法会有所不同。划分临界可切除病灶是临床确定是否手术的关键，但目前还没统一的界定标准，通常以血管的受累程度来评估手术的可能性：肠系膜上静脉出现阻塞时，只要阻塞段较短，静脉两端仍通畅则属于临界可切除；肿瘤局部侵犯下腔静脉也是如此。但肠系膜上静脉近端阻塞至门静脉分支时则是不可切除；肿瘤侵犯到肝动脉或超过腹腔中轴也是不可切除的。因此似乎能否获得R0切除才是决定是否手术切除的重要标准[24, 25]。

此外还有一些手术相关的问题目前仍未达成共识，这些分歧包括术前是否需胆道引流、是否保留幽门、胰腺的吻合方式、门静脉切除与否、淋巴结清扫范围等。

胆汁引流的目的在于胆管减压，减轻瘙痒和胆管炎症状，同时改善肝功能，降低手术死亡率。对于高胆红素血症的患者行胰十二指肠切除术的围手术期死亡率较高[26, 27]。胆道支架置入虽然可改善症状和肝功能，但并不清楚是否能降低胰十二指肠切除术（Whipple术式）的死亡率。多个回顾性和前瞻性研究也没有显示术前胆汁引流可以降低手术死亡率[28-31]。1999年，Sloan-Kettering纪念肿瘤医院统计分析了240例胰十二指肠切除术患者，其中53%术前予胆管减压，结果发现直接手术和术前予引流相比，直接手术增加了包括死亡在内的术后并发症，两者之间的差异有统计学意义[32]。相反，M. D. Aderson肿瘤医院报道了该院处理300多例患者的经验[33]，其中57%患者因为接受新辅助化放疗而行术前胆汁引流，虽然未发现伴随出现的脓毒血症、瘘道，甚至死亡，但引流组患者伤口的并发症明显增加。因此他们主张首先直接手术，除非出现全身症状、败血症或手术明显被推迟等情况才选择术前胆管减压。目前，普遍认为对可手术的胰腺癌患者，当出现黄疸且伴有胆管炎和发热等症状时，应该予放置临时支架（如塑料支架）。对有胆管炎和发热等阻塞性黄疸但无远处转移的患者，推荐内镜下放置临时支架并监测CA199水平。对术前需行新辅助治疗的患者胆道减压仍然是必要的，建议使用临时支架。通常患者的耐受性良好，只是增加了极少的围手术期死亡率。

早在1978年Traverso和Longmire就提出保留幽门的现代术式，目的是改善胃的排空和有利于营养的吸收。术后虽需要较长时间的鼻胃引流，但并没有不良的影响，且可以缩短手术时间。尽管目前没有足够证据支持保留幽门可为胰十二指肠切除术的患者带来更好的生活质量和营养状况，但取代需切除胃窦的经典胰十二指肠切除术式无疑还是得到认可的。

胰十二指肠切除和胰-胃切除后的胰瘘发生率相似，为6%～16%，传统术式的胰十二指肠切除常由于吻合口漏、脓肿和胰瘘导致并发症和死亡，因此胰切除术的重点在于预防术后胰漏和胰瘘等致命的并发症。不同的吻合方式：端-端吻合、端-侧吻合、胰管-黏膜吻合以及反折缝合技术均被证实是安全有效的[34, 35]，并没有证据显示哪种吻合方式更具优势，但术中尽量保留血供是减少吻合口失败的保证[36]。虽然支架的应用在20世纪30～40年代就已经开始，但并没有资料支持植入支架可以降低胰漏发生率。另外，奥曲肽曾被认为有可能降低胰切除术后的胰-空肠漏，但在两个随机双盲安慰剂对照的临床试验中，奥曲肽并没有被证实可以减少胰瘘的发生率[37, 38]。使用胶原蛋白封口凝胶同样也不能降低胰瘘的发生率。

血管受侵被认为是胰切除的禁忌证，是否对已经有血管侵犯的局部晚期胰腺癌进行手术仍存在争议。20世纪70年代曾经有人对胰腺切除的患者尝试切除和重建肠系膜上动脉和静脉，但结果并不理想。目前自体和人造血管都可用于动静脉的重建。1990年，M. D. Aderson肿瘤医院率先证明静脉切除并重建以达到肿瘤完全性切除的患者其手术并发症和死亡率并没有增加，后来也有类似的报道，行静脉切除患者的手术死亡率为0～16.5%，3年生存率为12%～23%，中位生存期5～14个月。最近的一个研究发现，在胰头癌需静脉切除的患者中，对经选择的病例（n=141）进行手术，其中位生存期接近2年，高于非接受手术者。因此，行静脉切除对有选择的患者是值得关注的[39]。

淋巴结清扫的作用在过去几十年一直存在争议，有学者认为由于切除范围不足，导致胰十二指肠切除的患者生存反而降低，因此提出了扩大淋巴结清扫可能有助于改善生存的假设。随着20世纪70～80年代病理学和解剖学研究的进展，证实了胰腺癌有较高淋巴结转移率（有时高达80%），因此认为扩大淋巴结清扫可以达到更好的局部控制而被推崇[40, 41]。在美国，最常见的术式是除了清除胰腺周围的淋巴结外，腹膜后的软组织从右肾门至腹主动脉左缘，从门静脉至肠系膜下动脉的范围均被清除[42]。但是在多个关于扩大术式的研究中，仅有日本的一个研究得出有改善生存的结果，而在美国和欧洲的其他几个临床研究均是阴性结果。意大利的多中心随机临床试验中，81例患者随机分入胰十二指肠切除组和胰十二指肠切除加扩大淋巴结清除组，结果并不支持扩大淋巴结清除是良好预后因素的观点[43]。Johns Hopkins医院一个仍在进行的大型前瞻性随机临床研究中，共有299例患者入组，最新结果显示，胰十二指肠切除加扩大淋巴结清除组除了延长手术时间，与单纯胰十二指肠切除组相比1年、3年和5年的中位生存并没有差异[44]。由于至今仍没有胰十二指肠切除加扩大淋巴结清除有生存益处的证据，因此淋巴结清扫还没作为常规加入到Whipple术式中。但对大病灶或再次手术的患者，当腹膜后淋巴结可以清除且有可能获得阴性切缘的机会时，仍应该予扩大淋巴结清除。现时的资料支持将淋巴结转移作为系统治疗的标志，当术野以外的淋巴结出现转移时则应被认为是不可切除的。

第三节　放射治疗原则

一、放射治疗原则

（一）辅助放疗

GITSG临床试验显示术后以5FU为基础的辅助化放疗可以明显延长生存。相反，近期多个Ⅲ期临床试验结果并不支持辅助放疗有生存获益，ESPAC-1试验结果显示术后放疗甚至有害。然而EORTC和ESPAC等临床试验由于被普遍认为统计力度不足和试验设计上存在严重缺陷，因此以5FU为基础的化放疗仍是可选择的辅助治疗。

1）尽量应用CT模拟定位和三维适型放疗。

2）放射野应该参考术前CT的情况和术中放置的银夹标记。

3）放射野应该包括原发肿瘤部位和区域淋巴结。

4）总放射量为45～54 Gy（1.8～2.0 Gy/d）。

（二）不能手术胰腺癌的放疗

通常予放射治疗同期联合5FU化疗，最近有证据支持联合吉西他滨的同期化放疗，其疗效与联合5FU的同期化放疗相似。

1）尽量应用CT模拟定位和三维适型放疗。

2）放射野应该参考术前CT的情况和术中放置的银夹标记。

3）采用5FU为基础的化放疗，放射野应该包括原发肿瘤部位和区域淋巴结。

4）5FU为基础的根治性化放疗，总放射量为50～60 Gy（1.8～2.0 Gy/d）。

二、放射治疗原则解读

化放疗通常用于胰腺癌术后的辅助治疗或不能手术的局部晚期胰腺癌的治疗，近年并没有太大进展，新版NCCN胰腺诊疗指南的放疗原则与2007版相同未作修改。1985年GITSG（Gastrointestinal Tumor Study Group）首先报道胰十二指肠切除患者术后予化放疗较单纯手术的中位生存延长近2倍[45]，在该临床研究中，患者术后被随机分入观察组或化放疗组，化放疗组患者给予总量4 000 cGy的放疗，并在每阶段2 000 cGy放疗开始时予5FU 500/（m^2·d）推注3 d，以后继续每周给予5FU至满2年，除了延长中位生存期外，化放疗组的2年生存率达43%，对照组是18%。但EORTC（European Organization for Research and Treatment of Cancer）的Ⅲ期临床研究却发现术后放疗联合5FU与单纯手术比较生存益处不大，没有统计学差异[46]，另一个有争议的（European Study Group for Pancreatic Cancer）ESPAC-1临床研究结果显示[47]，术后给予5FU辅助化疗优于单纯手术，但术后予辅助化放疗不但不需要且毒性反应方面的危害可能更大。由于ESPAC-1存在设计上的严重缺陷，因此结果并没有影响以5FU为基础的化放疗继续作为辅助治疗可接受的选择。最佳的辅助化放疗方案目前仍未明确，但专家推荐术后放疗的放射剂量为45～54 Gy（1.8～2.0 Gy/d）同时联合5FU持续滴注[48]，或联合卡培他滨化疗。强烈推荐采用CT模拟定位和三维适形放疗，放射野应包括原发肿瘤的位置和区域淋巴结，根据术前CT扫描和术中放置的银夹定位。

对不可切除的局部晚期胰腺癌化放疗的作用虽然存在争议，但化放疗仍是目前常规采用的处理方法。在GITSG进行的一项研究中[49]，比较了推注5FU加总量4 000 cGy的分程放射治疗、单纯放射治疗和6 000 cGy的放射治疗联合5FU，该研究首次证实了化放疗的作用，5FU加4 000 cGy的分段放射治疗比单纯放射治疗增加了接近2倍的中位生存期（42.2周vs 22.9周）。因此，目前以5FU为基础的同期化放疗被推荐用于无远处转移、体能状态较好的局部晚期胰腺癌，放射量为50～60 Gy（1.8～2.0 Gy/d）[48，50]，强烈推荐采用CT模拟定位和三维适形放疗，放射野包括原发肿瘤的位置和区域淋巴结，根据CT扫描或手术放置的银夹标志进行定位。

另外，包括bromodeoxyuridine、紫杉醇、顺铂、吉西他滨等药物放疗增敏的研究正在进行。虽然还没有随机研究直接和GITSG的研究结果作比较，但有证据支持以吉西他滨为基础的同期化放疗和以5FU为基础的化放疗结果相似[51]。最近NCCTG进行了一项放疗联合吉西他滨和顺铂用于局部晚期胰腺癌的Ⅱ期临床研究，尽管与其他方案相比在生存期方面未见明显优势，但在毒性方面耐受性良好[52]。因此有学者认为吉西他滨为基础的化放疗也可推荐用于局部晚期患者。GERCOR临床试验及其他研究显示[53-54]，对局部晚期患者先予化疗诱导再巩固化放疗可能优于化放疗，是可尝试的方法。

化放疗也被尝试用于术前（新辅助）治疗，尽管目前并不支持在临床试验之外对可切除的胰腺癌采用新辅助治疗，但建议患者参加此类临床研究。在可手术切除的胰腺癌患者予新辅助化放疗的非随机研究中，M. D. Anderson癌症中心的回顾性资料显示，可手术患者术前予新辅助化放疗并没有出现明显的劣势，但由于术前治疗使胰十二指肠术后的恢复时间延长，＞25%的患者因此避免了术后的治疗，这反而使更多的患者得益[55]。在进行胰十二指肠切除术前予化放疗的132例患者中，其中位生存期21个月，有31%的患者得到无瘤生存[56]。术前化放疗还可能得到其他的益处：可选择对治疗稳定或有效的患者进行手术、未经手术的肿瘤组织对化放疗更敏感、更早对微转移灶进行治疗、潜在有缩小肿瘤增加阴性切缘机会的可能性[24, 57, 58]。另一些研究显示，术前化放疗可使不可切除的病灶转变为可手术[57-64]，虽然有证据支持术前治疗可能提供更好的阴性切缘的机会[65]，但还未有以R0切除为研究终点的随机临床研究结果的报道。东部肿瘤协作组正在进行的一项Ⅱ期临床研究（ECOG 1200），将术前同期化放疗加术后化疗与术前化疗加术后化放疗两种不同的序贯方法进行比较，前瞻性评估术前同期化放疗或单纯联合方案化疗这两种新辅助治疗手段对可手术胰腺癌患者阴性切缘影响。另外，德国的胃肠肿瘤多学科协作研究组也在进行一项前瞻性的随机研究，比较新辅助化放疗（吉西他滨/顺铂/放疗）再手术和单纯手术对可切除胰腺癌的影响[66]。其他一些以吉西他滨为基础的不同联合化疗方案用于可切除胰腺癌的新辅助治疗的研究也在进行中[67]。

由于缺乏随机临床研究的支持，理想的新辅助治疗方案尚未确立。但大多数专家推荐对临界可切除的胰腺癌可尝试新辅助治疗。进行术前新辅助治疗必需先获得明确的病理诊断，超声内镜引导下的穿刺活检是获得病理确诊的较好方法，对穿刺活检阴性的患者应该重复进行。腹腔镜分期用于对可能已出现的腹腔转移进行评估。对新辅助化放疗前出现黄疸的患者建议放置临时支架。新辅助化放疗的方案可采用目前局部晚期的治疗方案。

第四节　化学治疗原则

一、化学治疗原则

全身化疗（系统治疗）可用于辅助治疗和局部晚期不可切除以及转移性胰腺癌的治疗。

1）应该在治疗之前和患者讨论全身化疗的目的，同时鼓励参加临床研究。

2）对接受化疗的患者必须密切随访观察。

3）吉西他滨1 000 mg/m^{2}静脉注射30 min以上，每周1次，每28 d用药3周，被认为是转移性胰腺癌的标准一线治疗。

4）对局部晚期不能切除的患者或作为术后辅助治疗时，吉西他滨或吉西他滨为基础的联合化疗可替代5FU为基础的化放疗。

5）可用吉西他滨固定剂量率输注［10 mg/（m^2·min）］的方法替代吉西他滨30 min以上输注的标准输注方法。

6）对体能状态（PS评分）较好的患者，吉西他滨联合方案化疗在疾病进展时间（TTP）和总体生存方面均有获益。可选择的联合方案有：

GEM+厄洛替尼

GEM+DDP

GEM+氟尿嘧啶类

7）在二线治疗，对未用过吉西他滨者可选用吉西他滨，其他的选择有卡培他滨（1 000 mg/m^2，2次/d，第1至第14 d，每3周重复）、FOLFOX或CapeOx等方案。

8）CONKO临床试验支持对可切除胰腺癌术后用吉西他滨辅助治疗。也可选择吉西他滨为基础的联合方案化疗，序贯5FU为基础的化放疗。

二、化学治疗原则更新

与2007年版相比，新版对化疗原则部分作了部分更新，主要内容有：

1）辅助治疗手段建议更新为：5FU为基础的化放疗联合吉西他滨单药化疗或是单纯化疗，单纯化疗首选吉西他滨，其次考虑5FU或卡培他滨（2B级共识）；

2）重新定义辅助治疗：未接受新辅助治疗和术后已完全恢复的患者应该进行辅助治疗，治疗最好在术后4 ~ 8周内开始。如果辅助性全身化疗先于化放疗，则放疗前应该考虑CT检查并重新分期。术前已接受新辅助化放疗的患者术后适合单纯化疗。

3）对“二线治疗中使用氟嘧啶类药物治疗”做了重新注释：二线治疗中氟嘧啶类药物可用于先前未接受过该药治疗的局部晚期病例（无黄疸者）。对只接受过5FU化放疗而未接受其他化疗的局部晚期病例（无黄疸者），也可选择吉西他滨作为二线治疗。

4）新增加对局部晚期病例（无黄疸者）根据患者的体能状态（PS评分）选择二线治疗。

5）新增CAPOX方案作为可供选择的二线方案。

特别指出以吉西他滨为基础的联合治疗仅推荐用于体能状态良好的患者。

特别指出对体能状态（PS评分）较好的患者，吉西他滨联合方案化疗对无进展生存和总生存均有获益。

三、化学治疗原则解读

全身化疗（系统治疗）被用于术后辅助治疗和不可切除的局部晚期或转移性胰腺癌的治疗。对进展期胰腺癌治疗的主要目的是改善症状的姑息治疗和延长生存，对于体能状态较好的患者（ECOG 0–2），化疗可能可达到延长生存的目的；对体能状态较差的患者，用吉西他滨治疗也可能获益，但这类患者的生存质量更应该被重视。因此在化疗前，应该明确治疗的目的，同时对有必要的患者应采取适当的辅助治疗手段（诸如引流术、止痛等）。化疗可能使晚期胰腺癌患者的一般情况急转直下，因此治疗开始后应该密切观察病人，注意可能突然出现的出血或栓塞、快速加剧的疼痛、胆道阻塞、胆管炎和其他感染等。另外，某些症状可能是肿瘤快速进展的表现或者是肿瘤的相关症状，也应该与化疗或其他诱因进行区别。比如患者出现难治性呕吐时，可能是胃输出端的梗阻而非化疗引起的呕吐；肿瘤侵犯腹膜时可出现腹水或腹胀、胃纳减少、便秘等。

在吉西他滨出现以前，局部晚期和转移性胰腺癌以5FU为基础的联合方案化疗并没有显示出优于单药化疗。以生存获益和改善症状为研究终点的Ⅲ期临床试验证实了吉西他滨优于5FU推注，从而使吉西他滨单药（1 000 mg/m^2，静脉注射，30 min以上，每周一次，每28 d用3周）成为晚期胰腺癌的一线标准方案[68]。但对于多数不可手术的局部晚期胰腺癌，其体能状态通常较好，单药吉西他滨是否足够目前存在争议。因为吉西他滨批准的适应证中包括了减轻症状，对体能状态差的患者可以采用单药吉西他滨，也可选择最佳支持治疗；而对体能状态好的患者，应该选择以吉西他滨为基础的联合方案而非单药吉西他滨。对无远处转移的局部晚期患者，在吉西他滨治疗取得临床获益后，序贯予氟尿嘧啶类药物为基础的化疗，可改善局部的控制率。虽然在ECOG的一项比较单药吉西他滨和吉西他滨联合5FU推注用于晚期胰腺癌的研究中，联合化疗组并没有获得明显的生存优势[69]，但在吉西他滨与其他细胞毒性药物联合化疗的研究中，却证实了体能状态好的患者联合方案化疗可改善总体生存。在这些研究中，吉西他滨（标准或固定剂量率输注方法）分别和顺铂、奥沙利铂、卡培他滨、依立替康联合，甚至和顺铂、阿霉素、5FU的多药联合（PEFG方案），除了与依立替康联合外，其他的研究均显示联合化疗在疾病进展时间（TTP）或生存方面有不同程度的改善[70-74]。尤其最近的一项比较吉西他滨单药和联合顺铂的Ⅲ期随机对照研究表明，联合化疗组有增加总体生存和无进展生存的趋势[74]，由GERCOR/GISCAD和Heinemannv分别进行的两个类似的多中心随机研究则显示吉西他滨和顺铂的联合化疗对体能状态好的患者有生存获益[75]。一项有533例患者入组的随机对照研究发现，吉西他滨联合卡培他滨比吉西他滨单药明显改善总体生存和客观反应率[73]。另一个小样本的Ⅲ期研究虽然在总人群没有得到同样的结论，但在分层分析中，体能状态好的患者，总体生存也得到了明显的改善[76]。有Meta分析显示，吉西他滨联合化疗对体能状态好的患者有明显的生存获益[77, 78]。因此认为，对体能状态好的局部晚期或转移的胰腺癌患者，可考虑予吉西他滨为基础的联合化疗（联合顺铂或氟尿嘧啶类药物）。

尽管一些关于吉西他滨联合新的靶向药物如贝伐单抗、西妥昔单抗、厄洛替尼等的Ⅱ期临床试验显示了令人鼓舞的结果[79, 80]，但是在Ⅲ期临床研究中结果却并非如此，CALGB进行的吉西他滨联合贝伐单抗（一种抗血管内皮生长因子VEGF的单克隆抗体）的Ⅲ期随机双盲临床试验和SWOG的西妥昔单抗（一种以表皮生长因子受体为靶点的单克隆抗体）联合吉西他滨的Ⅲ期随机临床试验，均没有显示出吉西他滨联合生物靶向药物比单药吉西他滨明显改善生存[81, 82]。仅有吉西他滨联合厄洛替尼的Ⅲ期临床试验显示比单药吉西他滨延长生存，该试验共有569例进展期或转移性胰腺癌患者入组，随机分入厄洛替尼（一种EGFR酪氨酸激酶抑制剂）联合吉西他滨或单药吉西他滨组，结果厄洛替尼组显示有明显统计学意义的总体生存和无进展生存（PFS）方面的改善，中位生存厄洛替尼组为6.24个月（其中低剂量组100 mg/d的中位生存更长（为6.37个月），吉西他滨单药组为5.91个月（HR=0.82，P=0.038），一年生存率厄洛替尼组为23%，单药组为17%；厄洛替尼组及对照组的PFS分别为3.75个月和3.55个月（HR=0.77，P=0.004）。不良反应方面，厄洛替尼组皮疹、腹泻等较对照组增加[83]。该临床试验是目前唯一证实靶向药物联合化疗在晚期胰腺癌获得生存优势的Ⅲ期临床试验，也是目前唯一证实TKI类的小分子靶向药物联合化疗在晚期肿瘤获得生存优势的Ⅲ期临床试验。基于该研究的结果，FDA批准了厄洛替尼联合吉西他滨一线治疗局部晚期和转移性胰腺癌的适应证。因此NCCN指南也推荐吉西他滨-厄洛替尼联合方案用于治疗体能状态好的局部晚期和转移性胰腺癌患者。

其他一些无交叉耐药性的细胞毒性药物联合化疗的研究正在进行，有Ⅱ期临床试验发现，多西紫杉醇联合依立替康对不可手术或转移的胰腺癌有效[84]。多西紫杉醇/依立替康比较多西紫杉醇/依立替康联合西妥昔单抗的Ⅱ期随机对照临床研究最近也报道了结果，两组的中位生存期分别为6.5个月和7.4个月[85]。一个单组的Ⅱ期临床研究结果也被报道，多西紫杉醇联合依立替康获得了9.4个月的中位生存[86]。比较卡培他滨/奥沙利铂、卡培他滨/吉西他滨和吉西他滨/奥沙利铂3种不同联合化疗方案治疗晚期胰腺癌的Ⅱ期随机对照研究最近取得进展，中期结果显示卡培他滨/奥沙利铂方案优于吉西他滨联合卡培他滨或奥沙利铂的方案[87]。

最近有研究表明，吉西他滨的输注速率与其疗效有重要关系。因为吉西他滨是一种前体药物，需经过磷酸化才有抗癌活性，临床研究显示，吉西他滨以10 mg/（m^2/min）的固定剂量率输注［FDR］，可以使细胞内磷酸化的吉西他滨的聚集浓度达到最高[88]。Ⅱ期随机研究证实，吉西他滨固定剂量率输注比吉西他滨高剂量>30 min输注的方法有更高的反应率和较好的生存期[89]。Meta分析也显示，吉西他滨固定剂量率输注联合奥沙利铂与单药吉西他滨标准输注比较，1年生存率提高5%（P=0.08），客观有效率提高6%（P=0.006），且毒性方面也有不同程度的减轻，提示吉西他滨固定剂量率输注可能成为新的联合给药平台[90]。目前吉西他滨固定剂量率输注在临床的应用有逐渐增加的趋势，可以替代高剂量>30 min输注的标准方法。

吉西他滨在二线治疗上也显示了一定的价值。由于影像技术的发展，小转移灶容易被检查发现。对那些既往从吉西他滨为基础的化疗或临床试验中获益的、体能状态好的患者出现新的转移时，可以考虑予二线治疗，尽管最终这些患者将会病情进展。对难治性的胰腺癌的二线治疗目前还没有共识。对既往未使用吉西他滨如一线5FU失败的患者，二线吉西他滨治疗仍可获益[91]。吉西他滨固定剂量率输注（FDR）联合奥沙利铂对一线吉西他滨标准治疗失败的患者可能有效[92]，虽然目前还不清楚获益是来自增加了奥沙利铂或是来自吉西他滨输注方法（FDR）的改变。评估5FU/LV或5FU/LV联合奥沙利铂，在吉西他滨一线失败后应用价值的CONKO-003 Ⅲ期临床试验正在进行中，初步结果显示5FU/LV联合奥沙利铂用于二线优于最佳支持治疗[93]。有Ⅱ期临床研究显示，单药卡培他滨[94]、FOLFOX方案[95]或CapeOX[96]方案也可用于二线治疗。因此建议对一线已经使用吉西他滨为基础联合化疗方案的患者，参加临床相关的二线治疗研究，可选择的方案有卡培他滨或5FU与奥沙利铂等药物的联合。由于高剂量的卡培他滨往往伴随腹泻、手足综合征等毒性的增加，因此推荐卡培他滨的计量为1 000 mg/m^2，口服，2次/d[94]。

在辅助治疗方面最近也取得很大进展。Ⅲ期临床研究CONKO-001的结果显示，368例没接受过化疗或放疗的患者随机分入吉西他滨辅助化疗组和观察组，对于R0切除的患者，接受吉西他滨辅助化疗的无病生存期明显延长，（13.4个月vs 6.9个月，P<0.001），在R1切除患者也得到同样的益处[97]。尽管ITT分析发现两组的中位生存期未有明显差异（22.1个月vs 20.2个月，P=0.061），但CONKO-001结果仍支持吉西他滨用于术后辅助治疗[97]。RTOG（Radiation Therapy Oncology Group）的Ⅲ期临床研究RTOG97-04，评估了5FU和吉西他滨分别用于化放疗前后作为术后辅助治疗的作用。分层分析显示，吉西他滨组对胰头癌亚组患者的总体生存优于5FU组，中位生存20.6个月vs 16.9个月，3年生存率32% vs 21%，P=0.047，但对全组患者却未发现生存的明显差异[98, 99]。ESPAC-1比较单纯手术、术后5FU辅助化疗或辅助化放疗的差异，结果显示术后给予5FU辅助化疗优于单纯手术，但术后予辅助化放疗并不需要且毒性反应方面的危害可能更大[47]。由于入组病人的基本特征的差异，RTOG97-04的结果不能和CONKO-001或ESPAC-1进行直接比较，但CONKO-001临床试验中，吉西他滨辅助化疗的中位生存期为22.1个月[97]；RTOG97-04临床试验中，胰头癌术后吉西他滨辅助化疗的中位生存期为20.6个月[98]；ESPAC-1临床试验中，术后5FU推注的辅助化放疗的中位生存期为20.1个月[47]，三组的结果非常接近。因此尽管目前胰腺癌术后辅助治疗仍没有建立明确的标准，以5FU为基础的化放疗加吉西他滨化疗以及单药吉西他滨、5FU或卡培他滨化疗均可作为辅助治疗的可选择方案。虽然这些选择均获得2A的推荐级别，但专家组认为，当选择单药化疗作为辅助治疗时，吉西他滨优于5FU或卡培他滨；也可选择以5FU为基础的化放疗或吉西他滨序贯化放疗作为辅助治疗。当选择吉西他滨序贯化放疗时，应该在以5FU为基础的化放疗之前先给予足够疗程的吉西他滨化疗（参考RTOG97-04

临床试验的方案）[98]。另外在新药的应用方面，尤其是生物靶向药物及其应用于辅助治疗的临床研究正在进行中。无论术后予辅助化疗或辅助化放疗，均需在患者手术恢复之后进行，最佳的时间是术后的4～8周。术后化疗无须严格要求患者是否接受过新辅助治疗，但辅助化放疗不能用于已经接受新辅助化放疗的患者。

第五节　姑息和支持治疗原则

一、姑息和支持治疗原则

目的：预防或减少症状的出现，保持良好的生活质量。

1）胆道梗阻：可内镜下放置支架、经皮胆管引流、胆管–肠吻合旁路手术。

2）胃输出端梗阻：功能状态较好者予胃十二指肠切除（开腹或腹腔镜）±空肠造口置管（J管），或肠内支架；功能状态较差者予肠内支架，或内镜下胃造口（PEG）置管。

3）严重的肿瘤相关性疼痛：超声内镜引导下腹腔神经松解术（也可X线透视或CT引导下进行）。

4）抑郁、疼痛、营养不良：给予相应的支持治疗。

5）胰腺功能不足：给予补充胰酶的替代治疗。

6）血栓性疾病：用小分子肝素治疗优于华法令。

二、姑息和支持治疗原则解读

对不可手术的局部晚期和转移性胰腺癌，针对胆道梗阻、胃输出端梗阻和肿瘤相关性疼痛的多学科综合治疗是十分重要的，因此2008年的指南新增加了《晚期胰腺癌的姑息和支持治疗原则》一章。

大约65%～75%的胰腺癌出现胆道梗阻症状，对确诊不可手术和胆道梗阻的患者，尤其是对那些估计生存期较短的患者，给予最佳的姑息减状治疗手段是内镜下放置胆道支架。永久支架和临时支架各有优点：金属支架可以埋入胆道内，直径较临时支架大，较少出现堵塞，而塑料支架较容易出现堵塞但可以置换。对绝大多数患者，推荐采用永久性金属支架，复发性胆管炎导致的支架堵塞是塑料支架常见的并发症，一般发生在放置支架的3个月内。最近一个单中心的随机对照的临床研究，有100例患者随机分入塑料支架组或不带膜的自张性金属支架组，支架均通过内镜置入，结果中位扩张时间分别为1.8个月和3.6个月（P=0.002），可见金属支架优于塑料支架[100]。有Meta分析结果支持以上结论，金属支架胆道堵塞的复发率低于塑料支架（RR=0.52，95%CI：0.39～0.69），但两种支架置入的成功率、并发症和30 d死亡率并没有显著差异[101]。

由于胃输出端常受肿瘤阻塞使内镜无法通过，从而导致不能置入胆道支架，必要时可采取经皮肝穿胆管引流术，也可以采用经内镜十二指肠扩张，再置入金属胆道支架和肠内支架。通过上述的内镜下金属支架的置入，常可以使胆道梗阻得到长时间的缓解。

对于腹腔镜发现不能切除并伴有黄疸的局部晚期和有潜在切除可能的患者，开腹行胆–肠旁路手术可长期缓解胆道梗阻症状，同时也可减轻胃输出端阻塞引起的症状和肿瘤相关性疼痛。在行开腹行胆–肠旁路手术时，可行预防性的十二指肠旁路术或酒精腹腔神经丛阻滞。旁路手术中胆总管空肠吻合术或肝空肠吻合术优于胆囊空肠吻合术，因为胆总管空肠吻合术和肝空肠吻合术对胆道梗阻有更持久和更确切的减轻症状效果[102]。

有10%～25%的胰腺癌出现胃输出端梗阻[102]，当出现胃输出端梗阻症状时，尤其对生存期有限或体能状态差的患者，可给予内镜下放置肠支架，也可予经皮内镜下胃造口（PEG）置管；对一般情况较好，预期生存>3～6个月的患者（如局部晚期），除非患者要求放置肠支架，否则应考虑经腹腔镜的胃空肠吻合术±空肠造口置管（J管），因为该措施较肠支架减轻症状的持续时间更长、效果更好。

预防性胃空肠吻合对无症状的不能切除的患者有一定价值。对腹腔镜发现不能切除但有潜在切除可能的局部晚期患者，当存在发生胃输出端梗阻危险时，可予预防性胃空肠吻合术。已有两个随机对照的临床试验评估了预防性胃空肠吻合术在不可切除的壶腹周围癌的价值[103, 104]。在这两个研究中，接近20%没有行预防性胃空肠吻合术的患者最终出现胃输出端梗阻，而行预防性胃空肠吻合术的患者胃输出端梗阻的发生率明显减少。对不可切除的晚期患者采用腹腔镜下胃空肠吻合术缓解症状，应取决于患者的意愿和术者的经验。

绝大部分局部晚期和转移性胰腺癌患者会经历肿瘤相关性疼痛[105]，肿瘤相关性疼痛处理的一般原则可参考《NCCN成人癌痛诊疗指南》。由于进展期胰腺癌经常累及上腹部的腹膜后神经，可以考虑予腹腔丛神经松解术。有两个随机对照研究证实，腹腔丛神经松解术明显改善晚期患者的疼痛[105, 106]。可采用超声内镜引导、X线透视或CT引导下经皮穿刺的微创技术进行腹腔丛神经松解术，也可以采用腹腔镜、胸腔镜和开放性手术进行。对不可切除的晚期患者，采用腹腔丛神经松解术缓解疼痛，应取决于患者的意愿和术者的经验。

其他姑息减状措施还包括对胰腺功能不足、血栓性疾病、抑郁、疼痛、营养不良等的处理。胰腺癌引起胰实质和/或胰管的损伤、手术切除胰腺组织等，可导致胰外分泌酶的功能不足，对此类患者可采用口服胰酶的替代治疗。胰腺癌患者发生静脉血栓性疾病的危险明显增加[107]，低分子肝素（LMWH）对已经出现静脉栓塞（VTE）的晚期胰腺癌优于华法令。CLOT临床试验结果显示，对出现VTE的晚期胰腺癌患者，采用低分子肝素治疗明显减少6个月内再次静脉血栓的发生，与口服抗凝药相比，VTE发生率降低接近2倍[108]。对出现抑郁、疼痛、营养不良等的患者，可由姑息治疗部门进行评估治疗，详细可参考NCCN的其他相关指南。

参考文献

[1] Agarwal B，Abu-Hamda E，Molke KL，et al. Endoscopic ultrasound-guided fine needle aspiration and multidetector spiral CT in the diagnosis of pancreatic cancer [J]. Am J Gastroenterol，2004，99：844-850.

[2] Johnson CD. Pancreatic carcinoma：developing a protocol for multidetector row CT [J]. Radiology，2001，220：3-4.

[3] Fuhrman GM，Chamsangavej C，Abbruzzese JL，et al. Thin-section contrast-enhanced computed tomography accurately predicts the respectability of malignant pancreatic neoplasms [J]. Am J Surg，1994，167：104-111，discussion 111-103.

[4] Wolff RA，Evans DB，Crane CH，et al. Initial results of preoperative gemcitabine（GME）-based chemoradiation for resectable pancreatic adenocarcinoma [C]. Proc Am Soc Clin Oncol，2002，21：Abstract 516.

[5] Talamonti MS，Small W Jr，Mulcahy MF，et al. A multi-institutional phase Ⅱ trial of preoperative full-dose

gemcitabine and concurrent radiation for patients with potentially resectable pancreatic carcinoma [J]. Ann Surg Oncol, 2006, 13 (2): 150-158.

[6] Panwalkar A, Grem J, Hauke R, et al. Imagine in pancreatic cancer [C]. 2007 Gastrointestinal Cancer Symposium, Abstract 125.

[7] Rösch T, Braig C, Gain T, et al. Staging of pancreatic and ampullary carcinoma by endoscopic ultrasonography. Comparison with conventional sonography, computed tomography, and angiography [J]. Gastroenterology, 1992, 102 (1): 188-199.

[8] Varadarajulu S, Wallace MB. Applications of endoscopic ultrasonography in pancreatic cancer [J]. Cancer Control, 2004, 11 (1): 15-22.

[9] Freeny PC. Radiologic diagnosis and staging of pancreatic ductal adenocarcinoma [J]. Radiol Clin North Am, 1989, 27 (1): 121-128.

[10] Inoue K, Ohuchida J, Ohtsuka T, et al. Severe localized stenosis and marked dilatation of the main pancreatic duct are indicators of pancreatic cancer instead of chronic pancreatitis on endoscopic retrograde balloon pancreatography [J]. Gastrointest Endosc, 2003, 58 (4): 510-515.

[11] Warshaw AL, Gu ZY, Wittenberg J, Waltman AC. Preoperative staging and assessment of resectability of pancreatic cancer [J]. Arch Surg, 1990, 125 (2): 230-233.

[12] Ferrone CR, Haas B, Tang L, et al. The influence of positive peritoneal cytology on survival in patients with pancreatic adenocarcinoma [J]. J Gastrointest Surg, 2006, 10 (10): 1347-1353.

[13] Micames C, Jowell PS, White R, et al. Lower frequency of peritoneal carcinomatosis in patients with pancreatic cancer diagnosed by EUS-guided FNA vs. percutaneous FNA [J]. Gastrointest Endosc, 2003, 58 (5): 690-695.

[14] Safi F, Roscher R, Bittner R, Schenkluhn B, et al. High sensitivity and specificity of CA 19-9 for pancreatic carcinoma in comparison to chronic pancreatitis. Serological and immunohistochemical findings [J]. Pancreas, 1987, 2 (4): 398-403.

[15] Ferrone CR, Finkelstein DM, Thayer SP, et al. Perioperative CA199 levels can predict stage and survival in patients with resectable pancreatic adenocarcinoma [J]. J Clin Oncol, 2006, 24 (18): 2897-2902.

[16] Ishii H, Okada S, Sato T, et al. CA 19-9 in evaluating the response to chemotherapy in advanced pancreatic cancer [J]. Hepatogastroenterology, 1997, 44 (13): 279-283.

[17] Halm U, Schumann T, Schiefke I, et al. Decrease of CA 19-9 during chemotherapy with gemcitabine predicts survival time in patients with advanced pancreatic cancer [J]. Br J Cancer, 2000, 82 (5): 1013-1016.

[18] Mann DV, Edwards R, Ho S, et al. Elevated tumour marker CA199: clinical interpretation and influence of obstructive jaundice [J]. Eur J Surg Oncol. 2000, 26 (5): 474-479.

[19] Bilimoria KY, Bentrem DJ, Ko CY, et al. Validation of the 6th edition AJCC Pancreatic Cancer Staging System: report from the National Cancer Database [J]. Cancer, 2007, 110 (4): 738-744.

[20] Allison DC, Piantadosi S, Hruban RH, et al. DNA content and other factors associated with ten-year survival after resection of pancreatic carcinoma [J]. J Surg Oncol, 1998, 67 (3): 151-159.

[21] Sohn TA, Yeo CJ, Cameron JL, et al. Resected adenocarcinoma of the pancreas-616 patients: results, outcomes, and prognostic indicators [J]. J Gastrointest Surg, 2000, 4 (6): 567-579.

[22] Howard TJ, Krug JE, Yu J, et al. A margin-negative R0 resection accomplished with minimal postoperative

complications is the surgeon's contribution to long-term survival in pancreatic cancer [J]. J Gastrointest Surg, 2006, 10 (10): 1338-1345, discussion 1345-1346.

[23] Zervos EE, Rosemurgy AS, Al-Saif O, et al. Surgical management of early-stage pancreatic cancer [J]. Cancer Control, 2004, 11 (1): 23-31.

[24] Varadhachary GR, Tamm EP, Abbruzzese JL, et al. Borderline resectable pancreatic cancer: definitions, management, and role of preoperative therapy [J]. Ann Surg Oncol, 2006, 13 (8): 1035-1046.

[25] Talamonti M. Borderline resectable pancreatic cancer: a new classification for an old challenge [J]. Ann Surg Oncol, 2006, 13 (8): 1019-1020.

[26] Böttger TC, Junginger T. Factors influencing morbidity and mortality after pancreaticoduodenectomy: critical analysis of 221 resections [J]. World J Surg, 1999, 23 (2): 164-171, discussion 171-172.

[27] Lerut JP, Gianello PR, Otte JB, et al. Pancreaticoduodenal resection. Surgical experience and evaluation of risk factors in 103 patients [J]. Ann Surg, 1984, 199 (4): 432-437.

[28] Heslin MJ, Brooks AD, Hochwald SN, et al. A preoperative biliary stent is associated with increased complications after pancreatoduodenectomy [J]. Arch Surg, 1998, 133 (2): 149-154.

[29] Lai EC, Mok FP, Fan ST, et al. Preoperative endoscopic drainage for malignant obstructive jaundice [J]. Br J Surg, 1994, 81 (8): 1195-1198.

[30] McPherson GA, Benjamin IS, Hodgson HJ, et al. Pre-operative percutaneous transhepatic biliary drainage: the results of a controlled trial [J]. Br J Surg, 1984, 71 (5): 371-375.

[31] Pitt HA, Gomes AS, Lois JF, et al. Does preoperative percutaneous biliary drainage reduce operative risk or increase hospital cost? [J]. Ann Surg, 1985, 201 (5): 545-553.

[32] Povoski SP, Karpeh MS Jr, Conlon KC, et al. Preoperative biliary drainage: impact on intraoperative bile cultures and infectious morbidity and mortality after pancreaticoduodenectomy [J]. J Gastrointest Surg, 1999, 3 (5): 496-505.

[33] Pisters PW, Hudec WA, Hess KR, et al. Effect of preoperative biliary decompression on pancreaticoduodenectomy-associated morbidity in 300 consecutive patients [J]. Ann Surg, 2001, 234 (1): 47-55.

[34] Sikora SS, Posner MC. Management of the pancreatic stump following pancreaticoduodenectomy [J]. Br J Surg, 1995, 82 (12): 1590-1597.

[35] Bassi C, Falconi M, Molinari E, et al. Duct-to-mucosa versus end-to-side pancreaticojejunostomy reconstruction after pancreaticoduodenectomy: results of a prospective randomized trial [J]. Surgery, 2003, 134 (5): 766-771.

[36] Strasberg SM, McNevin MS. Results of a technique of pancreaticojejunostomy that optimizes blood supply to the pancreas [J]. J Am Coll Surg, 1998, 187 (6): 591-596.

[37] Yeo CJ, Cameron JL, Lillemoe KD, et al. Does prophylactic octreotide decrease the rates of pancreatic fistula and other complications after pancreaticoduodenectomy? Results of a prospective randomized placebo-controlled trial [J]. Ann Surg, 2000, 232 (3): 419-429.

[38] Lowy AM, Lee JE, Pisters PW, et al. Prospective, randomized trial of octreotide to prevent pancreatic fistula after pancreaticoduodenectomy for malignant disease [J]. Ann Surg, 1997, 226 (5): 632-641.

[39] Tseng JF, Raut CP, Lee JE, et al. Pancreaticoduodenectomy with vascular resection: margin status and

survival duration [J]. J Gastrointest Surg, 2004, 8 (8): 935–949, discussion 949–950.

[40] Cubilla AL, Fortner J, Fitzgerald PJ. Lymph node involvement in carcinoma of the head of the pancreas area [J]. Cancer, 1978, 41 (3): 880–887.

[41] Nagai H, Kuroda A, Morioka Y. Lymphatic and local spread of T1 and T2 pancreatic cancer. A study of autopsy material [J]. Ann Surg, 1986, 204 (1): 65–71.

[42] Pisters P, Brennan M. Regional lymph node dissection for pancreatic adenocarcinoma [M]. Pancreatic cancer, New York: Springer–Verlag, 2002: 139–151.

[43] Pedrazzoli S, DiCarlo V, Dionigi R, et al. Standard versus extended lymphadenectomy associated with pancreatoduodenectomy in the surgical treatment of adenocarcinoma of the head of the pancreas: a multicenter, prospective, randomized study. Lymphadenectomy Study Group [J]. Ann Surg, 1998, 228 (4): 508–517.

[44] Yeo CJ, Cameron JL, Lillemoe KD, et al. Pancreaticoduodenectomy with or without distal gastrectomy and extended retroperitoneal lymphadenectomy for periampullary adenocarcinoma, part 2: randomized controlled trial evaluating survival, morbidity, and mortality [J]. Ann Surg, 2002, 236 (3): 355–366, discussion 366–368.

[45] Kalser MH, Ellenberg SS. Pancreatic cancer. Adjuvant combined radiation and chemotherapy following curative resection [J]. Arch Surg, 1985, 120 (8): 899–903.

[46] Klinkenbijl JH, Jeekel J, Sahmoud T, et al. Adjuvant radiotherapy and 5–fluorouracil after curative resection of cancer of the pancreas and periampullary region: phase Ⅲ trial of the EORTC gastrointestinal tract cancer cooperative group [J]. Ann Surg, 1999, 230 (6): 776–782, discussion 782–784.

[47] Neoptolemos JP, Stocken DD, Friess H, et al. A randomized trial of chemoradiotherapy and chemotherapy after resection of pancreatic cancer [J]. N Engl J Med, 2004, 350 (12): 1200–1210.

[48] Mehta VK, Poen JC, Ford JM, et al. Protracted venous infusion 5–fluorouracil with concomitant radiotherapy compared with bolus 5–fluorouracil for unresectable pancreatic cancer [J]. Am J Clin Oncol, 2001, 24 (2): 155–159.

[49] Moertel CG, Frytak S, Hahn RG, et al. Therapy of locally unresectable pancreatic carcinoma: a randomized comparison of high dose (6000 rads) radiation alone, moderate dose radiation (4000 rads+5–fluorouracil), and high dose radiation+5–fluorouracil: The Gastrointestinal Tumor Study Group [J]. Cancer, 1981, 48 (8): 1705–1710.

[50] Boz G, De Paoli A, Innocente R, et al. Radiotherapy and continuous infusion 5–fluorouracil in patients with nonresectable pancreatic carcinoma [J]. Int J Radiat Oncol Biol Phys, 2001, 51 (3): 736–740.

[51] Crane CH, Abbruzzese JL, Evans DB, et al. Is the therapeutic index better with gemcitabine–based chemoradiation than with 5–fluorouracil–based chemoradiation in locally advanced pancreatic cancer [J]? Int J Radiat Oncol Biol Phys, 2002, 52 (5): 1293–1302.

[52] Haddock MG, Swaminathan R, Foster NR, et al. Gemcitabine, cisplatin, and radiotherapy for patients with locally advanced pancreatic adenocarcinoma: results of the North Central Cancer Treatment Group Phase Ⅱ Study N9942 [J]. J Clin Oncol, 2007, 25 (18): 2567–2572.

[53] Huguet F, André T, Hammel P, et al. Impact of chemoradiotherapy after disease control with chemotherapy in locally advanced pancreatic adenocarcinoma in GERCOR phase Ⅱ and Ⅲ studies [J]. J Clin Oncol, 2007, 25 (3): 326–331.

[54] Krishnan S, Rana V, Janjan NA, et al. Induction chemotherapy selects patients with locally advanced, unresectable pancreatic cancer for optimal benefit from consolidative chemoradiation therapy [J]. Cancer, 2007, 110 (1): 47–55.

[55] Spitz FR, Abbruzzese JL, Lee JE, et al. Pisters PW, Preoperative and postoperative chemoradiation strategies in patients treated with pancreaticoduodenectomy for adenocarcinoma of the pancreas [J]. J Clin Oncol, 1997, 15 (3): 928–937.

[56] Breslin TM, Hess KR, Harbison DB, et al. Neoadjuvant chemoradiotherapy for adenocarcinoma of the pancreas: treatment variables and survival duration [J]. Ann Surg Oncol, 2001, 8 (2): 123–132.

[57] Quiros RM, Brown KM, Hoffman JP. Neoadjuvant therapy in pancreatic cancer [J]. Cancer Invest, 200, 25 (4): 267–273.

[58] White RR, Hurwitz HI, Morse MA, et al. Neoadjuvant chemoradiation for localized adenocarcinoma of the pancreas [J]. Ann Surg Oncol, 2001, 8 (10): 758–765.

[59] Hoffman JP, Lipsitz S, Pisansky T, et al. Phase Ⅱ trial of preoperative radiation therapy and chemotherapy for patients with localized, resectable adenocarcinoma of the pancreas: an Eastern Cooperative Oncology Group Study [J]. J Clin Oncol, 1998, 16 (1): 317–323.

[60] Evans DB, Rich TA, Byrd DR, et al. Preoperative chemoradiation and pancreaticoduodenectomy for adenocarcinoma of the pancreas [J]. Arch Surg, 1992, 127 (11): 1335–1339.

[61] Hoffman JP, Weese JL, Solin LJ, et al. A pilot study of preoperative chemoradiation for patients with localized adenocarcinoma of the pancreas [J]. Am J Surg, 1995, 169 (1): 71–77, discussion 77–78.

[62] Palmer DH, Stocken DD, Hewitt H, et al. A randomized phase 2 trial of neoadjuvant chemotherapy in resectable pancreatic cancer: gemcitabine alone versus gemcitabine combined with cisplatin [J]. Ann Surg Oncol, 2007, 14 (7): 2088–2096.

[63] Massucco P, Capussotti L, Magnino A, et al. Pancreatic resections after chemoradiotherapy for locally advanced ductal adenocarcinoma: analysis of perioperative outcome and survival [J]. Ann Surg Oncol, 2006, 13 (9): 1201–1208.

[64] Ammori JB, Colletti LM, Zalupski MM, et al. Surgical resection following radiation therapy with concurrent gemcitabine in patients with previously unresectable adenocarcinoma of the pancreas [J]. J Gastrointest Surg, 2003, 7 (6): 766–772.

[65] Pingpank JF, Hoffman JP, Ross EA, et al. Effect of preoperative chemoradiotherapy on surgical margin status of resected adenocarcinoma of the head of the pancreas [J]. J Gastrointest Surg, 2001, 5 (2): 121–130.

[66] Brunner TB, Grabenbauer GG, Meyer T, et al. Primary resection versus neoadjuvant chemoradiation followed by resection for locally resectable or potentially resectable pancreatic carcinoma without distant metastasis. A multi-centre prospectively randomised phase Ⅱ-study of the Interdisciplinary Working Group Gastrointestinal Tumours (AIO, ARO, and CAO) [J]. BMC Cancer, 2007, 7: 41.

[67] Palmer DH, Stocken DD, Hewitt H, et al. A randomized phase 2 trial of neoadjuvant chemotherapy in resectable pancreatic cancer: gemcitabine alone versus gemcitabine combined with cisplatin [J]. Ann Surg Oncol, 2007, 14 (7): 2088–2096.

[68] Burris HA 3rd, Moore MJ, Andersen J, et al. Improvements in survival and clinical benefit with gemcitabine as first-line therapy for patients with advanced pancreas cancer: a randomized trial [J]. J Clin

Oncol，1997，15（6）：2403-2413.

[69] Berlin JD，Catalano P，Thomas JP，et al. Phase Ⅲ study of gemcitabine in combination with fluorouracil versus gemcitabine alone in patients with advanced pancreatic carcinoma：Eastern Cooperative Oncology Group Trial E2297 [J]. J Clin Oncol，2002，20（15）：3270-3275.

[70] Reni M，Cordio S，Milandri C，et al. Gemcitabine versus cisplatin，epirubicin，fluorouracil，and gemcitabine in advanced pancreatic cancer：a randomised controlled multicentre phase Ⅲ trial [J]. Lancet Oncol，2005，6（6）：369-376.

[71] Louvet C，Labianca R，Hammel P，et al. Gemcitabine in combination with oxaliplatin compared with gemcitabine alone in locally advanced or metastatic pancreatic cancer：results of a GERCOR and GISCAD phase Ⅲ trial [J]. J Clin Oncol，2005，23（15）：3509-3516.

[72] Rocha Lima CM，Savarese D，Bruckner H，et al. Irinotecan plus gemcitabine induces both radiographic and CA 19-9 tumor marker responses in patients with previously untreated advanced pancreatic cancer [J]. J Clin Oncol，2002，20（5）：1182-1191.

[73] Cunningham D，Chau I，Stocken DD，et al. Phase Ⅲ randomized comparison of gemcitabine（GEM）versus gemcitabine plus capecitabine（GEM-CAP）in patients with advanced pancreatic cancer [M]. European Cancer Conference（ECCO 13），presentation/abstract PS11，Paris，France，November 2，2005. European J of Cancer Supplements，2005，3：4.

[74] Heinemann V，Quietzsch D，Gieseler F，et al. Randomized phase Ⅲ trial of gemcitabine plus cisplatin compared with gemcitabine alone in advanced pancreatic cancer [J]. J Clin Oncol，2006，24（24）：3946-3952.

[75] Heinemann V，Hincke A，Labianca R，et al. Increases survival using platinum analog combined with gemcitabine single agent in advanced pancreatic cancer（APC）：poled analysis of two randomized trial，the GERCOR/GISCAD Intergroup Study and a German Multicenter Study [J]. J Clin Oncol，2006，24：No. 18S（June 20 suppl）：Abstract 4003.

[76] Herrmann R，Bodoky G，Ruhstaller T，et al. Gemcitabine plus capecitabine compared with gemcitabine alone in advanced pancreatic cancer：a randomized，multicenter，phase Ⅲ trial of the Swiss Group for Clinical Cancer Research and the Central European Cooperative Oncology Group [J]. J Clin Oncol，2007，25（16）：2212-2217.

[77] Heinemann V，Hinke A，Boeck S，et al. Benefit from gemcitabine-based combination treatment in advanced pancreatic cancer：a meta-analysis of randomized trials [M]. 2007 Gastrointestinal Cancer Symposium，Abstract 129.

[78] Xie DR，Liang HL，Wang Y，et al. Meta-analysis on inoperable pancreatic cancer：a comparison between gemcitabine-based combination therapy and gemcitabine alone [J]. World J Gastroenterol，2006，12（43）：6973-6981.

[79] Xiong HQ，Rosenberg A，LoBuglio A，et al. Cetuximab，a monoclonal antibody targeting the epidermal growth factor receptor，in combination with gemcitabine for advanced pancreatic cancer：a multicenter phase Ⅱ Trial [J]. J Clin Oncol，2004，22（13）：2610-2616.

[80] Kindler HL，Friberg G，Singh DA，et al. Phase Ⅱ trial of bevacizumab plus gemcitabine in patients with advanced pancreatic cancer [J]. J Clin Oncol，2005，23（31）：8033-8040.

[81] Kindler HL，Niedzwiecki D，Hollis D，et al. A double-blind placebo-controlled，randomized phase Ⅲ

trial of gemcitabine（G）plus bevicizumab（B）versus gemcitabine plus placebo（P）in patients（pts）with advanced pancreatic cancer（PC）：A preliminary analysis of Cancer and Leukemia Group B（CALGB）80303［C］. 2007 Gastrointestinal Cancers Symposium，Abstract 108.

［82］Philip PA，Benedetti J. Fenoglio-Preiser M，et al. Phase Ⅲ study of gemcitabine plus cetuximab versus gemcitabine in patients with locally advanced or metastatic pancreatic adenocarcinoma：SWOG S0205 study［C］. J Clin Oncol，2007，25：No. 18S（June 20 suppl）. Abstract LBA4509.

［83］Moore MJ，Goldstein D，Hamm J，et al. Erlotinib plus gemcitabine compared with gemcitabine alone in patients with advanced pancreatic cancer：a phase Ⅲ trial of the National Cancer Institute of Canada Clinical Trials Group［J］. J Clin Oncol，2007，25（15）：1960-1966.

［84］Burtness B，Sipples R，Mirto G，et al. Phase Ⅱ trial of irinotecan/docetaxel combination for advanced pancreatic cancer［J］. J Clin Oncol，2004，22：No. 14S（July 15 suppl）. Abstract 4116.

［85］Burtness BA，Powell M，Berlin JD，et al. Phase Ⅱ trial of irinotecan/docetaxel for advanced pancreatic cancer with randomization between irinotecan/docetaxel and irinotecan/docetaxel plus C225，a monoclonal antibody to the epidermal growth factor receptor（EGF-r）：Eastern Cooperative Oncology［J］. J Clin Oncol，2007，25：No. 18S（June 20 suppl）. Abstract 4519.

［86］Burtness BA，Thomas L，Sipples R，et al. Phase Ⅱ trial of weekly docetaxel/irinotecan combination in advanced pancreatic cancer［J］. Cancer J，2007，13：257-262.

［87］Boeck S，Hoehler T，Seipelt G，et al. Capecitabine plus oxaliplatin（CapOx）versus capecitabine plus gemcitabine（CapGem）versus gemcitabine plus oxaliplatin（mGemOx）：final results of a multicenter randomized phase Ⅱ trial in advanced pancreatic cancer［J］. Ann Oncol，2008，19（2）：340-347.

［88］Grunewald R，Abbruzzese JL，Tarassoff P，et al. Saturation of 2'，2'-difluorodeoxycytidine 5'-triphosphate accumulation by mononuclear cells during a phase I trial of gemcitabine［J］. Cancer Chemother Pharmacol，1991，27（4）：258-262.

［89］Tempero M，Plunkett W，Ruiz Van Haperen V，et al. Randomized phase Ⅱ comparison of dose-intense gemcitabine：thirty-minute infusion and fixed dose rate infusion in patients with pancreatic adenocarcinoma［J］. J Clin Oncol，2003，21（18）：3402-3408.

［90］Xie DR，Liang HL，Yang Q，et al. Meta-anlysis on gemcitabine of fixed-dose rate infusion plus oxaliplatin as first-line therapy for advanced pancreatic cancer［J］. AI ZHENG，2007，26（8），895-899.

［91］Rothenberg ML，Moore MJ，Cripps MC，et al. A phase Ⅱ trial of gemcitabine in patients with 5FU-refractory pancreas cancer［J］. Ann Oncol，1996，7（4）：347-353.

［92］Demols A，Peeters M，Polus M，et al. Gemcitabine and oxaliplatin（GEMOX）in gemcitabine refractory advanced pancreatic adenocarcinoma：a phase Ⅱ study［J］. Br J Cancer，2006，94（4）：481-485.

［93］Riess H，Pelzer U，Stieler J，et al. A randomized decond line trial in patients with gemcitabine refractory advanced pancreatic cancer - CONKO 003［J］. J Clin Oncol，2007，25：No. 18S（June 20 suppl）：Abstract 4517.

［94］Cartwright TH，Cohn A，Varkey JA，et al. Phase Ⅱ study of capecitabine in patients with advanced or metastatic pancreatic cancer［J］. J Clin Oncol，2002，20：160-164.

［95］Oettle H，Pelzer U，Stieler J，et al. Oxaliplatin/folinic acid/5-fluorouracil［24h］（OFF）plus best supportive care versus best care alone（BSC）in second-line therapy of gemcitabine-refractory advanced pancreatic cancer（CONKO 003）［J］. J Clin Oncol，2005，23：4031.

[96] Xiong HQ, Wolff RA, Hess KR, et al. A phase Ⅱ trial of oxaliplatin plus capecitabine (xelox) as second-line therapy for patients with advanced pancreatic cancer [J]. J Clin Oncol, 2006, 24: No. 18S (June 20 suppl). Abstract 4119.

[97] Oettle H, Post S, Neuhaus P, et al. Adjuvant chemotherapy with gemcitabine vs observation in patients undergoing curative-intent resection of pancreatic cancer: a randomized controlled trial [J]. JAMA, 2007, 297 (3): 267-277.

[98] Regine WF, Winter KW, Abrams RA, et al. RTOG 9704 a phase Ⅱ study of adjuvant pre and post chemoradiation (CRT) 5FU vs. gemcitabine (G) for resected pancreatic adenocarcinoma [J]. J Clin Oncol, 2006, 24: No. 18S (June 20 suppl). Abstract 4007.

[99] Garofalo MC, Abrams RA, Regine WF. Adjuvant therapy for pancreatic cancer: no 'definite' standard [J]. Oncology, 2007, 21: 726-730.

[100] Soderlund C, Linder S. Covered metal versus plastic stents for malignant common bile duct stenosis: a prospective, randomized, controlled trial [J]. Gastrointest Endosc, 2006, 63 (7): 986-995.

[101] Moss AC, Morris E, Mac Mathuna P. Palliative biliary stents for obstructing pancreatic carcinoma [J]. Cochrane Database Syst Rev, 2006, (2): CD004200.

[102] House MG, Choti MA. Palliative therapy for pancreatic/biliary cancer [J]. Surg Clin North Am, 2005, 85 (2): 359-371.

[103] Koniaris LG, Lillemoe KD, Yeo CJ, et al. Is there a role for surgical resection in the treatment of early-stage pancreatic lymphoma? [J]. J Am Coll Surg, 2000, 190 (3): 319-330.

[104] Van Heek NT, De Castro SM, van Eijck CH, et al. The need for a prophylactic gastrojejunostomy for unresectable periampullary cancer: a prospective randomized multicenter trial with special focus on assessment of quality of life [J]. Ann Surg, 2003, 238 (6): 894-902, discussion 902-905.

[105] Wong GY, Schroeder DR, Carns PE, et al. Effect of neurolytic celiac plexus block on pain relief, quality of life, and survival in patients with unresectable pancreatic cancer: a randomized controlled trial [J]. JAMA, 2004, 291: 1092-1099.

[106] Lillemoe KD, Cameron JL, Kaufman HS, et al. Chemical splanchnicectomy in patients with unresectable pancreatic cancer. A prospective randomized trial [J]. Ann Surg, 1993, 217: 447-455, discussion 456-457.

[107] Khorana AA, Francis CW, Culakova E, et al. Thromboembolism in hospitalized neutropenic cancer patients [J]. J Clin Oncol, 2006, 24: 484-490.

[108] Lee AY, Levine MN, Baker RI, et al. Low-molecular-weight heparin versus a coumarin for the prevention of recurrent venous thromboembolism in patients with cancer [J]. N Engl J Med, 2003, 349: 146-153.

（马　冬　林英城　叶　升）

第十八章 提高胰腺癌诊疗水平的思考

胰腺癌是一种临床表现隐匿、早期诊断困难、发展迅速和预后极差的消化系统恶性肿瘤。大多数胰腺癌诊断明确时已属中晚期，而且其发病率在全球范围内呈上升趋势[1]。虽然近年来胰腺癌的影像学诊断技术取得了较大的进步，但总的预后并未发生显著的改观，大量的文献资料表明，术后5年生存率仍在5%左右。如何在目前条件下提高胰腺癌的早期诊断率，改善其预后，这是医务工作者面临的巨大挑战。

第一节 重视早期诊断

一、早期诊断的重要性

肿瘤早期发现是获得最佳治疗效果的关键。虽然临床被早期发现的胰腺癌比率非常低，但有学者单独分析了这部分病例后发现，早期胰腺癌手术切除率为90%～100%，5年生存率可达70%～100%，与进展期胰腺癌相比，两者治疗效果存在着巨大的差别。

目前，早期发现的胰腺癌仍然很少，究其原因，除了胰腺癌本身的特点之外，缺乏应有的警惕和足够的重视是导致这种状况的主要原因，其中包括患者和医生两方面因素。即使在西方国家，25%的病人确诊前6个月已有上腹部不适的症状；15%的病人到医院就诊后，仍需6个月以上才能获得确诊。我国由于误诊而影响治疗的比例可能更高，当患者获得确诊时，多数已失去了行根治性切除的机会。目前北京协和医院住院胰腺癌病人的切除率为35%左右，术后5年生存率仅为7%。由此可以看出，如果患者初次就诊时，门诊医生能够意识到有胰腺癌存在的可能性，并进行有针对性的检查，则可望缩短确诊时间，提高早期诊断率和5年生存率。

二、重视胰腺癌早期诊断的具体措施

1. 加强宣教工作，提高对早期胰腺癌的警惕性

胰腺癌难以早期发现有来自医生和患者两方面的原因。首先是医生，应努力使已到医院就诊的患者不被误诊，及早确诊。对于从事胰腺专科的医师而言，相对容易做到；而对多数普通内科、外科医师，以及基层医务工作者来讲，则要有这方面的警惕性。对年龄在40岁以上，因腹疼、黄疸、上腹部不适、消化不良、消瘦、恶心、呕吐或突发糖尿病就诊的患者，应考虑到胰腺癌的可能性，在排除其他疾病后，应高度怀疑胰腺癌，进行必要的检查，争取早期诊断。由于B超的普及，在鉴定黄疸性质方面已无太大困难，因此误诊为肝炎的患者逐渐减少。目前最常见的误诊原因是满足于慢性胃炎的诊断，以致贻误病情。由于在行胃镜检查时，相当一部分病人具有浅表性胃炎，因此对于年龄在40岁以上，上腹部有非特异性症状的病人，应进行仔细的筛查，以免延误诊断。对于没有条件施行进一步检查的医院，应及时将病人转到有经验的医疗中心诊治。

另一方面，大多数轻微的非特异性症状往往被许多病人忽视，这也是胰腺癌难以早期

发现的重要因素之一。因此，医务工作者，特别是从事胰腺专科的医师，有责任加强宣教，普及相关知识。相信随着人们保健意识的提高，早期到医院就诊的病例会逐渐增多。

2. 监测高危人群是发现早期胰腺癌的重要途径

由于胰腺癌基本上呈散发分布，而且缺乏特异性肿瘤标记物，因此开展大规模的普查既不经济，也不现实。但目前的研究表明，胰腺癌存在着高危人群，对其进行筛查和监测，能够尽早发现胰腺癌，使早期诊断成为可能。胰腺癌的高危人群包括以下几个方面：①年龄>40岁，有上腹部非特异性症状的病人。②有胰腺癌家族史者。有人认为遗传因素在胰腺癌发病中占5%～10%。③突发糖尿病患者。特别是不典型糖尿病，年龄在60岁以上，缺乏家族史，无肥胖，很快形成胰岛素抵抗者。40%的胰腺癌患者在确诊时伴有糖尿病。④慢性胰腺炎患者，目前认为慢性胰腺炎在小部分病人中是一个重要的癌前病变，特别是慢性家族性胰腺炎和慢性钙化性胰腺炎。⑤导管内乳头状黏液瘤亦属癌前病变。⑥家族性腺瘤息肉病合并胰腺癌者高于正常人群。⑦良性病变行远端胃大部切除者，特别是术后20年以上的人群，胰腺癌发病率升高1.65～5倍。⑧胰腺癌的高危因素有吸烟、大量饮酒以及长期接触有害化学物质等[2-6]。

3. 合理选择辅助检查手段是早期发现胰腺癌的关键

对临床上怀疑胰腺癌的病人和胰腺癌的高危人群，应首选无创性检查手段进行筛查，如B超、CT，MRI，MRCP和血清学肿瘤标记物等。B超有简便、经济、无创、可重复等优点，对胰胆管扩张比较敏感；但有15%～25%的病人因受肠气和胰腺位置的影响，无法清楚显示胰腺全貌。CT可作为常规检查手段，特别是螺旋CT，在早期胰腺癌诊断方面可达到超声内镜（EUS）的水平。MRCP是一种安全、无创的胰胆管影像学检查技术，在反映胰胆管全貌上优于ERCP，但在胰腺癌早期诊断方面尚不能完全取代ERCP。虽然目前血清学肿瘤标记物对诊断早期胰腺癌的价值不大，但将目前的肿瘤标记物联合检测（如CA199，CA50，CA242和CEA等），并与影像学检查结果相结合，可提高阳性率，有助于胰腺癌的早期诊断。

由于80%以上的胰腺癌起源于导管上皮，因此可利用ERCP检查收集纯胰液，刷取脱落细胞行细胞学检查。癌基因突变和肿瘤标记物检测是近年来胰腺癌早期诊断的一项重要进展，它能显著提高早期胰腺癌的检出率。近年来文献中报道的微小胰腺癌和原位癌，均是采用上述方法发现的，该部分胰腺癌患者治疗后5年生存率几乎100%。值得一提的是，虽然胰液中K-ras基因突变并不能确诊胰腺癌，但对阳性的患者密切随访可提高早期胰腺癌的确诊率。有报道，胰腺癌确诊前3年半即发现胰液中K-ras基因突变者[7]。

许多新的影像学检查手段已逐渐开始应用于胰腺癌的早期诊断，如胰管镜、胰管内超声、正电子发射断层扫描（PET）等，影像学技术的发展将使越来越多的小胰腺癌得以发现。

4. 加强基础研究，实现胰腺癌的早期诊断

胰腺癌具有高度侵袭性，较早时即可沿神经、血管、淋巴发生转移，因此胰腺癌的早期诊断仅靠目前的影像学手段难以实现，必须寻找更加敏感、特异的血清学肿瘤标记物，使之与无创的影像学方法相结合，成为有效筛查工具。同时应加强胰腺癌的基础研究，探讨其发生、发展的分子生物学机制，从中发现胰腺癌早期诊断的有益线索，并为胰腺癌的治疗提供帮助，这将成为今后努力的方向之一。

综上所述，重视胰腺癌的早期诊断，使之能够早期发现，及时治疗，是改善胰腺癌预后的关键；提高对胰腺癌的警惕性，合理选择辅助检查手段，加强临床、影像、病理等多科协作，是目前条件下进一步提高胰腺癌早期诊断率的重要措施；相信随着影像学技术的发展，以及胰腺癌分子生物学研究的继续深入，胰腺癌难以早期诊断的现状可望有较大的改观。

第二节 落实规范化治疗

目前，恶性肿瘤的治疗已进入了循证医学[8]和多学科综合治疗的时代。所谓治疗规范化，简单地说就是要遵守治疗原则，各科医师通力协作，正确有序地运用各种治疗手段，以达到治疗的最佳效果。我们认为，基于循证医学的NCCN指南应成为制定胰腺癌的规范化治疗策略的重要依据。

美国的NCCN临床指南主要基于证据而制定，同时又基于专家一致性意见，它是一个全方位的关于肿瘤预防、诊断、治疗、预后和随访的综合临床指南，是目前肿瘤治疗指引的一个很好的典范。NCCN胰腺癌临床指南对临床医生起着很大的指导作用，而且根据最佳证据可为患者提供可能是最好的治疗选择[9]。但是由于美国NCCN的研究人群跟中国人可能存在差别，同时NCCN指南是依靠国外较大的癌症中心研究的结果，这些中心对病人的治疗方案制订和实施均较规范，这与我国的实际情况不大相同，我国绝大多数的医院对肿瘤病人的治疗仍不规范，各科之间的协作不足。因此，NCCN指南在我国并不完全适用，但参考NCCN指南至少可以减少一些不必要的错误，对于保障医生和患者的权益是非常有帮助的。目前国内已制定了部分肿瘤的临床指南，但还需要我们开展更多高质量的基于国人的多中心的随机对照研究，并通过各研究机构的专家通力合作才能制订出更科学的临床指南，才能走上规范化治疗的道路。

在制订胰腺癌具体治疗策略过程中，应处理好如下问题。

一、循证医学与胰腺癌多学科综合治疗

在胰腺癌治疗领域中，各种新的药物和新的治疗手段不断推出，由于其发病机理以及临床治疗过程的复杂性和多样性，很难确定这些药物或治疗手段的实际临床效果，而盲目滥用昂贵的新药或新疗法不仅会造成医疗资源的巨大浪费，也会给病人带来不必要的痛苦和负担。在这种情况下，为胰腺癌的治疗提供证据非常重要，其意义不仅在于证实某种新药、新方案或新疗法的有效性，还有助于发现肿瘤治疗方面的创新或突破。循证医学则是实现这一目标的有力手段，它认为采用大样本随机对照研究和所有相关随机研究的系统评估所得出的结论，是证明某种药物、某种疗法有效性和安全性的最可靠证据，是所谓的“金标准”；只有通过循证医学的最佳证据，才能作为临床决策的依据。

所谓早期、晚期仅是一个相对的概念。胰腺癌治疗中应遵循局部与全身治疗并重的原则。也即是说，在设计治疗方案时、在以局部或全身治疗为主时，应同时兼顾全身或局部治疗。迄今，胰腺癌的治疗可分为根治性治疗和非根治性治疗（姑息治疗、支持治疗、对症治疗等）两大类。对早期胰腺癌，手术是最佳选择，但即使是临床所谓的早期癌亦有部分患者发生了血行或淋巴转移，术后辅助性化疗是必要的。对中晚期胰腺癌，需要科学、合理、联合的治疗方法和遵循安全、有效、可行的治疗原则进行综合治疗，根据各种疗法的适应范围、治疗指征与优势，掌握最佳治疗应用时机，相互协调、取长补短，最大限度地提高疗效，达到消除肿瘤、预防复发和转移、延长生命、提高生活质量的目的。

实施综合治疗要有系统的治疗计划，治疗前及治疗过程中及时判断患者的临床分期及手术时的病理分期。分期的目的是为了判断病情，制订正确的治疗计划；判断预后和预测发展方向；总结经验，评价疗效。同时要全面了解患者的健康状况和对治疗的承受能力。现有的多数治疗如手术、化疗、放疗等具有一定的不良反应，这都会给患者带来相当的负担，所以要充分衡量治疗时可能给患者带来的得失。

二、循证医学与个体化治疗

综合治疗也包括了个体化治疗的含义。近年来，个体化治疗在肿瘤的综合治疗中占有越来越重要的地位。大量的临床研究和医疗实践已经证实了肿瘤的个体化特征，不仅发生在不同个体、不同部位、不同病理类型和不同病期的恶性肿瘤其生物学行为表现不同，即使是同一部位、同一病理类型和病期的肿瘤，其生物学行为也存在着很大的差异。因此，在对每一个肿瘤患者实施治疗的过程中，必须根据患者的个体化情况，处理好病人与肿瘤、局限与播散、收益与负担这三者之间的关系。

所谓个体化治疗，实质就是要根据具体病人的预期寿命、治疗的耐受性、期望的生存质量、病人自己的愿望和肿瘤的异质性来设计具体的多学科综合治疗方案。其中包含两层意思：①同一分期、同一病理类型、采取同一治疗方案的相同病种的病人，治疗效果可有明显的不同，这可能与每一个病人的具体状态有关。这是一个更多地涉及病人的功能状态、心理状况及社会影响的问题。②应重视肿瘤生物学变化对治疗策略的影响。个体化治疗要求医师在设计治疗方案前应对肿瘤病人进行综合评价[10]，如评价病人行为状态的功能状态（performance status，PS）和日常生活能力（activities of daily living，ADL），评价伴随病情的伴随病等级（comorbidity scales），评价生命质量（quality of life，QOL）等。个体化治疗对肿瘤病人生存和生命质量的影响仍然是一个需深入研究的课题。根据肿瘤的异质性与人体功能心理状况制订出个体化的治疗方案，是消化系肿瘤多学科综合治疗的研究重点之一，也是未来的发展方向。

对于早期胰腺癌病人，治疗的目的是根治，此时需综合应用手术、放疗、化疗等治疗手段，尽量达到根治的目的；对于中、晚期病人，治疗的目的则是控制肿瘤发展，尽量减轻症状，延长生存期，提高生活质量；对于疾病到达终末期的病人，由于病情已不可逆转，多以姑息治疗为主，目的在于减轻病人的痛苦。当然，无论对于哪个病期的病人，在选择治疗方案时都必须考虑到患者的耐受性，要掌握在获得最佳治疗效果的前提下，对患者的负面影响应该是减至最小，无论是在身体上、精神上还是经济上都能够承受；同时，每项治疗都应符合成本、效益原则，即无论在治疗效果还是治疗费用上，都应符合以最小的代价取得最大的效果这一要求。

在胰腺癌的综合治疗方案的个体化中，不应忽略的是，个体化治疗方案的制订必须以循证医学证据为基础，也就是说，二者是相辅相成、相互补充的，循证医学要为个体化治疗提供依据，而个体化治疗则应以循证医学为前提。脱离了循证医学的指引，个体化医疗就变成了纯粹的“经验医学”，失去了它应具有的科学性和合理性；而一味地追求循证医学证据，只注重治疗的规范化，忽略肿瘤治疗中的个体化，肿瘤的治疗又容易走入死胡同，导致部分病人的过度治疗或不当治疗。所以说，在临床工作中，必须将循证医学和个体化治疗结合起来，按照循证医学的要求谨慎、准确和明智地应用当前所能获得的最好的研究证据，结合病人的实际病情、临床医师个人的专业技能和临床经验，同时考虑到病人的生理、心理、经济承受能力和意愿，这三者的完整结合才能正确地制订肿瘤的综合治疗方案，最大限度地保护病人的利益，并取得最理想的治疗效果。

总之，胰腺癌治疗的每一个环节，包括手术、放疗、化疗方案和毒副作用等等均需要循证医学来确定最合适的值。肿瘤化疗和循证医学已经密不可分，在肿瘤内科医生做出每一步临床决策时，为了提高其决策的正确性和可靠性，必须清晰地了解相关的最佳证据，并判断其证据来源的级别，注重找出高级别的证据，同时也应注意患者的个体差异，制订出个体化的治疗方案。

三、生存率与生命质量并重

随着生物-心理-社会学的医学模式的建立和发展，改善和提高病人的生命质量已成为肿瘤治疗方案设计中日益受到重视的问题。在决定多学科综合治疗方案时，生存率与生命质量并重的原则应考虑如下几点：①病人的预期寿命是否因肿瘤的治疗而得到延长？②病人的生命质量是否因肿瘤的治疗而得到改善？③病人生活的依赖性是否因肿瘤的治疗而得到改善？治疗方案的实施应不仅仅是病人的生命得到延长，而且生命质量也应得到提高。为了追求生存评价指标的延长，即使治疗获益的患者，大部分的临床缓解时间是在反复的化疗中度过，生命质量极差，这是不当的。目前，肿瘤学界已经逐步认识到，在追求延长患者生存期的同时还应考虑其生命质量。以化疗的严重毒副作用和患者长期较差的生活质量换取生存期的有限延长是不合适的，但为了避免或减轻毒副作用、保证生活质量而放弃较长的生存期也是不明智的。

晚期胰腺癌目前尚无法根治，其自然病程为症状不可逆地进展并丧失日常活动力。因此，治疗主要追求的目的应是缓解症状、改善生活质量。临床受益反应（clinical benefit response，CBR）[11]是近年广泛用于评价晚期胰腺癌疗效的标准，评价的内容包括治疗前后疼痛的强度、止痛剂的用量、体力状态（Karnofsky评分）及体重变化4个指标，反映了治疗的策略由单纯追求客观缓解率转向缓解症状、改善生活质量为主要目标的趋势。

最近有临床试验[12, 13]探索了打打停停（stop and go）的化疗模式，即联合化疗几个周期后，停用原方案，以单药维持几个周期或间歇几个周期不治疗，然后再重复原方案化疗的模式。其目的就是在不影响患者生存期的情况下，让患者保持较好的生命质量。

相信通过肿瘤综合治疗的规范化，不仅可以降低治疗成本，还可以提高病人的生存率，提高医务人员的综合治疗水平。

第三节　重视专科队伍的建设

一、建立专科医师准入制度

国外治疗肿瘤必须是专业的执业医师，但我国没有相关准入制度，部分医生没有接受过肿瘤学科规范的专业化培训，一些医生专业知识不过关，对根据肿瘤的类型、患病时间等进行治疗没有什么概念，有的医生甚至连化疗药的名称都弄不太清楚就敢给病人做化疗；只要是肿瘤，便把手术、放疗、化疗甚至中药等各种手段轮番使用到病人身上，在书上照抄一个方案给病人化疗，结果往往是病没治好，还浪费了医疗资源，病人的病情也被耽误了。因此，推出持证上岗制度，将促使肿瘤医生加强学习，使肿瘤医疗更规范。国家应尽快制订相关准入制度，加强肿瘤的规范化治疗。

专科医师培养和准入制度是国际医学界公认的医学院学生毕业后医学教育制度。美国是世界上最早实施专科医师准入管理制度的国家之一。20世纪初，美国组建了第一个专科医师委员会——眼科医师委员会。随后，德国、英国、法国等西欧国家，以及我国台湾、香港等地区亦逐步建立并推行了专科医师准入管理制度。实践证明，建立专科医师培养和准入制度是提高医学人才素质、保障医疗服务质量的有效机制。目前，我国虽然建立了执业医师资格考试和住院医师规范化培训制度，但与之衔接的专科医师准入制度尚未建立，不具备专科医师资格的医务人员上岗行医，不利于我国医疗卫生事业的整体发展[14]。

缺乏统一资质考核是导致目前肿瘤医生专业水平参差不齐的一个主要原因。肿瘤治疗学是一门专业性极强的学科，有其独特的理论体系和治疗原则，作为一名肿瘤专科医师，必须具备相应的专业知识和丰富的临床经验，这是对肿瘤病人进行治疗、维护病人利益的基本保证。由于我国目前还没有相应的准入制度，许多医生没有接受肿瘤学科规范的专业培训就从事肿瘤临床工作，而一个医院内多个非肿瘤专科科室的医生都会涉及肿瘤的治疗，尤其是化疗。目前，可以说无论内科医师还是外科医师，只要是肿瘤，便把手术、放疗、化疗甚至中药等各种手段轮番使到病人身上，都可以根据教科书的指导为肿瘤病人开具化疗药物的处方，但是，如果不是已经经过了严格的专业培训和考核、具备相应的专业知识和临床经验并达到肿瘤专科医师的标准，就难以对病人的病情做出正确的判断，并根据患者的具体情况确定最合理的化疗方案；而且由于非肿瘤专科医师经常会对化疗毒副反应估计不足，难以及时对患者的不良反应察觉并做出相应处理，这不仅不能达到治疗的目的，还会延误病人病情，损害病人的利益，既浪费了医疗资源，同时也存在潜在的医疗纠纷风险。由此可见，建立肿瘤专科医师准入制度势在必行，不仅是肿瘤的化疗，肿瘤的放疗、手术治疗、微创治疗、介入治疗及生物治疗等其他治疗都必须是由接受过严格的肿瘤专科医师培训并取得相关执业资格的医师施行，这样不仅能够为患者提供最为合理、规范的治疗，也能够减少医疗纠纷的发生。

二、加强专科医师继续教育

学术会议对于科学的发展至关重要。学术会议是毕业后再教育的一个重要形式。如果缺少学术会议，那么对于一些新理论、新方法、新进展的传播的影响是不可想象的。肿瘤专科医师继续教育是提高专科理论水平的方法，而肿瘤学术会议举办应是医学继续教育的一个重要平台，起到传播“新理论、新知识、新技术、新方法”的作用。同时，对于大多数临床医生，参加一个高水平、有规模的学术会议，参加一场针对新技术、新进展的专题研讨会或高水平的病例讨论会，无疑有助于提高自身对肿瘤的诊疗水平。

一方面，应鼓励广大医务工作者积极参加学术活动，提高诊疗水平，让国民享受到科技发展给人类健康带来的益处；另一方面，应该对过多的重复性会议进行规范，使学术会议真正成为获取知识、交流信息的平台。同时，应鼓励召开针对新技术、新进展的专题研讨会、病例讨论会，以繁荣学术环境和提高一个国家的疾病诊疗水平。

建议年轻医生首先要积极参加各种讲座；其次是应选择自己比较感兴趣的课题；另外多与专家和会员进行交流，进而提高自己的水平。在一些边远地区，基层医院的医生很难有机会接触知名且经验丰富的专家，更难有机会和专家直接面对面。所以，一旦有机会接触这些专家，应抓住机会，及时把自己在临床中发现的问题或遇到的特殊病例向专家请教。

相信通过建立肿瘤专科医师准入制度和加强专科医师继续教育，肿瘤专科医师队伍的建设能走上规范化的道路，有助于肿瘤诊疗水平的提高。

第四节　加强胰腺癌的转化性研究

当前临床肿瘤学正处于一个重大变革时期，循证医学、诊疗规范化和个体化已经成为大家努力的方向。大量的基础研究，特别是分子生物学的研究结果正逐渐转化为临床所应用的方法，新一代生物治疗模式——分子靶向治疗就是不同于传统手术、放疗和化疗的治疗方法，其作用机制完全不同于目前的细胞毒性药物，且毒副作用较小，有望使人类在攻克癌症的征途上向前跨出关键的一步。近年临床肿瘤学的重大进展促使靶向药物的开发及成功地使部分肿瘤的转移复发率下降，并迅速进入NCCN和NCCN中国版的规范中，强调“从转化性研究到临床实践（from translational research to bedside）”的模式。我国的肿瘤学工作者相应地制订了晚期胰腺癌接受埃罗替尼、西妥昔单抗及贝伐单抗等治疗的数据化模型，企图预测可能的临床疗效。因为个体化也需要循证医学数据支持，而不是完全靠医师个人的经验。所以通过高水平的临床试验我们将会变得越来越聪明，能够更有效地为病人服务，从而给广大病人带来裨益。

“将研究成果转化为临床实践”突出了人们期盼迅速将研究成果用于临床实践，也符合实践是检验真理的唯一标准的论断。而这种转化正符合临床试验规范（good clinical practice，GCP）的指导原则。在2008年的ASCO会议上，发表了较多的有关胰腺癌转化性研究的文章[15]，其中中山大学江志敏等[16]对符合纳入标准的17篇文献涉及的研究对象1 363例，进行了Meta分析，评价了MUC1对胰腺导管腺癌诊断效能。结果MUC1诊断胰腺癌的总敏感度为0.83（95%CI：0.81～0.86）、总特异度为0.63（95%CI：0.59～0.66）、总诊断优势比为20.44（95%CI：9.53～43.85）。综合受试者工作特征曲线下面积为0.887 9，Q^*=0.818 5。认为MUC1检测对胰腺癌的诊断准确度中等，可作为胰腺癌筛查的检查方法，对胰腺癌的早期诊断有一定的帮助。

加强转化性研究的另一层含义应诠释在临床实践中不断验证既往的结论。在过去很长一段时间里，化疗被认为是对晚期胰腺癌治疗无效的，而且被认为是不能延长生存期、不能改善症状和不能提高生活质量，更有人认为化疗让晚期胰腺癌患者更加痛苦。很多临床医生告诉晚期胰腺癌患者千万不要化疗，甚至很多教科书都认为化疗不适合应用于晚期胰腺癌。在20世纪90年代以前，很多临床试验都显示化疗对晚期胰腺癌的治疗效果很差，直到新的药物和新的研究终点出现，使对晚期胰腺癌化疗意义的讨论重新开始。在一个大型的Ⅲ期随机对照临床试验中，采用了临床获益反应率（CBR）作为研究终点，CBR是考虑到疼痛程度、体能状态和体重这3个因素计算出来的，CBR在一定程度上反应了生活质量，证实吉西他滨单药优于5FU单药，中位生存期有提高（5.65个月vs 4.42个月；P=0.002 5），CBR显著提高（23.8% vs 4.8%；P=0.002 2）。尽管过去很多小型的RCT的研究结果未能显示晚期胰腺癌的化疗优于最佳支持治疗，但近来的Meta分析结果却逐渐显示出以5FU为基础的化疗优于最佳支持治疗[17, 18]。目前，已经有足够的证据显示化疗可以延长晚期胰腺癌的生存期，并能提高其生活质量，化疗是晚期胰腺癌的一个经济实用的治疗选择。当然，目前争论仍未完全停止，更多RCT和Meta分析有待进一步开展。

很多Ⅰ期、Ⅱ期非随机对照的临床试验显示有效的化疗药物，进入了正规的Ⅲ期多中心的随机对照临床试验就被判定是无效的。临床上，有很多医生喜欢根据Ⅱ期临床试验的结果，把一些看似有效的治疗方法用于患者，其实这些治疗往往是无效的。更有甚者，把一些个案报道的经验或个人的临床经验盲目地应用于其他患者，无视客观的证据，造成患者的治疗失败，这种情况是要坚决取缔的。

期待加强转化性研究、进一步推动临床实践变革、胰腺癌的整体诊疗水平有所提高。

参考文献

[1] Jemal A，Tiwari RC，Murray T，et al. Cancer ststistics，2004［J］. CA Cancer J Clin，2004，54：8–29.

[2] 张群华，倪泉兴. 胰腺癌2 340例临床病例分析［J］. 中华医学杂志，2004，84：214–218.

[3] Huxley R，Ansary–Moghaddam A，Berrington de González A，et al. Type–Ⅱ diabetes and pancreatic cancer：a meta–analysis of 36 studies［J］. Br J Cancer，2005，92：2076–2083.

[4] Calle EE，Murphy TK，Rodriguez C，et al. Diabetes mellitus and pancreatic cancer mortality in a prospective cohort of united states adults［J］. Cancer Causes Control，1998，9：430–440.

[5] Zheng W，Mclanghlin JK，Gridley G，et al. A cohort study of smoking，alcohol consumption，and dietary factors for pancreatic cancer（United States）［J］. Cancer Causes Control，1993，4：477–482.

[6] Fuch C，Colditz G，Stampfer M，et al. A prospective study of cigarette smoking and the risk of pancreatic cancer［J］. Arch Intern Med，1996，156：2255–2260.

[7] Schaeffer BK，Glasner S，Kuhlmann E，et al. Mutated c–K–ras in small pancreatic adenocarcinomas［J］. Pancreas，1994，9（2）：161–165.

[8] Sackett DL，Rosenberg WM，Gray JA，et al. Evidence based medicine：what it is and what it isn't［J］. Br Med J，1996，312：71–72.

[9] Weeks JC. Outcomes assessment in the NCCN［J］. Oncology，1997；11：137–140.

[10] Bezjak A，Ng P，Seel R et al. Oncologists' use of quality of life information：results of a survey of Eastern Cooperative Oncology Group physicians［J］. Quality of Life Research，2001，10（1）：1–13.

[11] Burris HA Ⅲ，Moore MJ，Anderson J，et al. Improvenments in survival and clinical benefit with gencitabine as first–line therapy for patients with advanced pancreas cancer：a randomized trial［J］. J Clin Oncol，1997，15（6）：2403–2413.

[12] Tournigand C，Cervantes A，Figer A，et al. OPTLMOX1：a randomized study of FOLFOX4 or FOLFOX7 with oxaliplatin in a stop–and–go fashion in advanced colorectal cancer–a GERCOR study［J］. J Clin Oncol，2006，24：394–400.

[13] Maindrault–Goebel F，Lledo G，Chibaudel B，et al. OPTLMOX2：a large randomized phase Ⅱ study of maintenance therapy or chemotherapy–free intervals（CFI）after Folfox in patients with metastatic colorectal cancer（MRC）：a GERCOR study［J］. Proc Am Soc Clin Oncol，2006，24：147s（abstr 3504）.

[14] 曹梦苒，覃晶，罗荣城. 肿瘤专科医师培训若干问题初探［J］. 中国医院，2007，11（12）：67–69.

[15] Saif MW. Translational research in pancreatic cancer. Highlights from the "44th ASCO Annual Meeting". Chicago，IL，USA. May 30 – June 3，2008［J］. JOP. 2008，9（4）：398–402.

[16] Jiang ZM，Xie DR，Yang Q，et al. Diagnostic performance of MUC1 for pancreatic ductal adenocarcinoma：A meta–analysis［C］. J Clin Oncol，2008，26：（suppl；abstr 15680）.

[17] 梁汉霖，王羽，谢德荣．姑息化疗和最佳支持治疗在晚期胰腺癌中的比较 [J]．循证医学，2004，4：9-13．

[18] Fung MC，Takayama S，Ishiguro H，et al．Chemotherapy for advanced or metastatic pancreatic cancer：analysis of 43 randomized trials in 3 decades（1974-2002）[J]．Gan To Kagaku Ryoho，2003，30：1101-1111．

（林显敢　林　忠）

附录一　胰腺癌临床研究重大事件

年代	事　件
1898年[1]	意大利学者Codivilla为1例胰头癌患者施行胰头及十二指肠大部切除术，胃幽门部及胰腺断端缝合，并以Y形法行胃空肠及胆囊空肠吻合，这一手术方法开创了胰腺癌手术治疗的先河
1912年[2]	德国Kausch首次成功实施了分二期部分胰十二指肠切除术，在二期手术中，残余的胰腺颈部被植入部分切除的十二指肠远端
1914年[3]	Hirschel首次成功实施一期部分胰十二指肠切除术，切除了部分十二指肠、壶腹部、胰头的一部分及胆管下半部。该患者通过胰管十二指肠植入缝合、胃空肠吻合及胆总管十二指肠间橡胶管植入连接重建，术后黄疸消退并生存了一年余
1937年[4]	Brunschwig首次为胰腺癌患者成功实施二期胰十二指肠切除，Ⅰ期行胆囊胃吻合、胃空肠吻合及肠肠吻合术，Ⅱ期行胰十二指肠切除并进行幽门、远端十二指肠及胰颈部的吻合
1940年[5]	Whipple进行一期胰头十二指肠切除术，以胆管空肠吻合代替了胆囊胃吻合并于结肠前行胃空肠吻合，消化道重建的顺序为胆管、胰、胃分别与空肠吻合。这种方法具有里程碑意义，人们把经典的胰十二指肠切除术称为Whipple术
1943年[6]	Rockey首次施行了全胰切除术
1944年[7]	Child提出将空肠断端上提和胰腺断端吻合，在其下方行胆总管空肠吻合及胃空肠端侧吻合，并认为采用这种方法符合生理功能，一旦发生胰漏则仅有胰液流出，只要引流通畅也可以痊愈
1944年[8]	英国Watson报道为1例乏特氏（Vater）壶腹部癌患者首次进行了保留幽门的胰十二指肠切除术
1966年[9]	Kelley和Lillehei施行了首例尸体节段胰腺移植
1973年[10]	Fortner等首先报道采用区域性胰腺切除术
1979年[11-12]	MacDonald和Bitran的研究先后得出了FAM联合化疗方案治疗胰腺癌有较高的客观缓解率和生存率，1984年被FDA批准用于治疗晚期胰腺癌，FAM曾一度成为晚期胰腺癌的标准化疗方案
1985年[13]	美国胃肠道肿瘤研究组（GITSG）在20世纪70年代末及80年代初实施了一项前瞻性、随机临床对照研究，首次肯定可切除胰腺癌术后综合治疗的生存获益
1997年[14]	Burris等发表的Ⅲ期随机临床试验，首次证实了吉西他滨单药治疗晚期胰腺癌优于5FU单药，奠定了吉西他滨单药化疗成为晚期胰腺癌标准的一线治疗地位
1999年[15]	1987—1995年，欧洲EORTC胃肠道肿瘤协作组主持完成一项Ⅲ期胰腺癌随机临床研究（EORTC 40891），结果显示胰腺癌术后化放疗未能改善生存，但该实验较多病例未能按设计要求完成术后化放疗

续表

年代	事 件
2004年[16]	欧洲胰腺癌研究组于1994—2000年用2×2析因分析设计完成了一项前瞻性、多中心研究（ESPAC-1），是迄今为止报道的样本量最大的胰腺癌根治术后辅助治疗的临床研究，结果提示胰腺癌术后可能只需5FU辅助化疗，而同步辅助化放疗可能没有生存获益
2005年[17]	Moore等报道了吉西他滨联合埃罗替尼治疗晚期胰腺癌的Ⅲ期临床试验，该实验结果促使美国FDA于2005年11月批准埃罗替尼联合吉西他滨用于晚期胰腺癌的一线治疗
2005年[18]	Louvet报道第一个晚期胰腺癌GEMOX方案与标准的GEM单药比较的Ⅲ期临床试验，结果显示GEMOX具有明显的生存优势。2006年版NCCN据此研究推荐GEMOX方案可用于晚期胰腺癌的治疗
2006年[19]	Poplin报道的E6201临床试验结果认为GEMOX在晚期胰腺癌治疗并无优势，且吉西他滨固定剂量率输注组并未优于标准输注组。该研究被ASCO评为2006年临床肿瘤学研究主要进展之一
2006年[20]	RTOG 9704临床试验结果提示，胰腺癌根治术后在5FU同步化放疗辅助治疗的基础上，增加吉西他滨辅助化疗，可以改善胰头癌患者的生存状况
2007年[21]	德国胰腺癌研究协作组于1998年启动了一项多中心、前瞻性、Ⅲ期随机临床研究CONKO-001，结果提示吉西他滨单药化疗可以作为胰腺癌术后标准的辅助治疗
2007年[22]	S0205试验结果提示，吉西他滨联合C225对晚期胰腺癌的治疗并不优于吉西他滨单药
2007年[23]	CALGB80303试验结果提示，吉西他滨联合贝伐单抗未能改善晚期胰腺癌患者的疗效
2008年[24]	AViTA研究结果提示，吉西他滨+埃罗替尼+贝伐单抗三药联合治疗晚期胰腺癌并未优于吉西他滨联合埃罗替尼
2008年[25]	2008年NCCN新增加胰腺癌姑息、支持治疗内容

参 考 文 献

[1] Sauve L. Des pancreatectomies et specialement de la pancreatectomies cephalique [J]. Rev Chir, 1908, 37: 335-385.

[2] Kausch W. Das carcinoma der papilla duodeni und seine radikale Entfeinung [J]. Beitr Z Clin Chir, 1912, 78: 439-486.

[3] Hirschel G. Die resektion des duodenums mit der papille wegen karzinoims [J]. Munchen Med Wochenschr, 1914, 61: 1728-1730.

[4] Brunschwig A. A one stage pancreaticoduodenectomy [J]. Surg Gynecol Obstel, 1937, 65: 681-684.

[5] Whipple AO. The rationale of radical surgery for cancer of the pancreas and ampullary region [J]. Ann Surg, 1941, 114 (4): 612-615.

[6] Rockey EW. Total pancreatectomy for carcinoma: case report [J]. Ann Surg, 1943, 118 (4): 603-611.

[7] Child CG. Pancreaticojejunostomy and Other Problems Associated With the Surgical Management of Carcinoma Involving the Head of the Pancreas: Report of Five Additional Cases of Radical Pancreaticoduodenectomy [J]. Ann Surg, 1944, 119 (6): 845-855.

[8] Watson K. Carcinoma ofthe ampulla of Vater Successful radical resectlon [J] . Br J Surg, 1944, 31: 368-373.

[9] Kelly WD, Lillehei RC, Merkel FK. Allotransplantation of the pancreas and duodenem along with the kidney in diabetic nephropathy [J] . Surgery, 1967, 61: 827-835.

[10] Fortner JG. Regional resection of cancer of the pancreas: a new surgical approach [J] . Surgery, 1973, 73 (2) : 307-320.

[11] MacDonald JS, Woolley PV, Smythe T, et al. 5-fluorouracil, adriamycin, and mitomycin-C (FAM) combination chemotherapy in the treatment of advanced gastric cancer [J] . Cancer, 1979, 44 (1) : 42-47.

[12] Bitran JD, Desser RK, Kozloff MF, et al. Treatment of metastatic pancreatic and gastric adenocarcinomas with 5-fluorouracil, adriamycin and mitomycin C (FAM) [J] . Cancer Treat Rep, 1979, 63 (11-12) : 2049-2051.

[13] Kalser MH, Ellenberg SS. Pancreatic cancer. Adjuvant combined radiation and chemotherapy following curative resection [J] . Arch Surg, 1985, 120: 899-903.

[14] Burris HA 3rd, Moore MJ, Andersen J, et al. Improvements in survival and clinical benefit with gemcitabine as first-line therapy for patients with advanced pancreas cancer: a randomized trial [J] . J Clin Oncol. 1997, 15 (6) : 2403-2413.

[15] Klinkenbijl JH, Jeekel J, Sahmoud T, et al. Adjuvant radiotherapy and 5-fluorouracil after curative resection of cancer of the pancreas and periampullary region: phase Ⅲ trial of the EORTC gastrointestinal tract cancer cooperative group [J] . Ann Surg, 1999, 230: 776-782.

[16] Neoptolemos JP, Dunn JA, Stocken DD, et al. Adjuvant chemoradiotherapy and chemotherapy in resectable pancreatic cancer: a randomised controlled trial [J] . Lancet, 2001, 358: 1576-1585.

[17] Moore MJ, Goldstein D, Hamm J, et al. Erlotinib plus gemcitabine compared with gemcitabine alone in patients with advanced pancreatic cancer: a phase Ⅲ trial of the National Cancer Institute of Canada Clinical Trials Group [J] . J Clin Oncol. 2007, 25 (15) : 1960-1966.

[18] Louvet C, Labianca R, Hammel P, et al. Gemcitabine in combination with oxaliplatin compared with gemcitabine alone in locally advanced or metastatic pancreatic cancer: results of a GERCOR and GISCAD phase Ⅲ trial [J] . J Clin Oncol. 2005, 23 (15) : 3509-3516.

[19] Poplin E, Levy DE, Berlin J, et al. Phase Ⅲ trial of gemcitabine (30-minute infusion) versus gemcitabine (fixed-dose-rate infusion [FDR]) versus gemcitabine+oxaliplatin (GEMOX) in patients with advanced pancreatic cancer (E6201) [C] . J Clin Oncol. 2006, 24 (18suppl) : LBA4004.

[20] Regine WF, Winter KA, Abrams RA, et al. Fluorouracil vs gemcitabine chemotherapy before and after fluorouracil-based chemoradiation following resection of pancreatic adenocarcinoma: a randomized controlled trial [J] . JAMA, 2008, 299 (9) : 1019-1026.

[21] Oettle H, Post S, Neuhaus P, et al. Adjuvant chemotherapy with gemcitabine vs observation in patients undergoing curative-intent resection of pancreatic cancer: a randomized controlled trial [J] . JAMA, 2007, 297 (3) : 267-277.

[22] Philip PA, Benedetti J, Fenoglio-Preiser C, et al. Phase Ⅲ study of gemcitabine plus cetuximab versus gemcitabine in patients with locally advanced or metastatic pancreatic adenocarcinoma: SWOG S0205 study [J] . J Clin Oncol, 2007, 25 (18s) : LBA4509.

[23] Kindler HL, Niedzwiecki D, Hollis D, et al. A double-blind, placebo-controlled, randomized phase Ⅲ trial of gemcitabine (G) plus bevacizumab (B) versus gemcitabine plus placebo (P) in patients (pts) with advanced pancreatic cancer (PC): A preliminary analysis of Cancer and Leukemia Group B (CALGB) 80303 [C]. 2007 Gastrointestinal Cancers Symposium, Abstract 108.

[24] Vervenne W. A randomized, double-blind, placebo (P) controlled, multicenter phase Ⅲ trial to evaluate the efficacy and safety of adding bevacizumab (B) to erlotinib (E) and gemcitabine (G) in patients (pts) with metastatic pancreatic cancer [C]. 2008 ASCO Annual Meeting. Abstract 4507.

[25] 2008 NCCN Clinical Practice Guidelines in Oncology. Pancreatic Adenocarcinoma.

（江志敏　陈邓林）

附录二　胰腺癌疗效评价标准

一、病灶种类

1. 可测量病灶

临床或影像学可测量双径的病灶。如可测量的皮肤结节、浅表淋巴结，影像学可测量双径的肺内病灶（X线检查≥20 mm×20 mm，CT≥10 mm×10 mm），CT或B超测量的肝内占位病灶（≥20 mm×10 mm）。

2. 单径可测量病灶

临床或影像学仅可测量肿瘤病灶最大直径或最大垂直横径的病灶。例如：肺内病灶或可扪及的腹块或软组织块，仅可测一个径者。

3. 可评价、不可测量病灶

细小病灶无法测量者，如肺内粟粒或点片状病灶、溶骨性病灶。

4. 不可评价病灶

成骨性转移。

胸腹水、心包积液。

皮肤或肺内的癌性淋巴管炎。

过去曾经放射治疗的病灶且无进展者，但原放射野内如出现新病灶，可被认为可测量或可评价，但不应作为唯一可测量病灶。

二、WHO肿瘤化疗疗效评价标准

（一）可测量病灶

1. 完全缓解（CR）

所有可见病灶完全消失，并在至少4周后复测证实。

2. 部分缓解（PR）

（1）双径可测量病灶

各病灶最大两垂直径之乘积总和减少50%以上，并在至少4周后复测证实。

（2）单径可测量病灶

各病灶最大径之和减少50%以上，并在至少4周后复测证实。

在多病灶时，PR的标准以上述“总和”的消退为标准，不要求所有病灶均缩小50%，但任何病灶不得增大，也不得出现新病灶。

3. 稳定（SD）

（1）双径可测量病灶

各病灶最大两垂直径之乘积总和增大<25%或减少<50%，并在至少4周后复测证实。

（2）单径可测量病灶

各病灶最大径之总和增大<25%或减少<50%，并在至少4周后复测证实。

判断SD，必须经6周以上的治疗且必须无新病灶的出现。

4. 进展（PD）

1）至少有一个病灶，双径乘积或单径增大>25%，或出现新病灶。

2）新出现胸腹水，且细胞学阳性，亦判定为PD。而新出现的病理性骨折或骨折压缩，不一定是PD。

判断PD，必须经6周以上的治疗，如在6周内出现的进展，称为“早期进展”。

（二）可评价、不可测量病灶

1）CR：所有可见病灶消失至少持续4周以上。

2）PR：肿瘤总量估计减少50%以上，持续4周以上。

3）SD：至少经6周治疗后，病灶无明显改变，包括病灶稳定或估计减少<50%或估计增加<25%。

4）PD：出现新病灶，或较原有病灶估计增大>25%。

（三）不可评价病灶

1）CR：所有可见病灶完全消失至少持续4周以上，对于成骨性病灶，骨扫描亦须恢复正常≥4周。

2）SD：病灶无明显改变至少持续4周（成骨性病灶，无明显改变持续8周以上），包括病灶稳定或估计病变减少<50%或估计增加<25%。

3）PD：出现新病灶，或较原有病灶估计增大>25%。腔内积液如不伴有其他PD病灶，单纯积液增多不应评为PD。

三、RECIST疗效评价标准

1）CR：所有可见病灶消失至少持续4周以上。

2）PR：基线病灶最长径总和缩小≥30%，持续4周以上。

3）SD：病灶缩小未达PR或增加未达PD。

4）PD：基线病灶最长径总和增大≥20%，或出现新病灶。

四、临床获益反应（clinical benefit response，CBR）

1）至少有下列一项指标好转≥4周，并且无任一指标恶化：

镇痛药物用量减少≥50%；

疼痛强度减轻≥50%；

KPS评分增加≥20分。

2）镇痛药物剂量、疼痛强度及体力状况稳定，非体液潴留的体重增加≥7%，并持续4周以上。

（江志敏　陈邓林）

附录三 胰腺癌研究常用网址

常用肿瘤学术机构网站

中国抗癌协会临床肿瘤学协作专业委员会	http：//www.csco.org.cn/
中国抗癌协会	http：//www.caca.org.cn/
中国癌症研究基金会	http：//www.chinacancernet.org.cn/
国际抗癌联盟	http：//www.uicc.org/
美国国立癌症研究所	http：//www.cancer.gov/
美国癌症联合委员会	http：//www.cancerstaging.org/
美国癌症研究会	http：//www.aacr.org/
美国临床肿瘤学会	http：//www.asco.org/
美国放射肿瘤学会	http：//www.acro.org/
美国肿瘤与放射治疗学会	http：//www.astro.org/
美国国立综合癌症网络	http：//www.nccn.org/
美国癌症协会	http：//www.cancer.org/
美国癌症与白血病研究组B	http：//www-calgb.uchicago.edu/
美国东部肿瘤研究协作组	http：//ecog.dfci.harvard.edu/
美国西南肿瘤协作组	http：//www.co.saci.org/
欧洲癌症研究与治疗组织	http：//www.eortc.be/
欧洲肿瘤与放射治疗学会	http：//www.estro.be/estro/Index.html/
欧洲肿瘤研究协会	http：//www.eacr.org/
德国癌症研究中心	http：//www.mbi.dkfz-heidelberg.de/
日本国立癌症研究中心	http：//www.ncc.go.jp/
北美放射学会	http：//www.rsna.org/
Cochrane图书馆	http：//www.cochrane.org/

胰腺肿瘤专业网站

International Association of Pancreatology	http：//www.pancreatology.org/
Pancreatic Cancer Research and Education	http：//www.pancan.org/
American Pancreatic Association	http：//www.american-pancreatic-association.org/
European Pancreatic Club	http：//www.e-p-c.org/
Pancreatic Cancer UK	http：//www.pancreaticcancer.org.uk/
The National Pancreas Foundation	http：//www.pancreasfoundation.org/
Pancreatic Cancer Homepage	http：//www.pancreatica.org/

胰腺肿瘤杂志

Pancreas	http：//www.pancreasjournal.com/
Journal of the pancreas（Online）	http：//www.joplink.net/
pancreatology	http：// www.karger.com/pan
International Journal of Pancreatology	http：//www.pancreatology.org/

（陈邓林　江志敏）

附录四 国际著名多中心协作组织

缩写词	英文全称	中文全称
AACR	American Association for Cancer Research	美国肿瘤研究协会
ACCP	American College of Clinical Pharmacy	美国临床药学协会
ACS	American Cancer Society	美国癌症学会
ACOSOG	The American College of Surgical Oncologists Group	美国肿瘤外科医师协会
AICR	American Institute for Cancer Research	美国癌症研究所
AIO	Arbeitsgemeinschaft Internische Onkologie Cooperative German Group	德国肿瘤协作组
AJCC	American Joint Committee on Cancer	美国肿瘤联合委员会
AMA	American Medical Association	美国医师协会
ASCO	American Society of Clinical Oncology	美国临床肿瘤学会
BCIRG	Breast Cancer International Research Group	乳腺癌国际研究组
CALGB	Cancer and Leukemia Group B	癌症与白血病协作组
CNCCG	Coalition of National Cancer Cooperation Groups	国家癌症协作组联盟
CSCO	Chinese Society of Clinical Oncology	中国临床肿瘤学会
ECOG	Eastern Cooperative Oncology Group	东部肿瘤协作组
EORTC	European Organization for Research and Treatment of Cancer	欧洲癌症研究与治疗组织
ESPAC	European Study Group for Pancreatic Cancer	欧洲胰腺癌研究协作组
ESTRO	European Society for Therapeutic Radiology and Oncology	欧洲放射治疗学会
GISCAD	Gruppo Italiano per lo Studio dei Carcinomi dell' Apparato Digerente	意大利消化道肿瘤研究协作组
GSGPC	German Study Group for Pancreatic Cancer	德国胰腺癌研究组
HOG	Hoosier Oncology Group	印第安肿瘤学会
IACR	The International Association of Cancer Registries	国际癌症注册协会
IARC	International Agency for Research on Cancer	国际癌症研究机构
ICCG	The International Cancer Collaborative Group	国际癌症协作组
ICRF	Imperial Cancer Research Fund	英国皇家癌症研究基金
IUAC，UICC	The International Union Againt Cancer, Union Internationale Contre le Cancer（French）	国际抗癌联盟， 国际抗癌联盟（法语）
JCOG	Japan Clinical Oncology Group	日本临床肿瘤协会

JPS	Japan Pancreas Society	日本胰腺病协会
LLS	The Leukemia & Lymphoma Society	白血病与淋巴瘤协会
MRC	UK Medical Research Council	英国医学研究理事会
NCCTG	North Central Cancer Treatment Group	北部中心肿瘤治疗协助组
NCIC	National Cancer Institute of Canada	加拿大癌症研究所
NCCN	National Comprehensive Cancer Network	美国国立综合癌症网络
PTCOG	Proton Therapy Cooperative Group	质子治疗协作组
RTOG	Radiation Therapy Oncology Group	放射治疗协作组
SEG	South-Eastern Cancer Study Group	东南肿瘤研究协作组
SMAC	Sarcoma Meta-Analysis Collaboration	肉瘤Meta分析协作组
SSO	Society of Surgical Oncologists	肿瘤外科学家学会
SWOG	Southwest Oncology Group	西南肿瘤协作组

（杨　琼　江志敏）